妊娠期合并慢性疾病用药评估和指导

主编 杨勇 梅劼 吴越

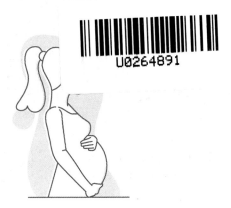

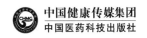

中国健康传媒集团

中国医药科技出版社

图书在版编目（CIP）数据

妊娠期合并慢性疾病用药评估和指导 / 杨勇，梅劼，
吴越主编 . -- 北京 : 中国医药科技出版社，2025. 1
　ISBN 978-7-5214-4972-3

　Ⅰ . R984

中国国家版本馆 CIP 数据核字第 2024XN6708 号

责任编辑　曹化雨

美术编辑　陈君杞

版式设计　也　在

出版　**中国健康传媒集团** ｜ 中国医药科技出版社

地址　北京市海淀区文慧园北路甲 22 号

邮编　100082

电话　发行：010-62227427　邮购：010-62236938

网址　www.cmstp.com

规格　880 × 1230 mm $\frac{1}{32}$

印张　20

字数　507 千字

版次　2025 年 1 月第 1 版

印次　2025 年 1 月第 1 次印刷

印刷　河北环京美印刷有限公司

经销　全国各地新华书店

书号　ISBN 978-7-5214-4972-3

定价　**90.00 元**

获取新书信息、投稿、
为图书纠错，请扫码
联系我们。

版权所有　盗版必究

举报电话：010-62228771

本社图书如存在印装质量问题请与本社联系调换

编委会

主 编

杨　勇　电子科技大学附属医院·四川省人民医院
梅　劼　电子科技大学附属医院·四川省人民医院
吴　越　电子科技大学附属医院·四川省人民医院

副主编

张　勇　咸阳彩虹医院
刘丽华　珠海市人民医院
黄　露　富顺县人民医院
刘春霞　中山大学孙逸仙纪念医院深汕中心医院
高　羽　电子科技大学医学院附属妇女儿童医院·
　　　　成都市妇女儿童中心医院
郑　萍　南方医科大学南方医院

编 委
（按姓氏拼音排序）

曹　燕　寻乌县人民医院
蔡菲菲　电子科技大学附属医院·四川省人民医院
陈　欢　重庆大学附属涪陵医院
陈　薇　华中科技大学同济医学院附属协和医院
陈家晟　厦门市妇幼保健院
邓紫薇　湖南医药学院总医院
傅大莉　中国人民解放军西部战区总医院
郭　珩　武汉市第一医院
郭　维　华中科技大学同济医学院附属协和医院
何梦婕　四川省妇幼保健院
何元媛　电子科技大学附属医院·四川省人民医院
蒋　澜　深圳大学总医院
魁学梅　深圳市福田区慢性病防治院
黎　琪　成都市第七人民医院

李　根	四川省妇幼保健院
李　娟	成都市温江区人民医院
李果霖	电子科技大学附属医院·四川省人民医院
廖世雄	惠州市中心人民医院
刘雨晴	中国人民解放军陆军特色医学中心
路文柯	电子科技大学附属医院·四川省人民医院
牛　研	哈尔滨医科大学附属第四医院
沈　浩	电子科技大学附属医院·四川省人民医院
沈晓妍	成都市青白江区人民医院
王璐玮	厦门市妇幼保健院
向道春	武汉市中心医院
杨　蕾	呼和浩特市第一医院
杨　柔	成都市公共卫生临床医疗中心
杨　玉	华中科技大学同济医学院附属协和医院
杨彩华	南方医科大学南方医院
杨雪容	成都市第六人民医院
曾　琨	十堰市妇幼保健院
张昌吉	电子科技大学附属医院·四川省人民医院
张了云	四川省妇幼保健院
张玄羿	自贡市第一人民医院
赵　华	广州市花都区人民医院
赵　美	西安大兴医院
周　蕾	武汉市第四医院
周小诗	电子科技大学附属医院·四川省人民医院

前　言

在当今医学飞速发展的时代，人们对妊娠风险因素的理解不断深化，妊娠合并慢性疾病的病人人数和产妇的平均年龄逐渐增长，因此，对妊娠期妇女的健康管理日益引起关注。然而，由于妊娠期特殊的生理变化以及疾病本身的相互作用，不仅限制了药物的选择，且不进行治疗或不合理用药也可能对母婴健康构成潜在威胁，这为该人群的管理带来了挑战。目前，我国药品说明书对妊娠人群尚缺乏统一规范的描述，同时也缺少针对该人群用药管理的相关研究和文献支持。因此，重视妊娠合并慢性疾病人群，对该人群开展科学合理的用药风险评估，确保患有慢性疾病的妊娠期妇女在妊娠全程用药安全显得尤为重要。

基于上述背景，在国家卫生健康技术推广项目的大力支持下，"妊娠期合并慢性疾病用药风险评估技术"全国技术推广组成员共同编写了《妊娠期合并慢性疾病用药评估和指导》一书。本书结合最新的循证医学证据，从妊娠合并常见慢性疾病的实际临床需求出发，旨在为临床医师、药师和相关研究者提供一个系统全面的用药评估和指导工具，并助力该技术在全国范围内更好地推广与普及。

本书根据妊娠合并常见慢性疾病的系统不同，设定了9个章节，共计37个病种。每个病种均涵盖疾病概述、主观性资料（S，Subjective）、客观性资料（O，Objective）、临床诊断以及疾病分析与评价（A，Assessment）、治疗方案及用药指导相关建议（P，Plan）五部分内容。本书编写过程中参考了权威数据库、网站、书籍、专业指南等资料，考虑人群特殊性和个体差异性，我们仅对病种的常规情况进行阐述，具体医疗决策应根据实际临床情况进行个体化用药评估和指导。尽管美国FDA已停用妊娠安全分级分类方法，但我国临床仍在应用，因此，本书在涉及妊娠用药指导相关建议时，继续使用该分级体系，以与国内临床实践保持一致。

在此衷心感谢所有为本书编写付出努力的专家和同仁。希望本书能成为参与妊娠期用药指导的临床医师和药师的得力助手，为提高妊娠期慢性疾病的用药指导和管理水平、保障母婴健康作出贡献。

编　者
2024 年 5 月

目录

第四章 妊娠合并泌尿系统疾病

第五章 妊娠合并内分泌和代谢性疾病

第六章 妊娠合并神经系统疾病及精神障碍类疾病

第七章　妊娠合并自身免疫性疾病

第八章　妊娠合并血液系统疾病

第九章　妊娠合并皮肤科疾病

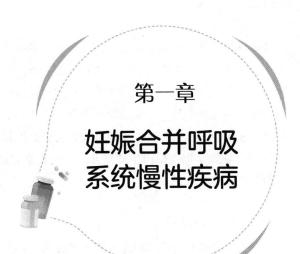

第一章

妊娠合并呼吸系统慢性疾病

妊娠合并支气管哮喘

一、概述

支气管哮喘（哮喘）是妊娠期最常见的肺部疾病，在妊娠女性中发生率为3%~8%。目前认为支气管哮喘是由多种细胞和细胞组分参与的慢性气道炎症性疾病，这种慢性炎症导致了气道高反应性的发生和发展。妊娠期间，由于体内激素水平变化，哮喘可能反复加重，而妊娠期哮喘急性发作可引起妊娠期妇女及胎儿缺氧，会导致早产、低出生体重儿、宫内发育迟缓、小胎龄儿、死胎等不良妊娠结果。

（一）哮喘分类

目前，哮喘分为典型哮喘和不典型哮喘两类，不典型哮喘又分为咳嗽变异性哮喘（Cough Variant Asthma，CVA）、胸闷变异性哮喘（Chest Tightness Variant Asthma，CTVA）和隐匿性哮喘，定义分别如下。

1. 典型哮喘

临床症状和体征包括以下三个方面：①反复发作性喘息、气促，伴或不伴胸闷或咳嗽，夜间及晨间多发，常与接触变应原、冷空气、物理、化学性刺激以及上呼吸道感染、运动等有关；②发作时及部分未控制的慢性持续性哮喘，双肺可闻及散在或弥漫性哮鸣音，呼气相延长；③上述症状和体征可经治疗缓解或自行缓解。

可变气流受限的客观检查：①支气管舒张试验阳性：吸入支气管舒张剂后，FEV1增加 > 12%，且FEV1绝对值增加 > 200ml；或抗炎治疗4周后与基线值比较FEV1增加 > 12%，且 FEV1 绝对值增加 > 200ml（除外呼吸道感染）。②支气管激发试验阳性：一般应用吸入激发剂为乙酰甲胆碱或组胺，通常以吸入激发剂后 FEV1 下降 ≥ 20%，判断结果为阳性，提示存在气道高反应性。③呼气流量峰值（Peak Expiratory Flow，PEF）：平均每日昼夜变异率（至少连续 7d 每日 PEF 昼夜变异率之和 / 总天数）> 10%，或 PEF 周变异率 {（2 周内最高 PEF 值 – 最低 PEF 值）/ [（2 周内最高 PEF 值 + 最低 PEF）× 1/2] × 100%} > 20%。

符合上述症状和体征，同时具备气流受限客观检查中的任一条，并除外其他疾病所引起的喘息、气促、胸闷及咳嗽，可以诊断为哮喘。

2. 不典型哮喘

临床上还存在着无喘息症状，也无哮鸣音的不典型哮喘，患者仅表现为反复咳嗽、胸闷或其他呼吸道症状。

（1）咳嗽变异性哮喘　咳嗽作为唯一或主要症状，无喘息、气促等典型哮喘的症状和体征，同时具备可变气流受限客观检查中的任何一条，除外其他疾病所引起的咳嗽，按哮喘治疗有效。

（2）胸闷变异性哮喘　胸闷作为唯一或主要症状，无喘息、气促等典型哮喘的症状和体征，同时具备可变气流受限客观检查中的任一条，除外其他疾病所引起的胸闷。

（3）隐匿性哮喘　指无反复发作喘息、气促、胸闷或咳嗽的表现，但长期存在气道反应性增高者。随访发现有 14%~58% 的无症状气道反应性增高者可发展为有症状的哮喘。

（二）哮喘分期

根据临床表现，哮喘可分为急性发作期、慢性持续期和临床控制期，定义分别如下。

1. 急性发作

指喘息、气促、咳嗽、胸闷等症状突然发生，或原有症状加重，并以呼气流量降低为其特征，常因接触变应原、刺激物或呼吸道感染诱发。

2. 慢性持续期

指患者虽没有哮喘急性发作，但每周均不同频度和（或）不同程度地出现喘息、气促、胸闷、咳嗽等症状，可伴有肺通气功能下降。

3. 临床控制期

指患者无喘息、气促、胸闷、咳嗽等症状 4 周以上，1 年内无急性发作，肺功能正常。

（三）哮喘严重程度分类

2004 年美国国家哮喘教育和预防计划的妊娠合并哮喘工作组建议对未服用长效药物患者的严重程度以及服用长效控制药物后的控制程度进行分级（表 1-1），其依据为白天和夜间的症状（气喘、咳嗽或者呼吸困难）以及肺功能的客观性检测。

表 1-1　妊娠期哮喘患者的严重程度和控制的分级

哮喘严重程度 * （控制程度 #）	症状的频率	夜间憋醒 次数	对正常活 动的影响	FEV1/PEF （预计值或个人 最佳值）
间歇发作 （控制良好）	≤ 2 天 / 周	≤ 2 次 / 月	无影响	> 80%
轻度持续 （控制欠佳）	每周发作大于 2 天， 但不会每天发作	> 2 次 / 月	轻微受限	> 80%
中度持续 （控制欠佳）	每天都会发作	> 1 次 / 周	部分受限	60%~80%
重度持续 （控制差）	经常持续发作	≥ 4 次 / 周	严重受限	< 60%

注：FEV1 第一秒用力呼气量；PEF 最大呼气量

* 评估患者没有服用长期控制药物的严重程度

评估长期用药后患者病情的控制情况，以决定后续治疗是否需要增加药量、降低药量或者继续维持治疗

二、主观性资料

1. 一般情况

包括年龄、体重、妊娠情况（妊娠次数、妊娠间隔时间、是否多胎妊娠等）和饮食、生活环境。如果生活或工作的区域污染较为严重或经常吸入重金属、粉尘等有害物质，也有可能会对人体的肺部造成实质性损伤，导致呼吸系统发病的概率上升。

2. 现病史

详细询问妊娠孕妇此次的喘息、气促、胸闷、咳嗽等症状出现的时间和严重程度，初次发现或诊断哮喘的时间、场合、严重程度分级，现有治疗方案。

3. 既往病史

详细询问孕妇既往基础疾病，包括既往哮喘、慢性支气管炎、肺结核、肺动脉高压等呼吸系统疾病、心脑血管疾病、血脂异常、肾脏疾病及自身免疫性疾病（如系统性红斑狼疮、抗磷脂综合征甲状腺疾病等）病史，前次怀孕是否存在胎儿生长受限、早产、胎儿死亡等情况，或高危表现如阻塞性睡眠呼吸暂停及治疗情况。

4. 用药史

询问患者完整的用药史，包括用药情况（尤其是已接受哮喘治疗的妊娠患者，需询问既往及目前使用的平喘药物种类、剂量、疗效及有无不良反应）、保健品使用情况、疫苗接种状况等。

5. 个人史

询问患者既往月经婚育史，心理社会因素包括家庭情况、工作环境、文化程度和有无精神创伤史，以及生活方式包括盐、糖、酒、咖啡及脂肪的摄入量、吸烟状况、体力活动量、体重变化、睡眠习惯等情况。

6. 家族史

询问患者哮喘家族史，慢性支气管炎、慢性阻塞性肺疾病、肺气肿、肺结核或肺心病等呼吸系统疾病家族史，包括一级亲属发生呼吸系统疾病时的年龄。

7. 过敏史

既往有无药物、食物或其他过敏史。

8. 产科检查状况

产前检查是否规律或恰当（包括产前检查质量问题）、本次妊娠经过有无异常。

三、客观性资料

1. 体征

哮喘发作时双肺可闻及散在或弥漫性以呼气相为主的哮鸣音，呼气相延长，可经治疗缓解或自行缓解。

2. 实验室检查

（1）妊娠期出现哮喘时，应进行以下常规检查，必要时复查：①血常规、尿常规、便常规。②肝功能、肾功能、电解质、血糖、血脂。③红细胞沉降率、C-反应蛋白、免疫球蛋白、补体、D-二聚体、脑钠肽、心肌酶谱、出凝血检查。④动脉血气分析。⑤痰细胞学检查（细胞分类、找瘤细胞）、痰涂片细菌检查（普通、抗酸、真菌）、痰培养及药敏试验。⑥传染性疾病筛查（乙肝、丙肝、梅毒、艾滋病）等。⑦胸部正侧位X线片（必要时权衡利弊）、心电图。⑧产科超声检查。

（2）妊娠合并支气管哮喘患者视病情发展和诊治需要，在上述基础上应酌情增加以下检查并注意依据病情动态检查：①肺功能：主要指标是呼气峰流速（PEFR）和第一秒用力呼气量（FEV1）；②哮喘控制测试（ACT）问卷；③呼出气一氧化氮

（FeNO）；④痰嗜酸性粒细胞计数；⑤外周血嗜酸性粒细胞计数；⑥血清总 IgE 和过敏原特异性 IgE；⑦过敏原检测。

四、临床诊断以及疾病分析与评价

（一）临床诊断

见"一、概述"中定义。

（二）妊娠期支气管哮喘的管理

1. 孕前咨询

4%~8% 孕妇患哮喘，1/3 哮喘患者因妊娠而加重，多发生在妊娠第 24~36 周。妊娠期哮喘不仅影响孕妇，还影响胎儿；未控制的妊娠哮喘会导致孕妇发生妊娠期高血压甚至子痫，还可增加围产期病死率、早产率和低体重儿的发生率。支气管哮喘患者的孕前咨询应包括：

（1）了解患者支气管哮喘控制情况（包括症状、肺功能）、药物使用情况、有无未来急性发作的危险因素、过敏状态及触发因素、是否合并其他基础疾病、年龄、文化程度、经济状况、吸烟嗜好、职业、居住环境、运动情况、流感疫苗接种情况、社会心理因素等。

（2）嘱患者避免暴露于过敏原（如花粉、尘螨、宠物、家庭环境中的湿气、霉菌及霉菌气味等）和积极治疗会加重哮喘的疾病（如过敏性鼻炎、鼻窦炎、胃食管反流和阻塞性睡眠呼吸暂停低通气综合征等）。

（3）开展患者教育，提高患者对哮喘的认识和对治疗的依从性，增强自我监测和管理能力，主动改变不良生活习惯（戒烟），避免暴露于室外污染物（如 NO_2、SO_2 和微粒等交通相关的空气污染物）。告知患者待病情稳定过半后考虑计划妊娠。

2. 妊娠期初次评估

应当为每例初诊患者制订书面的哮喘防治计划，定期随访、监测。支气管哮喘患者的妊娠期初次评估应包括：

（1）评估患者的哮喘控制情况　根据患者的症状（有无胸闷、气促、咳嗽、夜间憋醒等）、用药情况、肺功能检查结果等复合指标将患者分为完全控制、部分控制和未控制（表1-2）。据此来确定妊娠期治疗方案和调整用药。

表1-2　哮喘控制水平分级

哮喘症状控制	哮喘症状控制水平		
	良好控制	部分控制	未控制
过去4周，患者存在： 日间哮喘症状 > 2次 / 周　是□否□ 夜间因哮喘憋醒　是□否□ 使用缓解药SABA次数 > 2次 / 周 是□否□ 哮喘引起的活动受限　是□否□	无	存在 1~2项	存在 3~4项

（2）评估患者有无未来急性发作的危险因素：哮喘未控制、持续接触过敏原、合并其他基础疾病、用药不规范、依从性差以及在过去一年中曾有过因哮喘急性发作而看急诊或住院等，都是未来急性发作的危险因素。

（3）评估哮喘的过敏状态及触发因素　大部分哮喘为过敏性哮喘，应常规检测过敏原以明确患者的过敏状态。常见触发因素包括职业、环境、气候变化、超重或肥胖、药物和运动等。

（4）评估患者的药物使用情况　全面评估患者短效支气管舒张剂的使用量、药物吸入技术、长期用药的依从性以及药物的不良反应等。

（5）评估患者是否有合并症　哮喘常见合并症包括变应性鼻炎、鼻窦炎、胃食管反流、肥胖、慢性阻塞性肺疾病、支气管扩张症、阻塞性睡眠呼吸暂停低通气综合征、抑郁和焦虑等。怀孕期间超重或肥胖妇女的哮喘发作频率是健康体重妇女的两倍，妊娠前三个月体重增加超过 5kg 与哮喘急性加重风险呈正相关，且风险会随体重增长而进一步增加。部分慢性中重度持续性哮喘患者，即使吸入支气管舒张剂，其 FEV1/FVC 仍 < 0.7，可能是哮喘未控制，或合并有慢性阻塞性肺疾病。应仔细询问病史，必要时作相关检查，明确是否存在合并症。

3. 孕期监测检查

妊娠期哮喘的全程化管理可以减少哮喘症状波动或急性发作给孕妇和胎儿带来的负面影响。应定期随访和监测妊娠期哮喘患者，并根据患者控制水平及时调整治疗以达到并维持哮喘控制。

（1）基本检测　核对孕周，注意孕妇胸闷、气促、咳嗽、夜间憋醒等哮喘症状，监测患者肺功能、气道炎症水平、有无急性发作、药物相关不良反应、患者满意度、体重变化、维生素 D 水平等，注意胎动、胎心和胎儿生长趋势等。同时应在产前检查时监测哮喘状态。

（2）胎儿的特殊检查　包括胎儿电子监护、超声监测胎儿生长发育、羊水量，如在怀疑胎儿生长受限或胎儿生长受限趋势时进行密切的动态监测；有条件的机构应注意检测脐动脉和胎儿大脑中动脉血流阻力。

（3）检查项目和频度　由于 2/3 的妊娠妇女哮喘病程会发生改变，通常起始治疗后每 2~4 周需复诊（评估哮喘病情和肺功能），以后每 1~3 个月随访 1 次，定期指导患者正确掌握药物吸入技术有助于哮喘控制。肺通气功能指标 FEV1 和 PEF 反映气道阻塞的严重程度，是客观判断哮喘病情最常用的评估指标。峰流速仪携带方便、操作简单，患者可以居家自我监测 PEF。对于哮喘控制不理想者和中、重度哮喘患者，可以考虑在孕 32 周时开始连续超声监测。重症哮喘发作恢复后也应进行超声检查。

4. 妊娠期哮喘治疗的启动时机和目标

（1）启动时机 一旦诊断为哮喘，尽早开始规律的控制治疗对于取得最佳的疗效至关重要。治疗哮喘的药物可以分为控制药物和缓解药物，以及重度哮喘的附加治疗药物。

①控制药物：需要每天使用并长时间维持的药物，这些药物主要通过抗炎作用使哮喘维持临床控制，其中包括吸入性糖皮质激素（Inhaled Corticosteroids，ICS）、长效 β_2 受体激动剂（Long-Acting Bete-Agonist，LABA）等。

②缓解药物：又称急救药物，这些药物在有症状时按需使用，通过迅速解除支气管痉挛从而缓解哮喘症状，包括短效吸入 β_2 受体激动剂（Short-Acting Beta-Agonist，SABA）等。

③重度哮喘的附加治疗药物：主要为生物靶向药物，如抗 IgE 单克隆抗体等。

妊娠期哮喘治疗原则与典型哮喘相同，基于妊娠安全性考虑，药物选择要慎重；在妊娠过程中停用 ICS 可导致哮喘急性发作。妊娠哮喘急性发作时，咳嗽、胸闷、气急、喘息或 PEF 下降 20%，胎动减少以及 $SaO_2 < 90\%$ 时，应立即每 20min 吸入 2~4 吸沙丁胺醇，观察 1h，无改善需立即就诊。

（2）治疗目标 达到哮喘症状的良好控制，维持正常的活动水平，同时尽可能减少急性发作和死亡、肺功能不可逆损伤和药物相关不良反应的风险。经过适当的治疗和管理，绝大多数哮喘患者能够达到这一目标。哮喘妊娠妇女治疗的目的是提供最佳治疗，控制哮喘，维护妊娠妇女健康及胎儿正常发育。治疗目标具体为：①有效控制急性发作症状并维持最轻的症状，甚至无任何症状；②防止哮喘的加重；③尽可能使肺功能维持在接近正常水平；④保持正常活动（包括运动）的能力；⑤避免哮喘药物的不良反应；⑥防止发生不可逆的气流受限；⑦防止死亡，降低病死率。

5. 分娩时机和方式

（1）终止妊娠时机 终止妊娠的时机，应综合考虑患者孕周、孕妇病情等多方面因素，应根据具体情况进行个体化治疗。

病情因素的终止妊娠指征：哮喘急性发作严重且胎儿已成熟、长期反复发作的慢性哮喘伴有心肺功能不全、胎儿生长受限、合并重度先兆子痫或子痫、胎盘早剥等情况应终止妊娠。

（2）终止妊娠方式

①哮喘并非剖宫产的指征；

②妊娠期间哮喘病情控制稳定，在妊娠晚期及分娩期哮喘病情并不会加重，可尝试阴道分娩；

③若合并有其他产科情况，需要施行剖宫产；

④当哮喘病情控制不佳时，患者易发生多种母婴并发症而使剖宫产率增加，此时可考虑剖宫产术；

⑤长期反复发作的慢性哮喘伴有心肺功能不全的孕妇可考虑人工流产或者引产。

（3）分娩期间的注意事项

①多数孕妇不需要特殊治疗，在临产和产程中应尽量使产妇保持安静状态；

②为了避免产妇用力过度，减少体力消耗，应尽量缩短第二产程，必要时用低位产钳等方法助产；

③分娩时及产后应继续服用控制哮喘的药物；

④临产时，注意观察孕妇神志、呼吸、心率、血压等生命体征的变化和胎心、宫缩、宫口等产程进展情况；

⑤引产时首选催产素，使用催产素促进子宫收缩时，避免使用麦角新碱；

⑥产时镇痛避免使用吗啡、哌替啶等抑制呼吸的药物；

⑦剖宫产者可选用硬膜外麻醉，如需全身麻醉，首选氯胺酮；

⑧积极预防产后出血。

五、治疗方案及用药指导相关建议

（一）治疗一般原则

（1）哮喘妊娠妇女治疗的目的是提供最佳治疗控制，维护妊娠妇女健康及胎儿的正常发育。

（2）对于哮喘妊娠妇女而言，使用药物控制哮喘比有哮喘症状和哮喘加重更安全。可能需要对治疗方案进行监测并适当调整，以维持正常肺功能、正常的血氧饱和度，以确保胎儿氧气供应。哮喘控制不良对胎儿的危害比哮喘药物要大。

（3）产科保健人员应该参与妊娠妇女的哮喘治疗，包括在产前检查时监测哮喘状态。

（二）一般治疗

（1）找出并控制或者避免某些加重病情的因素，如过敏原和刺激物，尤其是吸烟，改善母体的健康状况并减少用药。

（2）胃食管反流加重的患者抬高床头、减少进食量、睡前2~3h 不再进食以及避免摄入过敏食物等。

（3）患者教育包括识别早期哮喘发作的体征和症状、避免诱发因素、正确使用药物和制定哮喘急性发作的治疗计划。

（4）减少接触霉菌、尘螨、动物皮屑、蟑螂以及其他环境中的应激原。

（5）注意休息　一般来说，急性哮喘的孕妇应采取坐位或侧卧位休息而非仰卧位（尤其是在晚期妊娠时），以避免妊娠子宫压迫主动脉腔静脉；保证睡眠；保证足够营养摄入。

（6）补液 除非患者不能维持口服补液，否则就没有必要静脉补液。

（7）辅助供氧 通过鼻套管辅助供氧，起始为 3~4L/min，调整吸入氧分数来维持 PaO_2 至少为 70mmHg，和（或）脉搏血氧测定测得的氧饱和度为 95% 或以上。

（三）药物治疗

常用的妊娠期支气管哮喘治疗药物种类包括糖皮质激素、吸入用 β_2 受体激动剂（LABA 和 SABA）、白三烯受体拮抗剂（LTRAs）、茶碱类、生物制剂等。

常用的治疗药物包括吸入用布地奈德混悬液、吸入用沙丁胺醇、布地奈德福莫特罗粉吸入剂、沙美特罗替卡松气雾剂、孟鲁司特、氨茶碱、奥马珠单抗等。

轻度间歇型哮喘按需使用吸入用沙丁胺醇；轻度持续型哮喘推荐低剂量吸入性糖皮质激素，备选孟鲁司特或氨茶碱；中度持续型哮喘推荐低剂量吸入性糖皮质激素和沙美特罗或者中等剂量吸入性糖皮质激素或中等剂量糖皮质激素和沙美特罗，备选低剂量或中等剂量吸入性糖皮质激素加用孟鲁司特或氨茶碱；严重持续性哮喘推荐高剂量吸入性糖皮质激素和沙美特罗，必要时口服糖皮质激素，备选高剂量吸入性糖皮质激素和茶碱，必要时口服糖皮质激素。

此外，还有一类胆碱能受体拮抗剂，包括异丙托溴铵、格隆溴铵及噻托溴铵。异丙托溴铵和格隆溴铵在妊娠动物研究中安全性良好，妊娠分级为 B 级，且格隆溴铵不易透过胎盘屏障，但由于缺少临床相关数据，用于妊娠期的安全性尚不明确，目前应用异丙托溴铵的文献相对较多，相关文献表明其可用于急性发作和中重度未控制哮喘的附加治疗以及哮喘急性加重的管理。噻托溴铵妊娠分级为 C 级，用于妊娠期妇女安全性不明。综上所述，胆碱能受体拮抗剂不作为常规推荐，但对于初始治疗方案疗效不好或有 β 受体激动剂禁忌证的情况下，可权衡利弊用于快速缓解哮喘发作期间的症状或在妊娠期间歇性使用异丙托溴铵。妊娠早期、青光眼患者慎用。

至今尚无关于奥马珠单抗治疗妊娠期中重度过敏性哮喘的临床数据。不推荐在妊娠期间开始奥马珠单抗治疗，但如果女性在妊娠时正在接受奥马珠单抗并且预计其治疗益处会超过潜在危害，建议继续奥马珠单抗治疗。

1. 糖皮质激素

（1）布地奈德

①吸入用布地奈德混悬液：起始剂量 1~2mg，每日 2 次；维持剂量 0.5~1mg，每日 2 次。

②布地奈德粉吸入剂：0.2~0.4mg，每日 1 次；或者 0.1~0.4mg，每日 2 次；最高剂量 0.8mg，每日 2 次。

③布地奈德吸入气雾剂：0.2~0.4mg，每日 1 次；或者 0.1~0.4mg，每日 2 次。

④口服糖皮质激素：0.4~0.8mg，每日 2 次，最高剂量 0.8mg，每日 2 次。

（2）氢化可的松

①肌内注射：20~40mg/d。

②静脉滴注：50~100mg，每日 1 次，临用前加 25 倍的氯化钠注射液或 5% 葡萄糖注射液 500ml 稀释后静脉滴注。

2. β_2 受体激动剂：吸入用沙丁胺醇

（1）雾化吸入　吸入用硫酸沙丁胺醇溶液，将 2.5~5mg 沙丁胺醇置于雾化器中，患者雾化吸入溶液 3~5min。

（2）按压吸入　硫酸沙丁胺醇气雾剂，一次 1~2 揿（每揿 0.1mg），一般发病 15~30min 吸入，长期治疗时每日最大剂量不超过 4 次，每次 2 揿。

3. 长效 β₂ 受体激动剂 + 糖皮质激素

（1）布地奈德 / 福莫特罗　80μg/4.5μg/ 吸规格布地奈德 / 福莫特罗，推荐剂量为每次 1~2 吸，每日 2 次；160μg/4.5μg/ 吸规格布地奈德 / 福莫特罗，推荐剂量为每次 1~2 吸，每日 2 次；320μg/9.0μg/ 吸规格布地奈德 / 福莫特罗，推荐剂量为每次 1 吸，每日 2 次。

（2）氟替卡松 / 沙美特罗　氟替卡松 / 沙美特罗吸入粉雾剂：每日 2 次，每次 1 吸。

4. 白三烯受体拮抗剂：孟鲁司特

口服用法：10mg，每日 1 次，睡前服用。

5. 茶碱类：氨茶碱

（1）口服用法　每次 0.1~0.2g，0.3~0.6g/d。

（2）肌内注射　2~3mg/kg，每日 2 次。

（3）静脉注射　2~3mg/kg，用 5%（或 50%）葡萄糖注射液 20~40ml 稀释后缓慢滴注（不少于 10min），或用 5% 葡萄糖注射液 500ml 稀释后静脉滴注，24h 滴完。

6. 生物制剂：奥马珠单抗

皮下注射：75~375mg，分 1~4 次注射，每 2~4 周 1 次。

（四）发作期治疗方案

吸入性短效 β₂ 受体激动剂是治疗妊娠期哮喘急性发作的药物。吸入性沙丁胺醇是妊娠女性首选的短效 β₂ 受体激动剂，其他的药物也适用。一般而言，多数轻到中度哮喘的患者应当使用最多 2 次的吸入性沙丁胺醇（2~6 揿 / 次，每间隔 20min 使用）；对严重的症状加重可以使用更大剂量。为了避免母体和胎儿出现低氧血症，应建议患者一旦症状加重，如咳嗽、胸闷、呼吸困难等应及时开始发作期治疗，如果症状不能缓解，建议及时就医。

急性发作性患者出院后应当继续使用短效的 β₂ 受体激动剂治

疗，根据需要每 3~4h 给予 2~4 揿，应当继续口服糖皮质激素 3~10 天，每天 40~60mg，顿服或者分两次服用，并且定期门诊急诊随访。

（五）阶梯治疗方案

第一级：轻度间歇性哮喘。对于间歇性哮喘患者，建议使用短效支气管扩张剂，尤其是短效吸入 β$_2$ 受体激动剂以控制症状。沙丁胺醇是首选的短效吸入 β$_2$ 受体激动剂。

第二级：轻度持续性哮喘。首选的长期控制药物是每日吸入小剂量糖皮质激素，如丙酸倍氯米松 200~500μg/d、布地奈德 200~400μg/d、氟替卡松 100~250μg/d。其中布地奈德是首选的吸入性糖皮质激素。

第三级：中度持续性哮喘。有两种治疗选择：小剂量吸入性糖皮质激素（丙酸倍氯米松 200~500μg/d，布地奈德 200~400μg/d，氟替卡松 100~250μg/d）加 LABA，或将吸入性糖皮质激素的剂量增加到中等剂量（丙酸倍氯米松 500~1000μg/d，布地奈德 400~800μg/d，氟替卡松 250~500μg/d）。

第四级：重度持续性哮喘。如果患者使用第三级药物后仍需要增加药物，那么吸入性糖皮质激素的剂量应该增加到最大剂量（丙酸倍氯米松 > 1000μg/d、布地奈德 > 800μg/d、氟替卡松 > 500μg/d），首选布地奈德。如果增加吸入性糖皮质激素的剂量仍不足以控制哮喘症状，那么应该加用全身糖皮质激素。

分级治疗方法是随着症状的加重增加使用的药物种类和剂量，对药物治疗后症状没有明显改善的患者需要上一阶梯加强治疗。一旦病情得以控制并维持数月，可以考虑降级治疗，但是需要谨慎逐渐减量，以免出现症状反弹。

（六）围产期治疗

（1）在分娩时不应当停止使用药物，注意及时补充水分并给予足够镇痛药，以减少发生支气管痉挛的风险。正在使用或者近期使用过全身性糖皮质激素的孕妇，在分娩时及分娩后 24h 内应当静脉给予糖皮质激素，如氢化可的松 100mg q8h。

（2）如果哮喘患者需要前列腺素来终止妊娠、促宫颈成熟、引产或控制子宫出血，推荐使用前列腺素 E_1 或 E_2（普贝生），不推荐前列腺素 $F_{2\alpha}$ 类似物（拉坦前列素），后者可引起药物相关的支气管收缩。

（3）终止妊娠的时机和方式　在哮喘稳定期，终止妊娠的时机和方式同普通孕妇。如果哮喘急性发作在积极治疗后得到缓解稳定，应密切监测孕妇和胎儿情况至足月。如果积极治疗后，病情恶化加重，发展为哮喘持续状态，建议尽早终止妊娠。

（4）麻醉方式选择　妊娠合并哮喘患者首选椎管内麻醉。如果有椎管内麻醉禁忌证，情况允许范围内可采用喉罩通气，避免气管插管，气管插管是支气管收缩的强力刺激因素，应尽可能避免，以减少术中支气管痉挛的风险。

（5）围手术期管理

①术前管理：在择期手术前 1 周评估哮喘严重程度、药物使用情况及合并感染情况等。如果存在合并症，则暂停择期手术。术前使用吸入性药物，将哮喘控制在最佳状态。哮喘药物治疗持续至手术当天，茶碱（术前一晚停用）除外。哮喘控制欠佳者，建议术前补充一个疗程的糖皮质激素，泼尼松口服 40mg/d 或氢化可的松静脉注射 100mg，一日 3 次，共 5d，防止支气管痉挛急性发作。由于产科因素，需要急诊剖宫产手术但又存在活动性支气管痉挛者，立即吸氧、β_2 受体激动剂雾化吸入和氢化可的松或甲泼尼龙静脉滴注，尽量改善肺功能。

②术中管理：术中避免诱发支气管哮喘发作因素、处理哮喘急性发作。首先，避免使用有组胺释放药物（哌替啶、吗啡、氯化琥珀胆碱、阿曲库铵、麦角等）和有气道刺激作用的药物（地

氟烷等），选用具有支气管扩张作用的药物（氯氨酮、艾司氯胺酮等）以及可安全用于哮喘患者的药物（芬太尼、舒芬太尼、罗库溴铵、维库溴铵、七氟烷等）。其次，术中预防诱发支气管哮喘，如若全麻气管插管不可避免，插管、拔管前使用利多卡因等对气道进行充分表面麻醉；吸入性 β_2 受体激动剂松弛呼吸道平滑肌。插管、吸痰及拔管时保持一定麻醉深度，避免在浅麻醉状态下操作，确保通气，警惕误吸发生。全身麻醉时，警惕发生支气管痉挛、哮喘发作；如潮气量减少，气道压高，$ETCO_2$ 改变（波形上斜、波形严重降低或缺失），血氧饱和度降低，双肺可闻及哮鸣音。一旦出现，立即吸入纯氧，手动通气并加深麻醉，加深麻醉后支气管痉挛不能缓解者，可使用短效 β_2 受体激动剂，必要时使用肾上腺素。

（七）产后处理

（1）对于妊娠期中重度支气管哮喘孕妇要进行早期产前胎儿检测，评估胎儿生长发育情况。

（2）因大多数缓解支气管哮喘的药物在乳汁中的浓度很低，不会对新生儿产生不良影响，因此鼓励母乳喂养。哺乳期可继续应用产前使用的泼尼松、茶碱、抗组胺药、吸入性糖皮质激素、β_2 受体激动剂等。

（3）母亲在妊娠期补充大剂量维生素 D 可降低后代早期发生支气管哮喘的风险。当父母一方或双方有哮喘，建议孕妇在维生素 D 推荐膳食摄入量 600IU/d 的基础上，继续补充大剂量维生素 D，如 2000~4000IU/d，最好是维生素 D_3；测定血清 25- 羟维生素 D 水平有助于指导大剂量补充。

（八）预测和预防

1. 风险筛查

注意妊娠前和妊娠各期产科检查首诊时临床风险因素的

筛查。

2. 评估和监测

建议每月评估 1 次哮喘病史和肺功能，第 1 次评估时建议采用肺量测定法。对于门诊患者的常规随访监测，首选肺量测定法，但一般使用峰速仪测定呼气峰流速（PEF）。同时指导患者注意胎儿活动。对于哮喘控制不理想者和中重度哮喘患者，可以考虑在孕 32 周时开始连续超声监测。重症哮喘发作恢复后进行超声检查也是有帮助的。

3. 患者教育

宣教有关哮喘的知识和治疗哮喘的技能，如自我监测、正确使用吸入器、有哮喘加重征象时及时处理等。

4. 预防措施

（1）避免哮喘诱发因素　诱发因素是指可引发或加重哮喘症状的事物，常包括灰尘、霉菌、狗、猫、花粉和香烟烟雾。

（2）避免吸烟　若戒烟困难，可寻求医务人员帮助。还应避免靠近吸烟的人。

（3）接种流感疫苗　有助于防止流感，从而避免哮喘症状加重。

参考文献

［1］ Dombrowski MP，Schatz M. ACOG Committee on Practice Bulletins-Obstetrics. ACOG practice bulletin：clinical management guidelines for obstetrician-gynecologists number 90，February 2008：asthma in pregnancy［J］. Obstetrics and gynecology，2008，111（2 Pt 1）：457-464.

［2］ 中华医学会呼吸病学分会哮喘学组. 支气管哮喘防治指南（2020年版）［J］. 中华结核和呼吸杂志，2020，43（12）：1023-1048.

［3］ Middleton PG，Gade EJ，Aguilera C，et al. ERS/TSANZ Task Force

Statement on the management of reproduction and pregnancy in women with airways diseases［J］. The European respiratory journal, 2020, 55（2）: 1901208.

［4］ 美国 NAEPP 发布妊娠期间哮喘治疗新指南［J］. 中国全科医学, 2005, 8（6）: 476.

［5］ 中华医学会呼吸病学分会哮喘学组. 支气管哮喘防治指南（支气管哮喘的定义、诊断、治疗及教育和管理方案）［J］. 中华内科杂志, 2003, 42（11）: 817-822.

［6］ Levy ML, Bacharier LB, Bateman E, et al. Key recommendations for primary care from the 2022 Global Initiative for Asthma（GINA）update［J］. npj Primary Care Respiratory Medicine, 2023, 33（1）: 7.

［7］ Wang H, Li N, Huang H. Asthma in Pregnancy: Pathophysiology, Diagnosis, Whole-Course Management, and Medication Safety ［J］. Canadian respiratory journal: journal of the Canadian Thoracic Society, 2020（2）: 1-10.

编写人员

赵　美　西安大兴医院第二附属医院
邹东娜　山东第一医科大学附属省立医院
桂海艳　新余市妇幼保健院

妊娠合并慢性支气管炎

一、概述

慢性支气管炎（Chronic Bronchitis）简称慢支，是气管、支气管黏膜及其周围组织的慢性非特异性炎症。临床上以咳嗽、咳痰为主要症状，或有喘息，每年发病持续 3 个月或更长时间，连续 2 年或 2 年以上，并排除具有咳嗽、咳痰、喘息症状的其他疾病。

二、主观性资料

1. 一般情况

包括年龄、体重、妊娠情况（妊娠次数、妊娠间隔时间、是否多胎妊娠等）和饮食、生活环境。

2. 现病史

详细询问此次发病的呼吸道症状和严重程度，一般缓慢起病，病程长，主要症状为咳嗽、咳痰或伴有喘息。咳嗽一般晨间咳嗽为主，睡眠时有阵咳或排痰。痰一般为白色黏液或浆液泡沫性，偶可带血。喘息明显者可能伴发支气管哮喘。急性加重时，咳嗽、咳痰、喘息等症状突然加重。

3. 既往病史

详细询问孕妇既往基础疾病，包括呼吸道疾病如咽炎、扁桃体炎、支气管炎等疾病。

4. 用药史

询问患者完整的用药史，包括用药情况、保健品使用情况、疫苗接种状况等。

5. 个人史

询问患者既往月经婚育史，心理社会因素包括家庭情况、工作环境、文化程度和有无精神创伤史，以及生活方式包括盐、糖、酒、咖啡及脂肪的摄入量、吸烟状况、体力活动量、体重变化、睡眠习惯等情况。

6. 过敏史

既往有无药物、食物或其他过敏史。

7. 产科检查状况

产前检查是否规律或恰当（包括产前检查质量问题）、本次妊娠经过有无异常。

三、客观性资料

1. 体征

早期多无异常体征。急性发作期可在背部或双肺底听到干、湿啰音，咳嗽后可减少或消失。如伴发哮喘可闻及广泛哮鸣音并伴呼气期延长。

2. 实验室和其他辅助检查

（1）X 线检查　妊娠期 X 线检查应谨慎，如病情需要，建议做好充分告知并取得知情同意下完善 X 线检查。早期可无异常，反复发作者表现为肺纹理增粗、紊乱，呈网状或条索状、斑点状阴影，以双下肺明显。

（2）呼吸功能检查　早期无异常。如有小气道阻塞时，最大呼气流速－容量曲线在 75% 和 50% 肺容量时流量明显降低。当使用支气管扩张剂后第一秒用力呼气容积（FEV1）与用力肺活量（FVC）的比值（FEV1/FVC）< 0.70 提示已发展为慢性阻塞性肺疾病。

（3）血液检查　细菌感染时可出现白细胞总数和（或）中性粒细胞计数增高。

（4）痰液检查　可培养出致病菌。涂片可发现革兰阳性菌或革兰阴性菌，或大量破坏的白细胞和杯状细胞。

四、临床诊断以及疾病分析与评价

临床诊断：依据咳嗽、咳痰或伴有喘息，每年发病持续 3 个月，连续 2 年或 2 年以上，并排除其他可以引起类似症状的慢性疾病。

五、治疗方案及用药指导相关建议

（一）急性加重期的药物治疗

1. 控制感染

多依据患者所在地常见病原菌经验性选用抗生素，一般口服，病情严重时静脉给药。如罗红霉素一次 150mg，一日 2 次；或一次 300mg，一日 1 次；阿莫西林一次 0.5g、每 6~8h 1 次，一日剂量不超过 4g；头孢呋辛酯一次 0.25g 或 0.5g，一日 2 次。如果能培养出致病菌，可按药敏试验选用抗生素。

2. 镇咳

主要分为中枢性和外周性镇咳药。

（1）可待因　妊娠分级 C 级，长期使用或足月时大量使用妊娠分级 D 级。口服给药，一次 15~30mg，一日 30~90mg；极量为一次 100mg，一日 250mg。因容易通过血胎屏障，在我国《特殊人群普通感冒规范用药的专家共识》中提到孕妇禁用。但在《妊娠期和哺乳期合理用药》（第七版）和《孕期与哺乳期用药指南》（第二版）中提到，在妊娠早、中期用于治疗持续干咳是安全的，但长期使用过高剂量或在临近分娩时使用，会引起新生儿呼吸抑制及戒断症状。

（2）右美沙芬　妊娠分级 C 级，口服给药，一次 15~30mg，一日 3~4 次。多数作者认为孕期使用该药是安全的。在我国《特殊人群普通感冒规范用药的专家共识》（2015 版）提到妊娠 3 个月以内禁用。

3. 祛痰

（1）愈创甘油醚　妊娠分级 C 级，口服给药，一次 200mg，一日 3~4 次。是常用的复方感冒药成分，口服后刺激胃黏膜，反射性引起支气管分泌增加，使痰液稀释。在我国《特殊人群普通感冒规范用药的专家共识》（2015 版）提到妊娠 3 个月内禁用。

（2）氨溴索　口服给药，一次 30~60mg，一日 3 次，餐后服用。临床前试验及用于妊娠 28 周后的大量临床经验显示，对妊娠没有不良影响，但妊娠初始 3 个月内慎用。

（3）乙酰半胱氨酸　妊娠分级 B 级，口服给药，颗粒剂，一次 200mg，一日 3 次。目前没有发现乙酰半胱氨酸对实验动物有致畸性和胚胎毒性报道。因该药可引起呛咳、支气管痉挛，故哮喘患者禁用。

（4）羧甲司坦　口服给药，一次 250~500mg，一日 1~3 次。目前没有证据表明该药物会增加先天性畸形的发生风险或对妊娠结果产生不良影响。

4. 平喘

（1）布地奈德　妊娠分级 B 级，妊娠期应用普遍且安全的吸入型药物，为妊娠吸入激素的首选。

（2）沙丁胺醇　妊娠分级 C 级，本药是治疗妊娠期哮喘首选的短效 β_2 肾上腺素受体激动剂。

（3）特布他林　妊娠分级 C 级，妊娠期平喘首选吸入性糖皮质激素治疗，如仍需要使用短效 β 肾上腺素受体激动剂，首选本药吸入给药。

（二）缓解期治疗

（1）戒烟，应避免吸入有害气体和其他有害颗粒。

（2）增强体质，预防感冒。

（3）反复呼吸道感染者可试用免疫调节剂或中医中药，如流感疫苗、肺炎疫苗、卡介苗多糖核酸、胸腺素等，部分患者或可见效。

参考文献

［1］葛均波，徐永健，王辰. 内科学［M］. 9 版. 北京：人民卫生出版社，2018.

［2］中华医学会呼吸病学分会哮喘学组. 咳嗽的诊断与治疗指南（2021）［J］. 中华结核和呼吸杂志，2022，45（1）：13–46.

［3］严鹏科，陈敦金，郑志华. 实用孕产妇处方集［M］. 北京：人民卫生出版社，2021.

［4］急性气管 – 支气管炎基层诊疗指南（2018 年）［J］. 中华全科医师杂志，2019，18（4）：314–317.

［5］特殊人群普通感冒规范用药专家组. 特殊人群普通感冒规范用药的专家共识［J］. 国际呼吸杂志，2015，35（1）：1–1.

编写人员

廖世雄　惠州市中心人民医院

郭小葆　右江民族医学院附属医院

刘艳好　惠州市第一妇幼保健院

妊娠合并肺结核

一、概述

妊娠合并肺结核是指在妊娠期间罹患活动性肺结核并在妊娠或产后 3 个月内被确诊。肺结核是严重威胁母婴健康的并发症之一，也是导致孕产妇死亡的主要原因之一。

二、主观性资料

1. 一般情况

包括年龄、体重（是否存在体重增加过缓、胎儿生长受限、早产等表现）、妊娠情况（妊娠次数、妊娠间隔时间、是否多胎妊娠等）、饮食、生活环境等。对于孕期体重增长过缓者加以重视，研究显示妊娠合并肺结核可伴有母体孕期体重增加过缓、胎儿生长受限、早产等表现。

2. 现病史

详细询问患者相关症状如咳嗽、咳痰、咯血、胸痛、呼吸困难、发热、盗汗等症状的出现时间、持续时间、严重程度以及当前治疗方案。

3. 既往病史

详细询问患者既往病史，包括 HIV 感染史、有无不孕史、糖尿病史、肾病史、尘肺病史等，有无出现不明原因的发热、抗菌药物治疗无效的呼吸道感染病史，以及前次怀孕是否存在胎儿生长受限、早产、胎儿死亡等情况。

4. 用药史

询问患者完整的用药史，包括用药情况（尤其是已接受抗结核治疗的妊娠患者，需询问既往及目前使用的抗结核药物种类、剂量、疗效及有无不良反应），既往有无长期使用糖皮质激素、免疫抑制剂、生物制剂等，保健品使用情况，疫苗接种状况等。

5. 个人史

询问患者既往月经婚育史、生活居住环境、工作环境、文化程度、吸烟史、酗酒史、吸毒史，以及生活方式和运动习惯、体重变化、营养情况等。

6. 家族史

询问患者既往家族中有无结核病患者。

7. 过敏史

既往有无药物、食物或其他过敏史。

8. 流行学病史

详细询问患者有无肺结核患者接触史，是否为医疗卫生人员等情况。

9. 产科检查状况

产前检查是否规律或恰当（包括产前检查质量问题）、产前是否进行过结核病筛查及结果、本次妊娠经过有无异常。

三、客观性资料

1. 体征

妊娠期合并肺结核患者体征与非妊娠患者一样，早期肺部体征不明显，当病变累及范围较大时，局部叩诊呈浊音，听诊可闻及管状呼吸音。病变累及气管、支气管引起局部狭窄时，可闻及固定、局限性的喘鸣音，气管狭窄严重者可出现三凹征。因肺结核引起肺不张、胸腔积液或胸膜粘连，可出现相应体征。总之，肺结核的特点是体征少，体征与影像学异常并不匹配。

2. 实验室检查

（1）病原学检查　包括痰液或肺泡灌洗液的涂片或培养、结核抗原和抗体检测等。无创、可重复的病原学检查是妊娠合并肺结核诊断的首选检查方法，可以选择薄层琼脂培养法、薄片液基涂片和结核菌聚合酶链反应（PCR）联合探针检查等敏感度较高的检测方法。

（2）胸部影像学检查　包括胸部 X 线检查、CT 检查及 MRI 检查等，妊娠期考虑放射线检查对胚胎的影响，只有在高度怀疑肺结核、胸部影像学检查作为肺结核治疗前的重要临床指标时，经患者知情同意后方可行使该检查，其中胸部 MRI 或 CT 检查适用于早期发现胸内隐匿部位，且 CT 检查的诊断价值优于胸部 X 线检查，而在妊娠早期 MRI 替代 CT 检查可避免放射线照射对胚胎发育的影响。

（3）血液生化及免疫学检查　包括血常规、红细胞沉降率及结核菌素皮肤试验（TST）、γ– 干扰素释放试验（IGRAs）等。目前国内多采用结核菌素标准的纯化蛋白衍生物（PPD）试验进行结核菌素皮肤试验。

（4）分子生物学检查　结核分枝杆菌核酸检测。

四、临床诊断以及疾病分析与评价

（一）临床诊断

根据筛查结果，可将肺结核分为疑似病例、临床诊断病例及确诊病例。

1. 具有下列情况之一者应作为肺结核疑似病例

①胸部影像学检查符合肺结核病变；②TST 试验中度阳性或强阳性；③IGRAs 试验阳性。

2.临床诊断病例

胸部影像学检查阳性为必备条件，再符合下列情况之一者：①TST 试验中度阳性或强阳性；②结核分枝杆菌抗体阳性；③IGRAs 试验阳性；④肺外组织病理检查证实为结核病变。

3.具有下列情况之一者应作为肺结核确诊病例

①2 份痰涂片标本抗酸杆菌阳性；②1 份痰涂片标本抗酸杆菌阳性 + 肺部影像学检查阳性；③1 份痰涂片标本抗酸杆菌阳性 +1 份痰标本结核分枝杆菌培养阳性；④痰标本结核分枝杆菌培养阳性 + 肺部影像学检查阳性；⑤结核分枝杆菌核酸检测阳性 + 肺部影像学检查阳性；⑥病理检查提示结核病改变。

（二）肺结核分类

肺结核按耐药状况分为敏感肺结核和耐药肺结核，其中耐药肺结核又可分为：单耐药、多耐药、耐多药、广泛耐药和利福平耐药。

（三）妊娠合并肺结核的疾病管理

1.孕前咨询

如果是已经确诊的肺结核患者，并且正在接受抗结核治疗，应暂停备孕。孕妇患肺结核，结核菌可通过血行播散传染给胎儿，导致胎儿发育不良或死胎，同时部分抗结核药物对胎儿的发育有较大影响。

2.孕期监测

（1）基本检测　密切监测患者肝肾功能及血常规，必要时检查视野及眼底。

（2）胎儿的特殊检查　包括胎儿电子监护、超声监测胎儿生长发育和羊水量，如可疑胎儿生长受限或存在胎儿生长受限趋势，应严密动态监测；有条件的机构应注意检测脐动脉和胎儿大脑中动脉血流阻力等。

（3）检查项目和频度　根据病情决定，注意个体化，以便于掌握病情变化。开始应用抗结核药物后，若患者无基础肝病，应每月进行肝炎症状评估、体格检查和肝功能检查。若存在肝脏疾病或肝功能检查结果异常，则需要更频繁的监测。

五、治疗方案及用药指导相关建议

（一）治疗原则

妊娠合并肺结核的抗结核治疗原则与非妊娠期相似，遵循早期、规律、全程、适量、联合五项原则。在孕早期开始治疗活动性肺结核可显著降低早产、低出生体重、围产期死亡的风险，同时亦减少了孕产妇并发症。

（二）一般治疗

保证充分的休息及营养，及时治疗妊娠合并症及并发症。

1. 治疗地点

对妊娠合并活动性肺结核的患者，建议选择开展产科服务结核病定点医院治疗，便于母胎情况的监测。

2. 住院指征

①存在较重合并症或并发症者。②出现较重不良反应，需要住院进一步处理者。③需要有创操作（如活检）或手术者。④合并症诊断不明确，需要住院继续诊疗者。⑤其他情况需要住院者。无上述指征者可门诊随诊。

（三）治疗方案

1. 敏感肺结核

对于妊娠合并肺结核的患者需要产科与呼吸科医师共同制定

抗结核治疗方案，用药前需综合评估对母胎的利弊关系，知情同意后用药。经验性治疗方案为 2HRE/7HR（H：异烟肼；R：利福平；E：乙胺丁醇），总疗程为 9 个月。如果药敏试验结果已知分离株对异烟肼和利福平敏感，则 1 个月后停用乙胺丁醇。如对上述药物中任一种耐药而对吡嗪酰胺可能敏感者可考虑使用吡嗪酰胺。建议仅在妊娠合并肺外结核或合并人类免疫缺陷病毒感染（HIV）的情况下权衡利弊后使用吡嗪酰胺。如果决定使用包含吡嗪酰胺的方案，大多数患者的治疗持续时间可由 9 个月缩减至 6 个月。对粟粒型肺结核或结核型胸膜炎，上述疗程可适当延长，强化期为 3 个月，巩固期为 HR 方案 6~9 个月，总疗程为 9~12 个月。合并 HIV 的患者需密切关注药物间的相互作用，若患者使用含利福平的结核治疗方案，仅几类抗逆转录病毒药物中的几种可与其合用，因为药物间相互作用会影响 HIV 治疗效果，可以合用的药物有替诺福韦、依非韦伦，可不调整药物剂量，必要时可检测血浆药物浓度。

2. 耐药性肺结核

妊娠合并耐药性结核治疗应用二线抗结核药物时，应充分权衡风险和益处。由于大部分药物的致畸作用发生在妊娠早期，治疗如果推迟到妊娠 3 个月后开始则可避免，但治疗推迟有可能导致孕妇的病情快速发展，需与患者和亲属充分沟通，告知治疗的利弊和继续妊娠的风险和后果，由患者亲自参与决定是否继续妊娠。

妊娠 3 个月内（胎儿未成型期）的患者，如需立即治疗可选择帕司烟肼（对氨基水杨酸异烟肼，Pa）、对氨基水杨酸（PAS）、环丝氨酸（Cs）、阿莫西林 – 克拉维酸（Amx–Clv）。妊娠 3 个月后（胎儿成型期）可选异烟肼（INH）或帕司烟肼（Pa）、利福平（RFP）或利福布汀（Rfb）或利福喷丁（Rft）、对氨基水杨酸（PAS）、环丝氨酸（Cs）、阿莫西林 – 克拉维酸（Amx–Clv）。

分娩后应立即加强抗结核药物治疗，增加1种注射类药品或其他有效药品，如链霉素、阿米卡星、左氧氟沙星，以确保方案中含4种有效的药品。此时强化期和继续期的顺序可适当模糊，保障注射用药期至少达到相关耐药的治疗方案的基本要求。使用氨基糖苷类和喹诺酮类药物期间停止哺乳。

（四）治疗药物

1. 异烟肼

（1）禁忌证　对异烟肼过敏，包括药源性肝炎患者禁用；肝功能不正常、急性肝病者禁用；有异烟肼引起的肝脏损害病史患者禁用；精神病和癫痫患者禁用；有异烟肼引起的药物热、寒战、关节炎等不良反应史者禁用。

（2）不良反应及处理　较多发生步态不稳或麻木针刺感、烧灼感或手指疼痛（周围神经炎）；深色尿、眼或皮肤黄染（肝毒性，35岁以上患者肝毒性发生率增高）；食欲不佳、异常乏力或软弱、恶心或呕吐（肝毒性的前驱症状）。极少发生视力模糊或视力减退，合并或不合并眼痛（视神经炎）；发热、皮疹、血细胞减少及男性乳房发育等。偶可见因神经毒性引起的抽搐。如用药过程中出现视神经炎症状，应立即进行眼部检查，并定期复查。因用药期间有神经病变风险，建议同时服用维生素 B_6（25~50mg/d）。

（3）用法用量　0.3g/d或5mg/（kg·d），顿服。

2. 利福平

（1）禁忌证　对利福平或利福霉素类抗菌药过敏者禁用；肝功能严重不全、胆道阻塞者禁用；有活动性脑膜炎奈瑟菌感染者禁用。

（2）不良反应及处理　最常见的不良反应为胃肠道反应，如厌食、恶心、呕吐等，一般均能耐受。肝毒性也是利福平较常见的不良反应，主要表现为一过性的无症状血清氨基转移酶升高，可自行恢复。其他不良反应为大小便、唾液、痰液、泪液等可呈橘红色。偶见白细胞减少、凝血酶原时间缩短、头痛、眩晕、视力障碍等。

（3）用法用量　0.45~0.6g，空腹顿服。

3. 乙胺丁醇

（1）禁忌证　对乙胺丁醇过敏者、已知视神经炎患者、乙醇中毒者及年龄＜13岁者应谨慎使用；急性痛风患者禁用；严重肝功能不全者禁用。

（2）不良反应及处理　发生较多的不良反应为视神经炎，表现为视物模糊、眼痛、红绿色盲或视力减退、视野缩小，用量＞25mg/（kg·d）时易发生。发生较少的不良反应为畏寒、关节肿痛等。罕见的不良反应有皮疹、发热、麻木感、针刺感等。

（3）用法用量　15mg/kg，顿服。

4. 吡嗪酰胺

（1）禁忌证　对吡嗪酰胺过敏者禁用；急性痛风者和严重肝功能不全者禁用。

（2）不良反应及处理　主要不良反应为关节痛（由高尿酸血症引起，常呈轻度，有自限性）、消化道不良反应。发生较少的不良反应有发热、异常乏力、肝毒性等。

（3）用法用量　15~30mg/（kg·d），顿服。

5. 帕司烟肼

（1）禁忌证　精神病、癫痫、严重肝功能障碍患者禁用。

（2）不良反应及处理　偶有头晕、头痛、失眠、发热、皮疹、恶心、乏力、黄疸、周围神经炎及血细胞减少等不良反应发生。治疗过程中出现视神经炎症状，需立即进行眼部检查，并定期复查。

（3）用法用量　10~20mg/（kg·d）；体质量＜50kg者，0.8g/d；

体质量 ≥ 50kg 者，1.0g/d，不宜超过 1.2g/d。

6. 环丝氨酸

选用本药治疗需评估孕妇的精神状况及有无精神系统异常的家族史，有条件时应进行血药浓度监测，同时常规加用维生素 B_6。

（1）不良反应　常见者有神经精神症状，包括头痛、易怒、睡眠障碍、有进攻性，以及震颤、齿龈炎、皮肤苍白、抑郁、意识模糊、眩晕、不安、焦虑、噩梦、严重的头痛和嗜睡。偶见者有视觉改变、皮疹、麻木、手脚刺痛或烧灼感、黄疸、眼睛疼痛。罕见者有史 – 约综合征（Stevens–Johnson 综合征）、惊厥、自杀意念。

（2）用法用量　15mg/（kg·d），每日用量不超过 1.0g，常用量 0.5g/d。体质量 < 50kg 者，0.5g/d；体质量 ≥ 50kg 者，0.75g/d。每日分 2~3 次服用，如 0.75g/d 分 2 次服用，推荐上午 0.25g，晚上 0.5g。

7. 对氨基水杨酸

（1）不良反应　胃肠道症状，主要为食欲缺乏、恶心、呕吐、胃烧灼感、腹上区疼痛、腹胀及腹泻、甚至可至溃疡和出血，饭后服用可减轻反应。肝脏损伤，表现为氨基转移酶升高、胆汁淤积、黄疸等。超敏反应，表现为皮肤瘙痒、皮疹、剥脱性皮炎、药物热及嗜酸性粒细胞升高等，应立即停药。肾脏刺激症状，如结晶尿、蛋白尿、管型尿、血尿等。罕见不良反应包括可逆性甲状腺功能减退（可予以甲状腺素替代治疗）。

（2）用法用量　体质量 < 50kg 者，8g/d；体质量 ≥ 50kg 者，10g/d。每日 1 次顿服或分 2~3 次服用。

8. 利福布汀

（1）不良反应及处理　皮疹、胃肠道反应、中心粒细胞减少、偶尔出现血小板功能不全。此外，发生率 < 0.1% 的不良反应包括流感样综合征、肝炎、溶血、关节痛、骨髓炎、呼吸

34

困难。

（2）用法用量　体质量 < 50kg 者，0.15~0.3g/d；体质量 ≥ 50kg 者，0.3g/d，顿服。

9. 利福喷丁

（1）不良反应及处理　同利福平，但较轻微。

（2）用法用量　体质量 < 50kg 者，0.45g/d；体质量 ≥ 50kg 者，0.6g/d。每周 1~2 次，每次不超过 0.6g，空腹顿服。

10. 阿莫西林 – 克拉维酸

（1）不良反应及处理　胃肠道症状，如腹泻、恶心，荨麻疹等，用药后如果出现持续性（如 2~3 天）或严重腹泻，或者出现腹部绞痛应停药并就诊。

（2）用法用量　2600~3000mg/d。

（五）抗结核药物对胚胎和胎儿的影响

异烟肼、利福平和乙胺丁醇均可通过胎盘屏障。异烟肼毒性反应小，未发现对胎儿有致畸作用。利福平在动物实验中有致畸的报道，但人类未被证实。乙胺丁醇在胎儿血药浓度约为母体血药浓度的 30%，高浓度乙胺丁醇在动物实验中有导致腭裂、短肢、脑外露和脊柱畸形等报道，在人类未被证实。吡嗪酰胺是否透过胎盘屏障尚不明确，结合本品的分子量低、血浆蛋白结合率低、半衰期长的特点，故可能通过胎盘屏障。吡嗪酰胺在妊娠期的用药资料较少，且现有资料未观察到对胎儿的损害性。世界卫生组织（WHO）妊娠期结核治疗的建议中指出，上述 4 种药物在妊娠期使用均是安全的。环丝氨酸已证实在动物实验中有致畸作用。

氟喹诺酮类药物能抑制软骨发育，使关节软骨糜烂或形成水瘤。氨基糖苷类药物，尤其是链霉素，在孕期使用具有耳毒性，可引起婴儿先天性耳聋或眩晕；此外，卡那霉素、卷曲霉素、阿米卡星等也会对听神经产生不良反应。WHO 和美国 FDA 均将氟喹诺酮类和氨基糖苷类列为妊娠期禁用药。异烟胺类药品如乙硫异烟胺、丙硫异烟胺均已证实在动物实验中有致畸作用，为孕早期禁用药品。妊娠中晚期使用异烟胺类有较为明显的消化系统损伤和肝损伤。

（六）终止妊娠指征

肺结核并非终止妊娠的指征，但有以下情况时应建议终止妊娠：①严重肺结核伴有肺功能减低，不能耐受继续妊娠及分娩者。②活动性肺结核需要及时进行抗结核治疗，考虑药物对胎儿不良影响难以避免者。③合并其他系统疾病不能继续妊娠者。④艾滋病患者妊娠合并结核病。⑤有产科终止妊娠的指征者。⑥高龄、体质虚弱、经济条件差或无法随诊并已有子女的经产妇，应劝告终止妊娠并实施绝育。

（七）母乳喂养

对一线抗结核治疗和不再有传染性的产妇鼓励母乳喂养。一线抗结核药物（异烟肼、利福平、乙胺丁醇和吡嗪酰胺）在母乳中浓度很低，不是哺乳禁忌。接受异烟肼（通过母乳或作为针对性治疗获得）的纯母乳喂养婴儿均应补充维生素 B_6。

参考文献

［1］中华医学会结核分会西南地区肺结核诊疗专家共识编写组. 中国西南地区成人活动性肺结核诊疗专家共识［J］. 中国呼吸与危重监护杂志, 2022, 21（9）: 609-621.

［2］张卫社, 刘月兰, 徐芳. 妊娠合并肺结核的诊断与治疗［J］. 中华产科急救电子杂志, 2013, 2（2）: 101-105.

［3］ 中华医学会临床药学分会. 肺结核基层合理用药指南［J］. 中华全科医师杂志，2020，19（10）：891-899.

［4］ 中国防痨协会. 耐药结核病化学治疗指南（2019年简版）［J］. 中国防痨杂志，2019，41（10）：1025-1073.

编写人员

何梦婕　四川省妇幼保健院

马　雪　德阳市旌阳区妇幼保健院

刘星星　汉中市中心医院

妊娠合并过敏性鼻炎

一、概述

过敏性鼻炎又称变应性鼻炎（Allergic Rhinitis，AR），是特应性个体暴露于过敏原（变应原）后主要由免疫球蛋白E（Immunoglobulin E，IgE）介导的鼻黏膜非感染性慢性炎性疾病。妊娠合并过敏性鼻炎指的是妊娠与过敏性鼻炎并存，妊娠期过敏性疾病多是在妊娠前就已存在，可在妊娠期间发作或加重。从表面上看，妊娠鼻炎本身不太可能对妊娠过程产生有害影响，但是，妊娠期不受控制的过敏性鼻炎可加重共存哮喘，对妊娠结局造成明显的不良影响。此外，鼻塞也可能会影响孕妇的饮食、睡眠和情绪，从而间接地对妊娠产生不利影响。

关于AR的分类，目前仍主要是基于病程（间歇性和持续性）和对生活质量的影响程度（轻度和中重度）的临床分型，同时也保留季节性和常年性的分类，具体分类如下。

1. 按过敏原种类分类

（1）季节性AR　症状发作呈季节性，常见过敏原为花粉、真菌等季节性吸入过敏原。花粉过敏引起的季节性过敏性鼻结膜炎也称花粉症。

（2）常年性AR　症状发作呈常年性，常见过敏原为尘螨、蟑螂、动物皮屑等室内常年吸入性过敏原，以及某些职业性过敏原。

2. 按症状发作时间分类

（1）间歇性AR　症状发作每周 < 4d，或 < 连续4周。

（2）持续性AR　症状发作每周 ≥ 4d，且 ≥ 连续4周。

3. 按疾病严重程度分类

（1）轻度 AR 症状轻微，对生活质量（包括睡眠、日常生活、工作和学习）未产生明显影响。

（2）中重度 AR 症状较重或严重，对生活质量（包括睡眠、日常生活、工作和学习）产生明显影响。

二、主观性资料

1. 一般情况

包括年龄、体重、妊娠情况（妊娠次数、妊娠间隔时间、是否多胎妊娠等）和饮食、生活环境。

2. 现病史

详细询问此次妊娠，孕妇的鼻部症状、眼部症状及是否合并哮喘等肺部症状，是否伴发咳嗽、睡眠障碍、皮肤瘙痒、焦虑等症状，上述症状出现的时间和严重程度，初次发现或诊断过敏性鼻炎的时间，疾病发生频率，现有治疗方案。

3. 既往病史

详细询问孕妇既往基础疾病，包括鼻炎、鼻窦炎、结膜炎、皮炎、哮喘等过敏性疾病病史，前次怀孕是否出现同样症状及治疗情况，胎儿生长、发育等情况。

4. 用药史

详细询问患者完整的用药史，包括用药情况（尤其是已接受治疗的妊娠患者，需询问既往及目前使用的药物种类、剂量、疗效及有无不良反应）、保健品使用情况、疫苗接种状况等。

5. 个人史

询问患者既往月经婚育史，生活、工作环境，包括房屋装修、潮湿情况、床上用品处理方式、吸烟状况等。

6. 家族史

询问患者鼻炎、哮喘、皮炎等过敏性疾病家族史。

7. 过敏史

既往有无药物、食物或其他过敏史，如花粉、灰尘、螨虫等。

8. 产科检查状况

产前检查是否规律或恰当（包括产前检查质量问题）、本次妊娠经过有无异常。

三、客观性资料

1. 症状

（1）典型症状为阵发性喷嚏、清水样涕、鼻痒和鼻塞，可伴有眼部症状，包括眼痒、流泪、眼红和灼热感等，多见于花粉过敏患者。

（2）花粉症患者鼻、眼部症状随着致敏花粉飘散季节的到来而发作或加重，致病因素以室内过敏原（尘螨、蟑螂、动物皮屑等）为主，症状多为常年发作。

（3）40% 的 AR 患者可合并支气管哮喘，在有鼻部症状的同时，还可伴喘鸣、咳嗽、气急、胸闷等肺部症状。

2. 体征

双侧鼻黏膜苍白、肿胀，下鼻甲水肿，鼻腔有多量水样分泌物。眼部体征主要为结膜充血、水肿，有时可见乳头样反应。伴有哮喘、湿疹或特应性皮炎的患者有相应的肺部、皮肤体征。

3. 实验室检查

妊娠合并过敏性鼻炎，通常根据既往过敏史、症状和体征进行诊断，可行血清总 IgE、血清特异性免疫球蛋白 E（Specific Immunoglobulin E，sIgE）检测。

四、临床诊断以及疾病分析与评价

（一）临床诊断

AR 的诊断应根据患者典型的过敏病史、临床表现以及与其一致的过敏原检测结果而作出。过敏原检测通常需要将体内和体外检测相结合，且充分结合临床病史，以判断患者是由何种过敏原致敏，以及致敏的程度与疾病症状的关系。诊断依据如下。

1. 症状

阵发性喷嚏、清水样涕、鼻痒和鼻塞等症状出现 2 个或以上，每天症状持续或累计在 1h 以上，可伴有流泪、眼痒和眼红等眼部症状。

2. 体征

常见鼻黏膜苍白、水肿，鼻腔水样分泌物。

3. 过敏原检测

至少 1 种过敏原皮肤点刺试验（Skin Prick Test，SPT）和（或）血清 sIgE 阳性，或鼻激发试验阳性。

（二）妊娠合并过敏性鼻炎疾病管理

1. 孕前咨询

相关调查研究显示，18%~30% 的育龄妇女患有过敏性疾病，约 20% 孕妇患有过敏性疾病，尤其是过敏性鼻炎和哮喘。患有过敏性鼻炎的育龄妇女孕前咨询应包括。

（1）了解过敏性鼻炎控制情况、过敏性疾病家族史、过敏原种类、运动、营养情况、烟酒嗜好等。

（2）嘱患者避免接触过敏原，改变长期所处环境，加强运动，戒烟戒酒，以期达到优化的备孕条件。

（3）计划妊娠者不推荐免疫治疗，若正在接受免疫治疗者，应充分评估目前免疫治疗的阶段，推荐在维持治疗阶段再进行备孕。在维持治疗阶段出现妊娠时，应充分告知患者免疫维持治疗的风险并征得同意，再决定是否继续进行免疫治疗，发生不良反应时应终止免疫治疗。

2. 妊娠期合并过敏性鼻炎疗效评价

过敏性疾病疗效评价方法包括症状评分、生活质量评分和药物评分。在治疗前、治疗过程中由患者对自身相关症状、用药情况和生活质量等进行自评，可采用每天记录"日记卡"的方式，并推荐使用合适的手机软件进行电子录入，由此计算出每天、每周和每月平均分，以反映症状的严重度和改善情况。

（1）症状评分

①鼻部和眼部症状评分法：通常采用四分法，患者对症状严重程度按 0~3 分进行评分，0 分为无症状；1 分为轻度症状（症状轻微，易于忍受）；2 分为中度症状（症状明显，令人厌烦，但可以忍受）；3 分为重度症状［症状不能忍受，影响日常生活和（或）睡眠］。鼻部 4 个症状（鼻痒、喷嚏、鼻塞、鼻涕）的总评分为 0~12 分。眼部 3 个症状（眼痒、溢泪、红肿）的总评分为 0~9 分。分数越高症状越重，反之，分数越低症状越轻。

②视觉模拟量表（VAS）：患者在 0~10cm 标尺上划线标出各种症状相应的分值，按 0~10 分进行评价，"0"代表没有症状；"10"代表症状最重（图 1-1）。VAS 评分法简便易行，可对 AR 严重度进行量化评价。也可以根据 VAS 评分将 AR 的症状分为轻、中、重度，1~3 分为轻度，4~7 分为中度，8~10 分为重度。

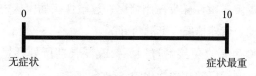

图 1-1　视觉模拟量表（VAS）

（2）药物评分　使用口服和（或）局部抗组胺药（鼻用和眼用），每天计1分；鼻用激素，每天计2分；口服糖皮质激素，每天计3分；如果合并哮喘，使用β₂受体激动剂，每天计1分；吸入糖皮质激素，每天计2分；皮肤外用激素药膏，每天计1分。所有用药记录的累计分即为药物总评分，药物评分减少，表明病情控制好，反之，药物评分增加，表明病情控制差。

（3）生活质量评分　推荐使用鼻结膜炎生活质量调查问卷（Rhinoconjunctivitis Quality of Life Questionnaire，RQLQ）为AR患者进行健康相关生活质量评分。包括活动、睡眠、非鼻或眼症状、日常生活、鼻部症状、眼部症状、情感及总体生活质量等8个方面，每项评分0~6分，计算总分。得分越高，生活质量越差；得分越低，生活质量越高。

（4）哮喘控制评分　对于合并哮喘的患者，可采用哮喘控制测试，该方法具有较好的可操作性和临床应用价值。

五、治疗方案及用药指导相关建议

（一）一般治疗

1. 环境控制

AR患者确定了特定的过敏原后，就应该避免或尽可能减少接触相关过敏原，并对生活环境进行相应控制。

（1）尘螨过敏患者　建议室内温度保持在20~25℃，相对湿度保持在50%；尽可能避免使用纺织沙发、地毯，定期使用防/除螨设备清理床垫、床单、被褥和枕头等。

（2）花粉过敏患者　关注当地的花粉信息预报，在花粉大量播散期间尽量居家并关闭门窗，外出时佩戴防护口罩和防护眼镜；回家进入室内前要清理掉衣服和头发上的花粉，并进行鼻腔盐水冲洗、洗脸和漱口。

（3）宠物（尤其是猫）过敏原过敏的患者，最好停止饲养宠物，或将宠物饲养于户外，并使其远离卧室，注意清洁宠物及其环境。

2. 物理疗法

采用物理方法缓解鼻部症状，如用温水洗鼻、鼻部按摩、鼻部热敷、出汗运动、洗热水澡等。

3. 健康教育

过敏性疾病患者的健康教育可以分为3个方面：首诊教育、强化教育（随诊教育）以及家庭和看护人员教育。健康教育应具有针对性，针对 AR 患者的症状、检查结果及治疗进行个性化教育。其主要内容如下。

（1）过敏知识的普及和指导，让患者了解过敏性疾病的病因、危险因素、自然进程、疾病可能造成的危害性以及疾病对妊娠的影响。

（2）告知患者过敏原检查的必要性和主要检测方法，妊娠期女性、备孕期男女推荐选用血清 sIgE 检测。

（3）指导患者进行良好的环境控制，避免接触或尽可能少接触过敏原。

（4）介绍药物治疗的作用、效果、疗程以及对妊娠的影响，指导患者正确用药。

（二）药物治疗

抗过敏药物治疗原则是权衡利弊，结合风险／获益比，兼顾母亲、胎儿或新生儿的安全，由医患双方共同决定。孕期前 3 个月处于胚胎发育和分化的关键时期，不推荐使用任何口服、外用或者局部药物，建议使用生理盐水冲洗鼻腔，或用海盐水鼻腔喷雾改善鼻部症状。

AR 常用治疗药物分为一线治疗药物和二线治疗药物。一线治疗药物包括鼻用糖皮质激素（简称鼻用激素）、第二代口服和鼻用抗组胺药、口服白三烯受体拮抗剂；二线治疗药物包括口服糖皮质激素、口服和鼻用肥大细胞膜稳定剂、鼻用减充血剂、鼻用抗胆碱能药。妊娠期 AR 首选一线治疗药物，当一线治疗药物效果不佳时再酌情考虑使用二线治疗药物。

1. 一线治疗药物

（1）鼻用激素

①品种选择：对妊娠期 AR 患者，鼻用糖皮质激素的使用方面缺乏足够的临床试验，目前只有布地奈德是美国 FDA 认可的 B 类药物。妊娠中后期，在充分医学评估后，按推荐的治疗剂量给予鼻内使用糠酸氟替卡松、糠酸莫米松和布地奈德是比较安全的。《中国变应性鼻炎诊断和治疗指南》推荐妊娠 16 周后，益处大于风险时，使用鼻用激素的最低有效剂量。

②使用疗程：一般不少于 4 周，治疗过程中，应根据症状控制情况逐渐减少用药的次数和剂量，最终调整为控制临床症状所需的最小剂量予以维持或可短期停药，一旦症状再起、病情复发时需继续用药。

③用药方法及注意事项：使用时，头部取直立位稍向后倾斜，将喷口略朝向鼻腔外侧，避免直接将药物喷至鼻中隔。一般用左手喷右鼻，右手喷左鼻。喷药后，可头部仰起 2~3min，让药液向鼻腔后倒流，最后吐出进入咽部的药水。喷鼻时避免用力吸气。掌握正确的喷鼻方法可以减少鼻黏膜糜烂、出血、溃疡甚至鼻中隔穿孔的可能。

a. 布地奈德鼻喷雾剂（规格：每喷 64μg）：用药前振摇容器，每日 256μg，早晨 1 次喷入（即每次每鼻孔 2 喷，每喷 64μg）或早晚分 2 次喷入（即每次每鼻孔 1 喷，每喷 64μg）。

b. 糠酸莫米松鼻喷雾剂（规格：每喷 50μg）：用药前充分振摇容器，每日 200μg，早晨 1 次喷入（即每次每鼻孔 2 喷，每喷

50μg）。

　　c.糠酸氟替卡松鼻用喷雾剂（规格：每喷 27.5μg）：用药前充分振摇容器，起始剂量为每日 110μg，早晨 1 次喷入（即每次每鼻孔 2 喷，每喷 27.5μg）；症状控制后维持剂量为每日 55μg，早晨 1 次喷入（即每次每鼻孔 1 喷，每喷 27.5μg）。

　　（2）抗组胺药　口服抗组胺药在妊娠期使用的安全性数据较鼻用抗组胺药数据充分，妊娠期若有明确的用药指征或适应证，可以在权衡风险与收益后，孕中后期可酌情应用 B 级抗组胺药如氯雷他定、西替利嗪和左西替利嗪及第一代 H_1 抗组胺药（如氯苯那敏、苯海拉明等），但第一代 H_1 抗组胺药中枢抑制作用较第二代强，目前不作为 AR 的首选药物。一般每天只需用药 1 次，疗程不少于 2 周。

　　a.氯雷他定：每次 10mg，每日 1 次。

　　b.西替利嗪：每次 10mg，每日 1 次，若对不良反应敏感，可每日早晚各 1 次，每次 5mg。

　　c.左西替利嗪：每次 5mg，每日 1 次。

　　（3）白三烯受体拮抗剂　孟鲁司特在哮喘孕妇中的使用被认为是安全的，但在 AR 孕妇中的 LTRAs 的研究较少，因此建议仅在控制不佳的哮喘合并妊娠患者中使用 LTRAs，不作为妊娠合并 AR 的首选治疗药物。

2. 二线治疗药物

　　（1）肥大细胞稳定剂　鼻用色甘酸钠孕期使用，目前暂未发现胚胎毒性作用，妊娠期合并 AR 者可推荐用于不能耐受鼻用激素或作为特定症状的附加疗法，如鼻漏、打喷嚏、发痒和鼻塞。

　　色甘酸钠滴鼻液：每次 5~6 滴，每日 5~6 次。

　　（2）鼻用减充血剂　减充血剂是肾上腺素能受体激动剂，可直接激动血管平滑肌 α 受体，引起血管平滑肌收缩，减少局部组织液生成。孕期使用，可能会引起子宫动脉血管收缩，造成胎儿血液供应减少，所以孕期避免使用。

（3）鼻用抗胆碱能药 鼻用抗胆碱能药为 AR 的二线治疗药物，临床酌情使用，可控制流涕症状。目前主要药物有苯环喹溴铵和异丙托溴铵等。苯环喹溴铵临床应用时间较短，尚待进一步开展高质量的真实世界研究；个案证据支持异丙托溴铵（0.03%）鼻腔喷雾剂的使用，通常每个鼻孔喷 2 喷，一日 3 次。

3. 中药

目前中药在孕期的安全性研究甚少，孕期不推荐使用中药治疗。

4. 鼻腔盐水冲洗

鼻腔盐水冲洗是一种安全、方便、价廉的治疗方法，可作为妊娠期 AR 的替代疗法，孕早期也可以使用。目前在临床使用的鼻腔冲洗装置和方法主要有鼻腔灌洗、喷液和雾化等，冲洗液包括生理盐水、深海盐水和高渗盐水等种类。

5. 抗 IgE 治疗

奥马珠单抗可通过胎盘屏障，尚不确定对胎儿是否有潜在伤害，除非确实必须，否则妊娠期间不应使用本品。

（三）产后处理

产后无特殊处理，治疗方案可延用孕期用药，避开药物达峰时间哺乳即可，即先哺乳，再服药。

（四）预测和预防

1. 风险筛查

注意妊娠前和妊娠各期产科检查首诊时临床风险因素的筛查。

2. 预防措施

参见"五、治疗方案及用药指导相关建议"项下"（一）一般治疗"相关内容。

参考文献

［1］ 中华耳鼻咽喉头颈外科杂志编辑委员会鼻科组，中华医学会耳鼻咽喉头颈外科学分会鼻科学组．中国变应性鼻炎诊断和治疗指南（2022 年，修订版）［J］．中华耳鼻喉头颈外科杂志，2022，57（2）：106-129.

［2］ 贺宁，马婷婷，唐宁波，等．备孕期、妊娠期和哺乳期过敏原免疫治疗的研究进展［J］．中华围产医学杂志，2022，25（4）：307-312.

［3］ Gary A Incaudo, Patricia Takach. The Diagnosis and Treatment of Allergic Rhinitis During Pregnancy and Lactation［J］. Immunology and Allergy Clinics of North America, 2006(26): 137-154.

［4］ Pali-Schöll I, Namazy J, Jensen-Jarolim E. Allergic diseases and asthma in pregnancy, a secondary publication［J］. World Allergy Organ J, 2017, 10(1): 1-8.

［5］ 北京医学会过敏变态反应学分会．过敏性疾病诊治和预防专家共识（Ⅲ）［J］．中华预防医学杂志，2022，56（12）：1685-1693.

［6］ 杨钦泰，陈建军，谭国林，等．鼻用糖皮质激素治疗变应性鼻炎专家共识（2021，上海）［J］．中国耳鼻咽喉颅底外科杂志，2021，27（4）：365-371.

［7］ Baharudin Abdullah, Amir Hamzah Abdul Latiff, Anura Michelle Manue, et al. Pharmacological Management of Allergic Rhinitis: A Consensus Statement from the Malaysian Society of Allergy and Immunology［J］. Journal of Asthma and Allergy, 2022, 15: 983-1003.

［8］ 李华斌，王向东，王洪田，等．口服 H_1 抗组胺药治疗变应性鼻炎广州共识（2020 精要版）［J］．中国眼耳鼻喉科杂志，2020，20（2）：146-148.

［9］ 中华医学会皮肤性病学分会荨麻疹研究中心．中国荨麻疹诊疗指

南（2022 版）[J]. 中华皮肤科杂志, 2022, 55（12）：1041-1049.

［10］E Ridolo, M Caminati, I Martignago, et al. Allergic rhinitis：pharmacotherapy in pregnancy and old age［J］. Expert Review of Clinical Pharmacology, 2016, 9（8）：1081-1089.

编写人员

陈　欢　重庆大学附属涪陵医院

周　蕾　武汉市第四医院

石宪林　重庆市涪陵区妇幼保健院

第二章

妊娠合并循环
系统疾病

妊娠期高血压疾病

一、概述

妊娠期高血压疾病（Hypertensive Disorders of Pregnancy，HDP）是一组妊娠和高血压并存的疾病，严重威胁母婴健康和安全，是产科常见的并发症，也是孕产妇死亡的重要原因之一。

目前，将妊娠相关高血压疾病概括为 4 类，包括妊娠期高血压（Gestational Hypertension）、子痫前期 – 子痫（Pre-Eclampsoa-Eclampsia）、妊娠合并慢性高血压（Chronic Hypertension）、慢性高血压伴发子痫前期（Chronic Hypertension with Superimposed Pre-Eclampsia），定义分别如下。

1. 妊娠期高血压

妊娠 20 周后首次出现高血压，收缩压 ≥ 140mmHg（1mmHg=0.133kPa）和（或）舒张压 ≥ 90mmHg；尿蛋白检测阴性。收缩压 ≥ 160mmHg 和（或）舒张压 ≥ 110mmHg 为重度妊娠期高血压。产后方可确诊，且于产后 12 周内恢复正常。

2. 子痫前期 – 子痫

（1）子痫前期　妊娠 20 周后孕妇出现收缩压 ≥ 140mmHg 和（或）舒张压 ≥ 90mmHg，伴有下列任意 1 项：①尿蛋白定量 ≥ 0.3g/24h，或尿蛋白 / 肌酐比值 ≥ 0.3，或随机尿蛋白（＋）（无条件进行蛋白定量时的检查方法）；②无蛋白尿但伴有以下任何 1 种器官或系统受累：心肺、肝、肾等重要器官，或血液系统、消化系统、神经系统的异常改变，或胎盘 – 胎儿受到累及等。子痫前期也可发生在产后。其中，在妊娠 34 周前因子痫前期终止妊娠者定义为早发子痫前期。

51

当孕妇血压和（或）尿蛋白水平持续升高、器官功能受累或出现胎盘–胎儿并发症，需注意是子痫前期病情进展的表现。子痫前期孕妇出现下述任一表现为重度子痫前期（Severe Pre-Eclampsia）：①血压持续升高不可控制：收缩压≥160mmHg和（或）舒张压≥110mmHg；②持续性头痛、视觉障碍或其他中枢神经系统异常表现；③持续性上腹部疼痛及肝包膜下血肿或肝破裂表现；④氨基转移酶水平异常：血丙氨酸氨基转移酶（ALT）或天冬氨酸氨基转移酶（AST）水平升高；⑤肾功能受损：尿蛋白定量＞2.0g/24h，或少尿（24h尿量＜400ml，或每小时尿量＜17ml），或血肌酐水平＞106μmol/L；⑥低蛋白血症伴腹水、胸水或心包积液；⑦血液系统异常：血小板计数呈持续性下降并低于$100×10^9$/L；微血管内溶血，表现有贫血、血乳酸脱氢酶（LDH）水平升高或黄疸；⑧心功能衰竭；⑨肺水肿；⑩胎儿生长受限或羊水过少、胎死宫内、胎盘早剥等。

（2）子痫　子痫前期基础上发生不能用其他原因解释的强直性抽搐，可以发生在产前、产时或产后，也可发生在无临床子痫前期表现时。

3. 妊娠合并慢性高血压

孕妇存在各种原因的继发性或原发性高血压，各种慢性高血压的病因、病程和病情表现不一，如孕妇既往存在高血压或妊娠前20周发现收缩压≥140mmHg和（或）舒张压≥90mmHg，妊娠期无明显加重或表现为急性严重高血压；或妊娠20周后首次发现高血压且持续到产后12周以后（需与妊娠期高血压相鉴别）。

4. 慢性高血压伴发子痫前期

慢性高血压孕妇妊娠前20周无蛋白尿，妊娠20周后出现尿蛋白定量≥0.3g/24h或随机尿蛋白≥（＋），取清洁中段尿并排除尿少、尿比重增高时的混浊；或妊娠前20周有蛋白尿，妊娠20

周后尿蛋白量明显增加；或出现血压进一步升高等上述重度子痫前期的任何 1 项表现。慢性高血压并发重度子痫前期的靶器官受累及临床表现时，临床上均应按重度子痫前期处理。

二、主观性资料

1. 一般情况

包括年龄、体重、妊娠情况（妊娠次数、妊娠间隔时间、是否多胎妊娠等）和饮食、生活环境。对体重异常者加以重视，研究显示孕前体重 > 76.78kg 或孕前 BMI > 23.9kg/m^2 的孕妇发生妊娠期高血压和妊娠期糖尿病的风险增加。

2. 现病史

详细询问此次妊娠孕妇的高血压、尿蛋白等症状出现的时间和严重程度；初次发现或诊断高血压的时间、场合、血压最高水平及现有治疗方案。

3. 既往病史

详细询问孕妇既往基础疾病，包括既往子痫前期病史、高血压、高血糖、心血管疾病、血脂异常、肾脏疾病及自身免疫性疾病（如系统性红斑狼疮、抗磷脂综合征甲状腺疾病等）病史，前次怀孕是否存在胎儿生长受限、早产、胎儿死亡等情况，高危表现如阻塞性睡眠呼吸暂停及治疗情况。

4. 用药史

询问患者完整的用药史，包括用药情况（尤其是已接受降压治疗的妊娠患者，需询问既往及目前使用的降压药物种类、剂量、疗效及有无不良反应）、保健品使用情况、疫苗接种状况等。

5. 个人史

询问患者既往月经婚育史，心理社会因素包括家庭情况、工

作环境、文化程度和有无精神创伤史，以及生活方式包括盐、糖、酒、咖啡及脂肪的摄入量、吸烟状况、体力活动量、体重变化、睡眠习惯等情况。

6. 家族史

询问患者子痫前期家族史，高血压、脑卒中、糖尿病、血脂异常、冠心病及肾脏病的家族史，包括一级亲属发生心脑血管病事件时的年龄。

7. 过敏史

既往有无药物、食物或其他过敏史。

8. 产科检查状况

产前检查是否规律或恰当（包括产前检查质量问题）、本次妊娠经过有无异常。

三、客观性资料

1. 体征

（1）妊娠期间高血压　同一手臂至少2次测量的收缩压≥140mmHg和（或）舒张压≥90mmHg，对首次发现血压升高者，应间隔4h或以上复测血压，如2次测量均为收缩压≥140mmHg和（或）舒张压≥90mmHg则诊断为高血压，其中收缩压140~159mmHg和（或）舒张压90~109mmHg为轻度高血压；收缩压≥160mmHg和（或）舒张压≥110mmHg为重度高血压。

（2）白大衣高血压　妊娠20周之前出现诊室血压升高（≥140/90mmHg），但家庭自测血压<135/85mmHg和（或）24h动态血压正常。

（3）隐匿性高血压　妊娠20周之前出现诊室血压正常（<140/90mmHg），但家庭自测血压≥135/85mmHg和（或）24h

动态血压升高。

（4）一过性高血压　妊娠20周之后出现诊室血压升高（≥140/90mmHg），在未接受降压治疗的情况下，血压在后续测量中恢复正常。

（5）慢性高血压　妊娠20周之前或在妊娠前出现的诊室血压升高（≥140/90mmHg）。

2.实验室检查

（1）妊娠期出现高血压时，应进行以下常规检查和必要时复查：①血常规，应定期复查；②尿常规，24h尿蛋白定量；③肝功能、血脂；④肾功能；⑤凝血功能和相关DIC检查，包括血小板计数，凝血酶原时间、部分凝血活酶时间、凝血酶时间、纤维蛋白原定量、D-二聚体、三P试验等；心肌酶谱（包括LDH）；⑥心电图；⑦产科超声检查。尤其对于20周后才开始产前检查的孕妇，应关注血脂、血糖水平，甲状腺功能、凝血功能等检查或复查，注意动态血压检测，注意眼底改变及超声心动图检查。

（2）出现子痫前期及子痫时，视病情发展和诊治需要，在上述基础上应酌情增加以下检查并注意依据病情动态检查：①排查自身免疫性疾病；②高凝状况检查；③血电解质；④眼底检查；⑤超声等影像学检查肝、肾等器官及胸腹积液情况；⑥动脉血气分析；⑦心脏彩超及心功能检测；⑧超声检查和监测胎儿生长发育指标；⑨头颅CT或MRI检查。

四、临床诊断以及疾病分析与评价

（一）临床诊断

各类临床诊断见"一、概述"中定义。

（二）妊娠期高血压疾病的血压管理

1. 孕前咨询

慢性高血压女性患者中，86%~89% 为原发性高血压（未知原因），其余为继发性高血压（源于肾脏、内分泌及血管因素）。慢性高血压患者的孕前咨询应包括：

（1）了解血压控制情况、高血压家族史、是否合并其他基础疾病、体重变化、运动情况、烟酒嗜好等。

（2）嘱患者主动改变不良生活方式（戒烟戒酒、低盐饮食、减少咖啡因摄入），以期达到优化的备孕条件。

（3）接受降压治疗者，应避免使用血管紧张素转化酶抑制剂和血管紧张素受体拮抗剂。对于血压控制不良和（或）在 30 岁之前即确诊高血压的患者，应充分评估继发性高血压的潜在风险，必要时由心内科、肾病科和内分泌科共同排查继发性高血压。

2. 妊娠期初次评估

（1）慢性高血压患者的妊娠期初次评估应包括肝肾功能、血电解质、血常规、尿常规或 24h 尿蛋白 / 肌酐比值、心室结构与功能（心电图或超声心动图）、眼底检查，其中初次评估的尿蛋白情况，有助于在孕中、晚期对慢性高血压合并子痫前期进行鉴别诊断。

（2）《妊娠期血压管理中国专家共识（2021）》建议对慢性高血压患者进行 24h 动态血压监测（Ambulatory Blood Pressure Monitoring，ABPM），以排除妊娠期白大衣高血压。如患者未进行孕前咨询，且高血压发病特征提示继发性高血压可能时，应与内科医师共同制定妊娠期风险评估和降压治疗方案。

3. 孕期监测检查

（1）基本检测　注意孕妇头痛、眼花、胸闷、上腹部不适或疼痛及其他消化系统症状、下肢和（或）外阴明显水肿，检查血压的动态变化、体重、尿量变化和血尿常规，注意胎动、胎心和胎儿生长趋势等。

（2）孕妇的特殊检查　包括眼底、重要器官的功能、凝血功能、血脂、血尿酸水平、尿蛋白定量和电解质水平等的检查，有条件的医疗机构应检查自身免疫性疾病的相关指标，如果为早发子痫前期或重度子痫前期或存在 HELLP 综合征［以溶血（Hemolysis，H）、肝酶升高（Elevated Liver Enzymes，EL）和血小板减少（Low Platelets，LP）为特点，是妊娠期高血压疾病的严重并发症］表现更要及时排查自身免疫性疾病的相关指标，有条件时做血栓性血小板减少性紫癜（TTP）、溶血性尿毒症综合征等鉴别指标的检查，注意与妊娠期急性脂肪肝鉴别。

（3）胎儿的特殊检查　包括胎儿电子监护、超声监测胎儿生长发育、羊水量，如可疑胎儿生长受限或存在胎儿生长受限趋势，严密动态监测；有条件的机构应注意检测脐动脉和胎儿大脑中动脉血流阻力等。

（4）检查项目和频度　根据病情决定，注意个体化，以便于掌握病情变化。诊断为子痫前期者，需要每周 1 次甚至每周 2 次产前检查。

4. 妊娠期降压治疗的启动时机和降压目标

（1）启动时机　降压治疗的目的是预防心脑血管意外和胎盘早剥等严重母婴并发症。当慢性高血压患者妊娠期诊室血压 ≥ 140/90mmHg 时应启动降压治疗，且诊室血压不宜低于 110~130/80~85mmHg；在常规产前检查的基础上，应鼓励慢性高血压患者进行诊室外血压监测。

（2）降压目标　当孕妇未并发器官功能损伤，酌情将收缩压控制在 130~155mmHg，舒张压控制在 80~105mmHg；孕妇并发器官功能损伤，则收缩压应控制在 130~139mmHg，舒张压应控制在 80~89mmHg；血压不可低于 130/80mmHg，以保证子宫胎盘血流灌注。

（3）降压注意事项

①降压注意个体化情况，降压过程力求平稳，控制血压不可波动过大，力求维持较稳定的目标血压。

②在出现严重高血压，或发生器官损害如急性左心室功能衰竭时，需要紧急降压到目标血压范围，注意降压幅度不能太大，以平均动脉压（MAP）的 10%~25% 为宜，24~48h 达到稳定。

③降压手段包括生活干预和药物降压。

5. 分娩时机和方式

（1）终止妊娠时机　　终止妊娠的时机，应综合考虑孕周、孕妇病情及胎儿情况等多方面因素。

孕周因素的终止妊娠时机：①妊娠期高血压、病情未达重度的子痫前期孕妇可期待至妊娠 37 周终止妊娠。②重度妊娠期高血压及重度子痫前期：妊娠不足 26 周的孕妇经治疗病情危重者建议终止妊娠；妊娠 26~28 周的孕妇根据母婴情况及当地医院母婴诊治能力决定是否可行期待治疗；妊娠 28~34 周，如病情不稳定经积极治疗病情仍加重，应终止妊娠；如病情稳定，可以考虑期待治疗并建议转至具备早产儿救治能力的医疗机构；妊娠 > 34 周的孕妇，存在威胁母婴的严重并发症和危及生命者，应考虑终止妊娠；妊娠 > 34 周的孕妇虽孕妇病情稳定，存在胎儿生长受限并伴有脐血流异常及羊水过少者考虑终止妊娠；妊娠 > 34 周仅仅表现为胎儿生长受限而无胎盘脐血流改变也无羊水过少者，需要在严密监测母婴的情况下才能考虑期待问题；妊娠 > 34 周的孕妇，如仅仅尿蛋白 > 2g/24h，而无其他重度子痫前期特征，可以实施严密监测下的期待治疗，尿蛋白 > 2g/24h 不是单纯决定终止妊娠的指标。

病情因素的终止妊娠指征：当出现严重高血压［收缩压 > 200mmHg（26.7kPa）或舒张压 ≥ 110mmHg（14.7kPa）］、胎儿生长受限、合并重度先兆子痫或子痫、胎盘早剥、高血压脑病或脑血管意外［如左心衰竭、肾功能衰竭、眼底病变（出血、渗出，视神经盘水肿）等情况］应终止妊娠。

（2）终止妊娠方式　①注意个体化处理；②妊娠期高血压疾病孕妇，如无产科剖宫产术指征，原则上考虑引导试产；③若不能短时间内阴道分娩，病情可能加重，可考虑放宽剖宫产术的指征；④对于已存在如前述的各类孕妇严重并发症，剖宫产术可作为迅速终止妊娠的手段。

（3）分娩期间的注意事项　①密切观察自身症状；②监测血压并继续降压治疗，应将血压控制在＜160/110mmHg；注意防治子痫的硫酸镁的使用和启用；③监测胎心率的变化；④积极预防产后出血；⑤产时、产后不可使用任何麦角新碱类药物。

五、治疗方案及用药指导相关建议

（一）一般治疗

1.治疗地点

注意结合医疗水平和医疗情况行个体化处理：轻度妊娠期高血压孕妇可在门诊或住院监测与治疗；非重度子痫前期孕妇应评估后决定是否住院治疗；重度妊娠期高血压、重度子痫前期及子痫孕妇均应急诊收住院监测和治疗。

2.休息和饮食

应注意休息，以侧卧位为宜，保证充足的睡眠；保证摄入充足的蛋白质和热量；适度限制食盐摄入。为保证充足睡眠，必要时可睡前口服地西泮 2.5~5.0mg。

（二）药物治疗

1.降压治疗

常用的降压药物种类有肾上腺素受体拮抗剂、钙通道阻滞剂及中枢性肾上腺素神经阻滞剂等。

常用口服降压药物有拉贝洛尔、硝苯地平或硝苯地平缓释片等，如口服药物血压控制不理想，可使用静脉用药（有条件者可以使用静脉泵入方法），常用药物有拉贝洛尔、酚妥拉明。妊娠期一般不使用利尿剂降压，以防血液浓缩、有效循环血量减少和高凝倾向；不推荐使用阿替洛尔和哌唑嗪；硫酸镁不作为降压药使用；妊娠期禁止使用血管紧张素转换酶抑制剂（ACEI）和血管紧张素Ⅱ受体拮抗剂（ARB）。

（1）拉贝洛尔　α、β肾上腺素受体拮抗剂。

①口服用法：50~150mg，每日 3~4 次。

②静脉注射：初始剂量为 20mg，10min 后如未有效降压则剂量加倍，最大单次剂量 80mg，直至血压被控制，每日最大总剂量 220mg。

③静脉滴注：50~100mg 加入 5% 葡萄糖溶液 250~500ml，根据血压调整滴速，血压稳定后改口服。

（2）硝苯地平　二氢吡啶类钙通道阻滞剂（国内为片剂）。

①口服用法：5~10mg，每日 3~4 次，24h 总量不超过 60mg。

②缓释片：30mg 口服，每日 1~2 次。

（3）尼莫地平　二氢吡啶类钙通道阻滞剂（选择性扩张脑血管）。

①口服用法：20~60mg，每日 2~3 次。

②静脉滴注：20~40mg 加入 5% 葡萄糖溶液 250ml，每天总量不超过 360mg。

（4）尼卡地平　二氢吡啶类钙通道阻滞剂。

①口服用法：初始剂量 20~40mg，每日 3 次。

②静脉滴注：1mg/h 为起始剂量，根据血压变化每 10 分钟调整 1 次用量；高血压急症，用 0.9% 氯化钠注射液或 5% 葡萄糖溶液稀释后，以盐酸尼卡地平计，0.01%~0.02%（1ml 中的含量为 0.1~0.2mg）的溶液进行静脉滴注。以每分钟 0.5~6μg/kg 的

滴注速度给予，从每分钟 0.5μg/kg 开始，将血压降到目标值后，边监测血压边调节滴注速度。

（5）甲基多巴　中枢抑制性 α 肾上腺素受体激动剂。在拉贝洛尔与硝苯地平单用或联用且血压控制仍不理想时，可口服甲基多巴 250~500mg，每日 2~3 次。

（6）酚妥拉明　α 肾上腺素受体拮抗剂。

静脉滴注：10~20mg 溶于 5% 葡萄糖溶液 100~200ml，以 10μg/min 的速度开始静脉滴注，应根据降压效果调整滴注速度。

（7）硝酸甘油　作用于氧化亚氮合酶，可同时扩张静脉和动脉，降低心脏前、后负荷，主要用于合并急性心功能衰竭和急性冠状动脉综合征时的高血压急症的降压治疗。

静脉滴注：起始剂量 5~10μg/min，每 5~10min 增加滴速至维持剂量 20~50μg/min。

（8）硝普钠　强效血管扩张剂。

静脉滴注：50mg 加入 5% 葡萄糖溶液 500ml，按 0.5~0.8μg/（kg·min）缓慢静脉滴注。妊娠期仅适用于其他降压药物无效的高血压危象孕妇，产前应用时间不宜超过 4h。

（9）重度高血压和急性重度高血压的紧急降压处理　妊娠期、分娩期及产后任何时期出现重度高血压和急性重度高血压都需要给予降压药物治疗，对于出现的急性重度或持续性重度高血压的几种临床情形。

①未使用过降压药物者，可以首选口服，每 10~20min 监测血压，血压仍高则重复给药，2~3 次后效果不显立即改用静脉给药。例如，口服速效硝苯地平 10mg，但注意每 10~20min 监测血压，如血压仍 > 160/110mmHg，再口服 20mg；20min 复测血压未下降，可再口服 20mg；20min 复测血压仍未下降，应用静脉降压药物。

②若是在使用口服降压药物过程中出现了持续性重度高血

压，应该考虑使用静脉降压方法。

③降压达标后，仍需要严密监测血压变化（如1h内每10min测量1次，以后每15min测量1次维持1h，再每30min测量1次维持1h，接着每1h测量1次维持4h），有条件的机构应予持续心电监护监测血压，依据病情注意个体化处理。

2. 硫酸镁防治子痫

首选药物为硫酸镁（$MgSO_4$），其是治疗子痫和预防抽搐复发的一线药物，也是重度子痫前期预防子痫发作的预防用药；硫酸镁控制子痫再次发作的效果优于地西泮、苯巴比妥和冬眠合剂等镇静药物；除非存在硫酸镁应用禁忌证或硫酸镁治疗效果不佳，否则不推荐使用苯巴比妥和苯二氮䓬类药物（如地西泮）用于子痫的预防或治疗；对于非重度子痫前期孕妇也可酌情考虑应用硫酸镁。

（1）应用指征　重度子痫前期及产后24h内。

（2）应用方法

①子痫抽搐：静脉用药负荷剂量为4~6g，溶于10%葡萄糖溶液20ml静脉注射15~20min，或溶于10%葡萄糖溶液20ml静脉注射15~20min，或溶于5%葡萄糖溶液100ml快速静脉滴注，继而1~2g/h静脉滴注维持。或者夜间睡眠前停用静脉给药，改用肌内注射，用法为25%硫酸镁20ml+2%利多卡因2ml臀部深部肌内注射。24h硫酸镁总量为25~30g。

②预防子痫发作：适用于重度子痫前期和子痫发作后，负荷剂量2.5~5.0g，维持剂量与控制子痫处理相同。用药时间根据病情需要调整，一般每天静脉滴注6~12h，24h总量不超过25g。

③子痫复发抽搐：可以追加静脉负荷剂量用药2~4g，静脉推注2~3min，继而1~2g/h静脉滴注维持。

④控制子痫抽搐24h后需要再评估病情，病情不稳定者需要继续使用硫酸镁预防复发抽搐。

（3）疗程建议　硫酸镁应用24~48h，根据患者状态、病情控制程度、有无其他器官受累如脑、肝、HELLP综合征、肺、肾等，再综合判断是终止妊娠还是期待治疗，若可以期待，则逐渐减量或停止，如决定终止则用至产后24h。

（4）常见副作用

①烦热、潮红、恶心、呕吐、乏力、眩晕，如肌内注射时注射部位疼痛。

②硫酸镁还可引起胎心基线低、胎心变异减少、胎心加速幅度减少。

③镁离子可自由透过胎盘，易造成新生儿低钙高镁血症，表现为肌张力低，吸吮力差，不活跃，哭声不响亮，肠蠕动减少，Apgar评分低等。

因此，目前不建议长期使用。

（5）注意事项

①血清镁离子的有效治疗浓度为1.8~3.0mmol/L，＞3.5mmol/L即可出现中毒症状，因此，使用硫酸镁的必备条件为：膝腱反射存在；呼吸≥16次/分钟；尿量≥25ml/h（即≥600ml/d）；备有10%葡萄糖酸钙。

②镁离子中毒时停用硫酸镁并缓慢（5~10min）静脉注射10%葡萄糖酸钙10ml。

③如孕妇同时合并肾功能障碍、心功能受损或心肌病、重症肌无力等，或体重较轻者，则硫酸镁应慎用或减量使用。

④条件许可，用药期间可监测孕妇的血清镁离子浓度。

3. 镇静

应用镇静药物的目的是缓解孕产妇的精神紧张、焦虑症状、改善睡眠、预防并控制子痫，应个体化酌情应用。

（1）地西泮　2.5~5.0mg口服，每日2~3次，或者睡前服用；必要时地西泮10mg肌内注射或静脉注射（＞2min）。

（2）苯巴比妥 镇静时口服剂量为 30mg，每日 3 次；控制子痫时肌内注射 0.1g。

（3）冬眠合剂 冬眠合剂由氯丙嗪（50mg）、哌替啶（100mg）和异丙嗪（50mg）3 种药物组成，通常以 1/3~1/2 量肌内注射，或以半量加入 5% 葡萄糖溶液 250ml 静脉滴注。由于氯丙嗪可使血压急剧下降，导致肾及胎盘血流量降低，而且对孕妇及胎儿肝脏有一定的损害，可致胎儿呼吸抑制，故仅应用于硫酸镁控制抽搐治疗效果不佳者。

4. 利尿剂

子痫前期孕妇不主张常规应用利尿剂，仅当孕妇出现左心衰竭、肺水肿、脑水肿、肾功能不全时，可酌情使用利尿剂进行脱水治疗。

（1）左心衰竭 呋塞米 40mg 加入 25% 葡萄糖溶液 20ml 静脉缓慢注射，以达到快速利尿、减轻心脏负荷，可重复使用，但需注意电解质平衡。可同时使用去乙酰毛花苷 0.4mg 加入 50% 葡萄糖溶液 20ml 静脉滴注。

（2）肺水肿 可用呋塞米 20~40mg 加入 25% 葡萄糖溶液 20ml 静脉缓慢注射。

（3）脑水肿 颅内压增高时用 20% 甘露醇 250ml 静脉滴注（半小时内滴完）。

（4）如合并尿少、无尿时而肾功能检验结果不详时，可用利尿剂帮助判断有无肾功能不全。

（5）如确诊肾功能不全则禁用。

5. 扩容治疗

慎用扩容治疗，只有在严重低蛋白血症时（如呕吐、腹泻、分娩失血等），血液明显浓缩、血容量相对不足或高凝状态者，可选用血浆、冻干血浆、人血白蛋白等补充。有心肺功能不全、脑水肿、肾功能不全者慎用。

6. 促胎肺成熟

妊娠 22~34 周并预计在 1 周内分娩的子痫前期孕妇，均应接受糖皮质激素促胎肺成熟治疗。

（1）用法　地塞米松 5mg 或 6mg 肌内注射，每 12h 1 次，连续 4 次；或倍他米松 12mg，肌内注射，每日 1 次，连续 2d。

（2）注意事项

①不推荐反复、多疗程产前给药。

②如果在较早期初次促胎肺成熟后，又经过一段时间（2 周左右）保守治疗，但终止妊娠的孕周仍 < 34 周时，可以考虑再次给予同样剂量的促胎肺成熟治疗。

③注意不要为了完成促胎肺成熟治疗的疗程而延误子痫前期应终止妊娠的时机。

（三）子痫的处理

子痫发作时的紧急处理包括一般急诊处理、硫酸镁和降高血压药物的应用、预防抽搐复发、适时终止妊娠、预防并发症等。

1. 一般急诊处理

子痫发作时应预防孕妇坠地外伤、唇舌咬伤，须保持气道通畅，维持呼吸、循环功能稳定，密切观察生命体征、尿量（留置导尿管监测）等，避免声、光等一切不良刺激。

2. 硫酸镁

硫酸镁是治疗子痫及预防抽搐复发的首选药物，用法及注意事项参见前文。

3. 控制血压和预防并发症

脑血管意外是子痫孕产妇死亡的最常见原因。当持续收缩压 ≥ 160mmHg、舒张压 ≥ 110mmHg 时要积极降压以预防心脑血管并发症，具体参见前文。注意监测子痫后的胎盘早剥、肺水肿等并发症。发生肺水肿注意及时气管插管和机械通气。

4. 适时终止妊娠

子痫孕妇抽搐控制后即可考虑终止妊娠。

5. 子痫前期 – 子痫发生的病因性治疗

控制子痫后，注意查找病因，如存在自身免疫性疾病（系统性红斑狼疮、干燥综合征、系统性硬化病或抗磷脂综合征等），注意积极的免疫性激素治疗和抗凝治疗，如存在甲状腺功能亢进，注意抗甲状腺功能治疗等。

6. 注意事项

（1）应注意子痫前期相关病因的治疗，如孕妇的自身免疫性疾病、糖尿病、肾脏疾病和心血管疾病等。

（2）诊治子痫的过程中，要注意与其他抽搐性疾病（如癔症、癫痫、颅脑病变等）进行鉴别。

（3）同时，应监测心、肝、肾、中枢神经系统等重要器官系统的功能、凝血功能和水电解质及酸碱平衡。

（四）产后处理

（1）重度子痫前期孕妇产后应继续使用硫酸镁 24~48h，预防产后子痫，注意产后迟发型子痫前期及子痫（发生在产后 48h 后的子痫前期及子痫）的发生。

（2）子痫前期孕妇产后 1 周内是产褥期血压波动的高峰期，高血压、蛋白尿等症状仍可能反复出现甚至加重，此期仍应每天监测血压。

（3）慢性高血压患者分娩后，如血压未得到有效控制，仍有发生产后子痫的风险。因此，产后 7~10d 仍应进行血压监测，当诊室血压 ≥ 150/100mmHg 时，应继续降压治疗，首选拉贝洛尔和普萘洛尔。

（4）因大多数降压药物在乳汁中的浓度很低，不会对新生儿产生不良影响，因此鼓励母乳喂养。哺乳期可继续应用产前使用的降压药物，但禁用 ACEI 和 ARB 类（卡托普利、依那普利除外）降压药物。

（5）产后血压持续升高要注意评估和排查孕妇其他系统疾病的存在。

（6）注意监测及记录产后出血量，孕妇重要器官功能稳定后方可出院。

（五）预测和预防

1.风险筛查

注意妊娠前和妊娠各期产科检查首诊时临床风险因素的筛查。

2.注意预警信息和评估

（1）子痫前期的预警信息包括病理性水肿、体重过度增加、血压处于正常高限［也称为高血压前期（Prehypertension）收缩压为 131~139mmHg 和（或）舒张压 81~89mmHg、血压波动（相对性血压升高）］、胎儿生长受限趋势、血小板计数呈下降趋势及无原因的低蛋白血症等。

（2）对于出现的各种预警信息，需要仔细排查各种原因和予以矫正。

（3）密切监测血压变化、增加产前检查次数、注意孕妇自身症状、必要时住院观察。

3.预防措施

（1）认真做好孕期保健教育工作。孕早期严格监测血压，定期检查测量血压、体重与尿常规；提高产前检查的质量，例如对于妊娠期高血压注意每次产前检查的尿蛋白问题，加强孕妇自身依从性的提高。

（2）加强饮食营养和作息管理。保证蛋白质、维生素和各种营养素的摄入，对于低钙摄入人群（＜ 600mg/d），推荐口服钙补充量至少为 1g/d 以预防子痫前期。

（3）加强对高危人群的评估和监护。推荐对存在子痫前期复发风险（如存在子痫前期史，尤其是较早发生的子痫前期史或重度子痫前期史的孕妇）、有胎盘疾病史（如胎儿生长受限、胎盘早剥病史）、存在肾脏疾病及高凝状况等高危因素者，可以在妊娠早中期（妊娠 12~16 周）开始每天服用小剂量阿司匹林（50~150mg），依据个体因素决定用药时间，预防性应用可维持到妊娠 26~28 周，但仍需注意对孕妇的基础疾病和前次子痫前期发病因素进行排查，对存在基础疾病如自身免疫性疾病等的孕妇，并非仅仅给予小剂量阿司匹林，应建议妊娠前在专科做病情评估，以便能获得针对性药物的及早治疗和子痫前期预防的双重目的。故建议即使应用小剂量阿司匹林作为预防手段，对于高危人群，还是应当做好妊娠前风险评估、严密监控、制定保健计划。

参考文献

［1］ 中华医学会妇产科学分会妊娠期高血压疾病学组. 妊娠期高血压疾病诊治指南（2020）［J］. 中华妇产科杂志，2020（4）：227-238.

［2］ 中华医学会妇产科学分会妊娠期高血压疾病学组. 妊娠期血压管理中国专家共识（2021）［J］. 中华妇产科杂志，2021（11）：737-745.

［3］ 晁冰迪，谢禄美，漆洪波，等. 从不同指南解析妊娠期高血压疾病的诊治筛防［J］. 实用妇产科杂志，2022，38（12）：906-908.

［4］ 杨孜，张为远.《妊娠期高血压疾病诊治指南（2020）》解读［J］. 中华妇产科杂志，2020，55（6）：425-432.

编写人员

周小诗　电子科技大学附属医院·四川省人民医院

张昌吉　电子科技大学附属医院·四川省人民医院

李果霖　电子科技大学附属医院·四川省人民医院

谢婧娴　电子科技大学附属医院·四川省人民医院

妊娠合并心脏病

一、概述

随着初产年龄的增加，妊娠期心血管疾病风险增加，妊娠合并心脏病（Pregnant Women with Heart Disease）成为威胁孕产妇安全的主要疾病之一，妊娠合并心脏病的发病率为 0.5%~3%，是导致孕产妇死亡的前三位原因之一，占我国孕产妇死因的 10% 左右。

临床上常将妊娠合并心脏病分为结构异常性心脏病、功能异常性心脏病和妊娠期特有心脏病三类。妊娠合并结构异常性心脏病包括先天性心脏病、瓣膜性心脏病、心肌病、心包病和心脏肿瘤等；妊娠合并功能异常性心脏病主要包括快速型和缓慢型心律失常；妊娠期特有的心脏病主要有妊娠期高血压疾病性心脏病和围产期心肌病。妊娠期心脏病以结构异常为主，其中先天性心脏病占 35%~50%，发生率较高的瓣膜性心脏病发病率逐年下降，而妊娠期特有的心脏病占有一定的比例。

1. 结构异常性心脏病

（1）先天性心脏病　指出生时即存在心脏和大血管结构异常的心脏病，包括无分流型（主动脉或肺动脉口狭窄、Marfan 综合征、Ebstein 综合征等）、左向右分流型（房间隔缺损、室间隔缺损、动脉导管未闭等）和右向左分流型（法洛四联症、艾森曼格综合征等）。轻者无任何症状，重者有低氧或者心功能下降导致的母婴临床表现，结合心电图和超声心动图可诊断。复杂性或诊断困难的病例可借助特殊途径的检查如超声心动图、影像学检查，甚至心导管。

（2）瓣膜性心脏病　各种原因导致的心脏瓣膜形态异常和功能障碍统称为瓣膜性心脏病，包括二尖瓣、三尖瓣、主动脉瓣和肺动脉瓣病变，累及多个瓣膜者称为联合瓣膜病。最常见的原因是风湿性心脏病，部分患者是先天性瓣膜异常。依据病史、成年或妊娠后有心功能下降、检查中发现心音改变和功能障碍等表现以及超声心动图示瓣膜形态异常进行诊断。

（3）心肌病　因心室的结构改变和整个心肌壁功能受损所导致的心脏功能进行性障碍的一组病变，包括各种原因导致的心肌病，依据病变的主要特征分为扩张型心肌病和肥厚型心肌病。以心脏扩大、心肌壁增厚、心功能下降和常伴发心律失常为特点，结合病史、临床表现、心肌酶、心电图和心脏超声心动图等进行诊断。

2. 功能异常性心脏病

妊娠合并功能异常性心脏病主要包括各种无心血管结构异常的心律失常，包括快速型和缓慢型心律失常。

（1）快速型心律失常　是临床上常见的心脏病，包括室上性心律失常（如房性和室性早搏、室上性心动过速、房扑和房颤），室性心律失常（如室性早搏、阵发性室性心动过速）。

（2）缓慢型心律失常　包括窦性缓慢型心律失常、房室交界性心率、心室自主心律、传导阻滞（包括窦房传导阻滞、心房内传导阻滞、房室传导阻滞）等以心率减慢为特征的疾病，临床常见的有窦性心动过缓、病态窦房结综合征、房室传导阻滞。

功能异常性心脏病以心电和传导异常、起搏点异常为主要病理生理基础，借助临床表现、心电图或24h动态心电图检查、超声心动图排除结构异常等进行诊断。

3. 妊娠期特有心脏病

（1）妊娠期高血压疾病性心脏病　孕前无心脏病病史，在妊娠期高血压疾病基础上出现乏力、心悸、胸闷，严重者出现气促、呼吸困难、咳粉红色泡沫痰、双肺大量湿性啰音等以左心衰为主的心力衰竭表现和体征，心电图可以发现心率加快或出现各种心律失常，部分患者心脏超声检查可以有心脏扩大和射血分数下降，严重者生化检测心肌酶学和 B 型利钠肽（BNP）异常升高。妊娠期高血压疾病性心脏病是妊娠期高血压疾病发展至严重阶段的并发症。

（2）围产期心肌病　是指既往无心脏病病史，于妊娠晚期至产后 6 个月之间首次发生的、以累及心肌为主的扩张型心肌病，以心功能下降、心脏扩大为主要特征，常伴有心律失常和附壁血栓形成。通过发病时间、病变特征及辅助检查确立诊断。

二、主观性资料

1. 一般情况

包括年龄、体重、妊娠情况（妊娠次数、妊娠间隔时间、是否多胎妊娠等）和饮食、生活环境。

2. 现病史

确定此次妊娠孕妇的心脏病种类，评估患者心功能情况。

（1）孕前已确诊心脏病　妊娠后保持原有的心脏病诊断，应注意补充心功能分级和心脏并发症等次要诊断，并记录现有治疗方案。

（2）孕前无心脏病病史　包括因为无症状和体征经规范的产科检查而未被发现的心脏病，多为漏诊的先天性心脏病（房、室间隔缺损）和各种心律失常以及孕期因心悸、气短、劳力性呼吸困难、晕厥、活动受限等症状而进一步检查明确诊断的新发心脏病，如妊娠期高血压疾病性心脏病或围产期心肌病，并记录现有治疗方案。

3. 既往病史

详细询问孕妇既往基础疾病，包括既往高血压、糖尿病、甲状腺功能异常、血脂异常、多囊卵巢综合征、代谢综合征及自身免疫性疾病病史，并关注孕前的活动能力，有无心悸、气短、劳力性呼吸困难、晕厥、活动受限、高血红蛋白血症等病史。详细询问孕前手术病史，手术时间、手术方式、手术前后心功能的改变及用药情况。关注既往流产史及妊娠史，前次怀孕是否存在胎儿生长受限、早产、胎儿死亡等情况，既往心脏病是否因妊娠过程加重或发生相关并发症，既往妊娠胎儿是否存在先天性心脏病及其他疾病遗传现象。

4. 用药史

询问患者完整的用药史，包括用药情况（尤其是已接受治疗的妊娠患者，需询问既往及目前使用的药物种类、剂量、疗效及有无不良反应）、是否使用口服避孕药或外源性激素的补充情况、疫苗接种状况等。

5. 个人史

询问患者既往月经婚育史，心理社会因素包括家庭情况、工作环境、文化程度和有无精神创伤史，以及生活方式包括盐、糖、酒、咖啡及脂肪的摄入量、吸烟状况、体力活动量、体重变化、睡眠习惯等情况。

6. 家族史

关注家族性心脏病（包括基因检测）、心脑血管疾病病史和猝死史，以及一级亲属发生相关病史事件时的年龄。

7. 过敏史

既往有无药物、食物或其他过敏史。

8. 产科检查状况

产前检查是否规律或恰当（包括产前检查质量问题）、本次妊娠经过有无异常。

三、客观性资料

1. 症状和体征

（1）症状　病情轻者可无症状，重者有易疲劳、食欲不振、体质量不增、活动后乏力、心悸、胸闷、呼吸困难、咳嗽、胸痛、咯血、水肿等表现。

（2）体征　不同种类的妊娠合并心脏病患者有其不同的临床表现，如发绀型先天性心脏病患者口唇发绀、杵状指（趾）；有血液异常分流的先天性心脏病者有明显的收缩期杂音；风湿性心脏病者可有心脏扩大；瓣膜狭窄或关闭不全者有舒张期或收缩期杂音；心律失常者可有各种异常心律（率）；金属瓣换瓣者有换瓣音；肺动脉压明显升高时右心扩大，肺动脉瓣区搏动增强和心音亢进；妊娠期高血压疾病性心脏病者有明显的血压升高；围产期心肌病者以心脏扩大和异常心律为主；部分先天性心脏病修补手术后可以没有任何阳性体征；心衰时心率加快、第三心音、两肺呼吸音减弱、可闻及干湿性啰音、肝 – 颈静脉回流征阳性、肝脏肿大、下肢水肿等。

2. 辅助检查

①心电图和 24h 动态心电图；②超声心动图；③影像学检查：根据病情可以选择性进行心、肺影像学检查，包括 X 线（X 线在妊娠早期禁用，妊娠中期应慎用，病情严重必须摄片时应以铅裙保护腹部）、CT、MRI 检查（非增强的 MRI 对胚胎无致畸的不良影响，用于复杂心脏病和主动脉疾病）；④血常规；⑤血气分析；⑥电解质；⑦肝肾功能；⑧凝血功能，包括 D- 二聚体；⑨心肌酶学和肌钙蛋白；⑩脑钠肽；⑪心导管及心血管造影检查。

四、临床诊断以及疾病分析与评价

（一）临床诊断

各类临床诊断见"一、概述"中定义。

（二）心脏病妇女妊娠期综合评估及风险管理

1. 孕前咨询

提倡心脏病患者（包括先天性心脏病或心肌病的妇女）孕前经产科医师和心脏科医师联合咨询妊娠风险、遗传评估。参考WHO心脏病妇女妊娠风险评估分类法，结合育龄妇女心脏病疾病谱、病变程度、是否需要手术矫治、心功能级别等将妊娠风险分为五级：Ⅰ级（孕妇死亡率未增加，母婴并发症未增加或轻度增加）；Ⅱ级（孕妇死亡率轻度增加或者母婴并发症中度增加）；Ⅲ级（孕妇死亡率中度增加或者母婴并发症重度增加）；Ⅳ级（孕妇死亡率明显增加或者母婴并发症重度增加）；Ⅴ级（极高的孕妇死亡率和严重的母婴并发症，属妊娠禁忌证）。对于有可能行矫治手术的心脏病患者，应建议在孕前行心脏手术治疗或药物治疗，尽可能纠正心脏的结构及功能异常，治疗后再重新评估是否可以妊娠。可以妊娠妇女建议孕前适当补充叶酸及纠正贫血。

表2-1　mWHO风险评估系统与中国心脏病妇女妊娠风险分级及分层管理对比

mWHO风险分级	中国心脏病妇女妊娠风险分级	疾病类型	风险	妊娠期最低随访次数	妊娠护理及分娩地点
I级	I级	（单纯、微小或轻度）肺动脉狭窄、动脉导管未闭、二尖瓣脱垂、成功修复的房间隔缺损、室间隔缺损、动脉导管未闭、肺静脉畸形引流、单纯房性或室性异位搏动	2%~5%产妇心血管事件，孕妇死亡率未显著增加，母婴并发症未增加或轻度增加	整个妊娠期使用妊娠风险分级及分层管理方案进行系统评估1~2次	二、三级妇产科专科医院或者二级及以上综合性医院护理、分娩
II级	II级	未接受手术的房间隔或室间隔缺损、法洛四联症或主动脉缩窄术后无心脏结构异常；不伴有心脏结构异常的大多数的心律失常（如室上性心律失常）；无主动脉扩张的Turner综合征	6%~10%产妇心血管事件，孕妇死亡率轻度增加或者母婴轻度并发症中度增加	孕期至少每3个月在心脏科随访并评估妊娠风险	由妊娠心脏小组共同进行孕前／孕期咨询在二、三级妇产科专科医院或者二级及以上综合性医院孕期护理、分娩
II~III级	III级	轻度左心功能异常（Ejection Fraction, EF值40%~49%）；非梗阻性肥厚型心肌病；无主动脉扩张的二尖瓣狭窄（瓣口面积>1.5cm）；无主动脉扩张的Marfan综合征；主动脉缩窄、主动脉疾病；矫治后的主动脉缩窄（非Turner综合征）；主动脉直径≤45mm（非Turner综合征）；房室隔缺损；各种原因导致的轻度肺动脉高压（≤50mmHg）	11%~19%产妇心血管事件，孕妇死亡率中度增加或者母婴并发重度增加	孕期至少每3个月在心脏科随访并评估妊娠风险	由妊娠心脏小组多名医务人员共同进行孕前／孕期咨询在三级妇产科专科医院或者三级及以上综合性医院孕期护理、分娩

续表

mWHO风险分级	中国心脏病妇女妊娠风险分级	疾病类型	风险	妊娠期最低随访次数	妊娠护理及分娩地点
Ⅲ级 Ⅳ级	Ⅳ级	中度左心室功能异常（EF值30%~39%）；无左右心室功能损害的围生期心肌病史；机械瓣膜置换术后；轻度右心功能不全；Fontan循环术后（患者心功能状态良好）；未矫治的发绀型先天性心脏病或其他复杂心脏病（氧饱和度85%~90%）；中度二尖瓣狭窄（瓣口面积1.0~1.5cm）或无症状的重度主动脉瓣狭窄（跨瓣压差＞50mmHg）；中度主动脉扩张（Marfan综合征或其他遗传性胸主动脉疾病），升主动脉直径40~45mm；主动脉瓣二瓣畸形，主动脉直径45~50mm；Turner综合征，主动脉硬化指数（Aorticsize Index, ASI）20~25mm/m²；法洛四联症（主动脉直径≤50mm）；严重心律失常（房颤、完全性房室传导阻滞、恶性室性早搏、频发的阵发性室性心动过速等）；急性心肌梗死，急性冠状动脉综合征；心脏肿瘤、心脏血栓；梗阻性肥厚型心肌病；各种原因导致的中度肺动脉高压（50~80mmHg）	20%~27%产妇心血管事件，孕妇死亡率明显增加或者母婴并发症严重程度增加	不建议继续妊娠。如继续妊娠，孕期至少每1~2个月在心脏科随访并评估心脏风险	由妊娠心脏小组多名医务人员共同进行孕前/孕期咨询在有良好心脏专科的三级医院或者综合实力等综合性医院或者心脏监护中心进行护理、分娩

续表

mWHO风险分级	中国心脏病妇女妊娠风险分级	疾病类型	风险	妊娠期最低随访次数	妊娠护理及分娩地点
Ⅳ级（妊娠禁忌证，建议人工流产）	Ⅴ级	任何原因引起的重度肺动脉高压（>80mmHg）；严重心室功能异常（EF≤30%，NYHA分级Ⅲ～Ⅳ级）；有左室功能损害的围产期心肌病史；严重左室流出道梗阻（重度二尖瓣狭窄，瓣口面积≤1.0cm²，或有症状或重度主动脉狭窄）；中重度右室功能不全或其他遗传性胸主动脉疾病［Marfan综合征，升主动脉直径>45mm；主动脉二瓣畸形，主动脉直径>50mm；Turner综合征，主动脉硬化指数（Aortic Size Index, ASI）>25mm/m²；法洛四联症，主动脉直径>50mm］；复杂先天性心脏病（氧饱和度≤85%）；未矫治重度主动脉缩窄或病和未手术的发绀型先天性心脏病；术后再狭窄且有发绀的Fontan循环	27%～100%产妇心血管事件，有极高孕妇死亡率和母婴并发症风险	妊娠禁忌证，尽早终止妊娠，如继续妊娠，孕期至少每个月在心脏科随访并评估妊娠相关心脏风险1次	由妊娠心脏小组孕期咨询／紧急咨询，在有良好心脏专科的三级甲等综合性医院或者综合实力强的心脏监护中心进行护理、分娩

2. 孕早期妊娠期初次评估的综合评估

应告知妊娠风险和可能会发生的严重并发症，指导去对应级别的医院规范进行孕期保健，并于妊娠期动态进行妊娠风险评估及心功能监测。妊娠风险分级为Ⅰ～Ⅲ级的妇女可能在妊娠期和分娩期加重心脏病或者出现严重的心脏并发症，甚至可能危及生命，因此，建议要充分告知妊娠风险。心脏病妊娠风险分级Ⅳ级者属妊娠高风险，孕早期建议行人工流产终止妊娠。心脏病妊娠风险分级Ⅴ级者属妊娠禁忌证，一旦诊断需要尽快终止妊娠，如果患者及家属在充分了解风险后拒绝终止妊娠，需要转诊至综合诊治和抢救实力非常强的医院进行保健，综合母婴情况适时终止妊娠。终止妊娠实施麻醉镇痛对高危流产更好，可减轻疼痛、紧张对血流动力学的影响。结构异常性心脏病者需抗生素预防感染。

3. 孕中、晚期的综合评估

妊娠期新发生或者新诊断的心脏病患者，均应行心脏相关的辅助检查以明确妊娠风险分级，按心脏病严重程度进行分层管理。疾病严重者要在充分告知母婴风险的前提下严密监测心功能，促胎肺成熟，为可能发生的医源性早产做准备并及时和规范转诊。心脏病妊娠风险分级Ⅴ级或者孕期心脏病加重，出现严重心脏并发症和心功能下降者应及时终止妊娠。

（三）孕期监测检查

1. 孕妇监测检查

除常规的产科项目外，还应注重心功能的评估，注意胸闷、气促、乏力、咳嗽、水肿等症状。酌情定期复查血红蛋白、心肌酶学、CTn、BNP（或 pro-BNP）、心电图（或动态心电图）、心脏超声、血气分析、电解质等。

2. 胎儿监测检查

（1）胎儿心脏病的筛查　先天性心脏病患者的后代发生先天

性心脏病的风险为 5%~8%，发现胎儿严重复杂心脏畸形可以尽早终止妊娠。①有条件者孕 12~13 周$^{+6}$ 超声测量胎儿颈部透明层厚度（NT），NT 在正常范围的胎儿先天性心脏病的发生率为1/1000。②先天性心脏病患者，有条件者孕中期进行胎儿心脏超声检查，孕 20~24 周是胎儿心脏超声的最佳时机。③常规筛查胎儿畸形时可疑胎儿心脏异常者应增加胎儿心脏超声检查。④胎儿明确有先天性心脏病，并且继续妊娠者，建议行胎儿染色体检查。

（2）胎儿并发症的监测　胎儿生长发育以及并发症的发生与母体心脏病的种类、缺氧严重程度、心功能状况、妊娠期抗凝治疗、是否出现严重心脏并发症等密切相关。常见的胎儿并发症有流产、早产、胎儿生长受限、低出生体质量、胎儿颅内出血、新生儿窒息和新生儿死亡等。①胎儿生长发育的监测：鼓励孕妇多休息、合理营养，必要时可予营养治疗和改善微循环的治疗。及时发现胎儿生长受限，并积极治疗。②胎心监护：孕 28 周后增加胎儿脐血流、羊水量和无应激试验（NST）等检查。③药物影响：妊娠期口服抗凝药的心脏病孕妇其胎儿颅内出血和胎盘早剥的风险增加，应加强超声监测，应用抗心律失常药物者应关注胎儿心率和心律。

3. 监测检查的频率

妊娠风险分级Ⅰ～Ⅱ级且心功能Ⅰ级的患者，产前检查频率同正常妊娠，进行常规产前检查。妊娠风险分级增加者，缩短产前检查的间隔时间，增加产前检查次数。

4. 终止妊娠的方法及时机

（1）经阴道分娩　心脏病妊娠风险分级Ⅰ～Ⅱ级且心功能Ⅰ级者通常可耐受经阴道分娩。早期实施分娩镇痛是有利的，如无禁忌，首选硬膜外镇痛方式，也可以选择蛛网膜下腔与硬膜外联合镇痛。分娩镇痛过程中应监测孕妇心电图、血压及氧饱和度，维持血流动力学稳定，避免缺氧及心律失常，尽量缩短心脏负荷较重的第二产程，必要时可使用产钳或胎头吸引助娩。推荐产程过程中行持续胎心监护。

（2）剖宫产术终止妊娠　心脏病妊娠风险分级≥Ⅲ级且心功能≥Ⅱ级者，或者有产科剖宫产手术指征者，行剖宫产术终止妊娠。终止妊娠的方法根据心脏病严重程度和心功能而定，重度肺动脉高压、严重瓣膜狭窄、严重心脏泵功能减退、心功能≥Ⅲ级者剖宫取胎术较为安全。硬膜外阻滞是目前妊娠合并心脏病患者剖宫产手术的主要麻醉方法之一。对于使用抗凝或抗血小板药物、心衰、肺水肿未有效控制、艾森曼格综合征、重度肺动脉高压等患者可以采用全身麻醉。结构异常性心脏病者围分娩期预防性使用抗生素。

（3）终止妊娠的时机　心脏病妊娠风险分级Ⅰ～Ⅱ级且心功能Ⅰ级者可以妊娠至足月，如果出现严重心脏并发症或心功能下降则提前终止妊娠。心脏病妊娠风险分级Ⅲ级且心功能Ⅰ级者可以妊娠至34~35周终止妊娠，如果有良好的监护条件，可妊娠至37周再终止妊娠，如果出现严重心脏并发症或心功能下降则提前终止妊娠。心脏病妊娠风险分级Ⅳ级但仍然选择继续妊娠者，即使心功能Ⅰ级，也建议在妊娠32~34周终止妊娠，部分患者经过临床多学科评估可能需要在孕32周前终止妊娠，如果有很好的综合监测实力，可以适当延长孕周，出现严重心脏并发症或心功能下降则及时终止妊娠。心脏病妊娠风险分级Ⅴ级者属妊娠禁忌证，一旦诊断需要尽快终止妊娠，如果患者及家属在充分了解风险后拒绝终止妊娠，需要转诊至综合诊治和抢救实力非常强的医院进行保健，综合母婴情况适时终止妊娠。

5.围手术期的注意事项

（1）剖宫产术以择期手术为宜，应尽量避免急诊手术。

（2）孕34周前终止妊娠者促胎肺成熟；结构异常性心脏

病者剖宫产术终止妊娠前预防性应用抗生素1~2d；术前禁食6~12h。

（3）术中监护和处理　严重和复杂心脏病者术中进行心电监护、中心静脉压（CVP）和氧饱和度（SpO_2 或 SaO_2）监测、动脉血气监测、尿量监测。胎儿娩出后可以腹部沙袋加压，防止腹压骤降而导致的回心血量减少。除主动脉瓣狭窄产妇需避免在产后立即使用缩宫素外，其他情况下可以使用缩宫素预防产后出血或使用其他宫缩剂治疗产后出血，但要防止血压过度波动。

（4）术后监护和处理　严重和复杂心脏病者酌情进行心电监护、CVP和氧饱和度（SpO_2 或 SaO_2）监测、动脉血气监测、尿量监测。限制每天的液体摄入量和静脉输液速度，心功能下降者尤其要关注补液问题；对无明显低血容量因素（大出血、严重脱水、大汗淋漓等）的患者，每天摄入量一般宜在1000~2000ml，甚至更少，保持每天出入量负平衡约500ml/d，以减少水钠潴留，缓解症状。产后3d后，病情稳定逐渐过渡到出入量平衡。在负平衡下应注意防止发生低血容量、低血钾和低血钠等，维持电解质及酸碱平衡。结构异常性心脏病者术后继续使用抗生素预防感染5~10d。

五、治疗方案及用药指导相关建议

（一）一般治疗

1.治疗地点

心脏病妊娠风险分级Ⅰ级患者建议就诊于二、三级妇产科专科医院或者二级及以上综合性医院；心脏病妊娠风险分级Ⅱ级患者建议就诊于二、三级妇产科专科医院或者二级及以上综合性医院；心脏病妊娠风险分级Ⅲ级患者建议就诊于三级妇产科专科医院或者三级综合性医院；心脏病妊娠风险分级Ⅳ级患者建议就诊于有良好心脏专科的三级甲等综合性医院或者综合实力强的心脏监护中心。

2. 休息和饮食

保证充分休息（避免仰卧位）；合理饮食（低盐低脂高蛋白），适当控制体重；补充铁剂预防贫血，维持血红蛋白 > 110g/L；预防感染尤其是呼吸道感染；及时处理合并症及并发症，瓣膜置换术者，注意抗凝剂的选择和凝血功能（国际标准化比值 INR）的监测。

（二）药物治疗

1. 妊娠合并心力衰竭

妊娠期心力衰竭管理目标类似于非妊娠期心力衰竭，同时避免使用胎儿毒性药物（ACEI、ARB、ARNI、MRA 和醛固酮受体拮抗剂、阿替洛尔）。β受体拮抗剂（除阿替洛尔）、地高辛、利尿剂、硝酸酯类和肼苯哒嗪可酌情使用。对于晚期心衰和血流动力学不稳定的妇女，无论妊娠时间如何，都应考虑紧急分娩。大多数情况下，分娩将采用剖宫产，极少数情况也可阴道分娩。尽可能选择硬膜外麻醉，应在专家麻醉团队的指导下仔细滴定。同时应注意液体平衡，加强产后生命体征监护，继续使用抗心衰药物以及预防感染治疗，产后不宜哺乳。

（1）β受体拮抗剂在妊娠期通常是安全的，但可能与胎儿生长受限率和低血糖率的增加有关，妊娠前已应用β受体拮抗剂的 HFrEF 患者推荐继续应用，妊娠期间出现用药适应证的 HFrEF 患者也推荐在密切监测下应用β受体拮抗剂，因β受体拮抗剂的负性肌力作用可能诱发和加重心衰，治疗心衰的生物学效应需持续用药 2~3 个月才逐渐产生，故起始剂量要小，每隔 2~4 周可使剂量加倍，逐渐达到指南推荐的目标剂量或最大可耐受剂量，并长期使用。静息心率降至 60 次 / 分钟的剂量为β受体拮抗剂应用的目标剂量或最大耐受剂量。

①琥珀酸美托洛尔

初始剂量：11.875~23.750mg，每日 1 次。

目标剂量：190.0mg，每日 1 次，按照注明的适应证和剂量应用时，通常认为美托洛尔在妊娠期和哺乳期用药安全。妊娠分级：C。哺乳分级：L2。

②富马酸比索洛尔

初始剂量：1.25mg，每日 1 次。

目标剂量：10mg，每日 1 次，只有在确认获益大于潜在的风险时，可将该药用于妊娠期和哺乳期妇女。妊娠分级：C。哺乳分级：L3。

③卡维地洛

初始剂量：3.125mg，每日 2 次。

目标剂量：25~50mg，每日 1 次，人类研究其致畸风险资料有效只有在确认获益大于潜在的风险时，可将该药用于妊娠期和哺乳期妇女。妊娠分级：C。哺乳分级：L3。

（2）有瘀血表现的患者应尽早使用利尿剂，可使用袢利尿剂和噻嗪类药物治疗。但由于影响胎盘血流量，使用时应进行胎儿监测。

①袢利尿剂：呋塞米

急性心衰：一般首剂量为 20~40mg，加入 25% 葡萄糖溶液 20ml 静脉缓慢推注，可重复使用，并注意电解质平衡。

慢性 HFrEF：起始剂量 20~40mg，每日 1 次，口服，每日最大剂量 120~160mg，每日常用剂量 20~80mg。妊娠分级：C。哺乳分级：L3。

②噻嗪类利尿剂：氢氯噻嗪

在顽固性水肿患者中（呋塞米每日用量超过 80mg），噻嗪类利尿剂可与袢利尿剂联用。12.5~25mg，每日 1~2 次，口服，每日最大剂量 100mg，每日常用剂量 25~50mg。未发现对胎儿产生不利影响。妊娠分级：B。哺乳分级：L2。

（3）地高辛可经胎盘途径到达胎儿，已用于子宫内治疗胎儿快速性心律失常，所以在妊娠期急性心力衰竭时可用于心衰伴快心室率房颤的治疗，是可在妊娠期内使用的最安全的抗心律失常药之一。但由于妊娠期的生理需求增加，可能需增加剂量以达到治疗效果，建议在妊娠前 3 个月避免应用。

地高辛：开始负荷剂量为 0.75~1.25mg，口服，或 0.5~1mg，静脉注射 / 肌内注射，维持剂量，0.125~0.5mg 口服，每日 1 次。应监测地高辛血药浓度，应保持在 0.8~2ng/ml。妊娠分级：C。哺乳分级：L2。

（4）血管扩张剂治疗可通过降低心脏前、后负荷而改善中至重度心衰患者的心输出量，并且降低所有阶段的心肌恶化速度，对于有症状但无法使用 ACEI、ARB 或 ARNI 的 HFrEF 患者，可考虑合用硝酸酯类药物与肼屈嗪。

①硝酸甘油：每 10~15min 喷雾 1 次（400μg），或每 5min 舌下含服每次 0.3~0.6mg。静脉滴注：初始剂量为 5~10μg/min，最大剂量为 200μg/min，5~10min 增加 5~10μg/min。有报道可能有胎儿高铁血红蛋白血症的风险，经过评估后，在确认受益大于风险的前提下，可在妊娠期妇女中使用，经过母乳可能对婴儿产生危害。妊娠分级：C。哺乳分级：L4。

②硝酸异山梨酯：初始剂量为 1mg/h，最大剂量为 5~10mg/h，逐渐增加剂量。经过评估后，在确认受益大于风险的前提下，可在妊娠期和哺乳期妇女中使用。妊娠分级：C。哺乳分级：L3。

③硝普钠：静脉注射，初始剂量为 0.2~0.3μg/（kg·min），最大剂量为 5μg/（kg·min），5~10min 增加 5μg/min，疗程 ≤ 72h，硝普钠代谢产生的硫氰酸盐和氰化物在动物模型中会导致胎儿氰化物中毒，经过评估后，在确认受益大于风险的前提下，可在妊

娠期和哺乳期妇女中使用。妊娠分级：C。哺乳分级：L4。

④肼屈嗪：初始剂量 50~75mg，口服 1 次，然后 50~150mg，口服，每日 4 次，极量 3000mg/d。妊娠期对胎儿相对安全，是妊娠期急性高血压广泛应用药物之一。妊娠分级：C。哺乳分级：L2。

（5）正性肌力药可用于"湿冷"型急性心力衰竭患者，但围生期心肌病患者应谨慎使用 β 受体激动剂，因其对 β 肾上腺素受体激动剂的毒性作用高度敏感，有诱发室性心律失常的风险。

①多巴胺：小剂量，< 3μg/（kg·min），激动多巴胺受体，扩张肾动脉；中等剂量，3~5μg/（kg·min），激动心脏 $β_1$ 受体，正性肌力作用；大剂量，> 5μg/（kg·min），激动心脏 $β_1$ 受体、外周血管 α 受体。小剂量起始，根据病情逐渐调节，最大剂量为 20μg/（kg·min），> 10μg/（kg·min）外周血管收缩明显，增加脏器缺血风险。对胎儿无不利影响，但可能会抑制催乳素的释放。妊娠分级：B。哺乳分级：L2。

②多巴酚丁胺：2.5~10μg/（kg·min）维持一般持续用药时间不超过 3~7d，推荐为治疗妊娠期妇女心脏失代偿的正性肌力药。对胎儿无不利影响。妊娠分级：B。哺乳分级：L2。

③肾上腺素：复苏时首先 1mg 静脉注射，效果不佳时可每 3~5min 重复，静脉注射用药，每次 1~2mg，总剂量通常不超过 10mg，紧急情况下应用未发现对胎儿产生不利影响，经过评估后，在确认收益大于风险的前提下，可在妊娠和哺乳期妇女中应用。妊娠分级：C。哺乳分级：L2。

（6）对于射血分数非常低的孕妇或产后急性心力衰竭患者，可以考虑抗凝治疗以预防血栓栓塞，合并房颤的患者亦推荐根据妊娠分期选择低分子肝素或华法林进行抗凝治疗。

①华法林钠：初始剂量一般为 2~3mg/d，肝功能受损、出血高风险患者初始剂量可适当降低；2~4d 起效后开始监测 INR，每

周监测至少 1~2 次，根据数值调整，每次增减幅度为原剂量的 1/4 左右或 0.5mg，调整后重新监测 INR，可于 2~4 周达到目标范围。用药期间 INR 的调整应遵循个体化原则，使 INR 维持在 2.0~3.0，择期手术需停药 7d，急诊手术需纠正 INR ≤ 1.6，严重出血可注射维生素 K，必要时输全血、血浆或凝血酶原复合物。华法林是一种已知的致畸药，在妊娠前 3 个月间，服用华法林会引发胚胎病，第 4~9 个月服用华法林，会引发胎儿病，因此除人工心脏瓣膜假体植入的妇女外，对于正在服用华法林且计划妊娠或已经妊娠的女性，均应尽可能地换用肝素类制剂。妊娠分级：X。哺乳分级：L2。

②普通肝素和低分子肝素是妊娠期间的抗凝选择，根据适应证和孕龄等实际因素进行选择。妊娠 36 周左右最好用普通肝素替代低分子肝素，因为低分子肝素半衰期长，可能需要手术分娩和（或）椎管内麻醉者，无法迅速获得抗 Xa 水平。

肝素：妊娠前 3 个月，5000U，皮下注射，每 12h 一次；妊娠中间 3 个月，7500U，皮下注射，每 12h 一次；妊娠后 3 个月，10000U，皮下注射，每 12h 一次。妊娠分级：B。哺乳分级：L2。

低分子肝素：预防剂量常用，那屈肝素钙注射液 2850IU（0.3ml），达肝素钠注射液 5000IU（0.5ml），依诺肝素钠注射液 4000IU（0.4ml）皮下注射，每日 1 次；治疗剂量常用，那屈肝素钙注射液 0.01ml/kg（95IU/kg）、达肝素钠注射液 100IU/kg 或依诺肝素钠注射液 100IU/kg，皮下注射，q12h。如果无近期血管栓塞表现或相关病史，推荐使用预防剂量；对有近期血管栓塞表现或相关病史的患者则推荐使用治疗剂量。妊娠分级：B。哺乳分级：L2。

（7）垂体泌乳素被认为是围生期心肌病发病机制的一个潜在危险因素，溴隐亭能抑制垂体及组织中泌乳素的释放，有研究表明，使用溴隐亭 2.5mg，每日 2 次，2 周 +2.5mg，每日 1 次，4 周可以提高围生期心肌病患者的 LVEF。但尚缺乏大量临床药物试验评估此项治疗。同时溴隐亭应与预防性或治疗性抗凝药物联合使用，不推荐围生期心肌病患者常规使用溴隐亭。妊娠分级：B。哺乳分级：L5。

2. 妊娠合并肺动脉高压（PAH）

随着靶向药物的广泛应用，妊娠合并 PAH 患者死亡率有所下降，但仍在 5%~23%，且妊娠并发症多，因此建议 PAH 患者应避免怀孕。若妊娠期间被确诊为 PAH，最好在孕 22 周前终止妊娠。选择继续妊娠者，必须转至专业的 PH 中心进行全面评估和密切随访。可以考虑给予前列环素类似物或 PDE5i 治疗，尽量降低肺动脉压及 PVR。PAH 患者容易合并肺部感染，而肺部感染是加重心力衰竭甚至导致死亡的重要原因之一。因此，尽管没有临床对照试验证据，仍推荐 PAH 患者预防性应用流感疫苗和肺炎链球菌疫苗。波生坦和其他内皮素受体拮抗剂与胚胎病相关，在确认获益大于风险的前提下应用。

（1）西地那非 20mg tid，口服，尽管目前尚无妊娠期和哺乳期适应证，已有本品用于治疗妊娠期妇女肺动脉高压的报道。动物数据显示无致畸性，无胚胎毒性或胎儿毒性。妊娠分级：B。哺乳分级：L3。

（2）他达拉非 20~40mg qd，口服，动物数据显示无致畸性，无胚胎毒性或胎儿毒性。剂量 > 10 × MRHD 时，幼鼠出生后存活率下降。妊娠分级：B。哺乳分级：L3。

（3）伐地那非 5mg bid，口服，动物数据显示无致畸性，无胚胎毒性或胎儿毒性。剂量 8mg/（kg·d）时大鼠出现身体发育迟缓。妊娠分级：B。哺乳分级：暂无资料。

（4）依前列醇 2~4ng/（kg·min）起始持续静脉泵入，以后每 15min 增加 2~4ng/min，通过中心静脉输注，直到目标剂量。

目前已用于治疗妊娠期和快速产后期妇女的治疗，疗效显著。妊娠分级：B。哺乳分级：L3。

（5）伊洛前列素 每次 10~20μg，每日吸入 6~9 次，动物数据显示少数大鼠胎儿 / 幼崽足趾出现异常，且无剂量相关性。妊娠分级：B。哺乳分级：L3。

（6）曲前列尼尔 1.25ng/（kg·min）起始，静脉或皮下注射，逐渐加到目标剂量，动物数据显示大鼠妊娠早期，连续皮下 150ng/（kg·min）用药，胎仔骨骼变异的发生率及母体毒性增加。妊娠分级：B。哺乳分级：L3。

3. 妊娠合并心律失常

抗心律失常药物孕期前 3 个月药物致畸风险最大，促心律失常风险增加。需要衡量母体和胎儿的获益与风险，个体化处理。妊娠期间禁止服用非维生素 K 口服抗凝药物。

（1）妊娠合并窦速、房早、室早：不需治疗，症状明显予 β 受体拮抗剂（合适）。

（2）妊娠合并室上速 ①反复发作、有症状、有怀孕计划：孕前行导管消融（合适）。②急性期治疗：血流动力学不稳定，立即电复律（合适）；血液动力学稳定，刺激迷走神经，若无效，推荐腺苷 / 三磷酸腺苷，也可经食道调搏终止（合适）。③紧急复律或心率控制：静脉注射 β 受体拮抗剂（倾向于使用）。④室上性心动过速：β 受体拮抗剂控制心率，效果不佳时静脉注射洋地黄（倾向于使用）。⑤心房扑动：伊布利特复律（倾向于使用）。⑥长期治疗：妊娠前 3 个月，尽可能避免药物治疗（合适）。⑦无预激综合征：β 受体拮抗剂或维拉帕米预防复发（倾向于使用）。⑧预激综合征、无缺血性或器质性心脏病：普罗帕酮（倾向于使用）。⑨难治性或耐受性差：行无射线导管消融（倾向于使用）。

（3）妊娠合并室性心律失常 发生率在妊娠后期及产后明显

增高，妊娠最后 6 周或产后早期需注意围产期心肌病的可能；电复律在整个孕期都安全，不增加流产风险，诱发胎儿心律失常及早产的风险很低；如必须进行介入治疗，应进行胎儿保护，并告知孕妇和家属相关风险。

①急性期处理：持续性室速（血流动力学不稳定或稳定），推荐电复律（适合）；血流动力学稳定的持续性单形性室速，倾向于使用 β 受体拮抗剂或超速起搏。

②长期管理：ICD 指征明确，妊娠前植入 ICD（适合）；妊娠期新出现指征，建议孕 8~9 周后，超声引导下置入 ICD 或皮下置入 ICD（适合）；先天性长 Q-T 综合征（全妊娠期和哺乳期），倾向于使用长期 β 受体拮抗剂；特发性室速伴严重症状，倾向于使用长期 β 受体拮抗剂或维拉帕米；持续性单形性室速，β 受体拮抗剂或维拉帕米药物效果不佳，倾向于使用索他洛尔；药物治疗无效或不耐受，倾向于使用三维电解剖标测下导管消融。

③药物使用方法

a. 酒石酸美托洛尔：口服，每次 25~100mg，12h 1 次；按照注明的适应证和剂量应用时，通常认为美托洛尔在妊娠期和哺乳期用药安全。妊娠分级：C，如果在妊娠中晚期使用风险等级为 D。哺乳分级：L3。

b. 琥珀酸美托洛尔缓释片：每次 47.5~190.0mg，每日 1 次。较小剂量起始，逐步加量。起效时间 1h，达峰时间 1~2h，半衰期 3~4h。妊娠分级：C，如果在妊娠中晚期使用风险等级为 D。哺乳分级：L3。

c. 酒石酸美托洛尔注射液：每次 5mg，稀释后静脉注射，每 5min 可重复 1 次，最大剂量 15mg。注意事项：可引起或加重窦房结功能障碍和房室传导阻滞。长期和大量用药后如需停药，应在 1~2 周内逐渐减量再停药。妊娠分级：C，如果在妊娠中晚期使用风险等级为 D。哺乳分级：L3。

d. 腺苷：每次 6mg，尽可能接近心脏部位于 1~2s 内快速静脉注射，使用 0.9% 氯化钠注射液快速冲洗注射管道；1~2min 内无效可再静推 12mg。最大剂量 18mg。即刻起效，半衰期 10~30s，迅速被红细胞等摄取并降解。妊娠分级：C。哺乳分级：L2。

e. 地高辛：口服维持量 0.125~0.250mg，每日 1 次；静脉 0.25~0.50mg，5% 葡萄糖液稀释后静脉注射，之后可每 4~6h 给予 0.25mg，每日总量 < 1mg。口服起效时间 0.5~2h，静脉起效时间 5~30min，口服半衰期 35h；约 5 个半衰期（7d 后）达稳态血药浓度，目标血药浓度 0.5~0.9ng/ml。地高辛可通过胎盘，孕晚期地高辛的蛋白结合率下降，肾脏清除增加，导致药物排泄增加，P 糖蛋白活性也会增加，应根据血药浓度调整地高辛剂量。地高辛可通过乳汁分泌，在静脉应用洋地黄类药物 2h 内避免哺乳。妊娠分级：C。哺乳分级：L2。

f. 伊布利特：静脉注射，成人体重大于 60kg 时，每次 1mg，低于 60kg 者每次 0.01mg/kg，缓慢静脉注射 10min；必要时用药 10min 后，可重复前述剂量 1 次；半衰期 6h。可引起 Q-Tc 间期延长，TdP 发生率 2.0%~5.1%，给药时及给药后，连续心电监护至少 6h，监测 Q-Tc 间期，一旦发生室性心律失常，立即静脉注射硫酸镁 1~2g，必要时电复律。除非存在药物治疗心律失常的意义远大于对妊娠可能造成危险的紧急情况。否则应选用其他抗心律失常药物，伊布利特分泌到乳汁的研究尚未开展。因此治疗时应放弃母乳喂养。妊娠分级：C。哺乳分级：L2。

g. 维拉帕米：口服，初始剂量每次 40~120mg，每 8h 1 次；可逐渐增加剂量；长期服用可使用缓释剂型，每次 240mg，每日 1 次。静脉注射，终止室上速和特发性室速，每次 2.5~5.0mg 或 0.075~0.150mg/kg，注射时间 2~5min，间隔 15~30min 可重复 1 次，最大剂量 20mg；静脉注射 1~5min 起效，达峰时间 5min；

静脉滴注维持量 0.005mg/（kg·min）。血浆蛋白结合率 90%；半衰期 2.5h。只有当利益大于潜在的围生期风险时才可以在妊娠期和哺乳期使用维拉帕米。妊娠分级：C。哺乳分级：L2。

h. 普罗帕酮：口服，起始量每次 50~150mg，每 8h 1 次，必要时 3~4d 后加量至每次 200mg；对 QRS 波增宽者，剂量不得每次 > 150mg。静脉注射，剂量 70~150mg（1~2mg/kg），稀释后 10mg/min 缓慢静脉注射，单次最大剂量不超过 150mg。口服达峰时间 3.5h，半衰期 2~10h。经过临床安全性评估的患者，一次性口服 450~600mg（口袋用药）用于转复新近发作的房颤；在转复房颤时，部分可转为房扑使心室率变快，必要时联用 β 受体拮抗剂。啮齿类动物实验表明，本品具有胎毒性，在确认受益大于风险的前提下，方可在妊娠期和哺乳期妇女中使用。妊娠分级：C。哺乳分级：L2。

i. 索他洛尔：增加 40~80mg；如 Q-Tc ≥ 500ms，或较用药前增加 60ms，需减量或停药；血浆半衰期 12h。啮齿类动物实验显示本品安全性良好，索他洛尔有效的胎盘转运使之成为治疗胎儿室上性心动过速的一个选择。妊娠分级：B。哺乳分级：L4。

4. 妊娠合并心脏瓣膜病

对于机械瓣膜置换术后、伴房颤或严重泵功能减退的心脏病患者以及有血栓 / 栓塞高危因素的患者妊娠期需要使用抗凝治疗。抗凝药物种类的选择需要根据疾病、孕周、母亲和胎儿安全性等综合考虑。华法林能通过胎盘并造成流产、胚胎出血和胚胎畸形，在妊娠最初 3 个月华法林相对禁忌。而肝素不通过胎盘，是妊娠期较好的选择。

（1）华法林　初始剂量为 1~3mg（国内华法林主要的剂型为 2.5mg 和 3mg），口服，每日 1 次，可在 2~4 周达到目标范围。只有对围术期获益大于潜在风险时，才能在妊娠期间使用华法林。妊娠分级：X。哺乳分级：L2。

（2）低分子肝素

①预防剂量：那屈肝素钙注射液 2850IU（0.3ml），达肝素钠注射液 5000IU（0.5ml），依诺肝素钠注射液 4000 IU（0.4ml），皮下注射 qd。

②治疗剂量：那屈肝素钙注射液 0.01ml/kg（95IU/kg）、达肝素钠注射液 100IU/kg 或依诺肝素钠注射液 100IU/kg，皮下注射 q12h。

③如果无近期血管栓塞表现或相关病史，推荐使用预防剂量；对有近期血管栓塞表现或相关病史的患者则推荐使用治疗剂量。

妊娠分级：B。哺乳分级：L2。

（3）妊娠期抗凝策略的选择

①建议孕 12 周内，原来使用华法林者减少华法林剂量或停用华法林，选择以低分子肝素为主。

②孕中、晚期建议华法林剂量 5mg/d，调整国际标准化比率（INR）1.5~2.0（欧洲指南认为，妊娠期间华法林的剂量如果不超过 5mg/d，发生胚胎病的风险很低，可以应用华法林直至孕 36 周）。

③妊娠晚期口服抗凝药（如华法林）者，终止妊娠前 3~5d 应停用口服抗凝药，更改为低分子肝素或普通肝素，调整 INR 至 1.0 左右时剖宫产手术比较安全。

④使用低分子肝素者，分娩前停药 12~24h 以上，使用普通肝素者分娩前停药 4~6h 以上，使用阿司匹林者分娩前停药 4~7d 以上。

⑤若孕妇病情危急，紧急分娩时未停用普通肝素或低分子肝素抗凝治疗者，如果有出血倾向，可以谨慎使用鱼精蛋白拮抗；如果口服华法林，可以使用维生素 K_1 拮抗；阿司匹林导致的出血风险相对较低。

⑥分娩后 24h 后若子宫收缩好、阴道流血不多，可恢复抗凝治疗。原应用华法林者，因其起效缓慢，在术后应同时使用低分

子肝素 4~5d 并监测 INR，华法林起效后停用低分子肝素。需要预防血栓者，分娩后 24h 后使用低分子肝素。

⑦加强新生儿监护，注意新生儿颅内出血问题。

⑧华法林对哺乳婴儿没有抗凝作用。

⑨ACCP 建议只有妊娠患者的血栓风险极高时全程给予华法林抗凝，如二尖瓣置换术或有栓塞病史的患者。

（4）INR 异常升高或出血情况及应对措施

①3.0 < INR < 4.5（无出血并发症）适当降低华法林剂量（5%~20%）或停服 1 次，1~2d 后复查 INR。当 INR 恢复到目标值以内后调整华法林剂量并重新开始治疗，或加强监测 INR 是否能恢复到治疗水平，同时寻找可能使 INR 升高的因素。

②4.5 < INR < 10.0（无出血并发症），停用华法林，肌内注射维生素 K（1.0~2.5mg），6~12h 后复查 INR。INR < 3 后重新以小剂量华法林开始治疗。

③INR ≥ 10.0（无出血并发症）停用华法林，肌内注射维生素 K（5mg），6~12h 后复查 INR。INR < 3 后重新以小剂量华法林开始治疗。若患者具有出血高危因素，可考虑输注新鲜冰冻血浆、凝血酶原浓缩物或重组凝血因子Ⅶa。

④严重出血（无论 INR 水平如何）停用华法林，肌内注射维生素 K（5mg），输注新鲜冰冻血浆、凝血酶原浓缩物或重组凝血因子Ⅶa，随时监测 INR。病情稳定后需要重新评估应用华法林治疗的必要性。

5. 妊娠合并感染性心内膜炎

妊娠合并感染性心内膜炎较为少见，其发病率约为 6/100000；然而，合并感染性心内膜炎的孕妇及其胎儿的病死率很高，约为 22% 和 15%。妊娠合并感染性心内膜炎的治疗原则与非妊娠患者相同，主要依赖手术和抗菌药物治疗。但在抗菌药物选择、手术时机及手术方式选择、术中管理等方面需要结合妊娠期特点，综合考虑母婴获益。根据患者细菌培养结果及抗生素敏感意见及药物的潜在毒性综合评估进行选择，坚持足量（疗程6周以上）、联合和应用敏感药物为原则。

妊娠期合并感染性心内膜炎高危孕妇接受口腔科治疗时须预防性使用抗生素，在术前口服阿莫西林，对于不能口服及对青霉素过敏的患者可选头孢唑林/头孢曲松。在临床中，感染性心内膜炎的血培养阳性率并不高，多数妊娠合并感染性心内膜炎患者需要经验性进行抗感染治疗。感染性心内膜炎最主要的病原菌是葡萄球菌、链球菌和肠球菌。

（1）葡萄球菌心内膜炎　根据是否为甲氧西林耐药株而确定治疗方案。获知药敏试验结果前宜首选耐酶青霉素类，如苯唑西林或氯唑西林等。病原菌的药敏试验结果显示属甲氧西林敏感葡萄球菌（MSSA）者，首选苯唑西林，初始治疗不需常规联合用药。对青霉素类抗生素过敏者可选用头孢唑林，对β-内酰胺类过敏者可选万古霉素联合利福平。耐甲氧西林葡萄球菌（MRSA）所致的心内膜炎宜选用万古霉素联合利福平，万古霉素治疗无效、不能耐受或耐药葡萄球菌感染者选用达托霉素。耐甲氧西林金黄色葡萄球菌所致的心内膜炎的抗菌治疗方案为万古霉素或达托霉素静脉滴注。

（2）链球菌心内膜炎　敏感株所致者首选青霉素，对耐药菌株所致的心内膜炎，须增加青霉素剂量，或头孢曲松联合庆大霉素。耐药株所致的感染性心内膜炎按肠球菌心内膜炎的方案治疗，给予万古霉素或替考拉宁联合庆大霉素。

（3）肠球菌心内膜炎　青霉素、阿莫西林或氨苄西林，均为24h内持续或分6次静脉滴注，并联合氨基糖苷类抗生素。对青霉素类过敏或高度耐药者可选用万古霉素或替考拉宁联合氨基糖苷类。耐青霉素和万古霉素的肠球菌可选用达托霉素或利奈唑胺。

（4）妊娠期可使用的抗生素有青霉素、氨苄西林、阿莫西林、苯唑西林、头孢菌素和达托霉素。氨基糖苷和四环素类药物对胎儿有明显的风险；万古霉素、利奈唑胺、利福平妊娠分级为C级，动物研究显示毒性，人体研究资料不充分，但用药时可能患者的受益大于危险性；替考拉宁不能排除对胎儿内和肾脏损伤的潜在风险，因此这几类药物仅用于具有明确指征的感染情况。感染性心内膜炎常用抗感染药品的用法如下。

①青霉素：敏感菌株，1200~1600万 U/d 静脉滴注，分 4~6次给药；耐药菌株，2400万 U/d 静脉滴注，分 4~6 次给药。长期临床试验表明青霉素在孕妇中使用是安全的。妊娠分级：B。哺乳分级：L1。

②氨苄西林：预防，2g，静脉注射或肌内注射，分娩前30min。治疗，2g，q4h 静脉注射。在妊娠及哺乳期间使用氨苄西林是安全有效的。妊娠分级：B。哺乳分级：L1。

③阿莫西林：预防感染性心内膜炎，2g，st po，术前 0.5~1h用药。通常被认为是妊娠期间最安全的药物，能通过胎盘，并且达到治疗浓度，通常对胎儿来说是安全的。妊娠分级：B。哺乳分级：L1。

④苯唑西林：1~2g，q4~6h，肌内注射或静脉注射，其在妊娠期间的使用有很长的临床经验，在乳汁中的浓度超过最小抑菌浓度，适合用于产后乳腺炎，但许多金黄色葡萄球菌耐药，成为其使用限制。妊娠分级：B。哺乳分级：L2。

⑤氯唑西林：肌内注射，成人每日 2g，分 4 次；静脉滴注成人一日 4~6g，分 2~4 次。妊娠分级：B。哺乳分级：L2。

⑥头孢唑林（第一代头孢菌素）：预防心内膜炎，1.0g im/iv术前 0.5~1h 用药；治疗性用药，2g q8h ivgtt 或肌内注射。妊娠分级：B。哺乳分级：L1。

⑦头孢氨苄（第一代头孢菌素）：250~500mg q6h po。妊娠分级：B。哺乳分级：L1。

⑧头孢呋辛（第二代头孢菌素）：大多数感染可肌内注射或静脉注射，每次750mg，每日3次；对于较严重的感染，剂量应增加至每次1.5g，每日3次，静脉注射给药；如果需要，肌内注射或静脉注射的间隔时间可增至每6h一次，每日总剂量为3~6g。妊娠分级：B。哺乳分级：L2。

⑨头孢替坦（第二代头孢菌素）：1~2g q12h ivgtt。妊娠分级：B。哺乳分级：L2。

⑩头孢曲松（第三代头孢菌素）：预防心内膜炎，1.0g im/iv术前0.5~1h用药；治疗性用药，2g qd静脉滴注或肌内注射；危重病例或由中度敏感菌引发的感染，剂量可4g qd。妊娠分级：B。哺乳分级：L1。

⑪头孢噻肟（第三代头孢菌素）：一般感染，1g q12h im/iv；中度感染，2g q12h im/iv；严重感染，2~4g，q12h~q8h iv，每日剂量不超过12g。妊娠分级：B。哺乳分级：L2。

⑫头孢唑肟（第三代头孢菌素）：1g q12h iv/im。妊娠分级：B。哺乳分级：L1。

⑬头孢西丁（头霉素类）：成人常用量为每次1~2g，q8h/q6h。中重度感染6~8g静脉滴注，每4h 1g或6~8h 2g。妊娠分级：B。哺乳分级：L1。

⑭达托霉素：按6mg/kg剂量将本品溶解在0.9%氯化钠注射液中，每24h静脉给药1次，疗程为2~6周。在潜在益处超过可能风险的情况下，可在妊娠期和哺乳期妇女中使用。妊娠分级：B。哺乳分级：L1。

建议感染性心内膜炎患者出院后要定期随访，抗感染结束后的第1、3、6和12个月须做临床评估、血液检查和超声心动图检查，以便及早发现复发和再感染患者。

6. 妊娠合并高血压

详细内容参见"妊娠期高血压疾病"。

（三）妊娠合并心脏病的产后指导

1. 哺乳

心脏病妊娠风险分级Ⅰ～Ⅱ级且心功能Ⅰ级者建议哺乳。考虑到哺乳，尤其是母乳喂养的高代谢需求和不能很好休息，对于疾病严重的心脏病产妇，即使心功能Ⅰ级，也建议人工喂养。华法林可以分泌至乳汁中，长期服用者建议人工喂养。

2. 避孕

目前可以获得的关于心脏病患者避孕方法的文献报道很少，口服避孕药避孕法可能导致水钠潴留和血栓性疾病，心脏病妇女慎用。工具避孕（避孕套）和宫内节育器是安全、有效的避孕措施。已生育的严重心脏病者不宜再妊娠者建议输卵管绝育术。男方输精管绝育术也是可供选择的避孕方法。严重心脏病患者终止妊娠后要更加注重避孕指导，避免再次非意愿妊娠。

3. 心脏病随访

原发心脏病的妇女建议在产后7~14d内进行随访。

参考文献

［1］ 赵霞，张伶俐. 临床药物治疗学. 妇产科疾病［M］. 1版. 北京：人民卫生出版社，2016.

［2］ 谢幸，孔北华，段涛. 妇产科学［M］. 9版. 北京：人民卫生出版社，2018.

［3］ 中国医师协会超声医师分会. 产前超声检查指南（2012）［J］. 中华医学超声杂志：电子版，2012，9（7）：574-580.

［4］ 中华医学会心血管病学分会心力衰竭学组，中国医师协会心力衰竭专业委员会中华心血管病杂志编辑委员会，中国心力衰竭诊断和治疗指2018［J］. 中华心血管病杂志，2018，46（10）：30.

［5］ 林建华，傅勤. 产科急性心力衰竭的诊断和救治［J］. 中国实用

妇科与产科杂志, 2016, 32（12）: 4.

［6］ Sliwa K, van der Meer P, Petrie MC, et al. Risk stratification and management of women with cardiomyopathy/heart failure planning pregnancy or presenting during/after pregnancy: a position statement from the Heart Failure Association of the European Society of Cardiology Study Group on Peripartum Cardiomyopath［J］. European journal of heart failure, 2021, 23（4）: 527-540.

［7］ McDonagh TA, Metra M, Adamo M, et al. 2023 focused update of the 2021 ESC Guidelines for the diagnosis and treatment of acute and chronic heart failure［J］. Eur Heart J, 2023.

［8］ 陈凤英, 邓颖. 急性心力衰竭中国急诊管理指南（2022）［J］. 2022, 42（8）: 648-670.

［9］ 低分子肝素防治自然流产中国专家共识编写组. 低分子肝素防治自然流产中国专家共识［J］. 中华生殖与避孕杂志, 2018, 38（9）: 701-708.

［10］ Moussa H N, Rajapreyar I .ACOG Practice Bulletin No. 212: Pregnancy and Heart Disease［J］. Obstetrics and Gynecology, 2019, 134（4）: 881-882.

［11］ Regitz-Zagrosek V, Roos-Hesselink J W, Bauersachs J, et al. 2018 ESC guidelines for the management of cardiovascular diseases during pregnancy: the task force for the management of cardiovascular diseases during pregnancy of the European Society of Cardiology（ESC）［J］. European heart journal, 2018, 39（34）: 3165-3241.

［12］ 中华医学会心血管病学分会, 中国生物医学工程学会心律分会. 抗心律失常药物临床应用中国专家共识（2023）［J］. 中华心血管病杂志, 2023, 51（3）: 256-269.

［13］ 施仲伟, 冯颖, 王增武, 等. β受体拮抗剂在高血压应用中的专家共识（2019）［J］. 中国医学前沿杂志, 2019, 11（4）: 29-39.

［14］ 中华医学会心血管病学分会, 中华心血管病杂志编辑委员会. 洋地黄类药物临床应用中国专家共识［J］. 中华心血管病杂志, 2019, 47（11）: 857-864,

［15］伊布利特临床应用中国专家共识（2010）［J］. 中国心脏起搏与心电生理杂志, 2011, 25（1）: 1-11.

［16］Pacheco L D, Saade G, Shrivastava V, et al. Society for Maternal-Fetal Medicine Consult Series #61: Anticoagulation in pregnant patients with cardiac disease［J］. American journal of obstetrics and gynecology, 2022, 227（2）: B28-B43.

［17］朱云飞, 励峰. 感染性心内膜炎的诊断与治疗进展［J］. 局解手术学杂志, 2023, 32（12）: 1105-1111.

［18］邓越, 王克芳. 妊娠合并感染性心内膜炎的临床治疗及母婴结局分析［J］. 中国医药, 2023, 18（9）: 1371-1375.

［19］李宏键, 高海青, 周聊生, 等. 临床药物治疗学. 心血管系统疾病［M］. 1 版. 北京: 人民卫生出版社, 2016.

［20］《抗菌药物临床应用指导原则》修订工作组. 抗菌药物临床应用指导原则: 2015 年版［M］. 北京: 人民卫生出版社, 2015.

［21］国家卫生计生委医政医管局, 国家卫生计生委合理用药专家委员会. 国家抗微生物治疗指南［M］. 2 版. 北京: 人民卫生出版社, 2017.

［22］David N Gilbert, Henry F Chambers, Michael S Saag, et al. 桑福德抗微生物治疗指南［M］. 53 版. 范洪伟, 译. 北京: 中国协和医科大学出版社, 2023.

［23］中华医学会妇产科学分会产科学组. 妊娠合并心脏病的诊治专家共识（2016）［J］. 中华妇产科杂志, 2016, 51（6）: 401-409.

［24］Carl P.Weiner, Catalin Buhimschi. 妊娠哺乳期用药指南［M］. 2 版. 孙路路, 译. 北京: 人民军医出版社, 2014.

［25］Thomas W Hale, Hilary E Rowe. 药物与母乳喂养［M］. 17 版. 辛华雯, 杨勇, 译. 上海: 上海世界图书出版公司, 2019.

编写人员

杨　蕾　呼和浩特市第一医院

马丽娟　包钢集团第三职工医院

吴　桐　包钢集团第三职工医院

妊娠合并肺动脉高压

一、概述

肺动脉高压（Pulmonary Arterial Hypertension，PAH）是一种可能导致慢性右心衰竭的多病因疾病，其临床特征表现为肺血管重构和肺血管阻力持续增加。重度肺动脉高压可导致孕产妇心力衰竭，其死亡率高达 6%~25%，新生儿死亡率为 8%。

肺动脉高压的诊断标准为：静息状态下，右心导管检测平均肺动脉压 ≥ 25mmHg、肺动脉楔压（Pulmonary Capillary Wedg Pressure，PCWP）< 15mmHg，同时肺动脉阻力（Pulmonary Vascular Resistance，PVR）> 3WU。临床上对于孕产妇通常使用超声心动图三尖瓣反流速度来诊断妊娠合并肺动脉高压。

根据发病原因、病史不同，WHO 将肺动脉高压分为五型：1 型，动脉型肺动脉高压，包括特发性、遗传性、药物或毒物诱发性、其他疾病相关性（结缔组织病、HIV 感染、门静脉高压、先天性心脏病、血吸虫病）、钙通道阻滞剂长期应答性等；2 型，左心疾病导致的肺动脉高压；3 型，肺部疾病和（或）缺氧导致的肺动脉高压；4 型，慢性血栓栓塞性肺动脉高压；5 型，原因不明或多因素导致的肺动脉高压。

目前先天性心脏病是妊娠合并肺动脉高压的首要病因，其中重度先天性心脏病占比高，且以房间隔缺损和室间隔缺损较多。随着广谱抗菌药物的使用，风湿性心脏病发病率逐年下降，成为妊娠合并肺动脉高压的次要原因。重度子痫前期、系统性红斑狼疮、心肌病后遗症等也是妊娠合并肺动脉高压重要原因。

二、主观性资料

1. 一般情况

包括年龄、体重、妊娠情况（妊娠次数、妊娠间隔时间、是否多胎妊娠等）和饮食、生活环境（是否有在高原地区生活史）。

2. 现病史

妊娠早期轻度肺动脉高压患者常无症状，中度以上可有心悸、呼吸困难、胸闷、咳嗽及咯血等明显临床症状。详细询问此次妊娠孕妇有无以上症状及出现症状的时间和严重程度，初次诊断肺动脉高压的时间、场合、肺动脉压最高水平，有无低氧血症，血红蛋白值和现有治疗方案。

3. 既往病史

详细询问孕妇既往基础疾病，包括有无先天性心脏病、肺栓塞、心肌病、自身免疫性疾病（如系统性红斑狼疮、抗磷脂综合征、结缔组织病）病史，既往有无手术病史，前次怀孕是否存在胎儿生长受限、早产、胎儿死亡等情况及治疗情况。

4. 用药史

询问患者完整的用药史，包括用药情况（尤其是已接受降肺动脉压治疗的妊娠患者，需询问既往及目前使用的降肺动脉压药物种类、剂量、疗效及有无不良反应；抗凝药物使用情况）、保健品使用情况、疫苗接种状况等。

5. 个人史

询问患者既往月经婚育史，心理社会因素包括家庭情况、工作环境、文化程度和有无精神创伤史，以及生活方式包括盐、糖、酒、咖啡及脂肪的摄入量、吸烟状况、体力活动量、体重变化、睡眠习惯等情况。

6. 家族史

询问患者家族史：先天性心脏病、重度子痫前期、系统性红斑狼疮、心肌病、易栓症。

7. 过敏史

既往有无药物、食物或其他过敏史。

8. 产科检查状况

产前检查是否规律或恰当（包括产前检查质量问题）、本次妊娠经过有无异常。

三、客观性资料

1. 体征

妊娠早期轻度肺动脉高压患者常无症状，随着肺动脉压力的升高，可逐渐出现全身症状，常见症状有活动后气短和乏力、胸痛、晕厥、咯血、心悸，其他症状还包括下肢水肿、胸闷、干咳、心绞痛、腹胀及声嘶等。气促往往标志着 PAH 患者出现右心功能不全；而当发生晕厥或黑矇时，则往往标志着患者的心排血量（Cardiac Output，CO）已出现明显下降。

PAH 的体征与肺动脉高压和右心室负荷增加有关。右心扩大可导致心前区隆起，心脏听诊：P2 亢进、肺动脉瓣听诊区可闻及收缩早期喷射性杂音、三尖瓣关闭不全会出现收缩期反流杂音；晚期右心功能不全可出现颈静脉怒张、下肢水肿、发绀。

与 PAH 相关疾病的特殊体征：

（1）左向右分流的先天性心脏病出现发绀和杵状指，需警惕艾森曼格综合征；动脉导管未闭合并 PAH 会出现差异性发绀和杵状指。

（2）结缔组织病多出现皮疹、面部红斑、黏膜溃疡、关节肿胀畸形、外周血管杂音等。

（3）肺动脉狭窄或慢性血栓栓塞性 PAH 可闻及肺动脉收缩期血管杂音。

2. 实验室检查

（1）PAH 心电图　可表现为肺性 P 波、QRS 电轴右偏、右室肥厚、右束支传导阻滞、Q-Tc 间期延长等。

（2）胸部 X 线检查　约 90% 的 PAH 患者胸片提示肺动脉段凸出及右下肺动脉扩张，伴外周肺血管稀疏——"截断现象"；右心房和右心室扩大。

（3）肺功能和动脉血气分析　PAH 患者由于血管的张力增高，肺组织僵硬度增加，可表现为轻度限制性通气功能障碍，同时肺小动脉扩张压迫终末呼吸道或肺泡也可引起轻度气道阻塞。大部分 PAH 患者的肺弥散功能表现为轻或中度下降。动脉血气分析提示氧分压一般正常或轻度下降，二氧化碳分压下降，这与肺泡过度通气有关。

（4）超声心动图　超声心动图提示 PAH 的征象有三尖瓣反流速度增加、肺动脉瓣反流速度增加、右室射血到肺动脉加速时间缩短、右房室扩大、室间隔形状及功能异常、右室壁增厚及主肺动脉扩张等。

（5）肺通气灌注扫描　PAH 时肺灌注可以完全正常，或表现为外周非节段分布的灌注缺损。

（6）胸部 CT 及肺动脉造影　CT 可显示右心室和右心房扩大、主肺动脉扩张，并可通过测量主肺动脉与升主动脉直径比来评估肺高压可能性。肺动脉造影可筛查出有肺动脉内膜剥脱术适应证或球囊肺动脉成形术的患者。

（7）心血管磁共振　心脏 MRI 是随访期间评价血流动力学参数的重要无创手段，如与基线比较每搏量下降、右室舒张末期容积增加、左室舒张末期容积减少提示患者的预后较差。

（8）睡眠监测　对有可疑阻塞性睡眠障碍的疑诊 PAH 患者

应进行睡眠监测。

（9）血液学检查及自身免疫抗体检测　对所有疑诊 PAH 的患者均应常规进行血常规、血生化、甲状腺功能、自身免疫抗体检测、HIV 抗体及肝炎相关检查等，以便进行准确的诊断分类。

（10）腹部超声　有助于发现合并肝硬化和门脉高压的患者。

（11）右心导管检查　包括左心及右心导管检查，右心导管检查是确诊 PAH 的金标准，临床诊断 PAH 时 PCWP 必须 < 15mmHg。

（12）急性肺血管扩张试验（仅限特发性肺动脉高压）　肺血管扩张试验可筛选 PAH 的发病机制是否与肺血管痉挛有关。

（13）基因检测　对 PAH 患者进行基因检测具有重要意义。遗传学诊断有助于 PAH 家系成员明确自身是否携带致病突变基因及其临床意义。携带突变基因但尚无临床表现的家族成员需要进行早期筛查并密切随访。建议筛查的 PAH 相关基因及高危人群见表 1–3。

表 1–3　建议筛查的动脉性肺动脉高压相关基因及高危人群

目的基因	筛查人群	筛查目的
BMPR2	遗传性 PAH 患者及亲属	了解 BMPR2 携带情况，早期筛查无症状携带者并密切随访
	特发性 PAH 患者	了解 BMPR2 携带情况，帮助判断预后及制定治疗方案
ACVRL1、Endoglin、SMAD9、BMPR1B、TBX4、CAV1、KCNK3、BMP9	遗传性 PAH 患者、特发性 PAH 患者	了解 PAH 患者致病基因携带情况
Endoglin、ACVRL1	遗传性毛细血管扩张症（Hereditary Haemorrhagic Telangiectasia，HHT）患者及其亲属	了解 HHT 的遗传信息，查找携带致病基因的家庭成员

目的基因	筛查人群	筛查目的
EIF2AK4	疑诊 PVOD/PCH 的患者、PVOD/PCH 患者父母及子女	明确 PVOD/PCH 诊断；早期筛查无症状携带者并密切随访
PTGIS	特发性 PAH 患者	查找合并该基因突变者，选择对伊洛前列素治疗敏感者

注：妊娠期采用辐射性影像学检查遵循诊断获益大于风险原则及尽可能低剂量的原则

四、临床诊断以及疾病分析与评价

（一）临床诊断

临床诊断见"一、概述"。

（二）妊娠合并肺动脉高压的管理

1. 孕前咨询

PAH 和其他形式的重度 PAH 女性患者的妊娠与高达 56% 的孕产妇死亡率和高达 13% 的新生儿死亡率相关。随着靶向药物的广泛应用，妊娠 PAH 患者死亡率有所下降，但仍在 5%~23%，且妊娠并发症多，因此，建议 PAH 患者避免怀孕。妊娠合并 PAH 患者的孕前咨询应包括：

（1）PAH 患者应考虑永久避孕。建议为有生育潜能的 PAH 妇女提供明确的避孕建议，说明母婴风险，考虑妇女的个人需求，但重要的是认识到避孕失败对 PAH 的影响。对于有生育意愿的 PAH 妇女，在条件允许的情况下，可以考虑收养和代孕，并对其进行孕前遗传咨询。

（2）对于患有 PAH 的妇女终止妊娠，建议在肺动脉高压中心进行，并向患者及其家人提供心理支持。

（3）由于内皮素受体拮抗剂（Endothelin Receptor Antagonist，ERA）和利奥西呱在临床前模型中有致畸潜能，因此不建议在妊娠期间使用这些药物。

（4）患有艾森曼格综合征的妇女不建议妊娠。虽然左向右分流、控制良好的 PAH 患者在专科护理下可以很好地耐受妊娠，但在艾森曼格综合征患者中，妊娠仍与较高的孕产妇死亡率和胎儿并发症相关，应劝阻这种情况下妊娠。

（5）在永久避孕措施中，推荐宫腔镜绝育术，因为操作风险更低。如果计划行输卵管结扎术，腹腔镜手术是相对禁忌，小切口的经腹手术更加安全，但仍需要全身麻醉。不推荐使用含雌激素的避孕药，会增加静脉血栓风险，且可能对肺血管有毒副作用。只含孕激素的避孕药可以选用，但仍是第二选择，因为要求严格规律服用，导致依从性相对较差。非长期的避孕推荐只含孕激素的避孕环或皮下埋植。

（6）PAH 合并妊娠的患者，母婴风险极高，对于部分有强烈生育愿望的患者应在孕前进行多学科综合风险评估，在专业指导下计划生育。评估内容包括病史及体格检查、超声心动图、B 型利钠肽（B-type Natriuretic Peptide，BNP）或 N 末端 B 型利钠肽前体（NT-proBNP）、6 分钟步行距离及右心导管检查等。

（7）对 PAH 妊娠患者进行基因咨询及检测。对于携带已知基因突变的 PAH 妊娠妇女在进行基因咨询后应进行胎儿基因检测。遗传咨询为儿童和家庭成员提供信息，以促进早期诊断、主动管理，并评估未来儿童 PAH 的风险。因此，强烈建议对遗传性 PAH 和特发性 PAH 亚组进行遗传咨询。

2. 妊娠期管理

（1）经评估为高风险的妊娠患者，建议实施治疗性流产。

（2）对于选择继续妊娠的患者，应由具有妊娠期 PAH 管理经验的多学科团队在中心对妊娠或在妊娠期间出现新诊断 PAH

的女性进行全面评估和密切随访，制定规范、合理的个体化诊疗方案。一旦妊娠，需要调整 PAH 治疗，即停用内皮素受体拮抗剂、利奥西呱、司来帕格及华法林，因为其具有明确、潜在或未知的致畸性。

（3）早期开启靶向药物治疗，对 PAH 妊娠患者进行多学科综合评估及共同管理是改善母婴预后的关键。妊娠 12 周内每月产检并评估妊娠风险，根据病情轻重及妊娠风险调整靶向药物并开启低分子肝素（LMWH）抗凝治疗。可以考虑给予前列环素类似物或 5 型磷酸二酯酶抑制剂（Phosphodiesterase 5 Inhibitor，PDE5i）治疗，尽量降低肺动脉压及 PVR。尽管证据有限，钙通道阻滞剂（Calcium Channel Blocker，CCB），PDE5i 和吸入 / 静脉注射 / 皮下注射前列环素类似物在妊娠期间是安全的。需要个体化治疗，可以选择口服西地那非治疗。CCB 治疗控制良好、对血管扩张剂有真正反应性的患者亚群可能风险较低，可继续接受CCB 治疗。

（4）妊娠 12~24 周时，应由产科、呼吸科、心内科、麻醉科等多学科对患者进行综合评估及管理，若右心功能出现恶化，超声心动图应增至每 2 周 1 次。妊娠 24 周开始产检及妊娠风险评估增至每周 1 次，此阶段需注意利尿过度致心输出量进一步降低及血栓形成风险。

3. 分娩时机和方式

（1）终止妊娠时机　妊娠合并肺动脉高压是高危妊娠，病死率高，因此对于确定妊娠的肺动脉高压患者，不论心功能等级如何，应尽快终止妊娠。关于终止妊娠时机，强调个体化，目前尚无统一定论，应综合考虑孕周、心功能分级、PAH 严重程度以及胎儿情况等，选择对患者生命危险最小的时机，并尽量在有体外膜肺氧合（Extracorporeal Membrane Oxygenation，ECMO）和心肺移植条件的医疗机构进行。如病情不稳定，不能耐受继续妊娠，应随时终止妊娠。妊娠中若出现心功能恶化，宜于孕32周前终止。生命体征稳定者于孕34周可行剖宫产。有计划地在妊娠32~34周终止可减少母婴死亡率，改善产妇预后。维持妊娠至34~37周只适用于轻中度PAH且病情稳定者。

（2）分娩方式选择 2015年国际PVRI声明认为，相较于阴道分娩，剖宫产术是首选的分娩方式。剖宫产术可以避免经阴道分娩的众多不利因素，如瓦氏动作（Valsalva Maneuver，VM）导致的胸膜腔内压增加，静脉回流减少；分娩引起的迷走神经反应；疼痛导致的交感神经系统激活；自体血回输（由于分娩后子宫收缩，血液回输到静脉循环）。尽管专家一致建议剖宫产，但没有重要的临床证据支持剖宫产优于阴道分娩。虽然剖宫产在临床上可能被认为更容易控制，但它可能会增加出血、容量移位、感染的风险，麻醉对血液动力学的影响更大，产后需要疼痛控制，以及活动受限。临床上仍需结合产妇症状、肺动脉高压类型和严重程度及血流动力学指标等方面选择最佳分娩方式。

（3）术中麻醉管理 麻醉方式选择原则为镇痛完善、应激反应小、对心脏功能抑制轻、不增加心脏负荷、对胎儿影响小。建议硬膜外或硬脊膜外麻醉而非全身麻醉，因为全身麻醉会抑制心脏收缩，使心肺代偿功能进一步下降。

术中麻醉需遵循以下原则：改善氧合；避免肺循环血管阻力（PVR）升高及体循环血管阻力（SVR）降低；避免血容量过多或输液过快诱发急性心功能衰竭；硬膜外麻醉注射药物时应遵循少量、缓慢、分次的原则。

围术期继续使用靶向药物能有效减轻肺血管收缩，防止肺动脉压力进一步升高。术中需监测有创动脉压及中心静脉压（CVP）。根据CVP调整入液量及补液速度。不推荐常规放置漂浮导管。机械通气采用小潮气量（6~8ml/kg）。

（4）围产期液体管理 分娩后由于自体输液以及静脉回心

血量骤增会导致右心室前负荷骤然加重，所以此时使用利尿剂或血液超滤对于减轻右心室前负荷尤为重要。此时 CVP 不宜过低，根据经验一般在 10~15cm H_2O 为宜。建议出院后继续口服小剂量利尿剂 7~10d。

4. 产后管理

（1）随着 PAH 治疗的改善和在妊娠期和围产期管理妇女的新方法，产后死亡率已经下降，但仍然很高，范围为 11%~25%。PAH 合并妊娠的患者产后数月仍有死亡的风险，尤其产后 2 个月是死亡高发期，应尽早进入重症监护室被监护。产后应继续进行靶向药物治疗，吸入 NO、静脉使用依前列醇及吸入伊洛前列素有利于降低产后右心衰竭发生率。妊娠期至产后 8 周仍属于高凝状态，因此若患者产后 24h 没有明显出血，应继续进行抗凝治疗，使用 LMWH 预防血栓栓塞。期间不推荐母乳喂养。

（2）西地那非及其主要代谢物可在母乳中排泄，但其对新生儿的临床影响尚未得到证实。目前尚不清楚前列环素类药物（如伊洛前列素或依前列醇）是否会排泄到人乳中，但由于血浆半衰期短，排泄应受到限制。硝苯地平和氨氯地平可通过母乳传递，只有当潜在益处大于潜在风险时，方可在母乳喂养期间使用，尚没有关于通过母乳暴露于硝苯地平的婴儿出现任何不良反应的报道。如果在母乳喂养期间同时使用这些药物，应谨慎使用，应与母亲讨论母乳喂养的益处和风险，并密切监测婴儿的不良反应。

（3）产后也建议患者进行避孕措施。对于 PAH 妇女，复方口服避孕药可能会增加血栓风险，因此不推荐。可选取宫内节育器等有效且易于使用的避孕工具。如果患者经剖宫产分娩，可以考虑术中绝育。

（4）产后每 3~6 个月进行随访评估，随访检查项目包括 WHO 分级、血常规、6 分钟步行距离、NT–proBNP、血生化、动脉血氧饱和度、超声心动图等。若为低危状态，应继续治疗并进行规律随访；若为中危状态，推荐三种靶向药物联合使用；若为高危状态，应采用包括静脉注射前列环素类药物的联合治疗方案，并进行心肺移植评估。

五、治疗方案及用药指导相关建议

（一）一般治疗

妊娠合并肺动脉高压的患者应避免劳累过度、感染、情绪紧张、疼痛、体位改变等，应减少体力活动，限制盐及液体的摄入量，尽量减少氧耗及心脏负担。嘱患者尽量采取左侧卧位，避免下腔静脉阻塞，防止出现头晕恶心等仰卧综合征症状。适当给氧，改善氧合，避免发生低氧血症。基于慢性阻塞性肺疾病（COPD）患者的证据，建议动脉血氧分压 < 60mmHg（外周血氧饱和度 < 91%）的 PAH 患者进行氧疗，使动脉血氧分压 ≥ 60mmHg（外周血氧饱和度 ≥ 91%）。

（二）药物治疗

1. 抗凝治疗

如果肺动脉高压患者妊娠前接受过抗凝治疗，当合并妊娠时抗凝的利弊应重新评估；如果继续抗凝治疗，应停止使用华法林，在严密监测凝血功能的情况下尽早开始肝素或 LMWH 治疗；推荐围产期预防性使用肝素；不推荐使用新型口服抗凝药；在计划分娩前至少停用 LMWH 12~24h。产后若无禁忌证，可再次开启口服抗凝药治疗。华法林及非维生素 K 拮抗剂口服抗凝药可导致胎儿畸形或出血等危害，妊娠期间不推荐使用。常用的 LMWH 有依诺肝素、达肝素等。

（1）依诺肝素钠　抗凝血酶Ⅲ（ATⅢ）依赖性抗血栓形成

药，皮下注射，1mg/kg，每日 1 次。

（2）达肝素钠 抗凝血酶Ⅲ（ATⅢ）依赖性抗血栓形成药，皮下注射，100IU/kg，每日 2 次。

2. 容量管理

PAH 患者出现失代偿性右心衰竭时常会导致液体潴留、CVP 升高、肝瘀血、多浆膜腔积液等，低盐低脂饮食及合理使用利尿剂有助于降低右心室前负荷，改善上述状况。一般选用的利尿剂包括袢利尿剂（呋塞米、托拉塞米），而醛固酮受体抑制剂（螺内酯）在妊娠早期有抗雄激素的不良反应，不建议使用。尚无妊娠妇女使用呋塞米治疗的充分对照研究，妊娠期间的治疗需要监测胎儿生长，可能会增加出生体重，仅在潜在获益大于对胎儿的潜在风险时，才可在妊娠期间使用呋塞米。应用利尿剂时需监测患者的体重、肾功能、电解质等血生化指标，避免出现低血容量、电解质紊乱和其他并发症。

（1）呋塞米 强效袢利尿剂。①口服用法：20~40mg，每日 1 次，必要时 6~8h 后追加 20~40mg，直到出现满意的利尿效果。最大剂量可达每日 600mg，但一般应控制在每日 100mg 以内，分 2~3 次服用，防止过度利尿和不良反应发生。②静脉注射：20~40mg，必要时每 2h 追加剂量，直至出现满意疗效。

（2）托拉塞米 磺酰脲吡啶类袢利尿剂。①口服用法：10mg，每日 1 次，根据病情可增加剂量至 20mg，每日 1 次。每次最大剂量不超过 200mg。②静脉注射：初始 5mg 或 10mg，每日 1 次，缓慢静脉注射；或 5% 葡萄糖溶液或 0.9% 氯化钠注射液稀释后静脉输注；疗效不满意可增加剂量至 20mg，每日 1 次。每日最大剂量 40mg，疗程不超过 1 周。

3. 靶向药物治疗

常用的肺动脉高压靶向药物种类有 CCBs、前列环素类似物和前列环素受体激动剂、ERAs、PDE5i、可溶性鸟苷酸环化酶

（Soluable Guanylate Cyclase，sGC）激动剂等。

常用的 CCBs 类药物包括硝苯地平、地尔硫䓬、氨氯地平。急性血管反应试验阳性患者建议给予足量 CCBs 治疗，心率慢者考虑应用硝苯地平和氨氯地平，心率快者倾向于应用地尔硫䓬。建议起始给予低剂量，逐渐增加至可耐受的最高剂量，未进行急性血管反应试验或者反应阴性的患者因低血压、晕厥、右心衰竭等可能的严重副作用，不应使用 CCBs 类药物。

常用的前列环素类似物包括依前列醇（妊娠分级 B 级）、伊洛前列素（妊娠分级 C 级）、曲前列尼尔（妊娠分级 B 级）、司来帕格等。对于 WHO 心功能分级 Ⅳ 级或严重的右室功能不全的患者，推荐使用肠外的前列环素类药物，大部分研究使用依前列醇静脉注射。对于右室功能部分保留，WHO 心功能分级 Ⅲ 级的患者可以考虑吸入前列环素类药物，大部分研究使用的伊洛前列素。司来帕格孕妇与哺乳期安全性资料较少，不建议妊娠期及哺乳期女性使用。

常用的 ERAs 包括波生坦、安立生坦、马昔腾坦等，由于 ERAs 对胎儿有致畸作用，在妊娠妇女中禁用。

常用的 PDE5i 包括西地那非、他达拉非、伐地那非。对右室功能正常，WHO 心功能分级 Ⅰ～Ⅱ 级的患者，可以考虑口服 PDE5i，大部分研究使用的是西地那非。PAH 合并妊娠的患者可联合使用西地那非和前列环素类似物。如果口服西地那非治疗后心功能持续恶化，PVR 明显升高，可再联合雾化吸入伊洛前列素，可以有效控制 PAH 症状，降低 PVR，改善心功能。伐地那非、他达那非用于 PAH 妊娠患者的临床证据支持比较少，不推荐使用。

常用的 sGC 激动剂有利奥西呱，由于其可能对胎儿造成伤害，因此孕妇禁用该药。

妊娠合并 PAH 常用靶向药物用法用量总结如下：

（1）硝苯地平 二氢吡啶类钙通道阻滞剂。口服用法：初始剂量 10mg，每日 3 次，目标剂量 20~60mg，每日 2 次或每日 3 次，最高日剂量 120~240mg/d。

（2）地尔硫草 非二氢吡啶类钙通道阻滞剂。口服用法：初始剂量 60mg，每日 2 次，目标剂量 120~360mg，每日 2 次，最高日剂量 240~720mg/d。

（3）氨氯地平 二氢吡啶类钙通道阻滞剂。口服用法：初始剂量 5mg，每日 1 次，目标剂量 15~30mg，每日 1 次，最高日剂量 20mg/d。

（4）依前列醇 前列环素类似物（国内未上市）。静脉注射：需持续深静脉注射给药，初始速率 2ng/（kg·min），目标剂量由耐受性和有效性决定；1 年时的典型剂量范围为 16~30ng/（kg·min），个体差异较大。

（5）伊洛前列素 前列环素类似物。雾化吸入：2.5μg，每日 6~9 次，目标剂量以及最高日剂量为 45μg（5μg，每日 9 次）。勿起始用于收缩压 < 85mmHg。

（6）曲前列尼尔 前列环素类似物（国内为注射液）。①雾化吸入：18μg，每日 4 次，目标剂量为 54~72μg，每日 4 次。②连续皮下或静脉注射：初始输注速率为 1.25ng/（kg·min），若因为全身效应不能耐受初始剂量，可将注射速率降低至 0.625ng/（kg·min）。目标剂量由耐受性和有效性决定；1 年时的典型剂量范围为 25~60ng/（kg·min），个体差异较大。应避免突然停止输注。最常见的不良反应为注射部位疼痛和消化系统症状，其次为面部潮热和头痛等。

（7）西地那非 PDE5i。口服用法：20mg，每日 3 次。最常见的不良反应包括头痛、潮红、消化不良、视力异常、鼻塞、背痛、肌痛、恶心和皮疹等。

（8）他达拉非 PDE5i。口服用法：20mg 或 40mg，每日 1

次，目标剂量 40mg，每日 1 次。

（9）伐地那非　PDE5i。口服用法：5mg，每日 2 次。

4. 合并急性右心衰竭的治疗

（1）PAH 合并右心衰竭的患者应紧急行心电图、超声心动图及血液检查，同时应积极治疗诱发因素，包括感染、贫血、甲状腺功能障碍、肺栓塞、心律失常、发热、酸中毒或不遵医嘱服药等。可使用靶向药物，以降低右室后负荷。常首选静脉注射前列环素类似物，起效快。起始三联治疗（静脉注射前列环素类似物、PDE5i 和 ERA）对于新诊断的 PAH 合并右心衰竭患者具有良好的短期和中期效果。

（2）容量管理也极关键。大多数患者右心室充盈压明显升高，心输出量下降，补液可进一步增加右心室充盈压力和心室容积，导致左心室充盈下降和功能进一步恶化，应静脉注射袢利尿剂甚至血液滤过以达到容量负平衡。

（3）合理应用血管活性药物、维持各脏器灌注，正性肌力药常用多巴酚丁胺，升压药物首选去甲肾上腺素。

（4）右心严重衰竭或者重度　PAH 的患者，应及时终止妊娠，首选剖宫产术，必要时给予机械循环支持（Mechanical Circulatory Support，MCS）。

（三）预测和预防

1. 风险筛查

注意妊娠前和妊娠各期产科检查首诊时临床风险因素的筛查。妊娠是 PAH 患者的高危状况，应采取积极的方法开始先进的治疗，应与非妊娠患者一样进行风险分层。

2. 预防措施

（1）产后应继续进行靶向药物治疗，吸入 NO、静脉使用依前列醇及吸入伊洛前列素有利于降低产后右心衰竭发生率。

（2）保持室内空气新鲜，勤通风，做好会阴护理。

（3）肺动脉高压危象是指肺动脉压力急剧增高到或超过主动脉水平导致严重的低血压及低氧血症，是妊娠合并肺动脉高压患者最严重的并发症，常常由于感染、劳累、低氧血症、高碳酸血症、酸中毒、镇静镇痛不足等引起，产科更多见于分娩期和产后的最初 72h 内。一旦诊断为肺动脉高压危象，需要立即抢救。若采取积极有效的措施，可预防肺动脉危象的发生，采取以下措施。

①气管吸引：吸引前后纯氧吸入、选择合适的负压和导管、吸引前加深镇静深度，以及吸痰时密切监测血氧饱和度、肺动脉压力的变化，若出现肺动脉压升高，血氧饱和度下降，应立即停止吸痰，予纯氧加压辅助呼吸；

②镇静镇痛：根据不同的病情合理选择药物，可选用芬太尼加咪达唑仑或咪达唑仑微泵维持，根据 Ramsay：镇静评分，调整药物注入的速度，以达到适度镇静和镇痛的目的。在镇静过程中，应保持一定的镇静深度（一般为 3~4 分），但在操作前或操作中，应加深镇静深度至 4~5 分；

③对于机械通气的患者，允许适当的过度通气，使 $PaCO_2$ 维持在 20.5~38.5mmHg，PaO_2 维持在 100mmHg 以上。定时监测血气分析，若出现酸中毒应及时应用 $NaHCO_3$ 和加大气通气量纠正，使 pH 值维持在 7.45 左右；

④扩血管药物：持续泵入前列腺素 E_1 如前列地尔，可与多巴胺配合使用；

⑤终止妊娠：孕 12 周前在麻醉下行人工流产，妊娠中晚期给予在硬膜外麻醉下的剖宫取胎术，当出现艾森曼格综合征，产前血氧极低的情况下，选择全麻，术后带管回 ICU 继续呼吸机辅助通气，尽可能提高氧合。

参考文献

［1］ 中华医学会呼吸病学分会肺栓塞与肺血管病学组，中国医师协会呼吸医师分会肺栓塞与肺血管病工作委员会，全国肺栓塞与肺血管病防治协作组，等. 中国肺动脉高压诊断与治疗指南（2021 版）［J］. 中华医学杂志，2021，101（1）：11–51.

［2］ Humbert M, Kovacs G, Hoeper M M, et al. 2022 ESC/ERS Guidelines for the diagnosis and treatment of pulmonary hypertension ［J］. European Heart Journal, 2022, 43（38）: 3618–3731.

［3］ Hemnes A R, Kiely D G, Cockrill B A, et al. Statement on pregnancy in pulmonary hypertension from the Pulmonary Vascular Research Institute ［J］. Pulmonary Circulation, 2015, 5（3）: 435–465.

［4］ Galiè N, Humbert M, Vachiery J L, et al. 2015 ESC/ERS Guidelines for the diagnosis and treatment of pulmonary hypertension: The Joint Task Force for the Diagnosis and Treatment of Pulmonary Hypertension of the European Society of Cardiology（ESC）and the European Respiratory Society（ERS）: Endorsed by: Association for European Paediatric and Congenital Cardiology（AEPC）, International Society for Heart and Lung Transplantation（ISHLT）［J］. European Heart Journal, 2016, 37（1）: 67–119.

编写人员

郑　萍　南方医科大学南方医院
杨彩华　南方医科大学南方医院
向阳芳　珠海市人民医院

第三章

妊娠合并消化系统疾病

妊娠合并消化性溃疡

一、概述

消化性溃疡（Peptic Ulcer，PU）是指胃肠黏膜发生的炎性缺损，通常与胃液的胃酸和消化作用有关，病变穿透黏膜层或到达更深层次，主要症状为上腹部疼痛，也可伴有反酸、嗳气、烧心等症状。妊娠合并 PU 是指妊娠的同时存在 PU，PU 可能孕前就已存在，也可能是怀孕后新发。发生 PU 的危险因素包括吸烟、高龄、使用非甾体抗炎药（Non-Steroidal Anti-Inflammatory Drugs，NSAIDs）、酗酒、遗传易感性、胃炎和活动性幽门螺杆菌（Helicobacter Pylori，Hp）感染。PU 最常见的并发症是上消化道出血，少见穿孔和幽门梗阻等。妊娠期若合并 PU，特别是有并发症时，可能与不良妊娠结局风险增加有关，如子痫前期、胎膜早破、胎盘早剥、早产等，需引起孕妇与医生的重视。

根据不同的分类方法，PU 可分为以下几种类型。

1. 按发生部位分类

PU 可发生于食管、胃及十二指肠，也可发生于胃-空肠吻合口附近，或含有胃黏膜的 Meckel 憩室内。其中胃溃疡和十二指肠溃疡最常见，一般 PU 是指胃溃疡和十二指肠溃疡。

2. 按病因分类

Hp 感染和 NSAIDs 的使用是 PU 最主要的危险因素，因此又可分为 NSAIDs 相关性溃疡和 Hp 相关性溃疡。

3. 特殊类型的消化性溃疡

（1）复合性溃疡　指胃与十二指肠同时存在活动性溃疡，其幽门狭窄、梗阻发生率较高。

（2）难治性溃疡　指正规治疗 8 周（十二指肠溃疡）或 12 周（胃溃疡）后，经内镜检查确定未愈合或愈合缓慢、频繁复发的溃疡。

（3）吻合口溃疡　一般是指胃切除术后在吻合口及其邻近胃空肠黏膜出现的溃疡病灶。

二、主观性资料

1. 一般情况

包括年龄、体重、妊娠情况（妊娠次数、妊娠间隔时间、是否多胎妊娠等）和饮食、生活环境。

2. 现病史

详细询问此次妊娠孕妇是否有上腹痛的症状，腹痛出现的部位、性质、时间以及腹痛的出现是否与进食有关，是否伴发反酸、烧心、嗳气、恶心、腹胀、黑便等。初次出现相关症状或初次诊断 PU 的时间，疾病发生频率，现有治疗方案等。

3. 既往病史

详细询问孕妇既往基础疾病，包括胃炎史、Hp 史、胃十二指肠手术史、消化道出血史、消化道穿孔病史及幽门梗阻史等，前次怀孕是否存在子痫前期、胎膜早破、胎儿生长受限、早产等情况。

4. 用药史

询问患者完整的用药史，包括用药情况、保健品使用情况、疫苗接种状况等。重点询问患者 NSAIDs、糖皮质激素、华法林、氯吡格雷、西洛他唑、利伐沙班等药的使用史；对于已接受抗溃疡治疗的妊娠患者，需询问既往及目前使用的药物种类、剂量、疗效及有无不良反应。

5. 个人史

询问患者既往月经婚育史，心理社会因素包括家庭情况、工

作环境、文化程度和有无精神创伤史，以及生活方式包括酒、咖啡因的摄入量、饮食习惯、吸烟状况等情况。

6. 家族史

询问患者 PU、胃炎、Hp 感染、消化道穿孔及幽门梗阻等家族史。

7. 过敏史

既往有无药物、食物或其他过敏史。

8. 产科检查状况

产前检查是否规律或恰当（包括产前检查质量问题）、本次妊娠经过有无异常。

三、客观性资料

1. 症状

典型的 PU 临床症状具有慢性、周期性、节律性上腹痛的特点，孕妇患有 PU 的症状与普通人相似。疼痛部位：胃溃疡在上腹偏左，十二指肠溃疡在上腹偏右。疼痛性质及时间：多呈隐痛、灼痛或胀痛。胃溃疡疼痛多在餐后 1h 内出现，至下次餐前缓解；十二指肠溃疡有空腹痛、半夜痛，进食可以缓解。常伴反酸、烧心、嗳气等症状，可伴心理症候群。

2. 体征

PU 缺乏特异性体征，在溃疡活动期，多数患者有上腹部局限性轻压痛，十二指肠溃疡压痛点常偏右，胃溃疡压痛点偏左或正中。

3. 相关检查

对消化性溃疡应常规行 Hp 感染检测，包括 ^{13}C 或 ^{14}C 尿素呼气试验、单克隆粪便抗原检测、尿素酶实验、胃黏膜组织病理学和血清学抗体检测，当有并发症出现时，还可行血常规、CT、B

超等检查。需要注意的是，^{14}C 有一定放射性，不适合准备妊娠或妊娠期妇女使用。

内镜检查是诊断 PU 最主要的方法，但妊娠期不推荐常规行消化内镜检查，除非考虑难治性 PU 或存在 PU 的并发症（如出血或穿孔）等，若必须行消化内镜检查时，应尽量在孕中期进行，并且检查过程中密切对孕妇的生命体征和胎儿进行监测。对于无法接受传统内镜检查的患者，也可行磁控胶囊内镜检查。

四、临床诊断以及疾病分析与评价

（一）临床诊断

对于具有典型症状的疑诊 PU 患者，通过内镜检查可以明确是否存在溃疡，并观察到溃疡的部位、形态、大小、深度以及溃疡周围黏膜的情况，对于良、恶性溃疡的鉴别诊断有重要价值。PU 的病因诊断需行 Hp 感染检测，并综合考虑患者既往史、服药史（特别是 NSAIDs）等判断其是否为 NSAIDs 相关性溃疡。消化性溃疡还需与胃癌、淋巴瘤、克罗恩病、结核病、巨细胞病毒感染等继发的上消化道溃疡、恶性溃疡相鉴别。

良性溃疡：具有光滑、规则的圆形边缘，溃疡底部平坦、光滑且常常充满渗出物。

恶性溃疡：内镜下恶性溃疡直径 > 2cm，外形不规则或火山喷口状，边缘不规整、隆起，底部凹凸不平、出血、坏死，周围黏膜皱襞中断或增粗呈结节状，有恶性特征的溃疡都应行活检。

（二）妊娠合并消化性溃疡疾病的管理

1. 孕前咨询

据估计，普通人群中 PU 的终身患病率为 5%~10%，该病可见于任何年龄，以 20~50 岁居多。妊娠期由于激素分泌等因素的影响，PU 的发生率、症状严重程度和并发症的发生率均相较于普通人降低。PU 患者或具有 PU 危险因素的育龄期妇女孕前咨询应包括：

（1）了解 PU 控制情况、用药史、消化系统相关疾病家族史、是否合并其他基础疾病、饮食习惯、烟酒嗜好、咖啡因摄入情况等。

（2）嘱患者主动改变不良生活方式，包括戒烟戒酒，少饮浓茶、浓咖啡，定时进餐，清淡饮食，作息规律，避免过度劳累和精神紧张。

（3）对于备孕期确诊 PU 的女性，特别是有并发症者，可先行抗溃疡治疗。对于 Hp 感染的备孕女性，由于 Hp 感染不仅是 PU 的高危因素，也有证据表明，Hp 可引起妊娠期重度恶心、呕吐，因此建议先行抗 Hp 治疗。治疗时尽量避免使用可能对妊娠带来不良影响的药物，如米索前列醇、四环素类抗菌药物等，以免意外妊娠后增加不良妊娠结局或胎儿出生缺陷的风险。

2. 妊娠合并消化性溃疡的治疗目标

妊娠合并 PU 的治疗目标与普通人群相同，为去除病因，控制症状，促进溃疡愈合，预防复发和避免并发症。治疗的重点通常是用质子泵抑制剂（Proton Pump Inhibitor，PPIs）抑制胃酸，若存在 Hp 感染，考虑到妊娠期药物使用的安全性，相应治疗通常推迟到分娩后。然而，一些证据表明，Hp 可引起妊娠期重度恶心、呕吐，包括妊娠剧吐。因此，如有指征，妊娠期也可考虑抗 Hp 治疗。

五、治疗方案及用药指导相关建议

（一）一般治疗

对于 PU 的治疗，除针对可能的病因进行治疗的同时，在活动期，患者还要注意休息，避免剧烈运动，避免刺激性饮食，同时建议其戒烟、戒酒，停服不必要的 NSAIDs、其他对胃有刺激或引起恶心、不适的药物，如确有必要服用，建议和食物一起或餐后服用。

（二）药物治疗

妊娠合并 PU 在经过一般治疗无效或效果不佳后，必要时可使用药物治疗，治疗的重点在于削弱各种损害因素对胃及十二指肠黏膜的损害、提高防御因子以增强对黏膜的保护。具体的方法包括抑制胃酸分泌、保护黏膜、根除 Hp 消除病因等。通常十二指肠溃疡抑酸治疗疗程为 4~6 周，胃溃疡抑酸治疗疗程为 6~8 周，特殊类型溃疡的治疗时间要适当延长，根除 Hp 通常需要 1~2 周。

1. 抑制胃酸分泌

抑酸治疗是缓解消化性溃疡症状、愈合溃疡的最主要措施，目前临床上常用的抑制胃酸分泌的药物有 PPIs 和 H_2 受体拮抗剂（H_2-Receptor Antagonist，H_2RAs）两大类，以及新型抑酸剂钾离子竞争性酸阻滞剂（Potassium Competitive Acid Blockers，P-CAB），PPIs 抑制胃酸分泌作用比 H_2RAs 更强，且作用持久，是治疗消化性溃疡的首选药物。P-CAB 是新型抑酸剂，具有起效更快、抑酸更持久、服用不受进餐影响等特点，对于 PU 的溃疡愈合效果与 PPIs 相当，已被用于酸相关性疾病的治疗。

（1）PPIs　研究显示，妊娠女性使用 PPIs 没有显著不良结局，对于妊娠合并 PU 妇女，建议使用研究数据更广泛的奥美拉唑、兰索拉唑或泮托拉唑，而非其他 PPIs 制剂。

①奥美拉唑

口服用法：20mg，每日 1~2 次。每日晨起吞服或早晚各一次，症状较轻者，可用 10mg。其他治疗无效者可一次 40mg，每日 1 次。

静脉滴注：40mg，每日 1~2 次，溶于 100ml 0.9% 氯化钠注射液或 100ml 5% 葡萄糖注射液中，禁止用其他溶剂或药物溶解和稀释，滴注时间不得少于 20min。

②兰索拉唑

口服用法：30mg，每日 1 次。

静脉滴注：30mg，每日 2 次。用 100ml 0.9% 氯化钠注射液或 5% 葡萄糖注射液溶解，溶解后应尽快使用，勿保存。由于可能出现变色和沉淀，因此，避免与 0.9% 氯化钠注射液或 5% 葡萄糖注射液以外的液体和其他药物混合静滴。

③泮托拉唑

口服用法：40mg，每日 1 次。

静脉滴注：40mg，每日 1 次。临用前将使用 10ml 0.9% 氯化钠注射液将药物溶解，溶解液加入 0.9% 氯化钠注射液 100ml 中稀释后供静脉滴注，禁止用其他溶剂或其他药物溶解和稀释。

（2）H_2RAs 关于 H_2RAs 在妊娠期的应用，因西咪替丁和雷尼替丁安全性良好，过去 40 年广泛应用于孕妇，多项研究表明雷尼替丁和西咪替丁未增加人类先天畸形的风险。但仍有学者不建议孕妇使用西咪替丁，因为在动物实验和人体的研究中已发现其雌性化作用。

①雷尼替丁

口服用法：150mg，每日 2 次。

静脉滴注：50mg，每日 2 次或每次 6~8h。

静脉推注：50mg，每日 2 次或每次 6~8h，超过 10min。

肌内注射：50mg，每日 2 次或每次 6~8h。

②西咪替丁

口服用法：0.2g，每日 2 次

静脉滴注：200mg，每次 4~6h，用 100ml 静脉溶液配伍，滴注 15~20min，每日不超过 2000mg。

（3）P-CAB 目前有伏诺拉生、替戈拉生、凯普拉生三款 P-CAB，伏诺拉生、替戈拉生已在我国上市，是治疗消化性溃疡的新一代药物。鉴于 P-CAB 类药物上市时间较短，妊娠期应用的经验极少，妊娠合并 PU 的患者不推荐常规使用 P-CAB 进行抑酸治疗。

①伏诺拉生

口服用法：20mg，每日 1 次。

②替戈拉生

口服用法：50mg，每日 1 次。

2. 黏膜保护治疗

根据药代动力学作用方式，黏膜保护剂分为内源性和外源性。内源性黏膜保护剂作用于黏膜屏障的不同靶点，多方位提供保护作用；外源性黏膜保护剂主要通过局部作用，起到中和胃酸、降低胃蛋白酶活性和增强黏膜屏障的作用。在抑制胃酸分泌治疗的基础上加用黏膜保护剂能快速缓解症状以及改善溃疡修复质量。

（1）内源性黏膜保护剂 内源性黏膜保护剂常用药物有米索前列醇、瑞巴派特等。由于米索前列醇可引起子宫收缩，而致子宫出血、引发流产等，在妊娠期是禁用的。瑞巴派特由于研究治疗有限，妊娠期的用药安全性尚未确立，孕期使用应权衡利弊，不推荐常规应用。

（2）外源性黏膜保护剂 外源性黏膜保护剂包括各类弱碱性抗酸剂和铋剂，临床常用药物有硫糖铝、铝碳酸镁、碳酸氢钠、枸橼酸铋钾等。目前认为大多数抗酸剂应用于妊娠期风险较低，特别是在妊娠中期和晚期早期使用含镁的抗酸剂；硫糖铝因其吸收量很少，一般认为风险较低，孕期任意时期均可使用；含有碳酸氢盐的抗酸剂孕期应避免使用，因为它们会诱发母体和胎儿代谢性碱中毒和体液超载；铋剂因妊娠期使用数据有限，安全性尚未建立，孕妇应限制使用。

①硫糖铝

咀嚼片：咀嚼后服用，1.0g，每日 3~4 次，餐前 1h 及临睡前嚼服。

混悬凝胶：1.0g，每日 2 次，晨起饭前 1h 及晚间休息前空腹服用。

②铝碳酸镁

咀嚼片：咀嚼后服用，0.5~1g，每日 3 次，餐后 1~2h、睡前或胃部不适时服用

③枸橼酸铋钾

胶囊 / 片 / 颗粒：110mg（按铋的含量计算），每日 4 次，前 3 次于三餐前半小时，第 4 次于晚餐后 2h 服用；每日 2 次，早晚各服 220mg。

3. 根除 Hp 治疗

当妊娠期合并 PU，主要治疗手段通常是抑制胃酸分泌，若同时伴有 Hp 阳性，相应治疗一般推迟到分娩后再进行。此外，部分证据表明 Hp 在妊娠期可导致严重的恶心和呕吐，包括妊娠剧吐。因此，需要时，妊娠期也可以考虑针对 Hp 进行治疗，通常治疗疗程为 14 天。

根据我国《2022 中国幽门螺杆菌感染治疗指南》，推荐含铋的四联方案和高剂量双联方案作为 Hp 感染的初次和再次治疗方案。其中含铋的四联方案包括 1 种铋剂、1 种 PPIs 制剂以及两种抗生素的组合方案，常规方案详见表 3-1；高剂量双联方案是指含双倍标准剂量 PPIs 和 ≥ 3g/d 阿莫西林（分 ≥ 3 次给予）的方案，详见表 3-2。

表 3-1　铋剂四联方案中推荐的抗生素组合

抗生素组合	抗生素 1	抗生素 2
组合 1	阿莫西林 1.0g，每日 2 次	克拉霉素 500mg，每日 2 次
组合 2	阿莫西林 1.0g，每日 2 次	左氧氟沙星 500mg，每日 1 次 或 200mg，每日 2 次
组合 3	四环素 500mg，每日 3~4 次	甲硝唑 400mg，每日 3~4 次
组合 4	阿莫西林 1.0g，每日 2 次	甲硝唑 400mg，每日 3~4 次
组合 5	阿莫西林 1.0g，每日 2 次	四环素 500mg，每日 3~4 次

注：铋剂四联方案中标准剂量 PPIs 包括奥美拉唑 20mg、艾司奥美拉唑 20mg、兰索拉唑 30mg、泮托拉唑 40mg、雷贝拉唑 10mg、兰索拉唑 30mg、泮托拉唑 40mg、艾普拉唑 5mg，餐前 0.5h 口服。铋剂：不同药物的用法有区别，如枸橼酸铋钾 220mg，每日 2 次，餐前 0.5h 口服。推荐疗程为 14d

表 3-2　高剂量双联方案

	具体用法
高剂量双联方案	阿莫西林（≥ 3.0g/d，如每次 1.0g，每日 3 次或每次 0.75g，每日 4 次）联合质子泵抑制剂，如奥美拉唑（双倍标准剂量，每日 2 次或标准剂量，每日 4 次）

需注意表 3-1、表 3-2 中药物在妊娠期使用的安全性，妊娠期 PPIs 的安全性及药物选择参照 126 页"1.抑制胃酸分泌"部分相关描述。另外，铋剂、氟喹诺酮类和四环素类药物因妊娠期可能会对胎儿造成不良影响或妊娠期安全性尚未确立，尽量避免使用，其余药物在妊娠期使用均是低危的，特别是在孕 14 周以后，如克拉霉素、阿莫西林，甚至是甲硝唑。

4.中药

中药对于促进消化性溃疡的愈合、提高溃疡愈合质量、预防复发有一定作用。但由于缺乏妊娠期使用的安全性数据，故不推荐妊娠期使用。

（三）预防

妊娠期由于激素分泌等因素的影响，PU 的症状严重程度、并发症等均较普通人低，但妊娠合并 PU 仍可能增加不良妊娠结局的风险，特别是妊娠期母体对 Hp 的易感性增加，加大了妊娠合并 PU 对妊娠产生不良影响的风险，因此备孕期妇女和妊娠期妇女仍需注意预防。

1. 生活方式

戒烟，戒酒，生活规律，注意休息，进食定时定量，避免暴饮暴食。

2. 饮食因素

新鲜清淡，避免刺激性饮食。

3. 应激和心理因素

长期精神紧张、焦虑或情绪波动者、灾难性事件发生后，应自我调节心境，必要时寻求心理咨询。

4. 筛查 Hp

对计划长期口服 NSAIDs（包括低剂量阿司匹林）的患者，筛查 Hp，如为阳性，备孕期妇女建议根除 Hp 后再进行备孕。

5. 管理家庭性 Hp 感染

Hp 感染主要在家庭内传播，应提倡分餐制，减少感染 Hp 的机会，餐具定期消毒。

参考文献

［1］中华医学会，中华医学会杂志社，中华医学会消化病学分会，等.
消化性溃疡基层诊疗指南（2023 年）［J］. 中华全科医师杂志，
2023，22（11）：1108-1117.

［2］中国中西医结合学会消化系统疾病专业委员会. 消化性溃疡中西

医结合诊疗共识意见（2017年）[J]. 中国中西医结合消化杂志，2018，26（2）：112-120.

[3] 中华消化杂志编辑委员会. 消化性溃疡诊断与治疗共识意见（2022年，上海）[J]. 中华消化杂志，2023，43（3）：176-192.

[4] Rosen C，Czuzoj-Shulman N，Mishkin DS，et al. Pregnancy outcomes among women with peptic ulcer disease [J]. J Perinat Med，2020，48（3）：209-216.

[5] Cappell MS. Gastric and duodenal ulcers during pregnancy [J]. Gastroenterol Clin North Am，2003，32（1）：263-308.

[6] 中华医学会消化病学分会幽门螺杆菌学组. 2022中国幽门螺杆菌感染治疗指南 [J]. 胃肠病学，2022，27（3）：150-162.

编写人员

周　蕾　武汉市第四医院

陈　欢　重庆大学附属涪陵医院

石宪林　重庆市涪陵区妇幼保健院

妊娠合并胃食管反流病

一、概述

妊娠期合并胃食管反流病（Gastroesophageal Reflux Disease，GERD）是指在妊娠期由胃十二指肠内容物反流至食管、口咽或呼吸道引起的不适症状，以烧心、反流、胸骨后疼痛为典型症状，是妊娠期女性常患的疾病之一。孕期女性发生胃食管反流病可发生在孕早期和孕中期，随着妊娠的进展，妊娠期女性发生胃食管反流的概率会显著增加，而且随着孕周的增加，烧心和反流的症状会加剧，从而影响正常的分娩，但是分娩后这些症状通常会消退。国外研究显示 80% 的女性在妊娠期会发生胃食管反流病，目前我国该病的发病率呈逐年上升的趋势。

妊娠期合并胃食管反流病发生的机制主要有以下四方面。

（1）由于孕期雌激素和孕激素的增加，尤其是黄体酮水平的升高，导致胃肠道平滑肌舒张、贲门扩张肌松弛，抑制胃肠道运动，食管下括约肌（LES）压力逐渐降低，胃排空速率减慢，食物和胃酸停留在胃内的时间延长，减弱了阻止胃酸反流的能力，导致胃内容物反流至食管，导致胃部烧灼感；随着妊娠的进展，LES 压力逐渐降至基础值的 33%~50%，一般在妊娠晚期 36 周时出现最低点，所以胃食管反流病通常发生在妊娠晚期。

（2）随着孕期发展，胎儿不断发育，孕期子宫不断增大，妊娠子宫压迫胃部，导致腹腔内压力逐渐增加而使胃内压力增加导致胃十二指肠内容物反流。

（3）在妊娠期间，由于母体和胎儿对营养的需求显著增加，孕妇需要摄入更多的食物；然而，如果摄入的食物超出肠胃的消化能力，就可能导致食物反流的现象发生。

（4）由于妊娠期女性的活动量减少，胃肠蠕动功能减慢，更容易出现便秘的问题，从而进一步增加患胃食管反流病的几率。

妊娠期合并胃食管反流病的症状与非妊娠期相似，也分为食管症状和食管外症状。

1. 食管症状

（1）典型症状　最常见的典型症状是反流和烧心，反流和烧心常发生于餐后 1h，卧位、弯腰时可加重。

（2）非典型症状　非心源性胸痛，吞咽困难或胸骨后异物感，消化不良，腹痛。

2. 食管外症状

如咽喉炎、慢性咳嗽、非特应性哮喘、嗜睡、鼻窦炎、牙病、反复误吸。

二、主观性资料

1. 一般情况

包括怀孕年龄、胎龄、孕前的体重指数、孕期体重增加、孕周数、妊娠情况（妊娠次数、妊娠间隔时间、是否多胎妊娠等）和饮食、运动、睡眠及腹压增加情况。

2. 现病史

详细询问此次妊娠孕妇的症状，是否存在反流和烧心的典型症状，是否伴有吞咽困难、胸痛、嗳气和呃逆、上腹部疼痛、睡眠障碍等其他症状；这些症状是否通常发生在餐后或仰卧位；食用辛辣食物或高脂食物以后症状是否会加重，反流及烧心发生的频率。

3. 既往病史

详细询问孕妇既往是否有烧心、反流的症状或胃食管反流病史。

4. 用药史

询问患者完整的用药史，是否服用了可降低食管下括约肌（LES）压力的药物，如抗胆碱能药物、钙通道阻滞剂、茶碱、抗精神病药物和抗抑郁药；以及用药情况（目前服用的药物，尤其是已经确诊胃食管反流病并且使用药物治疗后但症状缓解不明显的）、保健品使用情况等。

5. 个人史

询问患者既往月经婚育史，心理社会因素包括家庭情况、工作环境、文化程度和有无精神创伤史，以及生活方式、饮食、吸烟状况、体力活动量、体重变化、睡眠习惯等情况。重点关注患者的饮食，是否经常摄入高脂肪或辛辣食物，是否常在睡前进食，是否经常使用巧克力、薄荷糖、含咖啡因饮料等。

6. 家族史

询问患者是否有胃食管反流病的家族史。

7. 过敏史

既往有无药物、食物或其他过敏史。

8. 产科检查状况

产前检查是否规律或恰当（包括产前检查质量问题）、本次妊娠经过有无异常。

三、客观性资料

1. 体征

GERD 患者缺乏比较特异的体征。

2. 相关检查

妊娠晚期新发胃食管反流病（GERD），出现上腹部疼痛症状，应先排除子痫前期；对于妊娠恶心、呕吐可以做腹部超声排除胆囊疾病；GERD 轻症孕妇在定期产检的情况下，不需要常规做实验室检查。实验室检查应包括全血细胞计数，唾液胃蛋白酶检测、尿液分析（包括酮体）、肝肾功及甲状腺功能检查等。PPI试验性治疗可作为典型胃食管反流症状患者，以及疑诊反流性胸痛、咽喉反流、反流性咳嗽、反流性哮喘等患者简便实用的初级诊断方法。

为了避免胎儿受到辐射，应避免钡餐和腹部 CT 检查；不需常规行消化内镜检查，除非考虑难治性 GERD 或存在 GERD 的并发症（如食管狭窄或出血）或使用药物治疗无效后，在必要进行消化内镜检查的情况下，建议在孕中期进行此项检查（目前妊娠期消化内镜手术的安全性尚未得到广泛研究），在手术过程中密切监测孕妇生命体征，并同时对胎儿进行监测。

四、临床诊断以及疾病分析与评价

（一）临床诊断

初步诊断可以仅根据临床典型的症状

（二）妊娠期合并胃食管反流病的管理

1. 孕前咨询

（1）了解患者是否有胃食管反流病史及消化系统相关家族病史，是否首次怀孕，是否在既往孕期发生过胃食管反流。

（2）告知患者在孕前及整个孕期应控制体重，孕前及孕期均不能抽烟、酗酒、滥用药物，关注患者的饮食、运动、睡眠。

（3）对于已经确诊的胃食管反流病的孕妇告知患者首先是采取改变生活方式，如果症状不能改善，可以使用药物治疗；使用药物治疗前应充分评估疾病的风险及使用药物的风险，应避免常规进行消化内镜检查。

2. 妊娠期初次评估

根据患者的既往病史及体格检查，患者的反流及烧心的症状是诊断胃食管反流病的主要依据；当患者出现恶心和（或）呕吐症状时，应评估有无脱水现象，如体位性低血压、黏膜干燥；如果出现发热、头痛和持续性胃脘痛应引起重视，应积极寻找其他病因；如果出现胸痛等不典型症状的，应先排除心脏因素后才能进行 GERD 评估，孕期妇女可以借助胃食管反流病自测量表（GERD-Q 量表，表 3-3）和 GERD-HRQL 量表（表 3-4）问卷调查表辅助诊断。

表 3-3　胃食管反流病自测量表（GERD-Q 量表）

症状	症状频率分值			
	0 天	1 天	2~3 天	4~7 天
A. 阳性症状				
A1. 您的胸骨后烧灼感（即烧心）的天数	0	1	2	3
A2. 您感到有胃内容物（液体或食物）向上反流至咽喉或口腔（即反流）的天数	0	1	2	3
B. 阴性症状				
B1. 您感到中上腹部疼痛的天数	3	2	1	0
B2. 您感到恶心的天数	3	2	1	0
C. 阳性影响				
C1. 您因为烧心和（或）反流而影响睡眠的天数	0	1	2	3
C2. 除医生建议服用的药物外，您为缓解烧心和（或）反酸而额外服用药物（如碳酸钙、氢氧化铝等抗酸剂）的天数	0	1	2	3

注：询问患者就诊前 1 周内以上相关症状出现的天数；阳性症状指支持 GERD 诊断的症状；阴性症状指不支持 GERD 诊断的症状；阳性影响指阳性症状对患者的影响；对于初诊患者，A+B+C > 8 分，提示 GERD 诊断；C ≥ 3 分，提示 GERD 影响生命质量。用于监测 GERD 治疗效果时，A 与 C 任何一项评分 ≤ 1 分，提示治疗有效；A 与 C 任何一项评分 ≥ 2 分，提示治疗方案需调整

表 3-4　GERD-HRQL 量表

问题	评分						备注
1.烧心有多严重?	0	1	2	3	4	5	
2.卧床时有无烧心?	0	1	2	3	4	5	
3.站立时有无烧心?	0	1	2	3	4	5	数值范围:
4.餐后有无烧心?	0	1	2	3	4	5	无症状 =0 分; 症状可见,但不困
5.烧心改变您的饮食习惯吗?	0	1	2	3	4	5	扰 =1 分; 症状可见,已造成
6.烧心会使您从睡眠中醒来吗?	0	1	2	3	4	5	困扰,并非每天 = 2 分;
7.您有无吞咽困难?	0	1	2	3	4	5	每天被症状困扰 = 3 分;症状影响日
8.您吞咽时有无疼痛?	0	1	2	3	4	5	常活动 =4 分; 症状导致日常活动
9.您有无胀满或空气感?	0	1	2	3	4	5	障碍 =5 分
10.服用药物会影响您的日常生活吗?	0	1	2	3	4	5	
您对目前的状态是否满意?	满意□中立□不满意□						

注:GERD-HRQL 量表是为评价 GERD 患者药物疗效和手术效果设计的,旨在为临床医疗选择提供证据支持,是目前常用的 GERD 生存治疗特异性评估工具。量表分值范围是0~50 分,累计分数越高,生存质量越差;GERD-HRQL 问卷具备简单、快速、信效度好的特点,但是其测评内容主要集中在疾病症状方面,缺少对社会功能和心理状态的考评;需要结合常用的普适性生活质量量表,如 SF-36 共同评价

3.孕期监测检查

（1）基本检测　注意孕妇上腹部不适或疼痛及其他消化系统症状、体重、注意胎动、胎心和胎儿生长趋势等。

（2）孕妇的特殊检查　必要时行消化内镜检查;孕期进行神经系统检查异常可反映妊娠呕吐或其他病因引起的并发症。

（3）胎儿的特殊检查　包括胎儿电子监护、超声监测胎儿生长发育、羊水量,如可疑胎儿生长受限或存在胎儿生长受限趋势,严密动态监测;有条件的机构应注意检测脐动脉和胎儿大脑

中动脉血流阻力等。

4. 妊娠期合并胃食管反流病药物治疗的启动时机和治疗目标

对于症状轻微的孕妇通常采用生活方式改变和饮食改变的方式；但是对于生活方式及饮食改变不能缓解其症状的患者，应启动药物治疗方式，但应告知患者使用药物治疗的风险及益处。妊娠期 GERD 预后良好，但是再次妊娠可能会复发，对于症状严重的 GERD 通常应在产后进行强化治疗，产后治疗涉及多种药物联合使用时应评估是否需要停止哺乳。

GERD 的治疗总目标是促进黏膜愈合、控制症状、预防复发和避免并发症。

5. 分娩时机和方式

（1）终止妊娠时机　终止妊娠的时机，应综合考虑孕周、孕妇病情及胎儿情况等多方面因素；对于妊娠期胃食管反流病的患者服用药物后症状多数情况下是可以明显缓解的，可以继续妊娠至足月产；但对于妊娠晚期发生重度 GERD 症状（影响生存质量）且服用药物后不能明显缓解症状者，可以根据孕周数及胎儿情况经产科医生、消化内科医生共同评估病情后提前终止妊娠。

（2）终止妊娠方式　对于足月孕妇应注意个体化处理，若重度 GERD 症状（影响生存质量）患者不能短时间内阴道分娩，病情可能加重，可考虑放宽剖宫产术的指征，但应注意剖宫产手术中因全身麻醉可能引发误吸导致吸入性肺炎。

（3）分娩期间的注意事项　妊娠女性在临产、分娩和产后不久发生误吸的风险较高，因剖宫产行全身麻醉插管也可能引发误吸，之后可能发生吸入性肺炎、急性支气管痉挛或急性呼吸窘迫综合征；在临产、麻醉手术期间及产后应防止出现反流和吸入性肺炎的风险，相关研究证明在阴道分娩或剖宫产前使用 H₂RA 及 PPI 均可以防止生产中胃容物的吸入，防止吸入性肺炎的发生。

五、治疗方案及用药指导相关建议

（一）一般治疗

1.治疗地点

症状轻微或偶发的患者可在门诊进行临床观察，根据需要调整生活方式或采用低强度的按需治疗进行预防。

频繁发作（每周≥2d）的 GERD 不适症状或存在 GERD 并发症时需进行医疗干预。这类患者应评估后决定是否住院治疗，如怀疑有并发症（如食管狭窄或 Barrett 食管）、对经验性治疗反应不佳、需行内镜微创治疗或外科手术治疗以及患者有进行性吞咽困难、吞咽疼痛、体重减轻、贫血、呕血或黑便等情况，应住院治疗。

2.生活方式干预

改变生活方式是治疗 GERD 的基础，而且应贯穿于整个治疗过程。

（1）减轻体重　孕前尽量将 BMI 控制在 < 25kg/m^2；孕后在产科医生指导下控制体重，但不可影响母胎营养需求。

（2）改变睡眠习惯　抬高床头 15~20°；睡觉尽量左躺，相关研究证明右侧躺会增加夜间反流。

（3）避免睡前 2~3h 进食和深夜进食，餐中餐后保持直立；进食与就寝时间（或仰卧时间应 > 3h）。

（4）戒烟、禁止饮酒；少食多餐，不可过饱。

（5）避免降低 LES 压力的食物，如浓茶、咖啡、可乐、巧克力、碳酸饮料、辛辣食物、酸性食物（如橘子、西红柿）、高脂食物，以及养成细嚼慢咽的良好进食习惯等。

（6）避免降低 LES 压力和影响胃排空的药物，如硝酸甘油、抗胆碱能药物、茶碱、钙通道阻滞剂等。

（7）减少引起腹压增高因素　肥胖、便秘、避免穿紧身衣、长时间弯腰劳作等。

（8）合理运动。

（二）药物治疗

妊娠期的 GERD 管理必须个体化，抗酸剂或硫糖铝被认为是一线治疗药物。如果症状持续存在，可以使用 H₂RA。若症状顽固或为复杂反流疾病亦可使用 PPI。

对于存在轻度、间歇性（每周 < 2d）症状，且未见糜烂性食管炎证据的患者，建议采用升阶梯法（Step–Up）治疗 GERD。对于有糜烂性食管炎、症状频发（每周 ≥ 2d）和（或）重度症状（影响生存质量）的患者，采用降阶梯法（Step–Down）治疗以最大限度地缓解症状。

1. 抗酸剂

抗酸剂有助于在孕期快速有效的缓解胃灼热，抗酸剂的药理作用是通过中和胃酸减少酸性胃内容物反流；口服后作用于局部，多数不被吸收，目前认为大多数抗酸剂都可安全用于妊娠期。当生活方式干预无效时，抗酸剂可以作为治疗妊娠期胃灼热的一线药物。妊娠期任何阶段都可以使用抗酸剂，以铝盐、镁盐为固定组合的药物是抗酸剂的首选；使用抗酸剂应按需短期使用，使用不可超过推荐剂量。三硅酸镁长期使用可能会引起胎儿肾结石、呼吸窘迫、心血管损伤等疾病，而碳酸氢钠因可能引起代谢性碱中毒和母婴液体负荷过重而不宜使用。需注意的是，长期使用抗酸剂会干扰铁的吸收，妊娠妇女伴随贫血时应引起重视。

常用抗酸剂有铝碳酸镁咀嚼片、碳酸钙咀嚼片等。

（1）铝碳酸镁

口服：0.5~1.0g，每日 3 次。餐后 1~2h、睡前或胃部不适时咀嚼后服用。

（2）碳酸钙

口服：0.5~1.0g，症状出现时咀嚼后服用，24h 内最多不超过 8g。

2. 胃黏膜保护剂（硫糖铝）

硫糖铝是一种不溶于水的铝蔗糖化合物，它附着于黏膜表面，促进愈合，预防溃疡性损伤，相关机制尚未完全明了。但与 PPI 相比，硫糖铝的作用时间短且疗效有限。由于硫糖铝几乎不被吸收，因此用于妊娠期和哺乳期可能是安全的。

本品常见剂型有分散片、咀嚼片、普通胶囊剂、颗粒剂、混悬液和凝胶剂，具体剂量用法如下。

（1）分散片、咀嚼片、普通胶囊剂、颗粒剂　口服。成人一次 1g，一日 3~4 次，餐前 1h 及睡前空腹服用。分散片可吞服、吮服或用温开水冲服；咀嚼片嚼碎后服用；普通胶囊剂用水送服；颗粒剂温开水冲服。

（2）混悬液　口服，服用前需摇匀。一次 1~2g，一日 2~4 次，餐前 1h 及睡前空腹服用。

（3）混悬凝胶剂　口服，每日 2 次，每次 1 袋（1g），晨起饭前 1h 及晚间休息前空腹服用。用于维持及巩固的用量可酌情减半，每次服用量不变，服药次数可减少。如每日服用 1 次，最好在晚间服用。

3. H_2 受体拮抗剂

H_2RA 可以抑制胃壁细胞上的 H_2 受体，从而抑制胃酸分泌以及胃蛋白酶和胃泌素的分泌。虽然所有 H_2RA 用于妊娠期似乎都安全，但更建议选用雷尼替丁或西咪替丁，因为目前这两种药物在妊娠期的安全性数据最充分，不过国外推荐的首选药物为雷尼替丁。

（1）雷尼替丁

口服：150mg，每日 2 次。

（2）西咪替丁

口服：200~400mg，每日 2 次。餐后及睡前服用。

4. 质子泵抑制剂

PPI 用于经 H_2RA 治疗失败的患者以及有糜烂性食管炎和（或）频发（每周 ≥ 2d）或重度 GERD 症状（影响生存质量）的患者。PPI 用于妊娠期的经验比 H_2RA 更少，但就现有妊娠期用药数据研究来看，PPI 对 GERD 且有临床症状的孕妇是安全的，但是临床上常用的且安全性高的 PPI 为奥美拉唑、兰索拉唑和泮托拉唑，因为这几种药物在妊娠期的应用研究中数据最多，通常首选妊娠期安全资料较多的奥美拉唑。但是在妊娠前 1 个月以及妊娠的第 1~3 个月应避免使用任何质子泵抑制剂。

对于初始治疗者，PPI 的疗程为 8 ~12 周，单剂量 PPI 无效者可改用双倍剂量，合并食管裂孔疝的患者往往需要双倍剂量 PPI。对于维持治疗（包括按需治疗和长期维持）者，初始治疗有效的非糜烂性反流病（NERD）和反流性食管炎（Reflux Esophagitis，RE）洛杉矶分级 A 或 B 级患者可采用 PPI 按需治疗，PPI 停药后症状复发、RE 洛杉矶分级 C 或 D 级、经扩张治疗后合并食管狭窄的患者需要 PPI 长期维持。

应该注意，服用 PPI 应在餐前 30~60min 服用，而不是在睡前服用。长期应用 PPI 还可能发生某些不良反应，如小肠细菌过度生长、机会性感染、骨质疏松相关骨折、慢性肾病、某些维生素和矿物质缺乏及痴呆等。目前并未明确 PPI 与这些不良结局之间的直接因果关系，合理使用 PPI 的益处大于理论风险。通过 PPI 治疗得到缓解的 GERD 孕妇，应尝试停用 PPI 或改用按需治疗，即仅在症状出现时服用 PPI，在症状缓解时停止服用 PPI。对于需要 PPIs 维持治疗的 GERD 患者，PPIs 应以最低剂量给药（但必须个体化），以有效控制 GERD 症状并维持反流性食管炎的治疗。

（1）奥美拉唑

①口服：20mg，每日 1~2 次。每日晨起或早晚各一次吞服。疗程遵医嘱。症状控制后，可用 10mg 或遵医嘱。

②静脉注射：一次 40mg，缓慢静脉注射。每日 1~2 次。

③静脉滴注：一次 40mg，溶于 100ml 0.9% 氯化钠注射液或 100ml 5% 葡萄糖注射液中静脉滴注。应在 20~30min 或更长时间内静脉滴注，每日 1~2 次。

（2）兰索拉唑

①口服：30mg，每日 1 次。

②静脉滴注：每次 30mg，用 0.9% 氯化钠注射液 100ml 溶解后，一日 2 次，推荐静脉滴注时间 30min，疗程不超过 7 天。一旦患者可以口服药物，应该换为兰索拉唑口服剂型。

（3）泮托拉唑

①口服：40mg，每日 1~2 次。

②静脉注射：一次 40mg，每日 1 次。临用前将 10ml 0.9% 氯化钠注射液注入冻干粉小瓶内，此液可直接输注，时间须超过 2min。

③静脉滴注：一次 40mg，每日 1 次。临用前将 10ml 0.9% 氯化钠注射液注入冻干粉小瓶内，将溶解后的药液加入 100ml 0.9% 氯化钠注射液或 5% 葡萄糖注射液中稀释后静脉滴注，静脉滴注时间不应少于 15min。

（三）难治性胃食管反流病的处理

双倍标准剂量 8 周疗程的抑酸剂治疗后反流、烧心等症状无明显改善的患者为难治性胃食管反流病（Refractory Gastroesophageal Reflux Disease，rGERD）。rGERD 可合并精神心理问题，可使用焦虑抑郁量表对患者进行精神心理评估。对合并焦虑、抑郁的患者可在常规药物治疗基础上加用神经调节剂，帮助症状控制，最终通过不同的评估确定个体化治疗方案。

rGERD 的治疗除了强化生活方式饮食干预和改善药物治疗缺乏依从性之外，需优化药物治疗，包括餐前服用 PPI，换用药理机制更好的 PPI（抑酸作用更强、长效、慢代谢等），PPI 联合黏膜保护剂或促胃动力药等方式以减少 rGERD 的比例，如果症状持续存在，需要排除和寻找其他原因。只有在患者有强烈指征（如明显的消化道出血）时，才在妊娠期行上消化道内镜检查。应尽可能将内镜检查推迟至中期妊娠。

1. 促胃动力药

可以增加食管下括约肌压力、刺激食管蠕动及增强食管收缩幅度、促进胃排空，从而达到减少胃内容物食管反流及减少其在食管的暴露时间。促动力药不推荐单独用于 GERD 的治疗，多与抑酸药联合应用；促胃动力药一般用于有客观证据表明的胃轻瘫合并 GERD 的患者。由于多潘立酮具有引起心律失常的风险，故应限制其在妊娠期使用，可短期使用甲氧氯普胺，但是在我国甲氧氯普胺的说明书中为孕妇不宜使用，故使用该药应告知患者签知情同意书。

甲氧氯普胺：口服，5~10mg，每日 3 次。

2. 抗抑郁或焦虑治疗

食管对酸的高敏感性，是 rGERD 的重要发病机制之一，对久治不愈或反复发作者，应筛查精神心理疾病，如考虑有精神心理因素影响可能，治疗药物可考虑选择性 5- 羟色胺再摄取抑制剂（SSRI），其中以西酞普兰和舍曲林在妊娠期的安全性较好，可用于伴有抑郁或焦虑症状的 GERD 患者的治疗。

（1）西酞普兰

口服：20mg，每日 1 次。可在一天的任何时间服用，不需要考虑食物摄入情况。

（2）舍曲林

口服：每日 1 次，早或晚服用均可。可与食物同时服用，也可单独服用。

初始治疗：每日 50mg。

剂量调整：对于每日服用 50mg 疗效不佳而对药物耐受性较好的患者可增加剂量，因舍曲林的消除半衰期为 24h，调整剂量的时间间隔不应短于 1 周。最大剂量为每日 200mg。

服药 7 日内可见疗效。完全起效则需要更长的时间。

维持治疗：长期用药应根据疗效调整剂量，并维持最低有效治疗剂量。

（四）夜间酸突破的处理

控制夜间酸突破是 GERD 治疗的措施之一。夜间酸突破是指在每天早晚餐前服用 PPI 治疗的情况下，夜间胃内 pH < 4 持续时间 > 1h，治疗方法包括调整 PPI 用量，睡前加用 H_2RA 或应用血浆半衰期更长的 PPI 等。

（五）产后处理

多数妊娠期 GERD 患者在分娩后症状即可缓解，但仍有少数产妇在哺乳期仍需药物治疗。因大多数药物在乳汁中的浓度很低，不会对新生儿产生不良影响，因此鼓励母乳喂养。哺乳期可继续应用产前使用的治疗药物。对于症状严重的 GERD 如果在产后进行强化治疗，当涉及多种药物联合使用时应评估是否需要停止哺乳。

（六）预测和预防

1. 筛查

GERD 最常见的典型症状有烧心、反流。烧心是指胸骨后自下而上的烧灼感，反流是指胃内容物向咽喉、口腔流动的感觉，可以是明确的反酸、反食或反流物有苦味。胃食管反流的症状还有胸骨后疼痛、吞咽痛、吞咽困难、上腹痛、上腹烧灼感、嗳气等，这些症状不是 GERD 的特异性表现。此外，GERD 食管外症状如慢性咳嗽、哮喘、咽喉部不适、声嘶、牙蚀症本身也不具有特异性。临床医生应注意问诊，仔细筛查鉴别。

2. 注意预警信息和评估

（1）对初诊患者，要特别注意对预警信息的采集，预警信息包括吞咽疼痛、吞咽困难、呕吐、消瘦和粪便隐血阳性、贫血、食管癌和胃癌家族史等。

（2）以胸痛为主要表现者，注意排查心源性和肺源性胸痛；如怀疑心绞痛，应做心电图和运动负荷试验，肺源性胸痛应注意胸部 CT 的检查。

（3）对 PPI 治疗效果不满意时，应考虑到食管动力性疾病，如贲门失弛缓症、弥漫性食管痉挛和胡桃夹食管等，可行 24h 食管 pH 检测和食管测压进一步明确。此外还要注意排除嗜酸性粒细胞食管炎可能，电子胃镜下取活检有助诊断。

（4）对于出现的各种预警信息，需要仔细排查各种原因和予以矫正。

（5）密切注意孕妇自身症状，必要时住院观察。

3. 预防措施

（1）一级预防　认真做好孕期保健教育工作，普及防病知识，宣传健康生活方式，避免烟酒，节制饮食，如过重或肥胖需减轻体重，避免辛辣酸甜等刺激性食物，避免增加腹压的因素。

（2）二级预防　针对肥胖等高危人群定期监测，积极控制危险因素。

（3）三级预防　针对患者群，积极进行治疗性生活干预，指导合理用药，控制食管反流症状及预防并发症，改善患者的生命质量，对伴有 Barrett 食管者等并发症者，应定期接受内镜检查。

（4）随访评估

①评估内容：全面病史评估，症状复发情况，对抗酸药物治疗反应，生活方式改善情况；进行体格检查，包括血压、心率、心律、身高、体重、腰围等；进行辅助检查，必要时可行内镜检查，评估 GERD 的发病风险及临床情况，是确定治疗策略的基础。

②评估频率

a. 未达标

随访频率：每 2~4 周 1 次，直至达标。

随访内容：病史症状发生情况，对药物治疗反应，查体（身高、体重、腰围），生活方式评估及建议。

b. 已达标

随访频率：每 3 个月 1 次。

随访内容：症状复发情况，查体（身高、体重、腰围），生活方式评估及建议。

年度评估：除上述每 3 个月随访事项外，必要时可行内镜检查，评估病情。

（5）健康教育 应该从 GERD 发生的危险因素入手，采取必要的措施进行积极预防和干预。

①避免饮食过多、过快、过饱；避免睡前进食、餐后立即卧床等；避免刺激性饮食，如烟、酒、咖啡、浓茶、辛辣食物等。

②肥胖会使腹内压增加，诱发胃食管反流，鼓励肥胖患者减轻体重。

③积极治疗便秘、慢性咳嗽等可诱发腹压增加的疾病。

④睡眠时抬高床头，一般床头抬高 15°~20°，以减少反流发生。

⑤用药依从性教育：向患者详细介绍采用的治疗方案，治疗药物的使用方法及可能出现的不良反应等，鼓励患者足量、足疗

程治疗，避免随意减药或停药等。

⑥心理指导：GERD 特点是病情慢性迁延反复，容易使患者思想负担加重，遵医行为差。通过积极交流沟通，消除患者顾虑和心理阻碍，建立起战胜疾病的信心。

参考文献

［1］ Richter J E. Review article：the management of heartburn in pregnancy ［J］. Aliment Pharmacol Ther, 2005, 22：749-757.

［2］ Huerta-Iga F, Bielsa-Fernández M V, Remes-Troche J M, et al. Diagnosis and treatment of gastroesophageal reflux disease：recommendations of the Asociación Mexicana de Gastroenterología ［J］. Rev Gastroenterol Mex, 2016, 81：208-222.

［3］ 中华医学会，中华医学会杂志社，中华医学会消化病学分会，等. 胃食管反流病基层诊疗指南（2019 年）［J］. 中华全科医师杂志，2019, 18（7）：635-641.

［4］ Dunbar Kerry, Yadlapati Rena, Konda Vani. Heartburn, Nausea, and Vomiting During Pregnancy ［J］. Am J Gastroenterol, 2022, 117：10-15.

［5］ Elanovich V. The development of the GERD-HRQL symptom severity instrument ［J］. Dis Esophagus, 2007, 20：130-134.

［6］ Broussard C N, Richter J E. Treating gastro-oesophageal reflux disease during pregnancy and lactation：what are the safest therapy options？ ［J］. Drug Saf, 1998, 19：325-337.

［7］ Richter Joel E. Gastroesophageal reflux disease during pregnancy ［J］. Gastroenterol Clin North Am, 2003, 32：235-361.

［8］ 汪忠镐，吴继敏，胡志伟，等. 中国胃食管反流病多学科诊疗共识［J］. 中华胃食管反流病电子杂志，2020, 7（1）：1-28.

［9］ Nikaki Kornilia, Sifrim Daniel. Pathophysiology of Pediatric Gastroesophageal Reflux Disease：Similarities and Differences With

Adults［J］. J Clin Gastroenterol, 2022, 56：99-113.

［10］Thélin Camille S, Richter Joel E. Review article：the management of heartburn during pregnancy and lactation［J］. Aliment Pharmacol Ther, 2020, 51：421-434.

［11］质子泵抑制剂临床应用指导原则（2020 年版）［J］. 中国实用乡村医生杂志, 2021, 28（1）：1-9.

［12］Yadlapati Rena, Gyawali C Prakash, Pandolfino John E, et al. AGA Clinical Practice Update on the Personalized Approach to the Evaluation and Management of GERD：Expert Review［J］. Clin Gastroenterol Hepatol, 2022, 20：984-994.

［13］Berkovitch M, Elbirt D, Addis A, et al. Fetal effects of metoclopramide therapy for nausea and vomiting of pregnancy［J］. N Engl J Med, 2000, 343：445-446.

编写人员

张　勇　咸阳彩虹医院
朱　熠　成都市金牛区人民医院

妊娠合并病毒性肝炎

一、概述

病毒性肝炎是由肝炎病毒引起、以肝细胞变性坏死为主要病变的传染性疾病，是常见的妊娠合并症。根据其致病病毒的种类主要分为甲、乙、丙、丁、戊五种类型，其中以乙型肝炎最为常见。

甲型肝炎是由甲型肝炎病毒（Hepatitis A Virus，HAV）感染所致，主要通过粪口途径传播，由患者的潜伏期或急性期粪便、血液中的甲型肝炎病毒污染水源、食物、用具及生活密切接触经口进入胃肠道而传播。HAV 感染通常是一种自限性疾病，不会发展为慢性疾病。妊娠期 HAV 感染的病程一般与非妊娠患者类似，急性 HAV 感染可能伴有妊娠并发症，包括宫缩提前、胎盘剥离、胎膜早破和阴道出血。晚期妊娠时病情严重可能增加早产风险。

乙型肝炎是由乙型肝炎病毒（Hepatitis B Virus，HBV）感染所致，可通过血液传播、性传播以及母婴传播。我国高达 50% 的慢性 HBV 感染者是经母婴传播造成的。HBV 感染时年龄越小，成为慢性携带者的概率越高，发展为肝纤维化、肝硬化、肝癌的可能性越大，因此母婴传播的阻断对 HBV 的控制有重要意义。HBV 在妊娠期更容易进展为重症肝炎。

丙型肝炎是由丙型肝炎病毒（Hepatitis C Virus，HCV）感染所致，主要通过血液传播、性传播以及母婴传播。HCV 既可引起急性肝炎又可引起慢性肝炎。急性丙型肝炎病程呈自限性，重症肝炎少见，引起肝衰竭的机率小；但是通常会导致慢性感染，从而转为慢性肝炎，最终进展为肝硬化、肝癌。

丁型肝炎是由缺陷病毒丁型肝炎病毒（Hepatitis D Virus，HDV）感染所致。这种病毒依靠HBV进行自身复制。丁型肝炎患者均为HDV与HBV双重感染。丁型肝炎病毒主要通过血液传播、性传播。丁型肝炎病毒与乙型肝炎病毒合并感染被认为是慢性病毒性肝炎的最严重形式，原因是它会加快肝细胞癌的发展和肝脏相关死亡。

戊型肝炎是由戊型肝炎病毒（Hepatitis E Virus，HEV）感染所致。HEV主要经粪口传播，输血及母婴途径也可传播；HEV通常引起急性自限性感染，极少发展为慢性肝炎，有少数感染者可发生急性肝功能衰竭；但妊娠感染HEV，尤其是HBV重叠HEV，易发生重症肝炎，常发展为急性肝功能衰竭。

二、主观性资料

1. 一般情况

包括年龄、体重、妊娠情况（妊娠次数、妊娠间隔时间、是否多胎妊娠、肝功能情况、近期是否有旅行、疫苗接种、多次输血等）和饮食（是否饮酒、是否食物与水受到污染等）、生活环境（是否寄宿机构、居住环境不佳等）。

2. 现病史

详细询问此次妊娠孕妇的食欲不振、恶心、呕吐、腹泻、上腹痛、黄疸等症状出现的时间和严重程度，肝功能情况，病毒性肝炎的病原血清学检查结果，初次发现或诊断病毒性肝炎的时间，现有治疗方案。

3. 既往病史

详细询问孕妇既往基础疾病，包括既往病毒性肝炎、HIV感染、肝硬化、性传播疾病、移植受者、输血史、应用血液制品史等病史，前次怀孕是否存在胎儿生长受限、妊娠期肝内胆汁淤积症、早产、胎儿死亡等具体情况。

4. 用药史

询问患者完整的用药史，包括用药情况、保健用品使用情况、疫苗接种状况等。尤其是已接受抗肝炎病毒治疗的妊娠患者，需询问既往及目前使用的抗肝炎病毒药物种类、剂量、疗效及有无不良反应。

5. 个人史

询问患者既往月经婚育史，心理社会因素包括家庭情况、工作环境、文化程度、性伴侣数量，以及生活方式包括盐、糖、酒、咖啡及脂肪的摄入量，管制药品服用情况，吸烟状况，体重变化等情况。

6. 家族史

询问患者肝病家族史，病毒性肝炎、脂肪肝、肝癌、艾滋病、性传播疾病的家族史，包括一级亲属病毒性肝炎事件时的年龄。

7. 过敏史

既往有无药物、食物或其他过敏史。

8. 产科检查状况

产前检查是否规律或恰当（包括产前检查质量问题）、本次妊娠经过有无异常。

三、客观性资料

1. 临床表现

常见症状是乏力、食欲不振、恶心、呕吐、腹泻、右上腹或上腹痛。查体包括黄疸、上腹部压痛和肝脾肿大。患者的尿液通常是深色的，大便可能是灰色的。病情重者可伴有慢性肝病面容、蜘蛛痣、肝掌、脾大。

2. 实验室检查

（1）妊娠期出现病毒性肝炎时，应进行以下常规检查，必要时复查：①血常规；②尿常规；③肝功能、血脂；④肾功能；⑤凝血功能和相关 DIC 检查，包括血小板计数、凝血酶原时间、部分凝血活酶时间、凝血酶时间、纤维蛋白原定量、INR、D- 二聚体等；⑥心电图和心肌酶谱（包括 LDH）；⑦产科超声检查。

（2）妊娠期出现甲型肝炎时，在（1）基础上需增加检查 HAV IgM 抗体、HAV RNA。

（3）妊娠期出现乙型肝炎时，在（1）基础上需增加以下检查：①乙肝血清学检查［乙肝表面抗原（Hepatitis B Surface Antigen，HBsAg）和乙肝表面抗体（抗 -HBs）、乙肝 e 抗原（Hepatitis Be Antigen，HBeAg）和乙肝 e 抗体（抗 -HBe）及乙肝核心抗体（Antibody to Hepatitis B Core Antigen，即 anti-HBc 或抗 -HBc）］；②HBV DNA 定量检查。

（4）妊娠期出现丙型肝炎时，在（1）基础上需增加检查 HCV 抗体（抗 -HCV）、HCV RNA 和 HCV 基因型。

（5）妊娠期出现丁型肝炎时，在（1）基础上需增加检查 HBsAg、HBc IgM 抗体、HDV RNA 和 HDV 抗体。

（6）妊娠期出现戊型肝炎时，在（1）基础上需增加检查抗 -HEV IgM、抗 -HEV IgG 和 HEV RNA。

四、临床诊断以及疾病分析与评价

（一）临床诊断

1. 甲型肝炎的诊断

（1）典型表现　HAV 的平均潜伏期为 28 日（范围 15~50d）。大多数感染 HAV 的成人都会出现症状，首发症状为突发的恶心、厌食、发热、不适、腹痛、腹泻。数日到一周内，会出现深色尿及无胆色粪，随后出现黄疸和瘙痒。黄疸出现后，早期临床表现通常会减轻，而黄疸一般在两周内达到高峰。甲肝通常是一种自限性疾病，不会发展为慢性疾病。

（2）肝外表现和并发症　肝外表现包括容易消散的皮疹、关节痛、与免疫复合物病和血管炎相关的其他表现；急性 HAV 感染的并发症包括胆汁淤积性肝炎、复发性肝炎和自身免疫性肝炎。

（3）患者突然出现如下情况时应怀疑急性 HAV 感染：恶心、厌食、发热、乏力、腹痛、黄疸或血清氨基转移酶升高，尤其是当患者存在感染 HAV 的危险因素时，在血清中发现 HAV IgM 抗体时可确诊。

（4）诊断标准　有临床症状且怀疑 HAV 感染的患者的血清中发现 HAV IgM 抗体时可确诊。

2. 乙型肝炎的诊断

（1）诊断标准

①孕妇 HBsAg 阳性，诊断为 HBV 感染。

②急性 HBV 感染的诊断依据是检出 HBsAg 和 HBc IgM 抗体。妊娠期急性 HBV 感染通常不严重，不会增加死亡率或致畸性，主要是采取支持治疗。但有报道称急性 HBV 感染的母亲分娩低出生体重儿和早产儿的发生率增加。急性 HBV 感染还可致母婴传播。

③慢性 HBV 感染的诊断是基于 HBsAg 和（或）HBV DNA 阳性超过 6 个月。对于感染慢性 HBV 的母体，HBV 感染对新生儿的影响尚未完全明确，数据不一致。但肝硬化女性的围产期并发症及母胎不良结局风险很高，包括妊娠期高血压、胎盘早剥、母体围产期出血、胎儿宫内生长受限、宫内感染、早产和胎死宫内。慢性 HBV 感染者出现肝功能异常时，即使无临床表现，也可诊断为慢性乙肝。因此，慢性 HBV 感染者每 6~12 个月需复查

病毒学指标、肝功能、甲胎蛋白和肝脏 B 超等。

（2）乙肝血清学指标的临床意义 乙肝血清学指标包括 HBsAg 和抗 –HBs、HBeAg 和抗 –HBe 及抗 –HBc，俗称"乙肝两对半"，可判断有无 HBV 感染和有无免疫力。HBsAg 阳性即为 HBV 感染，有传染性；HBeAg 阳性说明病毒水平高、传染性强；抗 –HBs 是中和抗体，阳性即具有保护力。孕妇抗 –HBs 阳性，因母体 IgG 抗体能主动通过胎盘，故新生儿出生时抗 –HBs 也阳性。

（3）HBV DNA 的临床意义 外周血 HBV DNA 水平即病毒水平，可反映体内乙肝病毒复制是否活跃。通常认为 HBV DNA $> 2 \times 10^5 \text{IU/ml}$，病毒复制活跃，称为高病毒水平或高病毒载量。孕妇 HBsAg 阳性，就存在病毒复制，有传染性。部分 HBsAg 阳性者 HBV DNA 水平低于检测下限，是因为检测方法不够灵敏，不能检测到低水平的病毒，而不是没有病毒，不是真正"阴性"。

（4）乙肝血清学指标与 HBV DNA 水平的关系 HBsAg 阳性和 HBeAg 阴性（俗称"小三阳"）孕妇，病毒复制不活跃，HBV DNA $> 2 \times 10^5 \text{IU/ml}$ 的比例约为 1%；HBsAg 和 HBeAg 双阳性（俗称"大三阳"）孕妇，病毒复制活跃，HBV DNA $> 2 \times 10^5 \text{IU/ml}$ 者的比例约为 90%。因此，HBeAg 阳性者传染性强，易发生母婴传播。无条件行定量 HBV DNA 检测时，若 HBeAg 阳性，则可视为高病毒水平。

（5）不建议检测脐带血或新生儿外周血乙肝血清学指标 即使脐带血或新生儿外周血 HBsAg 阳性和（或）HBV DNA 阳性，仅能确定暴露于病毒，而不能确诊宫内感染或母婴传播，两者均阴性也不能排除母婴传播，因此不建议检测脐带血或新生儿外周血乙肝血清学指标。

3. 丙型肝炎的诊断

丙型肝炎分为急性丙型肝炎和慢性丙型肝炎，定义分别如下。

（1）急性丙型肝炎

①流行病学史：6个月内有明确的流行病学史，如输血史、应用血液制品史或明确的血液体液暴露史，不安全注射的流行病学史。

②临床表现：可有全身乏力、食欲减退、恶心和右季肋部疼痛等，少数伴低热，轻度肝大，部分患者可出现脾大，少数患者可出现黄疸。大部分患者无明显症状，表现为隐匿性感染。

③实验室检查：血清丙氨酸氨基转移酶（ALT）可呈轻中度升高或正常，6个月内有明确的抗 –HCV 和（或）HCV RNA 阳性结果。在 HCV 急性感染的 7~10 周内，可仅 HCV RNA 阳性，而抗 –HCV 检测结果为阴性。HCV RNA 可在 ALT 恢复正常前转阴，但也有 ALT 恢复正常而 HCV RNA 持续阳性者。

符合上述①＋②＋③或②＋③或①＋③者可诊断。

（2）慢性丙型肝炎　HCV 感染病程超过 6个月。或 6个月以前有流行病学史，或感染日期不明，抗 –HCV 及 HCV RNA 阳性，肝组织病理学检查符合慢性肝炎。或根据乏力等症状，肝大等体征，肝功能异常，抗 –HCV 及 HCV RNA 阳性等实验室及影像学检查结果综合分析，也可作出诊断。

4. 丁型肝炎的诊断

HDV 的复制传播依赖于 HBV，因此存在 HBsAg 是诊断 HDV 感染的必要条件。丁型肝炎的诊断方法取决于临床情况。

（1）有 HDV 感染危险因素的急性 HBV 感染者　急性 HBV 感染者若出现异常重度或迁延性肝炎，或存在 HDV 感染危险因素，应检测有无 HDV 联合感染。评估急性 HBV/HDV 联合感染时，应检测乙型肝炎病毒表面抗原（HBsAg）、抗乙型肝炎病毒核心抗原（HBc）总抗体和 HBc IgM 抗体、乙型肝炎病毒表面抗体（抗 –HBs）、HDV RNA 和 HDV 抗体。

（2）肝炎发作的慢性 HBV 感染者　慢性 HBV 感染者发生

病因不明的急性肝炎时，应评估有无 HDV 重叠感染，检测 HDV RNA 和 HDV 抗体。若先前未发现慢性 HBV 感染，则很难确定其为 HDV 重叠感染还是联合感染，但仍应明确感染类型，因为预后存在差异。

（3）无肝炎发作的慢性 HBV 感染者 所有慢性 HBV 感染者进行 HDV 常规筛查。先行 HDV 抗体检测，若结果阳性，应通过检测 HDV RNA 来确认 HDV 感染。

5. 戊型肝炎的诊断

戊型肝炎分为急性感染、慢性感染和既往感染，定义分别如下：

（1）急性感染 根据《戊型病毒性肝炎诊断标准》（WS：301-2008）：①血清抗 -HEV IgM 阳性，和（或）抗 -HEV IgG 滴度相较于正常值增加 4 倍以上，和（或）可检测到 HEV RNA；②出现急性肝炎临床表现，肝酶升高和（或）黄疸和（或）非特异性症状，如疲劳、瘙痒和恶心。

（2）慢性感染 部分 HEV 感染患者体内病毒血症至少持续 3~6 个月，总体病程超过 6 个月。患者体内 HEV RNA 持续存在超过 3 个月被认为是慢性 HEV 感染。患有自身免疫性疾病、HIV 及长期使用免疫抑制剂的器官移植患者等免疫抑制人群在感染 HEV 后难以自发清除易发展成为 HEV 慢性感染。由于免疫抑制人群抗体表达水平较低，建议使用 HEV RNA 检测慢性感染。慢性戊型肝炎的临床表现通常是非特异性症状。大多数患者无症状，少数患者出现疲劳、腹痛、发热和乏力。

（3）既往感染 患者血清抗 -HEV IgG 阳性被认为是 HEV 既往感染。

6. 妊娠合并重症肝炎的诊断

出现以下情况时考虑重症肝炎：①消化道症状严重；②血清总胆红素值 ＞ 171μmol/L（10mg/dl），或黄疸迅速加深，每日上升 17.1μmol/L；③凝血功能障碍，全身出血倾向，凝血酶原时间百分活度（Prothrombin Time Activity Percentage，PTA）＜ 40%；④肝脏缩小，出现肝臭味，肝功能明显异常，如白球比倒置，胆酶分离；⑤肝性脑病；⑥肝肾综合征。

当出现以下三点即可临床诊断为重症肝炎：①出现乏力、食欲缺乏、恶心呕吐等症状；②PTA ＜ 40%；③血清总胆红素＞171μmol/L。

（二）母婴传播概述

1. 甲型肝炎的母婴传播

HAV 经消化道传播，一般不能通过胎盘屏障感染胎儿，母婴传播的可能性极小。但分娩过程中接触母体血液、吸入羊水或受胎粪污染可致新生儿感染。

2. 乙型肝炎的母婴传播

HBV 母婴传播，指母体病毒进入子代且在体内复制繁殖，造成慢性 HBV 感染。全球大约半数慢性 HBV 感染由母婴传播造成，因此全球努力减少慢性 HBV 感染负担的重点是预防母婴传播。

（1）母婴传播的主要危险因素　孕妇高病毒水平，即 HBV DNA ＞ 2×10^5IU/ml 或 HBeAg 阳性。

（2）母婴传播的时机　通常发生在分娩过程和产后，宫内感染非常罕见，因为 HBV 本身不引起胎盘损伤，通常不能通过胎盘。产程中（包括剖宫产）胎儿或新生儿暴露于母体的血液和其他体液中，病毒可进入新生儿体内；新生儿出生后与母亲密切接触，也可发生传播。

（3）HBsAg 阳性父亲的精液中可存在病毒，但精子细胞中无病毒，精液中的病毒也不能感染卵母细胞，因此也不能感染受精卵而引起子代感染。

（4）预防母婴传播的措施　对于HBsAg阳性母亲分娩的婴儿，如果没有采取任何新生儿预防措施，HBV感染率高达90%。在分娩时给予新生儿乙型肝炎免疫球蛋白（Hepatitis B Immunoglobulin，HBIG）和乙肝疫苗的免疫接种，则可使HBV传播率降低至少95%，所以新生儿免疫接种是预防HBV母婴传播的最重要措施。但有时即使完成了免疫接种仍会出现母婴传播，发生这种情况的最重要危险因素可能是母亲HBeAg阳性和母亲HBV病毒载量高（$> 2 \times 10^5$IU/ml），因此母亲使用抗病毒治疗也可降低母婴传播风险，病毒载量越高，抗病毒治疗越重要。

3. 丙型肝炎的母婴传播

HCV感染母婴传播的危险因素包括：HIV混合感染、HCV病毒载量高、有静脉注射毒品史、外周血单个核细胞（PBMC）HCV感染、破膜时间过长、实施产科操作（如胎儿头皮监测）等。对HCV RNA阳性的孕妇，应避免延迟破膜，尽量缩短分娩时间，保证胎盘的完整性，避免羊膜腔穿刺，减少新生儿暴露于母血的机会。

4. 丁型肝炎的母婴传播

HDV的复制传播依赖于HBV，存在乙肝感染是诊断HDV感染的必要条件，因此HDV感染时重点是预防HBV母婴传播。

5. 戊型肝炎的母婴传播

HEV母婴传播的数据有限，有几项病例系列研究报道了母亲可将HEV感染传给新生儿。

（三）妊娠合并甲型肝炎的管理

1. 孕前咨询

（1）育龄期及备孕期女性应筛查甲肝血清学指标，若为阴性，建议在孕前接种甲肝疫苗。我国甲肝疫苗有甲肝灭活疫苗和减毒活疫苗两大类，建议无特殊情况，完成2剂单抗原灭活甲肝疫苗接种。

（2）预防 HAV 感染的卫生措施

①洗手；②避免接触自来水和生食；③恰当加热食物［加热至＞ 185 ℉（＞ 85 ℃）1min 就可灭活病毒］；④氯、碘和消毒液（1∶100 稀释的家用漂白剂）可有效灭活 HAV。

其余内容参考乙肝及丙肝孕前管理。

2. 妊娠期管理

对于妊娠合并 HAV 感染者，妊娠期间应密切监测肝功能，对于肝功能正常者不进行干预；HAV 感染常为自限性，对于肝功能受损的妊娠女性，酌情给予护肝及其他药物进行对症治疗，应慎用可致肝损伤或经肝脏代谢的药物。根据 2023 年美国妇产科学会的建议，建议有甲肝感染风险的孕妇接种灭活甲肝疫苗。由于甲肝疫苗是由灭活 HAV 制成，理论上对发育中胎儿的风险较低。

3. 分娩方式

HAV 感染女性可以经阴道分娩；剖宫产依据产科指征。

4. 分娩后管理

①HAV 宫内传播罕见，新生儿娩出后不常规进行甲肝疫苗接种；②哺乳是否存在风险尚有争议，虽然目前尚未见甲型肝炎通过乳汁传播的报道。即使婴儿被传染，其症状都较轻或无症状。因此，应根据个体情况权衡感染的风险及是否停止哺乳。

（四）妊娠合并乙型肝炎的管理

1. 孕前管理

（1）育龄期及备孕期女性应筛查乙肝血清学指标，对于 HBsAg 阳性者需要检测 HBV DNA。

（2）若孕前筛查乙肝血清学指标均为阴性，最好在孕前接种乙肝疫苗。若在接种期间妊娠，无需特别处理，且可完成全程接种。乙肝疫苗对孕妇和胎儿均无不良影响。

（3）若孕前筛查 HBsAg 阳性，即存在 HBV 感染，最好由感染科或肝病科医师评估其肝脏的功能和全身状况，明确是否存在肝纤维化或肝硬化后，给出相应妊娠建议（表3-4）。对 HBV 感染妇女的孕前咨询应包括妊娠对母体疾病的影响以及对胎儿和新生儿的风险。

表 3-4　HBV 感染妇女常见情况的妊娠建议

ALT 水平	肝纤维化	肝硬化	妊娠建议
正常	无	无	定期复查肝功能正常者，正常妊娠
升高	无	无	暂时避孕。采用休息等保守治疗（不用抗病毒药）恢复正常，且稳定 3 个月以上者，正常妊娠。经保守治疗 3 个月仍异常，或正常后反复出现异常者，需抗病毒治疗，首选富马酸替诺福韦酯（Tenofovir Disoproxil Fumarate，TDF）
正常	有	无	可妊娠，但妊娠期需要抗病毒治疗，产后继续抗病毒治疗
升高	有	无	暂时避孕。首先抗病毒治疗，首选 TDF，肝功能正常 3 个月后可妊娠；妊娠期、产后继续抗病毒治疗
正常	–	早期	一般不建议妊娠。强烈要求生育者，总体情况较好条件下（白蛋白 > 35g/L、血小板 > 100×10^9/L 等），同时请肝病科会诊，再决定是否妊娠，妊娠期、产后继续抗病毒治疗（首选 TDF），产后继续服药
升高	–	早期	必须避孕，抗病毒（首选 TDF）等综合治疗。强烈要求生育者，肝功能恢复正常且稳定 3 个月以上，总体情况较好的条件下，可考虑妊娠，同时妊娠期和产后继续服抗病毒药物
		晚期	禁忌妊娠。肝硬化失代偿期，如脾功能亢进、食道和（或）胃底静脉曲张，或有肝性脑病、肝硬化腹水、消化道出血等病史者，禁忌妊娠。肝癌妇女禁忌妊娠

注：丙氨酸氨基转移酶（Alanine Aminotransferase, ALT）；有生育需求妇女，如因病情需要进行抗病毒治疗时，前提是 HBV DNA 阳性，DNA 阴性则不予治疗；因需长期治疗，不轻易停药，首选 TDF

①无乏力、食欲减退等肝炎临床表现、肝功能正常、无肝纤维化或肝硬化者可正常妊娠。

②肝炎活动时，即有临床表现和（或）肝功能异常者，需暂时避孕，首先采取休息等治疗，暂不用抗病毒药物，临床表现消失，肝功能正常且稳定3个月后再妊娠。上述治疗3个月无效，需要抗病毒治疗，待肝功能正常后再妊娠。

③有生育需求但因乙肝活动需要抗病毒治疗的药物选择：有生育需求的慢性乙肝妇女，有抗病毒治疗适应证时，首选不易产生耐药的富马酸替诺福韦酯（Tenofovir Disoproxil Fumarate，TDF），待肝功能正常后再妊娠，同时继续服药。如合并肾功能不全，可考虑使用富马酸丙酚替诺福韦（Tenofovir Alafenamide Fumarate，TAF）治疗。有生育需求的妇女应避免使用恩替卡韦和阿德福韦酯，因其对胎儿存在潜在的严重不良影响或致畸作用；对已经使用恩替卡韦或阿德福韦酯者，建议在妊娠前换为TDF。抗病毒药物需要长期使用，不建议使用易产生耐药的拉米夫定和替比夫定；已使用拉米夫定或替比夫定者，最好换为TDF。使用干扰素治疗疗程有限，停药后6个月才可妊娠，使用干扰素期间禁忌妊娠，必须采取避孕措施。

（4）应用干扰素治疗的男性患者，在停药后6个月方可考虑生育；应用核苷（酸）类似物抗病毒治疗的男性患者，目前尚无证据表明该类药对精子的不良影响，可在与患者充分沟通的前提下考虑生育。

2. 妊娠期筛查乙肝

所有妊娠早期孕妇均应筛查乙肝。若孕妇HBsAg阴性，通常表明无HBV感染，给予常规孕期保健服务，并了解其丈夫有无HBV感染；若孕妇HBsAg阳性，表明存在HBV感染，需进一步检测HBV DNA，并详细询问病史及家族史、按管理流程评估乙肝感染相关情况。由于乙肝存在家庭聚集性，建议其家庭成员也筛查乙肝。推荐所有之前未接种过乙肝疫苗的孕妇接种乙肝疫苗，乙肝疫苗不是活疫苗，在孕期没有接种禁忌。

3. HBV 感染孕妇的病情评估及治疗

根据《阻断乙型肝炎病毒母婴传播临床管理流程（2021）》，HBsAg 阳性孕妇需检测 HBeAg、抗 –HBe、HBV DNA 水平、肝功能生物化学指标和上腹部超声检查，以判断其是否出现肝炎活动及进行纤维化分期，需特别关注是否存在肝硬化。

①若 HBV DNA 阳性，出现 ALT 显著异常，≥ 5× 正常值上限（Upper Limit of Normal，ULN），排除导致 ALT 升高的其他相关因素（如药物和脂肪肝等），或诊断为肝硬化者，经感染病或肝病专科医师评估及患者知情同意后，建议给予 TDF 抗病毒治疗。

②若 HBV DNA 阳性，$1 \times ULN < ALT < 5 \times ULN$，且总胆红素（TBil）$< 2 \times ULN$ 时，可继续观察，如果观察期间 ALT ≥ $5 \times ULN$，或 TBil ≥ $2 \times ULN$，则按上述①部分处理；如果 ALT $< 1 \times ULN$，则按下面③部分处理；如果随访至妊娠 24 周仍 $1 \times ULN < ALT < 5 \times ULN$，经患者知情同意后，给予 TDF 进行抗病毒治疗。

③若 HBV DNA 阳性，ALT 正常，无肝硬化表现，可以暂不治疗，继续观察肝功能情况。在随访期间，如果出现 ALT 持续升高（ALT ≥ $1 \times ULN$），则根据 ALT 水平按上述①或②部分处理，注意 TBil 和凝血酶原活动度（PTA）的检查结果，用于判断肝脏损伤的严重程度。

④若 HBV DNA 低于检测下限，表明患者可能处于非活动期，建议于妊娠 24 周复查 HBV DNA，若仍低于检测下限，则无需干预。

对于出现乙肝活动而需要进行抗病毒治疗的孕妇，治疗药物首选 TDF，如果患者存在骨质疏松、肾损伤或肾损伤的危险因素，可选用富马酸丙酚替诺福韦（Tenofovir Alafenamide

Fumarate，TAF）治疗。

4. 妊娠期抗病毒治疗预防母婴传播

（1）治疗指征 经病情评估后肝功能正常的未服用抗病毒药物的孕妇，在妊娠中期检测 HBV DNA 水平，根据 HBV DNA 水平，决定是否需要进行抗病毒治疗以预防 HBV 母婴传播。如果无条件检测 HBV DNA 定量，可以 HBeAg 作为其替代指标，HBeAg 阳性者给予抗病毒治疗以预防母婴传播。

①若孕妇 HBV DNA $\geq 2 \times 10^5$IU/ml 或 HBeAg 阳性，经知情同意后，可于妊娠 24~28 周给予 TDF 进行抗病毒治疗。如果孕妇存在骨质疏松、肾损伤或导致肾损伤的高危因素，或消化道症状严重，可以选择 TAF 或替比夫定。分娩前应复查 HBV DNA，以了解抗病毒治疗效果及 HBV 母婴传播的风险。

②若孕妇 HBV DNA $< 2 \times 10^5$IU/ml 或 HBeAg 阴性，发生 HBV 母婴传播的风险低，一般让其新生儿接种乙肝疫苗 +HBIG 即可预防，不需要抗病毒治疗。

③对于超过妊娠 28 周首次就诊的孕妇，若 HBV DNA $\geq 2 \times 10^5$IU/ml，仍建议尽早给予抗病毒治疗。

（2）停药时机 妊娠期服用抗病毒药物的母亲的停药时机取决于妊娠期抗病毒治疗的目的。

①以阻断 HBV 母婴传播为目的而服用抗病毒药物的孕妇，于产后可考虑即刻或 1~3 个月时停药，停药后应至少每 3 个月检测肝脏生物化学和 HBV DNA 等指标，直至产后 6 个月，发生肝炎活动者应立即启动抗病毒治疗。

②以治疗乙肝为目的而服用抗病毒药物的孕妇，产后不能停药，应长期抗病毒治疗。

5. 分娩方式及分娩时的新生儿护理

（1）分娩方式 大多研究显示，剖宫产并未降低 HBV 母婴传播的发生率，因此不建议以预防 HBV 母婴传播为目的而选择剖宫产术，应根据产科指征决定分娩方式。

（2）分娩时的新生儿护理

①新生儿出生后立即移至复苏台，离开母血污染的环境；彻底清除体表的血液、黏液和羊水；处理脐带前，需再次清理、擦净脐带表面血液等污染物，按操作规程安全断脐。

②分娩时新生儿曾"浸泡"在含有病毒的液体中，清理新生儿口腔、鼻道时，尽可能轻柔操作，避免过度用力，以避免皮肤黏膜损伤而将病毒带入新生儿体内。

③新生儿皮肤表面可能存在 HBV，任何破损皮肤在处理前，务必充分消毒。尽可能先注射 HBIG，再进行其他注射治疗等。

6. 分娩后新生儿的免疫接种预防母婴传播

（1）对 HBsAg 阴性母亲的新生儿，应在出生后 12h 内尽早接种 10μg 重组酵母乙肝疫苗，在 1、6 个月时分别接种相同剂量的第 2 和第 3 剂乙肝疫苗。

（2）对 HBsAg 阳性或不详母亲的新生儿，应在出生后 12h 内尽早注射一剂次 100IU HBIG，同时在不同部位接种 10μg 重组酵母乙肝疫苗，在 1、6 个月时分别接种相同剂量的第 2 和第 3 剂乙肝疫苗。HBIG 的有效成分是抗 –HBs，注射后 15~30min 即开始发挥作用。建议对 HBsAg 阳性或不详母亲所生儿童，于接种第 3 剂乙肝疫苗后 1~2 个月时进行 HBsAg 和抗 –HBs 检测。

①若 HBsAg 阴性，但抗 –HBs 阳性（抗 –HBs ≥ 10mIU/ml），表明免疫接种成功，无需再次接种乙肝疫苗。

②若 HBsAg 阴性、抗 –HBs < 10mIU/ml，表明免疫接种无应答，需按 0、1、6 个月免疫程序再接种 3 剂乙肝疫苗，仍使用重组酵母乙肝疫苗 10μg。完成重复接种后 1 个月，再次检测 HBsAg 和抗 –HBs，如果仍然无应答（HBsAg 阴性、抗 –HBs < 10mIU/ml），通常无需再次接种。

③若 HBsAg 阳性，为免疫接种失败，发生了 HBV 母婴传

播，需进一步检测 HBV DNA 水平和肝功能，以后每 6 个月随访 1 次，复查肝功能生物化学指标和病毒学指标。如果出现肝炎活动，应及时进行抗病毒治疗，可以选择 α 干扰素、恩替卡韦或 TDF 治疗儿童乙肝患者。

（3）HBsAg 阳性或不详母亲的早产儿（＜妊娠 37 周）、低出生体质量儿（＜2500g）也应在出生后 12h 内尽早接种 HBIG 和第 1 剂乙肝疫苗。早产儿或低体质量儿满 1 月龄后，再按 0、1、6 个月程序（即在婴儿满 1 月龄、2 月龄、7 月龄时）完成 3 剂次乙肝疫苗免疫。

（4）新生儿存在窒息、吸入性肺炎等严重不良状况需要抢救时，仍可使用 HBIG，但应暂停接种乙肝疫苗。危重症新生儿，如超低出生体质量儿（＜1000g）、严重出生缺陷、重度窒息、呼吸窘迫综合征等，应在生命体征平稳后，尽早接种第 1 剂乙肝疫苗。HBsAg 阳性孕妇的新生儿无论身体状况如何，在 12h 内（越快越好）必须肌内注射 HBIG；如果首针疫苗接种延迟 ≥ 4 周，间隔 4 周左右需再注射 1 次 HBIG。

（5）孕妇 HBsAg 阴性而家庭其他成员（如新生儿父亲或祖辈）HBsAg 阳性时，若该成员会与新生儿有密切接触，则需要注意预防 HBV 传播。

①如果孕妇抗 –HBs 阳性，新生儿出生时就有免疫力，无需特殊处理，正常接种乙肝疫苗即可。

②如果孕妇抗 –HBs 阴性，大部分新生儿在接种第 2 针乙肝疫苗后 1 周左右才产生抗体，在此之前对 HBV 易感。如果家庭成员 HBsAg 阳性，尤其是 HBeAg 阳性者，注意不要与新生儿密切接触。若其必须与新生儿密切接触（如需照料新生儿），新生儿最好注射 1 针 HBIG。

7. 母乳喂养

新生儿在出生 12h 内接种了 HBIG 和乙型肝炎疫苗后，可接受未服用抗病毒药物或正在服用 TDF 抗病毒治疗的 HBsAg 阳性母亲的哺乳。TDF 可排泄到乳汁中，其乳汁中的替诺福韦含量很低，乳汁中的替诺福韦不能通过婴儿肠道吸收。应与母亲讨论婴儿低水平接触药物的未知风险，充分沟通、知情同意下尊重母亲的哺乳意愿。研究显示，婴儿经母乳吸收的拉米夫定的血药浓度远低于妊娠期服药者的宫内暴露浓度，孕妇产后短期服药且母乳喂养的新生儿，暂未出现额外的不良反应。

因此建议产后短期继续服药者（如产后 1 个月）坚持母乳喂养，而不是放弃母乳喂养，如果产后需要持续服药者，母乳喂养对婴儿是否产生不良影响的研究资料有限，但结合母乳喂养的益处和婴儿曾经长期宫内暴露于药物未产生严重不良影响，可考虑母乳喂养，同时须密切观察药物对婴儿是否存在不良影响。

8. 母亲产后的随访

HBV 感染母亲产后可能出现 ALT 升高。研究表明，产后 24 周内约有 28% 的 HBV 感染母亲出现肝功能异常，孕妇 HBV DNA 高载量是产后肝功能异常的危险因素。

（1）产后继续服用抗病毒药物者，按慢性乙型肝炎患者的随访方案进行随访，分娩后 1 年内每 3 个月复查肝功能、HBV DNA，每 6 个月复查乙肝血清学标志物、甲胎蛋白、上腹部超声和肝脏瞬时弹性成像。

（2）产后停药者及未服用抗病毒药物者，产后 6~8 周复查肝功能生物化学指标和 HBV DNA。如果肝功能正常，分娩后每 3 个月复查肝功能、HBV DNA；如果肝功能异常且符合抗病毒治疗指征，应启动抗病毒治疗。

（五）妊娠合并丙型肝炎的管理

1. 孕前管理

（1）推荐妊娠前筛查 HCV 感染，如果抗体筛查呈阳性，则进行 HCV-RNA 检测确诊，符合条件的丙型肝炎病毒感染患者应在孕前完成治疗。HCV 抗病毒治疗前需评估肝脏疾病的严重程度、肾脏功能、HCV RNA 定量检测、HCV 基因型、合并疾病以及合并用药情况，制订恰当的 HCV 治疗策略。具体方案参考《丙型肝炎防治指南（2022 版）》。

（2）接受直接抗病毒药物（Direct Antiviral Agents，DAAs）治疗期间应避孕，若采用利巴韦林（Ribavirin，RBV）联合 DAAs 方案，治疗期间和治疗结束后的 9 个月才可考虑妊娠。

（3）利巴韦林治疗的男性患者，其女性伴侣 6 个月内应避免怀孕。

（4）应评估母体疾病的稳定性，推荐采用肝炎专家（如胃肠病学专家或传染病专家）参与的多学科管理。母体疾病的程度，如病毒载量、基因型和肝硬化是否存在，是准备妊娠患者的重要考虑因素。

（5）应告知妊娠对母体疾病的影响以及对胎儿和新生儿的风险。①对母体的影响：妊娠早期可加重早孕反应，妊娠晚期可能因肝脏灭活醛固酮的能力下降，妊娠期高血压疾病的发生率增加。病情严重时可影响凝血因子的合成，导致凝血因子降低，易发生产后出血，且晚期合并肝炎易发展为重症肝炎，增加孕产妇死亡率。②对胎儿的影响：可增加流产、早产、死胎和新生儿死亡的发生率，部分病毒可通过胎盘屏障垂直传播感染胎儿。围产期感染的胎儿，免疫功能尚未完全发育，有相当一部分患儿将转为慢性病毒携带状态，易发展为肝硬化或原发性肝癌。

（6）感染 HCV 者应该避免与共同生活者共用个人卫生用具（如剃须刀、指甲剪、剪刀、牙刷），应该避免在静脉输液时共用注射器。

2. 妊娠期管理

所有妊娠早期孕妇均应筛查丙肝。由于尚未评估 DAAs 用于孕妇和新生儿的安全性和有效性，对于妊娠期 HCV 感染者而言，DAAs 只能在进行临床试验时使用，如果正在服用 DAAs 的患者怀孕应该咨询专业医师以权衡继续服药带来的风险和益处。鉴于利巴韦林有致畸作用，妊娠期间禁用利巴韦林。对于妊娠合并 HCV 感染者，妊娠期间应密切监测肝功能，对于肝功能正常者不进行干预；对于肝功能受损的妊娠女性，酌情给予护肝及其他药物进行对症治疗。在分娩哺乳期结束后给予抗病毒治疗。

3. 分娩方式

（1）对于只感染 HCV 的女性，剖宫产不会降低围产期母婴传播率，剖宫产依据产科指征。

（2）对于 HCV/HIV 合并感染女性，应根据 HIV RNA 和 HCV RNA 是否阳性来决定分娩方式。

4. 分娩后管理

（1）对于 HCV 感染孕产妇，应在分娩并停止哺乳后进行丙型肝炎的抗病毒治疗。

（2）对抗 HCV RNA 阳性母亲娩出的婴儿，尚无有效疫苗可以接种。为明确婴儿是否已经获得了 HCV 垂直感染，应在婴儿出生后 2 个月和 6 个月各进行 1 次 HCV RNA 聚合链（Polymerase Chain Reaction，PCR）检测，2 次检测结果均呈阳性者可诊断为 HCV 感染，应继续接受观察随访。检测结果为阴性的婴儿可在出生后 12 个月时接受 HCV 检测，若为阳性，应在 18 个月时再检测 1 次。抗体阳性母亲的婴儿，在 1 岁前注射免疫球蛋白可对婴儿起保护作用。3 岁以下儿童，目前尚无推荐的 DAAs 治疗方案。3 岁以上儿童及青少年，建议使用 DAAs 治疗，以干扰素为基础的方案不再推荐用于儿童及青少年患者。12 岁以下儿童，目前国内暂无获批的 DAAs 剂型。

（3）HCV 感染不作为母乳喂养禁忌，除非乳头有破裂或出血。

（六）妊娠合并丁型肝炎的管理

可参考妊娠合并乙型肝炎的管理。

（七）妊娠合并戊型肝炎的管理

1. 孕前管理

（1）妊娠合并戊型肝炎更易发生急性肝功能衰竭，育龄期妇女（备孕女性）应进行 HEV 感染筛查，符合条件的戊型肝炎病毒感染患者应在孕前完成治疗。

（2）利巴韦林和干扰素用于治疗非妊娠患者的 HEV 感染，由于药物的致畸作用，女性患者使用含利巴韦林方案，用药治疗期间和用药治疗结束后的 9 个月内避免怀孕；单用干扰素方案，用药治疗期间和用药治疗结束后的 6 个月内避免怀孕。接受利巴韦林和干扰素治疗的男性患者，其女性伴侣 6 个月内应避免怀孕。

（3）应评估母体疾病的稳定性，推荐采用肝炎专家（如胃肠病学专家或传染病专家）参与的多学科管理。母体疾病的程度，是考虑是否妊娠的重要因素。

（4）应告知妊娠对母体疾病的影响以及对胎儿和新生儿的风险。①对母体的影响：部分孕妇感染 HEV 后，肝损伤严重，易发生出血、子痫，甚至进展为急性或亚急性肝衰竭，病死率较高。②对胎儿的影响：可导致早产、流产和死胎等不良妊娠结局。

（5）戊肝疫苗可有效预防戊型肝炎，育龄期妇女推荐接种戊型肝炎疫苗。

2. 妊娠期管理

妊娠期 HEV 感染采用支持治疗。对患急性戊型肝炎孕妇的治疗，以对症支持疗法和保护肝脏为主，禁用利巴韦林和干扰素，密切随访肝功能，争取孕妇完成妊娠。对有重症肝炎倾向的患者，积极对症支持治疗，包括人工肝支持治疗等；病情好转者可继续妊娠；如果积极对症支持治疗后，病情无好转，甚至加重者，可考虑终止妊娠。对于已经确诊重症肝炎（肝衰竭）者，则应及早终止妊娠，同时积极对症支持治疗，包括人工肝等支持治疗，必要时可行肝移植。

3. 分娩方式

HEV 感染女性可以经阴道分娩；剖宫产依据产科指征。

4. 分娩后管理

HEV 感染的无症状患者可以进行母乳喂养。

五、治疗方案及用药指导相关建议

（一）一般治疗

1. 适当休息

症状明显或病情较重者应强调卧床休息。病情轻者以活动后不觉疲乏为度。避免过劳。

2. 合理饮食

适当的高蛋白、高热量、高维生素的易消化食物有利于肝脏修复，不必过分强调高营养，忌油腻食物，以防发生脂肪肝，避免饮酒和服用损害肝脏的药物。

3. 心理平衡

使患者有正确的疾病观，对肝炎治疗应有耐心和信心。

（二）药物治疗

妊娠合并非重症肝炎主要采用护肝、对症、支持疗法，启用抗病毒治疗的指征见前面第四部分。常用保肝药物有葡醛内酯、还原型谷胱甘肽、多烯磷脂酰胆碱、腺苷蛋氨酸等，主要作用在于减轻免疫反应损伤，协助转化有害代谢产物，改善肝脏循环、有助于肝功能恢复。必要时补充白蛋白、新鲜冷冻血浆、冷沉淀等血制品。

1. 抗乙肝病毒药物

妊娠期间的抗乙肝病毒治疗目的，一是阻断 HBV 的母婴传播，二是治疗进展中的肝炎。

目前抗乙肝病毒药物主要包括干扰素、核苷（酸）类似物两大类。干扰素通过皮下注射给药，妊娠期禁用，因为它对胎儿发育有明确致畸作用，患者在用药过程中需避孕，且停药后 6 个月才能妊娠。核苷（酸）类似物与干扰素相比，具有口服用药方便、不良反应少、患者依从性好等优点，但核苷类似物容易引起乳酸性酸中毒和严重肝大伴脂肪变性，应予以特殊注意。妊娠期可用的核苷（酸）类似物有富马酸替诺福韦酯（TDF）、富马酸丙酚替诺福韦（TAF）、替比夫定和拉米夫定，任何 1 种均能有效降低孕妇的病毒水平，无需联合用药。

（1）富马酸替诺福韦二吡呋酯（TDF）

用法：口服，300mg qd，不受饮食影响。

是妊娠期首选的抗病毒药物，很少发生耐药。现有的动物和人体数据均未证实 TDF 致畸，TDF 可降低骨密度，但随着持续用药，骨密度通常会保持稳定，胎儿的生长和发育通常不会受影响。综合以往及最新的有关妊娠期抗病毒药物治疗的安全性数据，我国新版《慢性乙型肝炎防治指南（2022）》对于慢性 HBV 感染者准备近期妊娠，或妊娠期间有抗病毒指征时，推荐使用 TDF 治疗；同时指出，TDF 在妊娠中晚期使用对孕产妇和新生儿均具有良好的安全性。

用药前及用药期间根据临床情况适时监测肌酐清除率。有肾功能不全风险的患者用药前及用药期间还应定期监测血磷浓度、尿糖、尿蛋白。肌酐清除率＜ 50m/min 者应谨慎使用。因 TDF

有骨影响的不良反应，对有病理性骨折病史或有其他导致骨质疏松或骨丢失风险因素的患者，应考虑进行骨密度评估。

（2）富马酸丙酚替诺福韦（TAF）

用法：口服，25mg qd，需随食物服用。

TAF 在骨代谢和肾脏安全性方面优于 TDF，但由于缺乏安全性数据，因此尚未常规推荐将其用于治疗妊娠期 HBV 感染。对于慢性 HBV 感染者准备近期妊娠，或妊娠期间有抗病毒指征时，《慢性乙型肝炎防治指南（2022）》推荐：在充分沟通并知情同意后，可以使用 TDF 治疗（B1）。如合并肾功能不全，可考虑使用 TAF 治疗（B2）。然而至今国外有关指南均不推荐 TAF 预防 HBV 母婴传播，特别是更新的 2022 年亚太肝病学会（APASL）和 2020 年 WHO 颁布的预防 HBV 母婴传播指南仅推荐 TDF，而未推荐 TAF。

现有小样本临床研究显示，妊娠早、中、晚期应用 TAF 的预防母婴传播效果与 TDF 相似，且母亲安全性良好。但 TAF 对新生儿出生缺陷的影响以及对母乳喂养的安全性，均有待进一步评估。如在服用 TAF 过程中意外妊娠，是否需要换用 TDF 还需更多证据。

（3）拉米夫定

用法：口服，100mg qd，餐前或餐后服用均可。

抗病毒药物需要长期使用，因此不建议选用易产生耐药的拉米夫定和替比夫定；已使用拉米夫定或替比夫定者，最好换为 TDF。孕妇有肾损害或骨质疏松时，可选用拉米夫定或替比夫定。如果无法承受 TDF 的治疗花费，并打算短期治疗（即≤3个月），则可选用拉米夫定。不过，务必确认患者未曾使用过拉米夫定，因为既往治疗可能导致病毒对拉米夫定耐药。人体研究支持妊娠期使用拉米夫定的安全性，但一些动物研究已观察到不良事件。

（4）替比夫定

用法：口服，600mg qd，餐前或餐后服用均可。

该药抗病毒耐药率较高，孕妇有肾损害或骨质疏松时，可选用替比夫定。现有的动物和人体数据均未证实替比夫定致畸。

合用其他与发生疾病相关的药物时应密切监测不明原因的肌痛、压痛和无力的症状或体征。

2. 保肝药物

一般而言，保肝药物对胎儿影响较小，但药品说明书中仅腺苷蛋氨酸明确记载可以在妊娠期使用，其余药物安全性尚不明确，在临床实际根据患者具体病情酌情使用，如需超说明书使用请签署患者知情同意书。

（1）还原型谷胱甘肽

用法：静脉滴注，1.2g qd，持续 30 天。

用药后可出现头痛、血压下降、食欲缺乏、恶心、呕吐、上腹痛、轻度口腔黏膜白斑、溃疡、舌苔剥脱和疼痛、眼部刺激感、瘙痒感、结膜充血、过性视物模糊等。不得与维生素 B_{12}、维生素 K_3、甲萘醌、泛酸钙、乳清酸、抗组胺药、磺胺药或四环素合用。

（2）多烯磷脂酰胆碱

用法：口服，初始剂量 0.456g（两粒）tid，维持剂量 0.228g（1 粒）tid；静脉滴注，232.5~465mg qd，严重病例可用至每日 1860mg。

若要配置静脉输液，严禁用电解质溶液（生理氯化钠溶液、林格液等）稀释，只可用不含电解质的葡萄糖溶液稀释。该药胶囊安全性较好，偶有消化道症状，极罕见过敏。其注射液溶剂中含有苯甲醇，给予新生儿或早产儿含有苯甲醇的制剂可导致致命性的"喘息综合征"，而苯甲醇可能会透过胎盘屏障，因此不建议孕妇使用其注射液。孕妇可口服该药。

（3）腺苷蛋氨酸

用法：一日 0.5~1g，分 2 次肌内注射或 1 次静脉滴注；口服，一日 1~2g。

偶可引起昼夜节律紊乱，睡前服用安眠药可减轻此症状。以上症状均表现轻微，不需中断治疗。注射用冻干粉针需在临用前用所附溶剂溶解，注射时缓慢给药。不应与碱性溶液或含钙溶液混合。使用抗抑郁药进行治疗时应加强对患者的严密观察和监护，特别是对于自杀风险较大的患者，尤其是在治疗初期以后剂量调整后更应加强这种监护。

（三）妊娠合并重症肝炎的治疗

1. 保肝治疗

人血白蛋白可促进肝细胞再生，改善低蛋白血症；肝细胞生长因子、胰高血糖素加胰岛素疗法可促进肝细胞再生；可以选用葡醛内酯、多烯磷脂酰胆碱、腺苷蛋氨酸为主的两种以上护肝药物。

2. 对症支持治疗

可采用新鲜冷冻血浆与冷沉淀改善凝血功能，注意维持水和电解质平衡。必要时可以考虑短期使用肾上腺皮质激素。酸化肠道，减少氨的吸收。肝肾综合征、肝性脑病、高钾血症、肺水肿时可考虑血液透析。

3. 防治并发症

妊娠合并重症肝炎患者病程中常常会出现多种并发症。主要有凝血功能障碍、肝性脑病、肝肾综合征、感染等。凝血功能障碍可酌情使用低分子量肝素，抗感染以第二、三代头孢菌素为主。在临床救治中常需多学科协作，如内科治疗无效，有条件和适应证者可考虑人工肝支持系统，或及时行肝脏移植手术。防治肝性脑病、肝肾综合征的常用药物有降血氨药物（乳果糖口服液、门冬氨酸鸟氨酸）和利尿药（20% 甘露醇和呋塞米）。

（1）乳果糖口服液

用法：口服，起始剂量 20~33.4g tid。

服用后稍感恶心外，无其他不适，经继续服药后用 1 倍水稀释后可消失。服药超过 6 个月的患者应及时测定血清蛋白。

（2）门冬氨酸鸟氨酸

用法：静脉滴注，第 1 日第 1 个 6h 用 20g，第 2 个 6h 分 2 次给药，每次 10g。

大剂量静脉滴注（＞40g/L）会有轻至中度的消化道反应。当减少用量或减慢滴速（＜10g/L）时，上述症状会明显减轻。大剂量使用时，注意监测血及尿中的尿素指标。肾衰竭者（血清肌酐＞30mg/L）、乳酸或甲醇中毒者、果糖 – 山梨醇不耐受和果糖 1,6– 二磷酸酶缺乏者禁用。

（3）甘露醇

用法：静脉滴注，125~250ml。

快速静脉注射可引起体内甘露醇积聚，血容量迅速大量增多（尤其是急、慢性肾衰竭时），导致心力衰竭（尤其有心功能损害时），稀释性低钠血症，偶可致高钾血症。可引起恶心、呕吐、腹泻、寒战、发热、发冷、肺水肿、双侧肺啰音、视物模糊、听力损伤、低血压、水和电解质紊乱、排尿困难、皮疹、荨麻疹、呼吸困难，使用时应予以注意。

（4）呋塞米

用法：静脉滴注，20~80mg，时隔 2~4h 可重复使用。

长期使用容易发生电解质紊乱，可出现低血压、休克、低钾血症、低氯血症、低氯性碱中毒、低钠血症、低钙血症以及与此有关的口渴、乏力、肌肉酸痛、心律失常等。重点应监测血钾水平。对磺胺药和噻嗪类利尿药过敏者对本品可能亦过敏。饮酒或饮用含酒精的制剂能增强利尿作用，应避免同时使用。

4. 防止感染

重症肝炎患者易发生胆道、腹腔、肺部等部位的细菌感染。注意无菌操作、口腔护理、会阴擦洗等护理，预防感染；有计划地逐步给予广谱抗菌药物。最初可以选用第二、三代头孢类抗菌药物。

5. 严密监测病情变化

包括肝功能、凝血功能、生化、血常规等指标，尤其注意PT、总胆红素、氨基转移酶、白蛋白、FIB、肌酐等指标。监测中心静脉压、每小时尿量、24h出入水量、水及电解质变化、酸碱平衡、胎儿宫内情况。根据实验室指标与患者病情变化，及时调整血制品与药品的使用顺序与剂量。

6. 妊娠合并重症肝炎的产科处理

（1）早期识别、及时转送：要重视妊娠合并重症肝炎患者的早期临床表现，早期识别并及时转送是现阶段降低妊娠合并重症肝炎病死率的重要举措之一。重症肝炎在产后病情可能急转直下，合理的产科处理是救治成功的一个重要因素。应及时转送到三级医院集中诊治。

（2）适时终止妊娠　妊娠合并重症肝炎在短期内病情多数难以康复，临床上应积极治疗，待病情有所稳定后选择有利时机终止妊娠。凝血功能、白蛋白、胆红素、氨基转移酶等重要指标改善并稳定24h左右，或在治疗过程中出现以下产科情况，如胎儿窘迫、胎盘早剥或临产。

（3）分娩方式的选择及子宫切除问题　妊娠合并重症肝炎孕妇宜主动选择有利时机，采用剖宫产方式终止妊娠。妊娠合并重症肝炎常发生产时和产后出血，这是患者病情加重与死亡的主要原因之一。必要时可在剖宫产同时行子宫次全切除术。在子宫下段部位行子宫次全切除手术，方法简便安全，手术时间短、出血少、恢复快，有助于预防产后出血、防止产褥感染、减轻肝肾负担，可明显改善预后。对部分患者，如病情较轻，并发症少，特别是凝血功能较好、子宫收缩良好、术中出血较少者，也可考虑保留子宫。若保留子宫，术中及术后应采取足够措施减少并预防出血，可以采取子宫动脉结扎以及促子宫收缩药物等。

参考文献

［1］ 中华医学会妇产科学分会产科学组，中华医学会围产医学分会. 乙型肝炎病毒母婴传播预防临床指南（2020）［J］. 中华围产医学杂志，2020，23（5）：289-298.

［2］ 中国肝炎防治基金会，中华医学会感染病学分会，中华医学会肝病学分会. 阻断乙型肝炎病毒母婴传播临床管理流程（2021）［J］. 中华肝脏病杂志，2021，29（4）：313-318.

［3］ 中华医学会肝病学分会，中华医学会感染病学分会. 慢性乙型肝炎防治指南（2022）［J］. 中华临床感染病杂志，2022，15（6）：401-427.

［4］ 文爱东，菅凌燕，奚苗苗，等. 全国临床药师规范化培训系列教材妇产专业［M］. 北京：人民卫生出版社，2020.

［5］ 柯彩萍，陈敦金. 美国乙型肝炎病毒感染的预防建议（2018年）解读［J］. 实用妇产科杂志，2018，34（12）：910-913.

［6］ 申姣春，冷雪君，张莹，等.《妊娠期HBV的阻断、预防、治疗和随访管理》解读［J］. 临床肝胆病杂志，2016，32（6）：1060-1068.

［7］ 刘洋铭，饶海英，漆洪波. 美国母胎医学会"妊娠期乙型肝炎的筛查、治疗及垂直传播的预防指南"要点解读［J］. 中国实用妇科与产科杂志，2016，32（6）：505-507.

［8］ 刘会敏，相元翠，栗浩然，等.《2017年加拿大妇产科医师协会临床实践指南：乙型肝炎与妊娠》摘译［J］. 临床肝胆病杂志，2017，33（9）：1663-1667.

［9］ Dotters-Katz SK, Kuller JA, Hughes BL. Society for Maternal-Fetal Medicine Consult Series #56: Hepatitis C in pregnancy-updated guidelines：Replaces Consult Number 43, November 2017［J］. Am J Obstet Gynecol, 2021, 225（3）: B8–B18.

［10］中华医学会肝病学分会, 中华医学会感染病学分会. 丙型肝炎防治指南（2022 年版）［J］. 中华传染病杂志, 2023, 41（1）: 29–46.

［11］中华预防医学会医院感染控制分会, 中华医学会感染病学分会, 中华预防医学会感染性疾病防控分会. 中国丙型病毒性肝炎医院感染防控指南（2021）［J］. 中国感染控制杂志, 2021, 20（6）: 487–493.

［12］钟思琦, 徐和, 姜良坤, 等.《母胎医学会（SMFM）咨询系列 #56：妊娠期丙型肝炎（更新版）- 替代 2017 年 11 月第 43 号文件》摘译［J］. 中国热带医学, 2022, 22（12）: 1211–1214.

［13］中华医学会肝病学分会. 戊型肝炎防治共识［J］. 中华肝脏病杂志, 2022, 30（8）: 820–831.

［14］周冠伦, 鞠宇豪, 许静, 等.《2023 年欧洲肝病学会临床实践指南：妊娠期肝病的管理》摘译［J］. 临床肝胆病杂志, 2023, 39（10）: 2328–2335.

［15］江勇, 王赜煜, 韩涛.《2015 年英国甲型、乙型和丙型肝炎管理指南》推荐意见［J］. 临床肝胆病杂志, 2016, 32（4）: 633–638.

［16］Prevention of Hepatitis A Virus Infection in the United States：Recommendations of the Advisory Committee on Immunization Practices, 2020［J］. MMWR RecommRep, 2020, 69（5）: 1–38.

［17］刘慧敏, 陈文婷, 李世炼, 等.《2023 年欧洲肝病学会临床实践指南：丁型肝炎病毒》意见要点［J］. 临床肝胆病杂志, 2023, 39（11）: 2558–2563.

编写人员

刘雨晴　中国人民解放军陆军特色医学中心

曹录秀　自贡市大安区妇幼保健院

赵　华　广州市花都区人民医院

妊娠合并功能性胃肠病

一、概述

妊娠引起的激素水平变化、解剖学改变可能会导致妊娠期女性较普通人更容易出现一些胃肠道不适：恶心、呕吐、腹泻、便秘以及消化不良、肠易激综合征。这些症状或疾病多数可以通过改变生活方式、调整饮食等得到缓解。当需要更积极的药物治疗时，了解疾病的病理生理学并充分评估母体获益与胎儿风险是必要的。

1. 功能性消化不良

功能性消化不良（Functional Dyspepsia，FD）是一种常见疾病，患者通常诉有餐后饱胀感、早饱、上腹疼痛或烧灼感。其病理生理机制复杂，许多权威机构将该病与肠易激综合征和其他根据症状诊断的胃肠道疾病都视为"肠－脑相互作用障碍"，即肠－脑通讯失调后出现的肠道动力障碍、内脏高敏感性和神经传导障碍等，另外FD也与胃生理因素紊乱、入胃排空缓慢、胃底调节受损和胃敏感伴胃扩张有关。妊娠期升高的孕激素水平对胃肠道动力有很大影响，另外妊娠中晚期膨大的子宫会使肠道移位，以上妊娠期生理也会带来消化功能的改变。

2. 肠易激综合征

肠易激综合征（Irritable Bowel Syndrome，IBS）是一种以慢性或复发性腹痛、腹泻、排便习惯和大便性状异常为主要症状而又缺乏胃肠道结构或生化异常的综合征。孕期的肠易激综合征尤其是孕晚期的便秘症状日益突出。妊娠期性激素水平改变，特别是雌激素，影响与IBS病理生理相关的脑肠轴的中枢和外周调节机制，导致内脏敏感性增高、肠道蠕动和黏膜通透性改变以及肠黏膜免疫激活。

3. 慢性腹泻

慢性腹泻（Chronic Diarrhea，CD）是指大便质地与正常相比持续改变，呈稀便（按 Bristol 粪便性状表分为第 5~7 型）且排便频率增至每日 3 次以上。妊娠期女性前列腺素水平增高，引起平滑肌收缩从而增加胃肠道排出力。

4. 便秘

妊娠女性常出现便秘（Constipation）。采用罗马 IV 标准，孕中期和晚期便秘患病率分别为 44% 和 36%（18~44 岁的非妊娠女性对照组为 21%）。妊娠期便秘可能是由影响小肠和结肠运动的激素变化引起，孕激素浓度增加可降低结肠平滑肌活动的强度和频率、抑制胃动素（一种刺激胃肠道运动的激素）分泌导致传输时间延长，此外，妊娠子宫可对小肠输送产生机械性阻抗，尤其是在妊娠晚期。

二、主观性资料

1. 一般情况

包括年龄、体重、妊娠情况（妊娠次数、妊娠间隔时间、是否多胎妊娠等）和饮食、生活环境。对于肠易激综合征患者，饮食因素可诱发或加重肠易激综合征的症状，故其饮食状况应该尤为重视。对于慢性腹泻的患者，特殊的膳食成分可能引起或加重慢性腹泻，需仔细询问饮食史及其与症状的关系。

2. 现病史

详细询问此次妊娠孕妇的腹痛、腹胀、腹部不适等症状出现的时间和严重程度，粪便性状，现有治疗方案。

3. 既往病史

详细询问孕妇既往基础疾病，包括既往消化系统疾病史，焦虑抑郁病史。前次怀孕是否存在胎儿生长受限、早产、胎儿死亡等情况，或高危表现如妊娠期焦虑抑郁及治疗情况。

4. 用药史

询问患者完整的用药史，包括用药情况、保健品使用情况、疫苗接种状况等。尤其是已接受肠易激综合征治疗或慢性腹泻治疗的妊娠患者，需询问既往及目前使用的药物种类、剂量、疗效及有无不良反应。许多药物也会引起腹泻，仔细回顾用药史至关重要。

5. 个人史

询问患者既往月经婚育史，心理社会因素包括家庭情况、工作环境、文化程度和有无精神创伤史，以及生活方式包括酒、咖啡、辛辣食物等刺激性饮食及脂肪的摄入量、吸烟状况、体力活动量、体重变化、睡眠习惯等情况。

6. 家族史

询问患者消化系统疾病家族史，胃溃疡、功能性胃肠病、炎症性肠病及消化道肿瘤的家族史，包括一级亲属发生消化系统疾病事件时的年龄。

7. 过敏史

既往有无药物、食物或其他过敏史。

8. 产科检查状况

产前检查是否规律或恰当（包括产前检查质量问题）、本次妊娠经过有无异常。

三、客观性资料

1. 体征

（1）反复发作的腹痛、腹胀、腹部不适。

（2）排便情况：腹部不适的症状与排便相关；伴有排便频率

改变；伴有粪便性状或外观改变（粪便性状参考 Bristol 粪便性状量表）。

2. 辅助检查

（1）肠易激综合征　便血、粪便隐血试验阳性、贫血、腹部包块、腹水为报警征象。妊娠期 IBS 应常规监测血红蛋白指标、粪便常规。妊娠期肠镜不应作为常规检查，故应重视腹部超声检查。

（2）慢性腹泻

①粪便检查：粪便检查是慢性腹泻实验室检查的常规项目，对慢性腹泻患者具有重要的诊断价值。包括粪便常规、粪便电解质、pH 值和脂肪含量等。

②血常规和血生化：血常规和电解质、肝肾功能等检查结果常可提示是否存在感染、病情严重程度及营养状态。

③影像学检查：腹部超声或 MRI 可了解肝胆胰等病变。不建议在妊娠期行腹部 CT 检查。

四、临床诊断以及疾病分析与评价

（一）临床诊断

1. 功能性消化不良

根据罗马Ⅳ标准，功能性消化不良定义为至少存在下列 1 种症状：餐后饱胀、早饱、上腹疼痛或上腹烧灼感；且没有可解释这些症状的结构性病变证据（包括上消化道内镜检查）。FD 的诊断主要是根据临床症状描述同时排除消化不良的其他原因。若患者有餐后饱胀、早饱或上腹疼痛 / 烧灼感的临床病史，则怀疑为 FD。

2. 肠易激综合征

反复发作腹痛、腹胀、腹部不适，具备以下任意 2 项或 2 项以上：①与排便相关；②伴有排便频率改变；③伴有粪便性质或外观改变。诊断前症状出现至少 6 个月，近 3 个月符合以上诊断标准。

3. 慢性腹泻

慢性腹泻需首先满足腹泻＞4 周。慢性腹泻是针对症状的描述，在符合其发病时间及腹泻的诊断标准（见概述中慢性腹泻的定义）后，还需明确慢性腹泻的病因，由全身性或肠道器质病变导致，亦或属于肠道的功能性疾病。

4. 便秘

根据罗马Ⅳ诊断标准，诊断依据应为存在以下情况至少 3 个月（且症状首发时间至少为诊断前 6 个月）。

（1）必须满足以下 2 条或以上　超过 25% 的排便感到费力、超过 25% 的排便为块状便或硬便（Bristol 粪便性状第 1~2 型）、超过 25% 的排便有不尽感、超过 25% 的排便有肛门直肠梗阻/阻塞感、超过 25% 的排便需要采用手法辅助（如手指辅助排便、盆底支持）、自然排便次数少于每周 3 次。

（2）不使用轻泻药就很少能排稀便。

（3）不满足肠易激综合征（IBS）的诊断标准。

（二）孕前咨询管理

（1）了解消化道症状（腹部症状、排便性状）控制情况、消化道疾病家族史、是否合并其他基础疾病、体重变化、运动情况、饮食状况、烟酒嗜好等。

（2）嘱患者主动改变不良生活方式（应戒烟戒酒、低盐饮食、减少咖啡因及刺激性饮食摄入），以期达到优化的备孕条件。

（3）肠易激综合征合并焦虑抑郁者，参照第六章"妊娠合并神经系统疾病及精神障碍类疾病"。

（4）慢性腹泻合并焦虑抑郁者，参照第六章"妊娠合并神经系统疾病及精神障碍类疾病"。

（三）疾病分析与评价

1. 功能性消化不良

功能性消化不良常与许多其他胃肠道不适相关疾病一起出现，准确诊断需注意特异性症状如餐后恶心、过度嗳气或腹胀。胃灼热是孕期常见症状，通常是由胃食管反流引起，和功能性消化不良无关。

妊娠期激素水平如雌激素、黄体酮、人绒毛膜促性腺激素（HCG）、松弛素和胃动素与基线比发生显著变化，会显著影响胃运动功能。另外妊娠期子宫增大导致呼气末气体－动压增加，腹压增加也会使功能性消化不良症状进一步恶化。

2. 肠易激综合征

妊娠期间激素变化会影响胃肠道功能。性激素特别是雌激素影响肠易激综合征病理生理相关的脑肠轴的外周和中枢调节机制，并导致内脏高敏感性、肠道蠕动和黏膜通透性改变和肠黏膜免疫激活。

3. 慢性腹泻

妊娠期腹泻常见原因有感染（病毒、细菌、原生动物）、食物不耐受（果糖、乳糖、山梨醇）、胃肠道运输加快（药物、前列腺素增加）、肠易激综合征、炎症性肠病和吸收不良。

4. 便秘

妊娠期出现的便秘大多数为功能性的，但也需详细询问病史以排除其他机械性、系统性病因。询问要点有大便频率、稠度、是否便血以及腹痛和腹胀的情况，后两种症状提示可能是肠易激综合征。

五、治疗方案及用药指导相关建议

（一）功能性消化不良

功能性消化不良的治疗还存在争议，治疗仅能缓解少数患者的症状。

1. 膳食调整

（1）调整食物种类　增加低发酵寡糖、双糖、单糖和多元醇饮食（FODMAP）及限制高碳酸化合物的食物，或者慢慢地重新引入可能触发功能性消化不良的食物，以确定可能的"触发食物"。

（2）改变进餐方式　规律进餐，避免进餐过快。具体的膳食方案需要营养师根据患者情况进行个体化指导。

2. 幽门螺杆菌检测

对于妊娠期的患者 Hp 检测取决于功能性消化不良症状的严重程度以及是否会对母胎造成严重不良影响，权衡检测的潜在风险和益处以及后续药物治疗的机会再决定是否检测。

3. 神经调节剂

米氮平：口服用法，0.8mg/d；用药剂量不能低于 0.1mg/d。

妊娠用药数据有限，根据已发表的观察性研究和上市后报告，在孕妇中使用米氮平的长期经验尚未可靠地确定与药物相关的重大出生缺陷、流产或其他母体 / 胎儿不良结局的风险。

4. 促胃肠动力药

（1）甲氧氯普胺　多巴胺 D2 受体拮抗剂、促胃肠动力药。

口服用法：每日 5~10mg，每日 3 次。

已发表的研究（包括回顾性队列研究、国家登记研究和荟萃分析）未报道妊娠期间使用甲氧氯普胺会增加不良妊娠相关结局的风险。

（2）红霉素　胃动素受体激动剂，可增强胃收缩并降低食管括约肌压力。

口服用法：每日 1~2g，每日 3 次。

红霉素药品说明书没有关于治疗功能性消化不良的适应证，属于超说明书用药。

（二）肠易激综合征

1.生活方式

应注意休息，以侧卧位为宜，保证充足的睡眠。IBS 患者调整生活方式对改善症状有益。应避免摄入敏感刺激性食物及产生气体的食物，乳糖不耐受者应采用无乳糖饮食。孕期瑜伽能减轻 IBS 和躯体化症状的严重程度。步行锻炼有助于改善整体胃肠道症状、负面情绪和焦虑等。可在产科医生的建议下，适当采用上述运动方式。

2.药物治疗

（1）匹维溴铵　解痉药。

口服用法：每次 50mg，每日 3 次；或增至每次 100mg，每日 2 次 po；极少情况可用至 100mg，每日 3 次。

（2）曲美布汀　解痉药。

口服用法：每次 100~200mg，每日 3 次。

匹维溴铵与曲美布汀在动物实验中尚未观察到生殖毒性，基于动物实验预计不会增加后代先天畸形的发生风险，但缺乏人类妊娠期研究数据。

（3）洛哌丁胺　止泻剂。

口服用法：每次 4mg，每日 1 次，以后可调节每日剂量以维持每日 1~2 次正常大便。一般维持剂量每日 2~12mg。每日最大剂量不超过 16mg。

洛哌丁胺无致畸作用与胚胎毒性，孕期服用洛哌丁胺预计不会增加后代先天异常的风险。但有报道提示孕早期使用洛哌丁胺可能与轻微畸形风险增加有关，对确需要进一步阻碍肠道运动者，可使用洛哌丁胺，但最好在妊娠 3 个月后使用。

（4）蒙脱石散　止泻剂。

口服用法：每次 3g，每日 3 次。服用时将本品倒入半杯温开水（约 50ml）中搅匀快速服完。

蒙脱石在肠道中发挥局部作用，极少吸收入血进入循环，可安全用于妊娠期妇女。

（5）肠道不吸收抗生素　肠道不吸收抗生素（主要是利福昔明）可改善非便秘型肠易激综合征（IBS-C）患者的总体症状，以及腹胀、腹泻症状。其可改善肠道菌群失调，调节肠道炎症，增加肠黏膜屏障功能。

利福昔明口服后不被吸收，极少进入血液循环。动物实验暂未发现胚胎毒性作用，但缺乏人类妊娠数据。利福昔明虽然吸收不良，但它来自于利福霉素，具有致畸作用。因此，在妊娠期间应避免使用利福昔明。

（6）聚乙二醇

口服用法：每次 1 袋（10g），每天 1~2 次；或每天 2 袋（20g），一次顿服。每袋内容物溶于 1 杯水（至少 50ml）中后服用。每日剂量根据患者服用后的临床效果进行调整，从隔日 1 袋到每日 2 袋不等。

由于聚乙二醇口服后，既不被消化道吸收，也不参与生物转化，虽然在妊娠中的安全性尚未得到广泛的研究，但因其最小的全身吸收，故不太可能致畸。

（7）乳果糖　因可能加重便秘型肠易激综合征（IBS-C）患者的腹痛、腹胀症状，较少被推荐用于 IBS-C 的治疗。

（8）利那洛肽　促分泌剂。

口服用法：每日 1 粒（290μg），于当日首餐前 30min 服用。

利那洛肽及其活性代谢产物口服给药后的全身吸收可忽略不计，预计孕妇服用该药不会导致胎儿药物暴露。但鉴于目前暂无该药在人类妊娠中的相关研究，孕妇应在权衡利弊后使用。

（9）抗焦虑抑郁药物　参照"妊娠合并神经系统疾病及精神障碍类疾病"章节。

（三）慢性腹泻

1. 生活方式

应注意休息，以侧卧位为宜，保证充足的睡眠。属于全身性或肠道器质病变导致者，应积极治疗原发疾病。功能性腹泻者，调整生活方式尤为重要，应避免诱发或加重腹泻症状的食物，尤其是不耐受的食物。对于临床怀疑或明确麦麸过敏或乳糜泻的患者，需推荐无麸质饮食。此外，注意休息、保证充足睡眠等，可明显阻止腹泻症状反复出现及加重。

2. 药物治疗

（1）止泻剂　洛哌丁胺、蒙脱石散，参照189页"肠易激综合征"内容。

（2）收敛剂　鞣酸蛋白片，口服 0.9~1.8g tid 。空腹服用。

（3）益生菌　益生菌可以调节肠道的正常菌群，减少致病性菌群的过度生长，目前常用的活菌有乳杆菌、双歧杆菌、地衣芽孢杆菌等。由于益生菌为人类正常菌群，故不会对妊娠产生不良风险。

（四）便秘

妊娠期便秘的初始治疗和一般便秘相似，生活方式改变和饮食调整、使用膨胀性轻泻药和（或）非膨胀性轻泻药或灌肠剂。

（1）生活方式改变和饮食调整　增加液体摄入量，保证饮水每天 8 杯，总量 2000ml；摄入膳食纤维（如西梅、柑橘类水果）

和膨胀性轻泻药（如车前草、麦麸）可以改善许多轻度便秘患者的排便习惯。如果需要补充铁剂治疗贫血请使用最小治疗量。

（2）小麦纤维素（膨胀性轻泻药） 纤维素衍生物，主要靠吸收水分和增加粪便体积来发挥轻泻药作用。

口服用法：一次 3.5g（1 包），每日 2~3 次，至少一周。之后逐渐减量至每日 2 次或 1 次；每日清晨都应服药。

（3）聚乙二醇（渗透性泻药） 用法用量参照"肠易激综合征"药物治疗章节。

（4）乳果糖（容积性泻药） 口服用法：起始量每日 10~30ml，维持量每日 7.5~15ml。

（5）怀孕期间不建议使用的药物有矿物油、蓖麻油和盐水高渗剂。

矿物油使母体对脂溶性维生素吸收减少，可能导致出血和新生儿低凝血酶原血症。蓖麻油可能引起子宫过早收缩。

参考文献

［1］ Geisman T，Sayuk GS. Editorial：Functional dyspepsia in pregnancy-Distinct approaches to a special population ［J］. Aliment Pharmacol Ther，2023，58（2）：250–251.

［2］ 中华医学会消化病学分会胃肠动力学组. 中国肠易激综合征专家共识意见（2020）［J］. 中华消化杂志，2020（40）：803–818.

［3］ Sarvee Moosavi MD，Mark Pimentel MD，et al.Irritable Bowel Syndrome in Pregnancy（2021）［J］. Am J Gastroenterol，2021，116：480–490.

［4］ C.Schaefer，H.Spieimann，et al. 孕期与哺乳期用药 ［M］. 吴效科，译. 8 版. 北京：科学出版社，2021，73–74.

［5］ 杨勇，梅劼. 妊娠期与哺乳期用药咨询案例详解 ［M］. 1 版. 北京：中国医药科技出版社，2023，245–246.

［6］ 中华医学会消化系统疾病基层诊疗指南编写专家组. 慢性腹泻基层诊疗指南（2019）［J］. 中华全科医师杂志, 2019（19）: 973–982.

［7］ 中华医学会消化系统疾病基层诊疗指南编写专家组. 慢性腹泻基层诊疗指南（实践版. 2019）［J］. 中华全科医师杂志, 2019（19）: 983–988.

编写人员

蒋　澜　深圳大学总医院

钟　莲　成都市双流区中医医院

妊娠合并肝功能不全 / 药物性肝损伤

一、概述

1. 肝功能不全

肝功能不全（Hepatic Insufficiency）指某些病因造成肝细胞严重损伤，引起肝脏形态结构破坏，并使其分泌、合成、代谢、解毒、免疫等功能严重障碍，出现黄疸、出血倾向、严重感染、肝肾综合征、肝性脑病等临床表现的病理过程或者临床综合征。

2. 药物性肝损伤

药物性肝损伤（Drug-Induced Liver Injury，DILI）是排他性的诊断，是指由化学药品、生物制品、中成药等按处方药或非处方药管理的药品，以及中药材、天然药物、保健品、膳食补充剂等产品，或其代谢产物乃至其辅料、污染物、杂质等所导致的肝损伤。

我国引起肝损伤的最常见药物包括传统中药 / 膳食补充剂、抗结核药物、抗肿瘤药物和免疫调节剂等。据报道，可能引起肝损伤的中药有何首乌、雷公藤、黄药子、补骨脂、千里光、淫羊藿、菊三七等。研究显示妊娠期使用草药、膳食补充剂及四环素可能增加妊娠期 DILI 风险。

已知发生 DILI 的风险因素可归纳为药物相关和宿主相关两大类。目前尚未发现妊娠会增加药物性肝损发生的风险。

二、主观性资料

1. 一般情况

包括年龄、体重、妊娠情况（妊娠次数、妊娠间隔时间、是否多胎妊娠等）、饮食和生活环境，在妊娠期间，将 DILI 与自身免疫性肝病、病毒性肝炎或妊娠期肝内胆汁淤积（Intrahepatic Cholestasis of Pregnancy，ICP），区分鉴别诊断非常重要。

2. 现病史

当出现任何不明原因的肝功能异常情况时，明确出现肝功能异常时间及疾病发展情况，仔细询问既往或当前使用处方药、非处方药、草药制剂，保健品及毒物接触史，尤其是 6 个月内的接触史。

3. 既往病史

详细询问孕妇既往基础疾病，既往传染病史，既往手术史，既往输血史，预防接种史，前次怀孕是否存在妊娠合并肝功能不全 / 药物性肝损伤等情况。

4. 用药史

询问患者完整用药史，包括药物情况（用法、用量、不良反应等情况），联合用药情况（是否存在易致肝损同类药物联用），保健品使用情况（明确保健品成分，特别注意是否含有药品成分）。

5. 个人史

询问患者既往月经婚育史，心理社会因素包括家庭情况、工作环境、文化程度和有无精神创伤史，以及生活方式包括盐、糖、酒、咖啡及脂肪的摄入量、吸烟状况、体力活动量、体重变化、睡眠习惯等情况。

6. 家族史

询问患者肝炎肝病家族史，肝硬化肝癌家族史，家族性高胆红素血症，家族性肝内胆汁淤积综合征等情况。

7. 过敏史

既往有无药物、食物或其他过敏史。

8. 产科检查状况

产前检查是否规律或恰当（包括产前检查质量问题），本次妊娠经过有无异常，查宫高、腹围，胎位，胎心，宫缩情况。

三、客观性资料

1. 临床表现

DILI 的临床表现无特异性，与其他各种急、慢性肝病类似。

一些特殊表型患者，可呈现各自不同的临床表现，如药物超敏反应综合征患者可出现发热、皮疹等肝外症状。若肝脏检查结果异常时间小于 3 个月则认为是急性 DILI，若异常情况已存在 3 个月以上则考虑为慢性 DILI。

急性 DILI 潜伏期差异很大，可短至 1 至数日、长达数月。大多数患者可无明显症状，仅有血清丙氨酸转移酶（ALT）、天冬氨酸氨基转移酶（AST）及碱性磷酸酶（ALP）、γ- 谷氨酰转移酶（GGT）等肝脏生化指标不同程度的升高。部分患者可见乏力、食欲减退、厌油、肝区胀痛及上腹不适等消化道症状。

慢性 DILI 临床表现为慢性肝炎、肝纤维化、代偿性和失代偿性肝硬化、自身免疫性肝炎（AIH）样 DILI、慢性肝内胆汁淤积和胆管消失综合征等。少数患者可出现肝脏肿瘤等。

胆瘀明显的患者可有全身皮肤黄染、大便颜色变浅和瘙痒等症状，以 ALP 和（或）GGT 升高为主要表现。少数患者可有发热、皮疹、嗜酸性粒细胞增多甚至关节酸痛等过敏表现，可能还伴有其他肝外器官损伤的表现。病情严重的患者可出现急性肝衰竭（ALF）或亚急性肝衰竭（SALF），表现为黄疸、凝血功能障碍、腹水及肝性脑病等。

2. 实验室检查

完整的肝脏生物化学检查包括：ALT、AST、ALP、GGT、总胆红素（TBil）、直接胆红素（DBil）、白蛋白等。血清 ALT、AST、ALP 是可反映肝损伤的指标，结合反映肝脏功能受损的指标如 TBil、白蛋白、凝血酶原时间或国际标准化比值（INR）和 5′- 核苷酸酶及 GGT 等，由于妊娠期心输出量较平时升高 40%~45%，主要是肾脏、子宫和皮肤系统血流量有实质性增加，而肝脏血流的改变很小，这提示其占心输出量的总比例是相对下降的。因此氨基转移酶和胆红素的任何异常均需要进一步评估。

（1）血清氨基转移酶　ALT 和 AST 是肝损伤的生化指标。氨基转移酶升高通常提示肝细胞损伤或胆道梗阻。

（2）胆红素　反映肝脏解毒代谢物和运输有机阴离子进入胆汁的能力。

（3）凝血酶原时间 /INR　凝血酶原时间延长可见于肝脏合成功能受损。

（4）血清氨基转移酶＞ 10 倍正常上限、肝性脑病和凝血病的妊娠患者提示存在急性重度肝损伤，此时需要尽快转入专科治疗。

3. 影像学检查

超声、X 线计算机断层摄影术（CT）或磁共振成像（MRI）是包括 DILI 在内各种肝脏疾病诊断或鉴别诊断中的常用影像学检查手段。所有疑似 DILI 患者应行腹部超声的常规检查进行初步排查。其他影像学手段应视患者的具体情况而定。

在正常妊娠期间，肝脏和胆道的经腹超声表现无特殊。

对于肝脏生化和（或）功能指标升高的妊娠患者，应先进行腹部超声检查，超声检查应用的是声波而不是电离辐射，不会对胎儿产生任何副作用。对于超声不能确诊而疑似胆道梗阻或胆管病或超声发现异常的患者，建议进一步选择非增强MRI，以减少胎儿辐射暴露。CT对胎儿造成的辐射受扫描层数量、位置和厚度影响，在妊娠期进行CT检查时，使用窄准直和宽螺距（即患者快速通过扫描仪）会略微降低图像质量，但大幅减少辐射暴露量。钆是最常用的影像学造影剂，其可增加血流增强组织的信号，但在妊娠期使用时钆会穿过胎盘，经胎儿肾脏排泄到羊水中并长期存在，使得胎儿肺脏和胃肠系统长期暴露于钆剂，造成潜在损伤。动物试验研究也显示，暴露于大剂量钆剂可引起自发性流产、骨骼和内脏异常，妊娠期通常不推荐使用钆造影剂。碘造影剂能穿过胎盘，在动物实验中似无致畸迹象，然而，有报道显示孕期暴露于碘化造影剂可引起新生儿甲状腺功能减退。

4. 其他

准确诊断肝纤维化是疾病分期、评估预后和预测疗效最重要的因素。肝脏瞬时弹性成像等无创诊断技术可作为辅助手段定期评估慢性DILI患者的肝纤维化进展。

在孕期需要进行肝活性组织检查的情况很少见，绝大多数病因均可通过生化学、血清学和临床参数得以确认。肝组织病理学检查可对肝损伤或纤维化的类型与程度进行定性评估，主要针对以下情况：影像学检查显示的局灶性或弥漫性异常；肝实质病变；长期（超过6个月）肝功能检查异常，在全面的无创评估后仍病因不明；不明原因发热。若需肝脏活组织检查，推荐首选经皮肝脏穿刺，也可经静脉肝活组织检查（其创伤更小），但会伴随0.05~0.1rad的有限放射暴露。

四、临床诊断以及疾病分析与评价

妊娠期肝功能异常需要类似于非妊娠期患者的诊断性评估，

对妊娠期肝脏生化实验异常的解读，应建立在了解妊娠正常生理改变的基础上。某些肝脏生化实验的结果在非妊娠个体可能提示肝脏或胆道功能的异常，但事实上对妊娠妇女可能属于"正常"现象。对于妊娠期肝脏生化实验异常的结果应进行适当评估，某些疾病可能需要立即干预。评估时需要注意：与妊娠无关的预先或同时存在的指标异常、与妊娠相关的指标异常。

正常妊娠引起的肝脏变化：妊娠期高雌激素水平可导致在皮肤出现蜘蛛痣和掌红斑，通常在分娩后消失。妊娠随着子宫增大，肝脏可能向上移位，通常在查体时无法触及。在血生化表现方面，因血液稀释可出现血清血蛋白降低、因胎盘合成导致血清碱性磷酸酶升高（通常 < 2 倍正常上限），通常不需要干预。

1. 娠期合并肝功能不全相关疾病

ICP、DILI、酒精相关性肝病（Alcohol–Related Liver Disease，ALD）、肝脏肿瘤、自身免疫性肝炎（Autoimmune Hepatitis，AIH）、非酒精性脂肪性肝病（Nonalcoholic Fatty Liver Disease，NAFLD）、Wilson 病（Wilson Disease，WD）、肝硬化和门静脉高压、病毒性肝炎、妊娠期急性脂肪肝，还有某些伴有肝脏表现的全身性疾病如重度子痫前期、HELLP 综合征、妊娠剧吐等均会导致肝损伤。

2. 疑似 DILI 的排除诊断

对于疑似肝细胞型和混合型肝损伤需排除竞争性病因：首选排除常见病因甲型肝炎病毒（HAV）、乙型肝炎病毒（HBV）、丙型肝炎病毒（HCV）、戊型肝炎病毒（HEV）等肝炎病毒感染及自身免疫性肝病（AIH）；如临床怀疑，进一步排除少见病因，如巨细胞病毒（CMV）、EB 病毒（EBV）、单纯疱疹病毒（HSV）等非嗜肝病毒感染，及缺血性肝损伤，急性布–加综合征和威尔逊病等。

对于疑似胆汁淤积型肝损伤需排除竞争性病因：首选排除常

见病因胆道疾病或病变、原发性胆汁性胆管炎（PBC），如怀疑需进一步排除胆总管结石、原发性硬化性胆管炎（PSC）或胰胆管恶性肿瘤。

患者出现以下情况时，应考虑疑似 DILI：基线肝酶正常的患者，用药后出现 ALT、AST、ALP、TBil 显著升高；有基础肝病基线肝酶异常的患者，用药后出现肝酶较可获得的基线平均水平升高超过 1 倍而无法用基础肝病解释者；用药后出现明显非特异性肝病相关症状者；不明原因肝损伤或肝病，尤其是已排除了其他常见病因者。

3. DILI 分型

DILI 分为固有型、特异质型和间接型，基于肝损伤生物化学异常模式的临床分型和 R 值，R 值计算通常是基于首次可获得的异常肝脏生物化学检查结果，可大致反映肝损伤时的生物化学异常模式。

对于疑似 DILI 的情况，计算 R 值，判断 DILI 分型，建立 DILI 诊断。R 值＝［丙氨酸氨基转移酶（ALT）实测值/ALT 的正常值上限（ULN）］/［碱性磷酸酶（ALP）实测/ALP 的 ULN］。ALT 缺失时，可用天冬氨酸氨基转移酶（AST）取代进行计算。根据 R 值，急性 DILI 可分为：

（1）肝细胞损伤型　R≥5；

（2）胆汁淤积型　R≤2；

（3）混合型　2＜R＜5。

发病起始时的 R 值可随着肝损伤的演变而发生变化，病程中动态监测 R 值，有助于更全面地了解和判断肝损伤的演变过程。急性肝细胞性肝炎是最常见的特异性药物反应，其特点是血清氨基转移酶升高，而药物引起的胆汁淤积性肝损伤通常表现为瘙痒和碱性磷酸酶升高。

4. 急性 DILI 的诊断

根据实验室检查结果，诊断急性 DILI 时肝脏生物化学阈值需达到下述标准之一：

（1）ALT ≥ 5×ULN；

（2）ALP > 2×ULN（尤其是伴随 GGT 升高且排除骨骼疾病引起的 ALP 水平升高）；

（3）ALT ≥ 3×ULN 同时 TBil ≥ 2×ULN；

（4）未达上述阈值标准而因果关系评估为药物引起者，可界定为药物性肝脏生物化学异常。需提醒的是，上述肝脏生物化学阈值标准仅适用于急性 DILI 时的诊断，不适用于慢性和特殊表型 DILI 的临床诊断；

（5）需排除其他常见病因的实验室检查。

5. 急性 DILI 严重程度的评估

急性 DILI 诊断建立后，需对其严重程度进行评估，可按以下国际 DILI 专家工作组标准：

（1）1 级（轻度）：ALT ≥ 5×ULN 或 ALP ≥ 2×ULN 且 TBil < 2×ULN；

（2）2 级（中度）：ALT ≥ 5×ULN 或 ALP ≥ 2×ULN 且 TBil ≥ 2×ULN，或有症状性肝炎；

（3）3 级（重度）：ALT ≥ 5×ULN 或 ALP ≥ 2×ULN 且 TBil ≥ 2×ULN，或有症状性肝炎并达到下述任何 1 项：INR ≥ 1.5；腹水和（或）肝性脑病，病程 < 26 周，且无肝硬化；DILI 导致的其他器官功能衰竭；

（4）4 级（致命）：因 DILI 死亡，或需接受肝移植才能生存。

6. 预后

多数急性 DILI 患者在停用可疑药物后的 6 个月内肝损伤可恢复正常，预后良好。然而少数患者可出现病情重症化或恶化，进展为 ALF/SALF 需接受肝移植治疗，甚至导致死亡等致死性不良临床结局。急性 DILI 后的 6 个月至 1 年，肝脏生化指标仍未恢复至正常或基线水平，提示急性肝损伤可能转化为慢性或肝损伤延迟恢复。慢性化应被视为急性 DILI 的临床结局之一、胆汁淤积型患者的慢性化或延迟恢复的风险更高。因此，对所有急性 DILI 患者，应坚持随访到肝损伤恢复或达到相应的临床结局事件（如转化为慢性肝损伤、急性肝衰竭、接受肝移植、死亡等）。

五、治疗方案及用药指导相关建议

（一）一般治疗

1. 治疗目标

DILI 的治疗目标应包括：

（1）促进肝损伤尽早恢复；

（2）防止肝损伤的重症化或慢性化，避免 ALF 或慢性 DILI 甚至肝硬化等终点事件的发生，最终降低由此导致的全因或肝脏相关死亡风险；

（3）减少 DILI 事件对原发疾病治疗的影响。

2. 基本治疗原则

及时停用可疑肝损伤药物，尽量避免再次使用可疑或同类药物。停药原则参照 FDA 制定的药物临床试验中的停药原则：

（1）ALT 或 AST > 8 × ULN；

（2）ALT 或 AST > 5 × ULN，持续 2 周；

（3）ALT 或 AST > 3 × ULN，且 TBil > 2 × ULN 或 INR > 1.5；

（4）ALT 或 AST > 3 × ULN，伴逐渐加重的疲劳、恶心、呕吐、右上腹疼痛或压痛、发热、皮疹和（或）嗜酸性粒细胞增多（> 5%）。

上述停药阈值的适用对象为临床试验受试者，在临床实践中仅供参考。需注意的是，即使停用了可疑药物，部分患者的肝损伤也可能并不会马上恢复，临床医生应继续密切随访并收集相关信息，做出是否采取其他治疗措施的决策。

（二）药物治疗

针对妊娠合并肝损伤/药物性肝损伤的治疗主要针对肝损伤的原发疾病对因治疗和恢复干细胞损伤的治疗。目前无证据显示2种以上抗炎保肝药物对 DILI 有更好的疗效，因此尚不推荐2种以上抗炎保肝药物联用。无确切证据表明预防性使用抗炎保肝药物可减少 DILI 的发生。抗炎保肝药是指具有改善肝功能、促进肝细胞再生和（或）增强肝脏解毒功能等作用的药物，分类尚未统一。主要分为以下几类。

1. 抗炎类药物

甘草酸制剂：在化学结构上与类固醇环相似，具有类似类固醇的非特异性抗炎作用；可针对炎症通路，广泛抑制各种病因介导的相关炎症反应，减轻肝细胞的病理损害，改善受损的肝细胞功能。孕期应在权衡利弊后使用，避免长期大剂量使用（可能增加早产风险，但与胎儿先天畸形无关）。《实用妇产科学（第四版）》妊娠合并消化系统疾病中推荐使用甘草酸制剂进行保肝治疗。

异甘草酸镁：目前唯一具有急性 DILI 适应证的药物，用于对 ALT 显著升高的急性肝细胞损伤型或混合型 DILI 患者。该药物说明书中暂不推荐妊娠期使用，使用该药物时需权衡利弊。

用法用量：一次 100~200mg，静脉滴注（溶媒宜选用 10% 或 5% 葡萄糖注射液、0.9% 氯化钠注射液，100ml 或 250ml 稀释后静脉滴注，每日 1 次。）

其他甘草酸制剂用法：复方甘草酸苷片，一次 25mg（以甘草酸苷计），口服，每日 3 次，餐后服用。复方甘草酸苷注射液，一次 10~40mg（以甘草酸苷计）静脉注射，每日 1 次。

2. 肝细胞膜修复剂

多烯磷脂酰胆碱（Polyenphospha–Tidylcholine，PPC）与内源性磷脂结构一致，可进入肝细胞，以完整的分子与肝细胞膜结合，增加膜完整性、稳定性和流动性，促进肝能量代谢，促进肝细胞再生，使受损肝功能和酶活性恢复正常。

用法用量：PPC 胶囊制剂，口服，起始每日 3 次，一次 2 粒（456mg）。每日服用量不能超过 6 粒（1368mg）。服用一段时间后，剂量可减少至每日 3 次，一次 1 粒（228mg）的维持剂量，需随餐服用，以足够量液体整粒吞服，不要咀嚼。

《实用妇产科学（第四版）》妊娠合并消化系统疾病中推荐使用多不饱和卵磷脂制剂进行保肝治疗，PPC 胶囊制剂在妊娠期使用安全性较好，偶有消化道症状，极罕见有过敏情况，说明书不推荐妊娠期使用，需权衡利弊与患者充分沟通后使用。PPC 注射液，因注射液溶剂中含有苯甲醇，能透过胎盘屏障，不推荐用于妊娠妇女。

3. 解毒类

可以提供巯基，清除自由基，增强肝脏的氧化、还原、水解等解毒功能。

N–乙酰半胱氨酸：是美国 FDA 批准用于治疗对乙酰氨基酚引起的固有型 DILI 的唯一解毒药物。

用法用量：静脉注射，总剂量 300mg/kg。初始负荷剂量为 150mg/kg，静脉给药、持续 15~60min（推荐＞60min），随后用 4h 给予 50mg/kg，即以 12.5mg/（kg·h）的速率静脉输注 4h，最后用 16h 给予 100mg/kg，即以 6.25mg/（kg·h）的速率静脉输注 16h。口服，总剂量 1330mg/kg。负荷剂量 140mg/kg，维持剂量 70mg/kg（q4h，一共 17 次）。

谷胱甘肽：存在于身体的每一个细胞，孕期使用安全性较好，及时评估患者肝功能恢复情况，药物使用疗程根据肝功能动态调整。

用法用量：静脉注射，1200~1800mg，每日 1 次，静脉滴注。口服，400mg，每日 3 次，口服。

4.利胆类药物

用于胆汁淤积型 DILI。

腺苷蛋氨酸：为人体所有体液中的活性物质，能有效阻止微管损伤，保护细胞骨架、有效保护微丝，改善膜流动性，提高 Na^+-K^+-ATP 酶活性。腺苷蛋氨酸代谢可产生内源性谷胱甘肽，为细胞内主要的抗氧剂。此外，腺苷蛋氨酸还可以提高肝组织中法尼醇 X 受体（Farnesoid X Receptor，FXR）的表达，有助于肝细胞功能的恢复，促进肝内淤积胆汁的排泄，从而达到退黄、降酶及减轻症状的作用，多用于伴有肝内胆汁淤积的各种肝病。在临床研究中心，未在妊娠最后 3 个月使用高剂量腺苷蛋氨酸的女性中观察到任何不良反应，建议仅在绝对必要时方可妊娠前 3 个月使用。

用法用量：静脉滴注或肌内注射，每日 1~2g，溶媒宜选用 250ml 0.9% 氯化钠注射液或 5% 葡萄糖注射液，于 1~2h 内缓慢输注，疗程 12~14 天；口服一次 500mg，每日 2 次。

熊去氧胆酸（UDCA）：为清水性胆汁酸，替代毒性大的疏水性胆汁酸，成为胆汁酸的主要成分，提高胆汁中胆汁酸和磷脂的含量，改变胆盐成分，减轻疏水性胆汁酸的毒性，起到保护肝细胞膜和利胆作用，同时能松弛 Oddi 括约肌，促进胆汁排出。根据目前证据显示在孕中和（或）晚期使用 UDCA 安全且耐受性良好，未发现对新生儿有不良影响，尽管该药在孕早期使用的数据有限，但在妊娠期间以推荐剂量使用 UDCA 似乎是安全的，其为治疗 ICP 的一线药物。用法用量：10~15mg/（kg·d），分 3~4 次口服，常规剂量疗效不佳，而又未出现明显不良反应时，可加大剂量为每日 1.5~2.1g。

5. 糖皮质激素与免疫抑制治疗药物

糖皮质激素可用于药物性肝病、肝衰竭早期、自身免疫性肝病和急性淤胆性肝炎，尚缺乏高级别循证医学支持。在自身免疫性肝炎患者妊娠过程中，可给予小剂量泼尼松（龙）（5~10mg/d）维持治疗，而在妊娠期间应避免使用吗替麦考酚酯，分娩后 6 个月内需注意预防自身免疫性肝病复燃。

早期证据表明，妊娠早期宫内糖皮质激素暴露会增加腭裂的风险。妊娠期糖皮质激素治疗可能增加胎膜早破（Premature Rupture of the Membranes，PROM）和胎儿宫内生长受限的风险，另外还会增加孕妇的妊娠期高血压、妊娠期糖尿病、骨质疏松和感染风险。为了避免这些风险，必要时在妊娠期尽可能使用最低剂量的糖皮质激素来控制疾病。高剂量糖皮质激素应仅限于病情危及器官且治疗很可能利大于弊的女性。

参考文献

［1］ 中国医药生物技术协会药物性肝损伤防治技术专业委员会，中华医学会肝病学分会药物性肝病学组. 中国药物性肝损伤诊治指南（2023 年版）［J］. 中华肝脏病杂志，2023，31（4）：355-384.

［2］ 于乐成，侯金林. 2016 年美国胃肠病学院临床指南：肝脏疾病与妊娠［J］. 临床肝胆病杂志，2016，32（4）：619-627.

［3］ 周冠伦，鞠宇豪，许静，等.《2023 年欧洲肝病学会临床实践指南：妊娠期肝病的管理》摘译［J］. 临床肝胆病杂志，2023，39（10）：2328-2335.

［4］ 徐京杭. 多烯磷脂酰胆碱在肝病临床应用的专家共识［J］. 临床消化病杂志，2017，29（6）：331-338.

［5］ 国家感染性疾病临床医学研究中心. 肝内胆汁淤积症诊治专家共识（2021 年版）［J］. 中华肝脏病杂志，2022，30（2）：137-146.

［6］ 徐丛剑，华克勤. 使用妇产科学［M］. 四版. 北京：人民卫生出

版社，2018.

［7］　中华医学会肝病学分会. 自身免疫性肝炎诊断和治疗指南（2021）
　　　　［J］. 中华肝脏病杂志，2022，30（5）：482-492.

编写人员

陈　薇　华中科技大学同济医学院附属协和医院

王　琳　四川绵阳四０四医院

黄　露　富顺县人民医院

妊娠合并肝内胆汁淤积症

一、概述

妊娠期肝内胆汁淤积症（Intrahepatic Cholestasis of Pregnancy，ICP）是一种重要的妊娠期并发症，以其他原因无法解释的皮肤瘙痒和空腹血清总胆汁酸水平升高为主要特征，伴或不伴肝酶升高，通常发生于中期妊娠后和晚期妊娠，分娩后迅速消退（皮肤瘙痒多在产后24~48h消退，肝功能在分娩后4~6周恢复正常）。

对ICP的诊断，由于ICP的发病具有地区差异，且病因尚未完全清楚，国际上尚无统一诊治意见。当妊娠期间出现其他原因无法解释的皮肤瘙痒，特别是出现偶有皮肤抓痕，主要影响手掌及足底，夜间加重等特征时，应警惕ICP。若孕妇空腹血清TBA ≥ 10μmol/L或餐后血清TBA ≥ 19μmol/L，可作为ICP的诊断标准，但应排除其他原因引起的皮肤瘙痒或血清TBA水平升高等实验室指标异常或其他肝炎等肝胆疾病。血清氨基转移酶也可作为ICP诊断的生化参考指标，但不是诊断ICP的必要标准。

ICP可导致严重的围产儿并发症，包括胎儿窘迫、羊水胎粪污染、死胎、早产（包括治疗性和自发性）等。ICP孕妇发生死胎和早产等不良妊娠结局风险与血清TBA水平有关，当孕妇血清TBA ≥ 40μmol/L时，死胎和早产的发生风险显著升高，需要警惕和重视。

二、主观性资料

1. 一般情况

包括年龄、体重、饮食、生活环境、妊娠情况。妊娠情况妊娠次数、妊娠间隔时间、是否多胎妊娠等，双胎妊娠孕妇 ICP 发病率较单胎妊娠显著升高，而 ICP 发病与多胎妊娠的关系仍需进一步研究并积累资料。

2. 现病史

详细询问此次妊娠期肝内胆汁淤积症症状出现的时间和严重程度，初次发现或诊断 ICP 的时间、场合、现有治疗方案及此次是否为人工授精妊娠。

3. 既往病史

详细询问孕妇既往基础疾病，包括妊娠期糖尿病、妊娠期子痫、慢性肝胆基础疾病，如丙型肝炎、非酒精性肝硬化、胆结石或胆囊炎、非酒精性胰腺炎等；口服避孕药诱导的肝内胆汁淤积症病史；前次妊娠 ICP 病史等。

4. 用药史

询问患者完整的用药史，包括用药情况（尤其是已接受治疗的妊娠患者，需询问既往及目前使用的药物种类、剂量、疗效及有无不良反应）、保健品使用情况等。

5. 个人史

询问患者既往月经婚育史，心理社会因素包括家庭情况、工作环境、文化程度以及生活方式包括吸烟状况、饮酒情况等。

6. 家族史

询问患者家族中有无 ICP 家族史、肝功异常性疾病家族史、有无其他传染性、遗传性、家族性疾病。

7. 过敏史

既往有无药物、食物或其他过敏史。

8. 产科检查状况

产前检查是否规律或恰当（包括产前检查质量问题）、本次妊娠经过有无异常。

三、客观性资料

1. 体征

（1）皮肤瘙痒　主要的首发症状，初起为手掌、脚掌或脐周瘙痒，可逐渐加剧而延及四肢、躯干、颜面部；瘙痒程度各有不同，夜间加重，严重者甚至引起失眠。70% 以上发生在妊娠晚期，平均发病孕周为 30 周，也有少数在孕中期出现瘙痒的病例。瘙痒大多在分娩后 24~48h 缓解，少数在 48h 以上。

（2）黄疸　出现瘙痒后 2~4 周内部分患者可出现黄疸，黄疸发生率较低，多数仅出现轻度黄疸，于分娩后 1~2 周内消退。

（3）皮肤抓痕　ICP 不存在原发皮损，但因瘙痒抓挠皮肤可出现条状抓痕，皮肤活组织检查无异常发现。

（4）其他表现　少数孕妇可有恶心、呕吐、食欲不振、腹痛、腹泻、轻微脂肪痢等非特异性症状，极少数孕妇出现体质量下降及维生素 K 相关凝血因子缺乏，而后者可能增加产后出血的风险。

瘙痒和其他症状通常发生于中期妊娠后期或晚期妊娠。妊娠早期短暂症状与体外受精后卵巢过度刺激综合征有关，自然妊娠具有不断加重的持续症状。

2. 辅助检查

（1）血清胆汁酸水平改变是 ICP 最主要的实验室证据：总胆汁酸水平作为检测指标；不明原因肝酶升高（丙氨酸氨基转

移酶、天冬氨酸氨基转移酶、血清α谷胱甘肽转移酶）。妊娠期出现其他原因无法解释的皮肤瘙痒、黄疸、肝酶和胆红素水平升高的情况，应进行常规测定肝功能和血清胆汁酸水平，必要时复查。

（2）诊断为 ICP 的患者，不论病情轻重，每 1~2 周复查肝功能和血清胆汁酸水平。

（3）当 ICP 患者血清胆汁酸水平 ≥ 40μmol/L 时，应增加以下几项检查，直至分娩：①缩短检测时间间隔；②肾功能；③血压；④凝血功能；⑤超声等影像学检查肝、肾等器官及胸腹积液情况；⑥动脉血气分析；⑦每周 2 次胎儿状况监测，包括计数胎动、胎儿电子监护、脐动脉血流分析、产科超声、无应激试验等。

（4）当 ICP 患者血清胆汁酸 ≥ 100μmol/L 时，死产风险显著增加，应根据妊娠期间最高总胆汁酸水平、生育史和症状做出临床决策，适时提前分娩。

四、临床诊断以及疾病分析与评价

（一）临床诊断要点

ICP 的诊断要点包括：①妊娠中晚期出现其他原因无法解释的皮肤瘙痒，瘙痒涉及手掌和脚掌具有 ICP 提示性；②空腹血清 TBA ≥ 10μmol/L 或餐后血清 TBA ≥ 19μmol/L；③胆汁酸水平正常，但有其他原因无法解释的肝功能异常（主要是血清 ALT 和 AST 水平轻、中度升高，可伴 GGT 水平升高和血清胆红素水平升高，以 DBil 为主），也可诊断为 ICP；④皮肤瘙痒和肝功能异常在产后恢复正常。

孕期诊断的 ICP 均为临床疑诊，疑诊为 ICP 的患者，皮肤瘙痒一般在产后 24~48h 消退，肝功能异常在产后 4~6 周恢复正常，满足以上两点，可在产后进行"修复诊断"，确诊为 ICP。若皮肤瘙痒、肝功能异常在产后 6 周仍持续存在，则需要排除潜在的皮肤疾病、肝脏疾病或其他相关疾病。

（二）鉴别诊断

ICP 的诊断一定为排他性诊断，需要排除一切可能导致妊娠期皮肤瘙痒和肝功能异常的原因。因此，应进行以下鉴别：①瘙痒是 ICP 的特征表现，应将皮肤瘙痒严重导致的皮肤抓痕与其他妊娠期皮肤疾病，如妊娠期特发性皮疹、妊娠性多形疹等进行鉴别。②ICP 引起的肝功能异常应与病毒性肝炎、病毒性感染、肝胆系统基础疾病、自身免疫性肝病、药物性肝损害、妊娠期急性肝损伤、子痫前期（HELLP 综合征）等可引起的肝功能异常的疾病相鉴别。

（三）妊娠期 ICP 的管理

1. 孕前咨询

了解患者有无 ICP 的家族史、既往史；是否有过敏性皮炎等引起皮肤瘙痒的疾病；是否合并有其他肝脏基础疾病，如慢性肝胆基础疾病等；是否有口服避孕药诱导的肝内胆汁淤积症病史等情况。

2. 妊娠期筛查

（1）在非 ICP 高发地区，当孕妇出现皮肤瘙痒、黄疸、肝酶和胆红素水平升高的情况，应测定血清胆汁酸水平。

（2）在 ICP 高发地区，对 ICP 的筛查应该加强，推荐：①每次产前检查应常规询问有无皮肤瘙痒，有瘙痒者应立即测定并动态监测血清胆汁酸水平；②有 ICP 高危因素者，在孕 28~30 周应测定血清总胆汁酸水平和肝酶水平，测定结果正常者 3~4 周后复查，如果存在无法解释的肝功能异常，即使总胆汁酸水平正常也应每1~2周复查1次；③无瘙痒症状及非ICP高危孕妇，在孕32~34周常规测定肝功能及总胆汁酸水平。

3.孕期监测检查

（1）孕妇生化指标监测

①主要筛查项目是总胆汁酸水平和肝酶水平。如果孕妇出现脂肪泻，则应该行凝血功能检查，如有异常可以考虑使用维生素K治疗（使用水溶性维生素K，10mg/d）。

②频率：不论病情程度，每1~2周复查1次直至分娩。对程度特别严重者可适度缩短检测间隔。

（2）胎儿的宫内状况监测　至今为止，对于ICP孕妇的胎儿缺乏特异性监测指标，但仍建议通过胎动、胎儿电子监护及超声密切监测胎儿宫内情况。

①胎动：评估胎儿宫内状态简便的方法。胎动减少、消失或胎动频繁、无间歇的躁动是胎儿宫内缺氧的危险信号，应立即就诊。

②胎儿电子监护：无应激试验（Non-Stress Test，NST）在ICP中的研究结果不一致，鉴于NST的特点，仍可将其作为ICP胎儿的监护方法，推荐孕32周起，每周1次，重度者每周2次。但更应认识到胎心监护的局限性，并强调ICP有无任何预兆胎死宫内的可能。产程初期缩宫素激惹试验（Oxytocin Challenge Test，OCT）对围产儿预后不良的发生有良好的预测价值，因此，对ICP孕妇行阴道分娩时建议在产程初期常规行宫缩负荷试验。

③脐动脉血流分析：胎儿脐动脉血流收缩期与舒张末期最大速度比值（S/D值）对预测围产儿预后可能有一定意义，检测频率同NST。

④产科超声：在胎心监护出现不可靠的图形、临床又难于做出确切判断时选用超声生物物理评分，但其对ICP胎儿宫内安危评判的敏感性、特异性有限。

4. 孕期病情评估

ICP 严重程度的分级有助于临床监护和管理，常用的指标包括瘙痒程度和起病时间、血清总胆汁酸、肝酶、胆红素水平。目前比较一致的观点认为，总胆汁酸水平与围产结局密切相关。

（1）轻度 ICP

① 血清总胆汁酸 10~39.9μmol/L；② 主要症状为皮肤瘙痒，无其他明显症状。

（2）重度 ICP

① 血清总胆汁酸 40~99.9μmol/L。② 血清胆红素水平升高。③ 临床症状严重，伴有其他情况，如多胎妊娠、妊娠期高血压疾病、复发性 ICP、曾因 ICP 致围产儿死亡者。满足以上任何一条即为重度。④ 早发型 ICP：国际上尚无基于发病时间的 ICP 分度，但早期发病者其围产儿结局更差，也应该归入重度 ICP 中。

（3）极重度 ICP　孕妇血清 TBA 水平 ≥ 100μmol/L。

5. 门诊及住院的管理

（1）门诊管理

① 风险告知：一旦做出 ICP 的诊断，须告知患者 ICP 对胎儿的危害，并强调可能随时发生不可预测的突然的胎死宫内，以及新生儿可能发生早产、胎粪吸入、胆酸性肺炎、颅内出血等风险。

② 治疗：妊娠 < 39 周、轻度 ICP，且无规律宫缩者。

③ 方法：口服降胆酸药物，7~10d 为一个疗程。

④ 评估：口服治疗后根据症状是否缓解及实验室检查结果综合评估，如治疗有效，则继续服药治疗直至总胆汁酸水平接近正常。

⑤ 随访：根据疾病程度和孕周适当缩短产前检查间隔，重点监测血总胆汁酸水平和肝功能，加强胎儿监护，如病情加重或伴有产科其他并发症，则需住院治疗。

（2）住院管理　住院治疗标准：① 妊娠 ≥ 39 周的轻度 ICP；

②妊娠＞36 周的重度 ICP；③ICP 伴有先兆早产者；④极重度
ICP；⑤伴有产科并发症或有其他情况需马上终止妊娠者。上述
标准满足其中任意一条，均需马上进行住院治疗。

6. 分娩时机和方式

（1）终止妊娠时需考虑的因素

①孕周：终止妊娠的具体时机目前尚缺乏统一的标准，孕周
作为需要考虑的主要指标，需根据患者病情、有无其他妊娠合并症
等情况综合评估。不建议过早终止妊娠，但是对于早期发病、病程
迁延的重度病例的期待治疗不宜过久，终止妊娠的孕周适当提早。

②病情严重程度：病情程度的判断包括起病孕周、病程、瘙
痒程度、生化指标（特别是总胆汁酸、肝酶、胆红素）最高值和
治疗后变化等，但至今无具体标准，更无涉及多个重要参考指标
的评分标准。

③胎儿监护指标：无证据证明胎儿宫内死亡与胎儿监护指标
异常之间有相关性。

（2）终止妊娠的时机　关于 ICP 终止妊娠时机，至今没有
良好的循证医学证据。目前临床主要根据孕妇 TBA 水平，结合
孕周、生育史、既往 ICP 病史和死胎史、产前检查结果、发病孕
周以及治疗反应、胎儿状况或有无其他合并症等综合评估死胎风
险，选择合适的时机终止妊娠。

ICP 患者分娩时机推荐如下：①总胆汁酸水平 10~39.9μmol/L
的轻度 ICP 孕妇，建议于妊娠 38~40 周告知孕妇继续妊娠或终
止妊娠的风险，孕妇权衡利弊后尽可能于妊娠 39 周后终止妊娠。
②总胆汁酸水平 40~99μmol/L 的重度 ICP 患者，建议在孕 36~38
周左右终止妊娠；③总胆汁酸水平 ≥ 100μmol/L 的极重度 ICP 孕
妇建议于妊娠 36 周终止妊娠，但当 ICP 孕妇存在剧烈瘙痒且药
物治疗无效、肝功能持续恶化、既往有 ICP 导致妊娠 36 周前死
胎史等情况时，可考虑妊娠 35~36 周终止妊娠。妊娠 37 周前终

止妊娠者，应给予促进胎肺成熟治疗。

（3）分娩方式　目前没有证据表明，ICP 能够影响分娩方式的选择。临床可以根据患者情况和临床指征选择合适的分娩方式，决定提前终止妊娠时首先考虑计划性催引产和阴道分娩终止妊娠，只有当患者有剖宫产指征时才会选择剖宫产。

推荐存在以下情况的 ICP 患者存在剖宫产指征：①重度和极重度 ICP；②既往有 ICP 病史并存在与之相关的死胎死产、新生儿窒息或死亡史；③胎盘功能严重下降或高度怀疑胎儿窘迫；④合并双胎或多胎、重度子痫前期等；⑤存在其他阴道分娩禁忌者。

（4）引产和产程中的管理

①引产：有观点认为，引产可能减少胎死宫内的风险，但证据水平极低。在引产过程中应注意避免宫缩过强加重胎儿缺氧。

②产程管理：制订产程计划，产程初期常规行 OCT 或宫缩应激试验检查，产程中密切监测孕妇宫缩、胎心节律变化，避免产程过长，做好新生儿窒息复苏准备，若存在胎儿窘迫状态，放宽剖宫产指征。

③重度和极重度 ICP 经治疗有效者：没有病例对照研究提示这类患者的围产结局如何，理论上讲，重度 ICP 孕妇的羊水粪染率上升、胎儿耐受程度下降，其治疗有效主要是延长孕周及患者生化指标的改善，目前没有有效手段能预测临产后胎儿能否耐受阴道分娩。因此，重度和极重度 ICP，阴道分娩时应密切胎儿监护，必要时持续电子胎心监护。

五、治疗方案及用药指导相关建议

（一）一般治疗

1. 治疗地点

注意结合医疗水平和医疗情况行个体化处理：妊娠 < 39 周

的轻度 ICP，且无规律宫缩的患者，可选择门诊治疗，并根据疾病程度和孕周，采取缩短产前检查时间间隔、监测血清总胆汁酸水平和肝功能、加强胎儿监护、药物治疗等措施进行干预；对于药物治疗效果不理想而疾病呈进行性加重、妊娠 ≥ 39 周的轻度 ICP、≥ 36 周的重度 ICP、极重度 ICP 或伴有先兆早产等其他不良产科因素需要立即终止妊娠的 ICP 患者，均应收治住院监测和治疗。

2. 休息和饮食

应当适当休息，避免精神紧张，可通过轻音乐等舒缓情绪；左侧卧位为主，以增加胎盘血流量，计数胎动；以低脂、易于消化饮食为主；重视其他不良产科因素的治疗，如妊娠期高血压疾病、妊娠期糖尿病的治疗。

（二）药物治疗

1. 基本原则

至今尚无一种药物能治愈 ICP，故临床以缓解瘙痒症状，降低血胆汁酸水平，改善肝功能，合理延长孕周，改善妊娠结局为目的。无论选用何种治疗方案，治疗前必须检查胆汁酸指标系列、肝功能、胆红素及凝血功能，治疗中及治疗后需及时监测治疗效果、观察药物不良反应、及时调整用药。

2. 瘙痒的治疗

瘙痒通常范围较大，不局限于某一特定的部位，可出现于手掌、脚掌，瘙痒的程度不一，通常夜间加重，甚至导致失眠，但和血清 TBA 水平高低无关。目前尚无证据证明一些改善瘙痒的药物治疗能降低 TBA 水平或改善母婴结局。对于难以忍受的瘙痒症状，有指南推荐以下方法可缓解症状。

（1）润肤　虽然润肤乳不是药用产品，而且缺乏高质量的临床研究证据，但是其缓解瘙痒症状的效果是公认的，目前也无不良反应的报道。

（2）抗组胺药物　氯苯那敏在 ICP 孕妇中的止痒效果，可能更多的是来自于镇静的副反应而非抗组胺作用。根据氯苯那敏在妊娠期发热等其他疾病中的研究，没有不良反应报道。其他抗组胺药如氯雷他定、西替利嗪也可用于孕妇，但都没有镇静作用。

（3）其他替代药物，包括苯海拉明、局部止痒药物（薄荷脑霜、炉甘石洗剂），遗憾的是这些尚没有随机对照试验验证这些药物的效果，通常不推荐使用。

3. 降胆酸的治疗

（1）熊去氧胆酸（Ursodeoxycholic Acid，UDCA）

①疗效评价：多年来，国际和中华医学会 ICP 相关指南均推荐 UDCA 作为治疗 ICP 的首选药物推荐作为 ICP 治疗的一线药物。虽然目前的证据表明 UDCA 可能会改善孕妇瘙痒的症状，对围产结局改善尚缺乏明确的证据，但鉴于 UDCA 在妊娠期应用安全较高，且在实际临床使用中观察到该药物确有降低 TBA 水平的效果，可缓解瘙痒症状，即使效果可能不甚理想，但目前尚无其他治疗 ICP 有效的替代药物。因此仍推荐 UDCA 为 ICP 治疗的一线药物。

②剂量：对于 UDCA，尚无最佳剂量推荐。建议按照 10~15mg/（kg·d）的剂量分 2~3 次口服，常规剂量疗效不佳，而又未出现明显不良反应时，可调整药物剂量，最大剂量可达到 21mg/（kg·d）。

③胎儿安全性：UDCA 是一种天然亲水性胆汁酸，占人体生理胆汁酸的 3%~5%。动物实验证明，UDCA 在羊水和脐血中的蓄积量很低，对胚胎和出生的幼仔无直接损害，也未发现 UDCA 对人类胎儿的毒副作用和造成围产儿远期不良影响的报道，妊娠中晚期使用安全性良好。

（2）S 腺苷蛋氨酸（S-Adenosylmethionine，SAMe）

①疗效评价：SAMe 主要通过影响肝细胞质膜的构成及流动性，可增强激素代谢产物的甲基化和胆汁排泄。但目前尚无证据表明 SAMe 治疗 ICP 有确切疗效并能改善围产结局。根据 2024 版中华医学会指南推荐，对于已使用最大剂量 UDCA 治疗后仍然瘙痒难耐的孕妇，可考虑加用 SAMe 治疗。建议作为 ICP 临床二线用药或联合治疗。

②剂量：静脉滴注 1g/d，疗程 12~14d；口服 500mg，每日 2 次。

③胎儿安全性：尚未发现 SAMe 存在对胎儿的毒副作用和对新生儿远期的不良影响。

（3）降胆酸药物的联合治疗　文献报道的样本量小或组合复杂，疗效难以评价。比较集中的联合方案是：UDCA 250mg，每日 3 次，口服，联合 SAMe 500mg，每日 2 次，静脉滴注。建议对于重度、进展性、难治性 ICP 患者可考虑两者联合治疗。

4. 其他治疗

（1）支持产前使用维生素 K 减少出血风险，肝酶水平升高者可加用护肝药物，其余辅助治疗如血浆置换等可能有效，但无证据支持。

（2）其他药物　除研究用药和专家的个性化治疗外，不推荐对 ICP 孕妇使用其他药物治疗。有利福平用于治疗 ICP 的病案报道，但是其效果缺乏 RCT 研究的证据支撑。

（三）预测和预防

注意妊娠前及妊娠各期产科的检查结果，尤其是总胆汁酸及肝功能，另外注意预警信息，如患者出现皮肤瘙痒、黄染等情况，同时加强对 ICP 高风险地区的筛查，加强 ICP 患者的孕期病情评估和严重程度的分级管理；另外，应加强患者的生活习惯的居家管理。

（四）产后管理

1. 明确诊断

一般情况下，在产后 4~6 周内瘙痒症状消失、肝功能和 TBA 水平恢复正常，可以明确 ICP 的诊断。如果产后 6 周仍然存在瘙痒症状和肝功能、TBA 异常，应该考虑其他的诊断，必要时转诊至肝脏科专科治疗。

2. 产后可停止药物治疗

ICP 引起的皮肤瘙痒一般在分娩后 24~48h 消退，肝功能损害在产后 4~6 周就会自行恢复正常，因此推荐 ICP 患者产后即可停止药物治疗。

3. 健康宣教

（1）如果有 ICP 病史的女性，既往服用含雌激素的复合避孕药时发生过胆汁淤积，建议其以后使用仅含孕激素的避孕药或不使用激素避孕药。

（2）应告知 ICP 患者，下次妊娠发生 ICP 的风险更高，在建档时，应该进行肝功能和 TBA 的基线检查，后续根据临床指征复查。

（3）母乳喂养对母婴都有益，应予以鼓励。ICP 不是母乳喂养的禁忌证。

参考文献

［1］ Ambros-Rudolph CM, Müllegger RR, Vaughan-Jones SA, et al. The specific dermatoses of pregnancy revisited and reclassified: results of a retrospective two-center study on 505 pregnant patients［J］. J Am Acad Dermatol, 2006, 54（3）: 395-404.

［2］ Geenes V，Williamson C．Intrahepatic cholestasis of pregnancy［J］．World J Gastroenterol，2009，15（17）：2049-2066.

［3］ Mutlu MF，Aslan K，Guler I，et al．Two cases of first onset intrahepatic cholestasis of pregnancy associated with moderate ovarian hyperstimulation syndrome after IVF treatment and review of the literature［J］．J Obstet Gynaecol，2017，37：547.

［4］ Hubschmann AG，Orzechowski KM，Berghella V．Severe First Trimester Recurrent Intrahepatic Cholestasis of Pregnancy：A Case Report and Literature Review［J］．AJP Rep，2016，6：e38.

［5］ Castano G，Sookoian S，Burgueno A，et al．Association between single nucleotide polymorphisms in exon 28 of the ABC-transporter encoding gene MRP2（ABCC2）with intrahepatic cholestasis of pregnancy：A tagging single nucleotide polymorphism approach［J］．Hepatology，2006，44（4）：10.

［6］ Milkiewicz P，Gallagher R，Chambers J，et al．Obstetric cholestasis with elevated gamma glutamyl transpeptidase：incidence，presentation and treatment［J］．J Gastroenterol Hepatol，2003，18：1283-1286.

［7］ 中华医学会妇产科学分会产科学组，中华医学会围产医学分会．妊娠期肝内胆汁淤积症临床诊治和管理指南（2024 版）［J］．中华妇产科杂志，2024，59（2）：97-107.

［8］ 国家感染性疾病临床医学研究中心．肝内胆汁淤积症诊治专家共识（2021 年版）［J］．中华肝脏病杂志，2022，30（2）：137-146.

［9］ Ovadia c，Wiliamson C．Intrahepatic Cholestasis of Pregnancy：Recent Advances［J］．Clinics in Dermatology，2016，34（3）：327-334.

［10］ Keith D Lindor，Richard H Lee，MDKeith D Lindor，et al．妊娠期肝内胆汁淤积症．UpToDate 临床顾问．http://www.uptodate.com/contents/zh-Hans/intrahepatic-cholestasis-of-pregnancy（Accessed on oct. 09，2023）.

［11］ CIrling J，Knight Cl，Chappell L．Intrahepatic cholestasis of pregnancy：Green-top Guideline No.43 June 2022：Green-top Guideline No.43 june 2022［J］．BJOG，2022，129（13）：e95-e114.

妊娠期合并慢性疾病用药评估和指导

［12］Chappell LC，Bell JL，Smith A，et al.Ursodeoxycholic acid versus placebo in women with intrahepatic cholestasis of pregnancy （PITCHES）: a randomised controlled trial［J］. Lancet, 2019, 394 （10201）: 849-860.

［13］Geenes V, Chambers J, Khurana R, et al. Rifampicin in the treatment of severe intrahepatic cholestasis of pregnancy［J］. Eur J Obstet Gynecol Reprod Biol, 2015, 189: 59-63.

［14］Liu J, Murray AM, Mankus EB, et al. A djuvant use of rifampin for refractory intrahepatic cholestasis of pregnancy［J］. Obstet Gynecol, 2018, 132（3）: 678-681.

编写人员

张了云　四川省妇幼保健院
秦　博　四川省妇幼保健院
杨静宜　商洛市中心医院

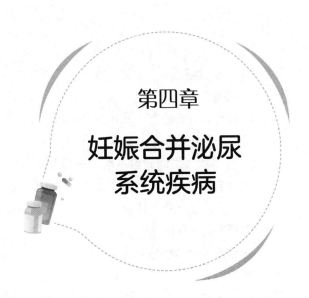

第四章

妊娠合并泌尿系统疾病

妊娠合并慢性肾小球肾炎

一、概述

慢性肾小球肾炎（Chronic Glomerulonephritis，CGN）简称慢性肾炎，是以蛋白尿、血尿、水肿、高血压为基本临床表现，伴发不同程度的肾功能减退，最终将发展为慢性肾衰竭的一组肾小球病。妊娠合并慢性肾小球肾炎严重威胁母婴健康，导致胎儿不良结局（死胎、胎儿生长受限、早产等）。

慢性肾小球肾炎的病因不明，起病方式各异，病理表现多样，几乎所有的肾小球疾病病理类型均可出现，我国常见的病理类型包括系膜增生性肾小球肾炎、膜性肾病、局灶节段性肾小球硬化和系膜毛细血管性肾小球肾炎。

1. 系膜增生性肾小球肾炎

肾活检时具有特征性光镜下改变，包括细胞增多和肾小球基底膜（Glomerular Basement Membrane，GBM）增厚。

2. 膜性肾病

膜性肾病是肾活检组织病理学异常，即肾小球基底膜（GBM）增厚和上皮下含免疫球蛋白沉积物，基本没有细胞增殖或浸润。

3. 局灶节段性肾小球硬化

主要发生于肾小球脏层上皮细胞（足细胞），肾活检标本光学显微镜（Lightmicroscop，LM）检查显示一些（局灶性）肾小球存在部分（节段性）硬化。

4. 系膜毛细血管性肾小球肾炎

病理染色见系膜细胞增生和（或）系膜基质增加，肾小球基

220

膜呈弥漫性或节段线状增厚，严重者肾小球毛细血管袢塌陷伴系膜基质增多，使毛细血管腔闭塞，小球呈硬化改变。

二、主观性资料

1. 一般情况
（1）一般状况　年龄、体重指数、吸烟与饮酒史。
（2）合并症　高血压、糖尿病、高脂血症、甲状腺疾病。

2. 现病史
详细询问患者慢性肾小球肾炎诊断的详细情况，蛋白尿、血尿、水肿、高血压等出现的时间和严重程度，现用药方案及目前蛋白尿、高血压等治疗的情况。

3. 既往病史
（1）既往妊娠史　前次怀孕胎儿情况，是否出现胚胎停育、早期流产、胎死宫内、早产、胎儿宫内生长受限先天性心脏传导阻滞及孕妇并发症（妊娠期高血压、子痫或子痫前期、HELLP综合征）。
（2）既往血栓事件　包括动静脉血栓史、心脏瓣膜病变、神经系统病变等。

4. 用药史
询问患者完整的用药史，包括用药情况、保健品使用情况、疫苗接种状况等。尤其是已接受慢性肾小球肾炎治疗的妊娠患者，需询问既往及目前使用的降压药物、免疫抑制剂、降蛋白尿药物及抗凝药等药物使用种类、剂量、疗效及有无不良反应，重点询问免疫抑制剂类药物启用、停用时间。

5. 个人史
询问患者既往月经婚育史，心理社会因素包括家庭情况、工作环境、文化程度和有无精神创伤史，以及生活方式包括盐、糖、酒、咖啡及脂肪的摄入量、吸烟状况、体力活动量、体重变化、睡眠习惯等情况。

6. 家族史

询问患者肾病家族史，高血压、脑卒中、糖尿病、血脂异常、冠心病或肾脏病的家族史，包括一级亲属发生心脑血管病事件时的年龄。

7. 过敏史

既往有无药物、食物或其他过敏史。

8. 产科检查状况

产前检查是否规律或恰当（包括产前检查质量问题）、本次妊娠经过有无异常。

三、客观性资料

1. 体征

慢性肾小球肾炎以血尿、蛋白尿、水肿和高血压为基本临床表现。既往有慢性肾炎病史，在妊娠前或妊娠20周前有持续性蛋白尿、血尿或管型尿，浮肿、贫血、血压升高和肾功能不全者，均应考虑本病。

2. 实验室检查

①血常规；②尿常规，24h尿蛋白定量；③血糖，糖化血红蛋白；④肝功能、肾功能；⑤凝血功能；⑥电解质；⑦免疫检查：Ig全套、补体C3、C4、抗核抗体（ANA）、抗双链DNA抗体（dsDNA）、抗中性粒细胞胞浆抗体（ANCA）、类风湿因子（RF）、抗链球菌溶血素O（ASO）、抗心磷脂抗体（ACA）、溶血性贫血指标等；⑧乙型、丙型肝炎病毒以及HIV血清学检查；⑨血清游离轻链和血清免疫固定电泳。

3. 辅助检查

①眼底检查；②肾脏B超；③妇科B超，监测胎儿生长发

育情况、羊水量、脐动脉血流、判断有无生长受限、胎儿宫内窘迫等；④胎心监护；⑤必要时肾活检，但妊娠期间肾活检风险较大，可能对胎儿造成刺激，引发流产、早产。

慢性肾脏病的病理类型及病变轻重与妊娠过程的顺利与否密切相关，明确病理可以指导治疗、判断预后。妊娠期间进行肾活检的并发症发生风险高达7%（妊娠中晚期大出血风险为2%），而分娩后仅为1%。若实验室检查，如蛋白尿、狼疮肾炎（LN）抗体、抗磷脂酶2受体（PLA2R）抗体、抗中性粒细胞胞浆抗体（ANCA）检查结果可用，则应先进行经验性治疗，尽量将活检推迟至产后。在妊娠早期（＜12周）时，肾活检风险较低。

四、临床诊断以及疾病分析与评价

（一）临床诊断

各类型慢性肾小球肾炎临床诊断见"一、概述"中的定义。

（二）妊娠合并慢性肾小球肾炎患者的管理

1. 孕前咨询

妊娠合并慢性肾小球肾炎发病率约占住院分娩的0.03%~0.12%。影响肾脏病患者能否妊娠的主要因素包括蛋白尿、血压和肾功能状态，其中后两项为决定性因素。孕前应进行充分的检查，包括尿常规、24h尿蛋白定量、是否合并高血压及肾功能不全等。慢性肾小球肾炎患者的孕前咨询应包括：

（1）一般状况　见"二、主观性资料"中的内容。

（2）高血压难以控制的患者［指在改善生活方式的基础上应用了合理可耐受的足量（≥3种降压药物，包括利尿剂）治疗＞1个月血压仍未达标，或服用≥4种降压药物血压才能有效控制］，建议暂缓妊娠，直至血压控制正常后。接受降压治疗者，应避免使用血管紧张素转化酶抑制剂和血管紧张素受体拮抗剂。

（3）伴有蛋白尿的患者，建议暂缓妊娠，直至治疗控制尿蛋白定量＜1g/24h 至少 6 个月。

（4）如患者妊娠前肾病病理类型不明确，如有条件，建议先行肾穿刺活检求以明确肾炎的病理类型，从而指导治疗后再准备怀孕。

（5）部分免疫抑制剂妊娠期不宜使用。若有服用环磷酰胺、吗替麦考酚酯等，应至少在受孕前 3~6 个月停用，换用其他更加安全的药物，如糖皮质激素、羟氯喹、硫唑嘌呤和钙蛋白抑制剂。妊娠前不宜使用的药物及其停用药物时间具体见表 4-1。

表 4-1　患者备孕期避免使用的免疫抑制剂及停药时间

药物	妊娠期计划停药时间
吗替麦考酚酯	6~12 周
雷公藤	6 个月
环磷酰胺	6 个月（部分文献推荐停药一年）
来氟米特	2 年以上，或血药浓度降至＜ 0.02mg/L
甲氨蝶呤	4~12 周

（6）对于无需使用免疫抑制剂的患者，肾素血管紧张素系统（RAS）抑制剂是主要的减少尿蛋白的药物，推荐 RAS 抑制剂使用直至尝试受孕。

（7）建议在疾病稳定、无重要脏器累及的前提下，泼尼松≤ 10mg/d（或等效的其他不含氟的激素）时考虑妊娠。

2. 妊娠期初次评估

（1）慢性肾小球肾炎患者的妊娠期初次评估应包括血常规、电解质、肝肾功能、尿常规、尿沉渣、24h 尿蛋白总量、免疫学检查、心电图、超声心动图、眼底检查、肾脏功能评估。

（2）他克莫司或环孢素的全血谷浓度（针对使用这些药物的患者）。

3. 孕期监测检查

（1）基本检测 注意孕妇头痛、眼花、胸闷、上腹部不适或疼痛及其他消化系统症状、下肢和（或）外阴明显水肿，检查血压的动态变化、体重、尿量变化和血尿常规，注意胎动、胎心和胎儿生长趋势等。

（2）孕妇特殊检查 肾功能、尿蛋白／肌酐比值、尿红细胞计数、中段尿培养、血糖、血脂、彩超等，记录基础尿酸、肝酶、血小板计数和尿蛋白水平，有助于妊娠后怀疑子痫前期时的鉴别诊断。

（3）胎儿监测 生物物理学评分；评估胎儿生长发育情况；评估胎盘功能（妊娠早期每个月 1 次，妊娠中期每 2 周 1 次，妊娠晚期每周 1 次）。

（4）妊娠期需要肾内科和产科医师合作，密切随访，以发现疾病活动及产科并发症，肾脏科至少 4~6 周随访 1 次，根据肾脏病的严重程度和进展，可以增加监测频率。

4. 慢性肾小球肾炎患者妊娠期降压目标

所有类型的妊娠期肾小球肾炎患者都需要管理血压。妊娠期间，必须监测患者的血压，即便是轻度的肾功能异常，都会增加妊娠高血压的风险。更重要的是，在孕前期，血压 > 140/90mmHg 时，胎儿的存活率会降低。为精确评估血压，除诊室血压外，患者还需接受诊室外血压策略。

（1）降压目标 慢性肾小球肾炎患者妊娠期目标血压建议谨慎维持：收缩压控制在为 130~140mmHg，舒张压控制在 80~90mmHg。避免过度降压导致胎盘灌注不足而影响胎儿生长发育。

（2）降压注意事项

①降压注意个体化情况，降压过程力求平稳，控制血压不可

波动过大，力求维持较稳定的目标血压。

②注意降压幅度不能太大，以平均动脉压（MAP）的 10%~25% 为宜，争取 24~48h 达到稳定，避免过度降压导致胎盘灌注不足而影响胎儿生长发育。

MAP = DBP+1/3（SBP–DBP）

（MAP：平均动脉压；DBP：舒张压；SBP：收缩压）

③降压手段包括生活干预和药物降压。

5. 分娩时机和方式

（1）终止妊娠时机　终止妊娠的时机，应综合考虑孕周、孕妇病情及胎儿情况等多方面因素。

①妊娠 32 周前孕妇或胎儿情况出现严重恶化应终止妊娠。包括出现典型的并发子痫前期（PE）或 HELLP 综合征；孕妇情况逐渐恶化，包括严重且不能控制的高血压，肾病综合征伴迅速增加的蛋白尿和（或）SCr 迅速增加；胎儿情况逐渐恶化，包括任何孕周的胎心率异常。

②妊娠 32 周后孕妇或胎儿情况出现不太严重的恶化也应终止妊娠。如 ≥ 32 周超声多普勒检查脐动脉舒张期血流缺失，孕晚期超过两周胎儿没有生长。

③提前分娩，存在重度子痫前期、胎儿生长受限或胎儿检测结果不良（如胎儿窘迫）时，可能需要提前分娩。发生重度子痫前期、胎儿生长受限或胎儿窘迫时的分娩指征通常与一般人群相同。

（2）终止妊娠方式

①注意个体化处理；②如病情稳定，无产科剖宫产指征，尽可能采取阴道分娩；③如果病情加重，估计不能短时间内阴道分娩时，可适当放宽剖宫产的指征。

（3）分娩期间的注意事项

①密切观察自身症状。②监测胎心率的变化。③必要时可

给予氢化可的松应激。在终止妊娠时，酌情调整激素剂量。对自然分娩的患者，在原使用激素的基础上，在产程启动时静脉滴注氢化可的松 25mg，次日恢复原激素口服剂量。对剖宫产手术者，在原使用激素的基础上，在术中静脉滴注氢化可的松 50~75mg，术后第 1 天使用氢化可的松 20mg，每 8h 1 次，术后第 2 天恢复原激素口服剂量。④积极预防产后出血。

五、治疗方案及用药指导相关建议

（一）一般治疗

1. 治疗地点

结合当地医疗水平个体化处理：轻度慢性肾炎患者可在门诊随访管理；出现严重高血压、中等蛋白尿的孕妇应评估后决定是否住院治疗；孕妇情况逐渐恶化，包括出现严重且不能控制的高血压，子痫前期或 HELLP 综合征，迅速增加的蛋白尿和（或）SCr 迅速增加，以及胎儿情况逐渐恶化，孕妇均应急诊收住院监测和治疗。妊娠 32 周前孕妇或胎儿情况出现严重恶化，或妊娠 32 周后孕妇或胎儿情况出现不太严重的恶化均应及时终止妊娠。

2. 饮食治疗

建议正常蛋白质饮食，以保证胎儿的生长发育。除非有严重高血压病，即使是轻中度高血压病，一般应正常盐饮食；切勿低盐饮食以免影响胎儿生长发育。随孕期正常补充孕妇所需的铁、钙、叶酸及维生素等制剂，并应注意锌、镁等微量元素的补充。

（二）药物治疗

1. 免疫抑制治疗

根据患者临床表现、病理类型以及个体情况，评估免疫抑制治疗的潜在风险，权衡利弊，综合决定是否需要应用糖皮质激素及其他免疫抑制剂。

推荐的妊娠期安全使用的免疫抑制剂包括糖皮质激素、羟氯喹、硫唑嘌呤和钙蛋白抑制剂（如环孢素或他克莫司）。环磷酰胺、吗替麦考酚酯、来氟米特和甲氨蝶呤有致畸的可能，妊娠期禁忌使用。

妊娠期应根据肾脏病情况，尽可能减少糖皮质激素的剂量，在疾病严重活动时，也可以使用大剂量甲泼尼龙冲击治疗。糖皮质激素可以选择泼尼松或泼尼松龙，不建议使用含氟的激素，只有在妊娠晚期促胎肺成熟时才使用含氟的糖皮质激素，如地塞米松或倍他米松。

2. 降压治疗

妊娠期目标血压 130~140/80~90mmHg，避免过度降压导致胎盘灌注不足而影响胎儿生长发育。妊娠期安全的降压药物包括甲基多巴、拉贝洛尔和长效硝苯地平等。妊娠期禁止使用血管紧张素转换酶抑制剂（ACEI）和血管紧张素Ⅱ受体拮抗剂（ARB）。妊娠期一般不使用利尿剂降压，以防血液浓缩、有效循环血量减少和高凝倾向；不推荐使用阿替洛尔和哌唑嗪；硫酸镁不作为降压药使用。（可参考"妊娠期高血压"章节）

妊娠期需监测有无子痫前期、子痫，评估是否需要提前终止妊娠。对于子痫前期、子痫的预防、诊断和治疗参考"妊娠期高血压"章节。

3. 其他药物

（1）防止骨质疏松治疗　可使用骨化三醇、钙剂。

（2）抗凝治疗　妊娠期应慎重抗凝，若处于高凝状态，可考虑使用低分子肝素或小剂量阿司匹林。

（3）输注人血白蛋白　在严重低白蛋白血症时，可适当输注人血白蛋白，使血浆白蛋白水平维持在25g/L以上维持胎儿生长发育需要。

（4）纠正贫血　孕妇血红蛋白低于100g/L，可口服铁剂纠正贫血，早孕期禁用静脉铁剂。对于肾性贫血或妊娠期难治性贫血，可使用促红细胞生成素。

（三）产后处理

合并妊娠期高血压或进展为子痫前期、子痫的患者在分娩后，应每天监测血压、采取降压等治疗，具体参考"妊娠期高血压"章节。

产后需监测肾脏疾病活动情况，监测血压、尿检和肾功能等。对于服用环孢素、他克莫司的患者，需注意监测药物浓度。血栓高危患者，必要时继续预防血栓到产后6周。对于未明确病理分型的慢性肾炎患者，产后4~6个月后应做肾活检病理，并积极治疗。

鼓励患者使用最小剂量的妊娠期安全使用的药物，进行母乳喂养。免疫抑制药物：泼尼松、硫唑嘌呤、他克莫司、环孢素哺乳期可继续使用，需要使用环磷酰胺或吗替麦考酚酯时，不建议母乳喂养。降压药物：甲基多巴、拉贝洛尔和长效硝苯地平哺乳期可继续使用；产后应尽早开始使用RAS抑制剂降低蛋白尿，如依那普利、卡托普利和喹那普利等；利尿剂的脱水作用可能阻碍泌乳，通常避免使用。

（四）预测和预防

1. 风险评估

妊娠前和妊娠期在产科和肾脏病科进行临床风险评估。推荐CKD早期血压控制正常、尿蛋白定量 < 1g/24h 的患者可考虑妊娠，但仍需认识到妊娠的风险。不宜妊娠的患者包括：①血压控制不良；②大量蛋白尿（> 2.5g/d）；③孕前血肌酐 > 1.5mg/dl 或 CKD 3~5 期。

2. 注意预警信息和评估

妊娠合并慢性肾炎患者，孕期在肾脏科至少 4~6 周随访 1 次，根据肾脏病的严重程度和进展可以增加监测频率。随访时需要监测血压（建议家庭自测血压并记录）、肾功能（包括 SCr、尿素和肌酐清除率）、血尿酸、24h 尿蛋白定量、尿红细胞计数、血糖（必要时糖耐量试验，尤其是服用激素或钙调蛋白抑制剂的孕妇）等。记录基础尿酸、肝酶、血小板计数和尿蛋白水平，有助于妊娠后怀疑子痫前期的鉴别诊断。同时孕妇应按产科医师要求定期于产科规律随访。

3. 预防措施

妊娠可能损伤肾脏，导致肾功能恶化。对于慢性肾炎育龄期女性，在疾病缓解前要严格避孕，避孕措施只推荐含孕激素的制剂，同时避免使用对生育能力有影响的药物。

由于部分免疫抑制剂有致畸的可能，应在受孕前 3~6 个月换用妊娠期安全的免疫抑制剂。环磷酰胺在停药后至少 1 年内应采取高效的避孕措施；吗替麦考酚酯和甲氨蝶呤应停用 3 个月；来氟米特可经肝肠循环被再吸收，停药后 2 年方可自然消除，因此建议应用螯合剂考来烯胺清除（8g，每日 3 次，连续 11d）后停药 6 个月方可备孕。

肾素血管紧张素系统（RAS）抑制剂是主要的减少蛋白尿的药物，推荐 RAS 抑制剂使用直至尝试受孕。RAS 抑制剂可导致心脏和肾脏缺陷及羊水过少的相关并发症，因此妊娠期绝对禁止使用，需及时更换为妊娠期安全的降压药物。

参考文献

[1] Fakhouri F, Schwotzer N, Cabiddu G, et al. Glomerular diseases inpregnancy: pragmatic recommendations for clinical management [J].

KidneyInt, 2023, 103（2）: 264-281.

［2］国家肾脏疾病临床医学研究中心. 慢性肾脏病患者妊娠管理指南
　　［J］. 中华医学杂志, 2017, 97（46）: 3604-3611.

［3］张文, 李懿莎, 刘冬舟, 等. 风湿性疾病患者围妊娠期药物使用
　　规范［J］. 中华内科杂志, 2021, 60（11）: 946-953.

［4］董旭东, 彭娟. 妊娠合并慢性肾小球肾炎［J］. 中华产科急救电
　　子杂志, 2012, 1（2）: 96-98.

［5］徐钢. 肾脏病诊疗指南［M］. 3 版. 北京: 科学出版社, 2013:
　　27-39.

［6］王海燕. 肾脏病临床概览［M］. 3 版. 北京: 北京大学医学出版
　　社, 2009: 141-165.

［7］瞿琳. 妊娠合并肾病综合征 1 例并文献复习［J］. 江苏医药,
　　2018, 44（11）: 1353-1356.

［8］林萍. 低分子肝素应用于妊娠期肾病综合征的疗效观察［J］. 医
　　学理论与实践, 2011, 24（3）: 261.

编写人员

向道春　武汉市中心医院

赵宇蕾　东部战区总医院

罗　艳　成都市第七人民医院

妊娠合并肾病综合征

一、概述

妊娠期合并肾病综合征（Nephrotic Syndrome during Pregnancy，NSP）是指在妊娠期间，由多种原因引起的以蛋白尿、低蛋白血症、高脂血症及明显水肿为特征的一组临床表现。出现肾病综合征的孕妇在妊娠期间发生子痫、妊娠期高血压、胎盘早剥、胎儿生长受限、胎儿窘迫，甚至死胎的概率显著增加。母体肾脏疾病的进展对母体及胎儿威胁大。肾病综合征（Nephrotic Syndrome，NS）很少出现在妊娠期间，在妊娠期的发生率仅为 0.028%。NSP 是产科的危重症之一，妊娠过程需得到产科和肾内科的共同管理，做到早期诊断、正确规范治疗、适时终止妊娠，以降低孕产妇及围产儿并发症发生率和病死率。

NSP 常常是在子痫前期的病理生理基础上发生的，因母婴异常免疫与肾脏出现共同的抗原，滋养层细胞抗体与肾脏反应致使免疫复合物大量沉积于子宫、胎盘血管壁上，导致 NSP 患者发生肾小球异常变化，肾小球基底膜通透性异常增高，促使患者尿蛋白增加，血浆蛋白水平降低；而高血糖异常会引发代谢紊乱，肾组织易发生肾动脉硬化以及肾小球微血管病变，进而导致肾功能异常、肾功能损伤。NSP 导致肾脏损害情况比单纯妊娠高血压更加明显。

肾病综合征可根据病因分为原发性和继发性，原发性是由于肾脏本身的病变导致的，继发性是指该病继发于身体其他疾病。排除继发性因素后，即为原发性肾病综合征。

1. 原发性肾病综合征

原发性肾病综合征病因不明，发病机制主要为免疫介导的肾小球损伤。引起原发性肾病综合征的临床病理类型有多种。国内资料表明膜性肾病（Membranous Nephropathy，MN）占第一位（约 1/3），继之为微小病变型肾病（Minimal Change Disease，MCD）及 IgA 肾病（各占约 1/4），以及局灶性节段性肾小球硬化（Focal Segmental Glomerulosclerosis，FSGS）等。原发性肾病综合征患者中，重度蛋白尿是母婴预后不良的重要危险因素。

2. 继发性肾病综合征

继发性肾病综合征可由子痫前期、糖尿病肾病、系统性红斑狼疮肾炎、乙肝病毒相关肾炎、肾淀粉样变、肿瘤、药物 / 毒物及感染等引起。对于孕前无肾脏疾病及其他基础疾病，妊娠期首次发现的肾病综合征，子痫前期是最常见的病因。也有一些患者在孕前即有相关肾脏疾病，但病情隐匿或患者对一些症状未引起重视而未被发现，妊娠过程中出现水肿、高血压等症状后，经进一步完善检查才发现原发性疾病。此类患者在妊娠终止以后，最好能进行肾活检，作出病理诊断。

二、主观性资料

1. 一般情况

包括年龄、体重、妊娠情况（妊娠次数、妊娠间隔时间、是否多胎妊娠等）和饮食、生活环境。

2. 现病史

详细询问妊娠孕妇的尿蛋白、水肿、高血压、低血浆白蛋白和高血脂等症状的严重程度与发生时间，是否存在剧烈腰痛、血尿、腹痛、阴道流血、头痛、呕吐、少尿甚至无尿等严重临床症状。

3. 既往病史

详细询问孕妇既往基础疾病，包括不良妊娠史、子痫前期病史、高血压、糖尿病、肾脏疾病、血脂异常及自身免疫性疾病（如系统性红斑狼疮）等病史，既往怀孕是否存在胎儿生长受限、流产、早产、胎死腹中等情况。

4. 用药史

询问患者完整的用药史，包括用药情况（尤其是既往及目前使用的药物种类、剂量、疗效及有无不良反应）与保健品使用情况，以及疫苗接种状况，农药、放射性物质等有害物质接触史。

5. 个人史

询问患者既往月经婚育史，心理社会因素包括家庭情况、工作环境、文化程度和有无精神创伤史，以及生活方式包括盐、糖、酒、咖啡及脂肪的摄入量、吸烟状况、体力活动量、体重变化、睡眠习惯等情况。

6. 家族史

询问患者肾脏病家族史、子痫前期家族史，高血压、脑卒中、糖尿病、血脂异常和冠心病家族史，包括母亲与姐妹的妊娠期肾病综合征病史。

7. 过敏史

既往有无食物、药物过敏，蜂蜇、蛇毒、花粉、抗毒素或疫苗等过敏史。

8. 产科检查状况

产前检查是否规律或恰当（包括产前检查质量问题）、本次妊娠经过有无异常。

三、客观性资料

1. 体征

（1）水肿　水肿首先发生在组织疏松的部位，如眼睑或颜面部、足踝部，以晨起为明显，严重时可以涉及下肢及全身。肾性水肿的性质是软而易移动，临床上呈现凹陷性水肿，即用手指按压局部皮肤可出现凹陷。这种水肿呈"重力依赖性"，主要表现为下肢、卧位时腰骶部及外阴部位。根据范围分级：1级仅于踝部；2级小腿中部；3级膝部；4级大腿及以上部位。水肿严重时可引起胸腔积液、腹腔积液、心包积液、颈部皮下水肿及纵隔积液以致呼吸困难。

（2）蛋白尿　出现大量蛋白尿时，泡沫尿为其突出表现，而当发生严重的低蛋白血症时，则会出现尿量减少。

（3）高血压　肾病综合征患者常常伴有高血压，血压＞ 140/90mmHg 时，患者可能出现头晕、头痛、心慌等，但也可能没有症状。

2. 实验室检查

出现妊娠合并肾病综合征时，应进行以下常规检查和必要时复查：①血常规，应定期复查；②尿常规，24h 尿蛋白定量；③肝功能、血脂；④肾功能；⑤凝血功能和相关 DIC 检查，包括血小板计数，凝血酶原时间、部分凝血活酶时间、凝血酶时间、纤维蛋白原定量、D- 二聚体等；⑥超声等影像学检查肝、肾等器官及胸腹积液情况；⑦免疫血清学检查；⑧血清电解质；⑨心脏彩超及心功能检测；⑩超声检查和监测胎儿生长发育指标；⑪眼底检查。

四、临床诊断以及疾病分析与评价

（一）临床诊断

妊娠期合并肾病综合征的诊断标准为：①尿蛋白＞ 3.5g/d；②血浆白蛋白＜ 30g/L；③水肿；④血脂升高。其中①②两项为诊断必需。

（二）妊娠期合并肾病综合征的管理

1. 产前咨询

所有计划妊娠的肾病综合征妇女，尤其是处于肾病进展/活动状态、合并高血压或高血脂、狼疮性肾炎、肾移植术后、既往有不良孕产史的患者，在孕前均应接受多学科团队咨询。考虑到肾病综合征患者的母胎风险，孕前评估时应严格审查患者目前状况是否适宜妊娠。

（1）了解肾功能情况、肾脏病家族史、是否罹患可能继发肾病综合征的疾病（如系统性红斑狼疮、乙型病毒性肝炎），是否长期服用可能造成肾损害的药物，是否有农药、辐射等有害物质接触史，是否有急性肾损伤病史或合并其他基础疾病、体重变化、运动情况、烟酒咖啡嗜好等。

（2）嘱患者调整生活方式，如在医师指导下参加能够耐受的体育锻炼（每周至少5次，每次30min），保持健康体重（维持BMI 18.5~24.0kg/m² ），戒烟戒酒，减少咖啡因摄入，规律饮食，避免疲劳；防止呼吸道感染的发生；放松心情，避免情绪紧张等，以期达到优化的备孕条件。

（3）肾病综合征病情不稳定的女性均要严格避孕。2019年英国肾脏协会《妊娠和肾脏疾病》提出，狼疮性肾炎、肾病综合征及小血管炎活动期患者建议避孕，建议至少等待疾病静止6个月后考虑妊娠。

（4）接受药物治疗者，应暂停使用致畸性药物（部分药物需停药3~6个月以上）。合并高血压女性建议优化降压药物使血压控制于140/90mmHg以下考虑妊娠，避免服用血管紧张素转化酶抑制剂（ACEI）和血管紧张素Ⅱ受体拮抗剂（ARB）。环磷酰胺、吗替麦考酚酯、来氟米特和甲氨蝶呤有致畸作用，妊娠期禁忌使用，应至少在受孕前3~6个月停用。

（5）对于有辅助生殖要求的妇女，单胚胎移植的母婴结局更为安全，应避免医源性多胎妊娠。

2. 妊娠期初次评估

肾病综合征患者孕期的主要母胎风险包括疾病的活动或进展、肾功能恶化、高血压、加重的尿蛋白、早产、胎儿生长受限、小于孕龄儿等；特定疾病（如狼疮性肾炎、糖尿病肾病）增加围产期死亡风险；糖尿病肾病患者胎儿畸形风险增加。

（1）肾病综合征孕妇的妊娠期初次评估应包括肝肾功能、凝血功能、血电解质、血常规、血压、血脂、尿常规或 24h 尿蛋白 / 肌酐比值（UACR）、心室结构与功能（心电图或超声心动图）、眼底检查。

（2）肾病综合征孕妇产科检查应包括三体综合征筛查、妊娠期糖尿病筛查在内的常规检查；对于抗 Ro（SSA）或抗 La（SSB）抗体阳性的孕妇应在孕中期完善胎儿超声心动图检查，及时排查自身免疫性疾病的相关指标。

3. 孕期监测检查

（1）基本检测　注意孕妇头晕、头痛、乏力、恶心、呕吐、腹部不适或疼痛及其他消化系统症状、下肢和（或）外阴明显水肿，水肿严重者检查胸腔积液、腹水及心包积液；检查血压的动态变化、体重、尿量变化和血尿常规，注意胎动变化、胎心监测和胎儿生长趋势等。

（2）孕妇的特殊检查　定期评估血压、尿蛋白、血清肌酐和中段尿培养，监测有无低蛋白血症、贫血、肺水肿等情况，加强液体管理，并对原发肾脏疾病进行评估。住院患者还应监测体温、心率、呼吸频率、氧饱和度等生命体征，计算孕期预警评分。有条件的医疗机构应检查自身免疫性疾病的相关指标，如果为系统性红斑狼疮肾炎，免疫学检查可见多种自身抗体，以及多系统损伤，可明确诊断。检查乙肝五项，以排查乙型肝炎病毒相关性肾炎。

（3）胎儿的特殊检查　应加强胎心监护、超声监测胎儿生长发育、羊水量，如可疑胎儿生长受限或存在胎儿生长受限趋势，严密动态监测。孕中期应开始对脐血流进行监测。研究发现，孕18~28周脐血流值的监测对胎盘功能不全、胎儿生长受限等异常情况有一定指导意义。孕32周后应定期行B超检查，测脐动脉、大脑中动脉、肾动脉等血流图，监测胎儿生长发育情况，积极防治妊娠期高血压疾病。

（4）检查项目和频度　患者应每周到医院复查1次，主要复查尿常规，根据患者病情变化定期检查肝肾功能指标等。

4. 分娩时机和方式

（1）终止妊娠时机　终止妊娠的时机，应综合考虑孕周、孕妇病情及胎儿情况等多方面因素。

孕周因素的终止妊娠时机：如经过治疗，病情平稳，各项指标稳定，妊娠达到36周时应考虑终止妊娠。

病情因素的终止妊娠指征：

①发病孕周早、病程长，孕期监测过程中出现腹水或胎盘功能不良；

②明显的胎儿宫内发育迟缓，治疗效果欠佳者；

③妊娠达34周合并腹水，治疗效果不好者；

④孕妇伴严重合并症，如肾衰竭、高血压现象、胎盘早剥等。

（2）终止妊娠方式

①终止妊娠方式以剖宫产为主。多数NSP患者临产宫颈条件不成熟，首选剖宫产终止妊娠，可以使胎儿迅速脱离不良环境，同时迅速减轻病情，利于母体康复；

②若如无产科剖宫产术指征，且病情稳定，可考虑阴道试产；

③若不能短时间内阴道分娩，病情可能加重，可考虑放宽剖宫产术的指征；

④对于已存在如前述的各类孕妇严重并发症，剖宫产术可作为迅速终止妊娠的手段。

（3）分娩期间的注意事项

①密切观察自身症状，包括腹痛、阴道流血、头晕头痛、恶心呕吐、少尿等；

②监测血肌酐、尿蛋白和血浆白蛋白；

③监测胎心率的变化；

④积极预防血栓栓塞和产后出血；

⑤产时、产后不可使用任何麦角新碱类药物。

五、治疗方案及用药指导相关建议

（一）一般治疗

1.饮食

建议妊娠合并肾病综合征患者正常蛋白质饮食，以保证胎儿的生长发育。除非有严重高血压病，即使是轻中度高血压病，一般也应正常盐饮食；切勿低盐饮食以免影响胎儿生长发育。随孕期正常补充孕妇所需的铁、钙、叶酸及维生素等制剂，并因注意锌、镁等微量元素的补充。

2.休息

病情稳定可适当运动，预防血栓；有严重水肿及低蛋白血症的患者应以卧床休息为主。

（二）药物治疗

1.肾上腺皮质激素

糖皮质激素可以抑制炎症与免疫反应，稳定细胞膜，减轻炎性渗出，稳定溶酶体膜，减少纤维蛋白沉着；还可改善肾小球基底膜的通透性，减少尿蛋白排出，减轻水肿及蛋白尿，是治疗妊娠合并肾病综合征的首选药物。妊娠期应根据肾脏情况，尽可能小剂量糖皮质激素维持。糖皮质激素可以选择泼尼松，急性期也可使用大剂量甲泼尼龙冲击治疗。在美国FDA妊娠期用药分级中，泼尼松、注射用甲泼尼龙琥珀酸钠均为妊娠期C级药物，不易通过胎盘，对胎儿影响小。但在用药期间，尤其是长期用药时，仍需密切注意糖皮质激素药物的不良反应，如代谢紊乱，包括肾上腺皮质功能亢进、血糖升高、血脂升高、骨质疏松等；机体抵抗能力降低，极易受到各种细菌的感染，发生呼吸道、泌尿道、生殖道等感染；高血压；情绪不稳定，甚至出现精神症状；眼压升高等。因此，在用药过程中应严密监测。

2. 输注白蛋白

白蛋白支持疗法能够改善患者的营养状况，增加蛋白质的吸收和利用，保证胎儿宫内营养，有利于胎儿的生长发育；且白蛋白支持疗法有助于减轻免疫复合物的刺激，还可增强受损屏障的修复能力，提高肾小球的通透性，改善患者的肾功能。对于严重水肿伴少尿的患者，白蛋白输注配合利尿剂的使用可以提高血浆胶体渗透压，改善低蛋白血症，增加尿液的排出，对肾功能有一定的保护意义。但白蛋白输注过程中要避免过频、过多，25%白蛋白输注速度一般在1ml/min。

3. 慎用利尿剂

水肿是NSP明显的表现，所以在发病早期应控制体液的异常潴留，是预防病情加重的重要措施，因为随着水肿的加重，血红蛋白和血浆蛋白相对下降，尿蛋白增加造成恶性循环后可使孕妇血液流变学改变，使病情加重。利尿剂与白蛋白配合使用可有效减轻组织水肿，但利尿要适当，尤其当血液有浓缩、血容量不足时，不合理的使用利尿剂可造成血容量进一步减少，影响子宫胎盘灌注，引起胎儿窘迫，甚至胎盘早剥等不良妊娠结局。

4. 免疫球蛋白

可抑制免疫反应，减少肾小球滤过膜的损伤，有助于肾小球的修复，还能增强患者的自身免疫力，有助于预防感染等并发症的发生。

5. 预防血栓、栓塞并发症

妊娠期间，正常孕妇血液系统即处于高凝状态，肾病综合征患者体内由于多因素作用，导致其机体凝血、抗凝及纤溶系统功能失衡，两者协同作用，妊娠合并肾病综合征的患者高凝倾向更加明显，增加了其发生血栓、栓塞并发症的概率。NSP 的患者静脉栓塞的临床症状不明显，因此应加强监护，时刻警惕其发生的可能。当栓塞发生时应正确选择抗凝剂，华法林能穿过胎盘屏障并有潜在的致畸作用，还能诱发母亲或胎儿出血，因此是妊娠期间的禁忌药物。低分子肝素不通过胎盘，对胎儿无不良影响，属美国 FDA 认证的 B 类药，且低分子肝素半衰期长、生物利用度高，应用方便，只需每日皮下注射 1~2 次，不需静脉滴注，被证明是安全有效的治疗方法。肾病综合征是 VTE 的高危因素，建议孕期及产后 6 周内低分子肝素治疗以预防静脉血栓。

6. 及时、有效地控制高血压

建议妊娠期目标血压为 130~140/80~90mmHg，避免过度降压导致胎盘灌注不足而影响胎儿生长发育。妊娠期安全的降压药物包括甲基多巴、拉贝洛尔和长效硝苯地平等。（可参考"妊娠期高血压"章节）

7. 降脂治疗

合并高脂血症的患者，一般饮食控制，不建议使用药物治疗（可参考"妊娠期合并高血脂"章节）。对于严重高 TG 血症（＞5.6mmol/L）患者可考虑使用高纯度 $\omega-3$ 脂肪酸。严重高 TG，应谨慎使用贝特类药物。

（三）产后处理

产后应继续监测肾脏疾病活动情况，监测血压、尿检和肾功能等；如持续蛋白尿或合并肾功能不良，应转入内科继续治疗。NSP 患者是否在产后血压持续不能恢复或肾脏持久性损害，至今尚无统一意见，但多数患者均在产后不久血压和肾功能恢复正常。NSP 患者为血栓栓塞高危者，应继续预防血栓至产后 6 周。2016 年意大利肾脏与妊娠研究小组在关于妊娠合并慢性肾病中指出，孕期发生快速进展的肾功能损害或严重肾病综合征的情况下，可考虑肾活检，有助于鉴别特殊类型的肾脏病理类型，从而指导治疗。NSP 再次妊娠有复发的可能，因此对于病因不明、有再次妊娠需求的产后女性可进行肾活检以明确病理类型。医师可应根据肾活检结果及肾功能恢复情况，对有生育要求的患者提出指导意见。

（四）预测和预防

1. 风险筛查

注意妊娠前和妊娠各期产科检查首诊时临床风险因素的筛查。

2. 注意预警信息和评估

（1）NSP 的预警信息包括病理性水肿、蛋白尿增加、胆固醇升高、低蛋白血症、子痫前期、糖尿病、胎儿生长受限趋势、既往的狼疮肾炎和妊娠时的活动性狼疮等。

（2）对于出现的各种预警信息，需要仔细排查各种原因并予以矫正。

（3）密切监测血压、肌酐、尿蛋白和尿量变化，增加产前检查次数，注意孕妇自身症状，必要时住院观察。

3. 预防措施

（1）认真做好孕期保健教育工作。妊娠期间应定期检查尿蛋白、白蛋白、胆固醇以及肾功能，评估治疗效果，调整临床用药。增加产检次数，提高产前检查的质量，例如对于子痫前期孕妇应注意每次产前检查的尿蛋白、白蛋白与高胆固醇问题，以做到早发现、早诊断、早处理。

（2）加强饮食和作息管理。倡导正常优质蛋白饮食，避免高蛋白饮食以加重肾脏负担。严重水肿、低蛋白血症者卧床休息。待水肿消失，一般情况好转后可起床活动。

（3）加强孕期宣教与管理。对于妊娠期间出现大量蛋白尿的患者，产科、肾内科应共同管理，规范产前系统检查，提高对NSP的认识，及早发现、诊断并积极规范治疗，适时终止妊娠，可减少孕产妇并发症，降低围产儿并发症的发生。

参考文献

［1］ De Castro I, Easterling TR, Bansal N, et al. Nephrotic syndrome in pregnancy poses risks with both maternal and fetal complications［J］. Kidney Int, 2017, 91（6）: 1464-1472.

［2］ Chen CC, Yu T, Chou HH, et al. Premature birth carries a higher risk of nephrotic syndrome: a cohort study［J］. Sci Rep, 2021, 19, 11（1）: 20639.

［3］ Zhu P, Zhou FD, Zhao MH. The renal histopathology spectrum of elderly patients with kidney diseases: a study of 430 patients in a single Chinese center［J］. Medicine（Baltimore）, 2014, 93（28）: e226.

［4］ 阮洁, 冯韵霖, 刘兴会. 2019年英国肾脏病协会"妊娠及肾脏疾病"临床实践指南解读［J］. 实用妇产科杂志, 2020, 12, 36（12）: 903-907.

［5］ 中华医学会妇产科学分会妊娠期高血压疾病学组. 妊娠期高血压疾病诊治指南（2020）［J］. 中华妇产科杂志, 2020, 55（4）: 227-238.

［6］ 南京总医院国家肾脏疾病临床医学研究中心. 慢性肾脏病患者妊

娠管理指南［J］. 中华医学杂志, 2017, 97（46）: 3604-3611.

［7］ 瞿琳. 妊娠合并肾病综合征1例并文献复习［J］. 江苏医药, 2018, 44（11）: 1353-1356.

［8］ 林萍. 低分子肝素应用于妊娠期肾病综合征的疗效观察［J］. 医学理论与实, 2011, 24（3）: 261.

［9］ 梅长林, 余学清. 内科学肾脏内科分册［M］. 北京: 人民卫生出版社, 2015: 237.

［10］王钢, 李向培, 厉小梅, 等. 系统性红斑狼疮缓解期患者长期服用小剂量泼尼松对骨密度的影响［J］. 中华内科杂志, 2017, 56（3）: 176-183.

［11］龙红英, 胡延毅. 糖皮质激素长期用于肾病综合征治疗中的不良反应分析［J］. 基层医学论坛, 2018, 22（13）: 1765-1766.

［12］李在楠, 许俊, 杨斌, 等. 蛋白支持疗法治疗妊娠期肾病综合征疗效及妊娠结局分析［J］. 中国妇幼保健, 2016, 31（22）: 4731-4734.

［13］Pincus KJ, Hynicka LM. Prophylaxis of thromboembolic events in patients with nephrotic syndrome［J］. Ann Pharmacother, 2013, 47（5）: 725-734.

［14］Cabiddu G, Castellino S, Gernone G, et al. A best practice position statement on pregnancy in chronic kidney disease: the Italian Study Group on Kidney and Pregnancy［J］. J Nephrol, 2016, 29（3）: 277-303.

［15］中国血脂管理指南修订联合专家委员会, 等. 中国血脂管理指南（2023年）［J］. 中国循环杂志, 2023: 237-271.

编写人员

曹　燕　寻乌县人民医院

曾雅妃　中山市广济医院

妊娠合并慢性肾功能不全

一、概述

随着慢性肾脏病（Chronic Kidney Disease，CKD）发病率的逐年增长，妊娠相关肾脏病的发生率亦上升，约占产科的4%。这包括两方面：一是妊娠合并慢性肾脏病，主要表现为蛋白尿、肾功能和血压的影响；二是妊娠中肾脏疾病，如尿路感染、妊娠高血压综合征或先兆子痫、妊娠期急性肾损伤。

这类人群妊娠存在较大风险：孕妇不良结局包括原有肾脏损害加重、发生急性肾损伤和妊娠相关肾脏病、蛋白尿增加、血压升高、并发子痫前期等；胎儿不良结局包括死胎、胎儿生长受限和早产等。而妊娠期肾功能评估、是否合并高血压以及蛋白尿的情况对于慢性肾功能不全的妊娠期患者能否顺利妊娠至关重要。

1. 妊娠期肾功能评估

2012年改善全球肾脏病预后组织（Kidney Disease Improving Global Outcomes，KDIGO）将CKD定义为肾脏结构或功能异常超过3个月，并将"肾移植病史"新增为肾损伤的标志。①白蛋白尿：尿白蛋白排泄率（Albu-Min Excretion Rate，AER）≥30mg/24h，或尿白蛋白/肌酐比（Urine Albumin Creatinine Ratio，UACR）≥30mg/g；②尿沉渣异常；③肾小管相关病变；④组织学异常；⑤影像学所见结构异常；⑥肾移植病史。根据肾小球滤过率（Glomerular Filtration Rate，GFR）、尿白蛋白对CKD进行分期，GFR下降：≤60ml/（min·1.73m^2），对应G3a~G5期，见表4-2。

表 4-2　CKD 分期

根据 GFR 分期		根据尿蛋白分期		
期别	ml/（min·1.73m²）	期别	AER（mg/24h）	UACR（mg/g）
G1 期	≥ 90	A1	< 30	< 30
G2 期	60~89			
G3a 期	41~59	A2	30~300	30~300
G3b 期	30~40			
G4 期	15~29	A3	> 300	> 300
G5 期	< 15			

　　英国肾脏病协会指南指出，孕期由公式计算 eGFR 与通过菊粉清除率测定的 GFR 相差较大，建议孕期采用血清肌酐、尿蛋白水平代替 eGFR 进行肾功能评估。

　　妊娠期血肌酐 ≥ 60μmoL/L 应考虑肾功能受损，或推荐孕期以 24h 尿蛋白定量肌酐比（Urine Protein Creatinine Ratio，uPCR）或 uACR 进行尿蛋白定量分级，具体分级见表 4-3。

表 4-3　妊娠期病理性蛋白尿分级

	UPCR（mg/mmol）	UACR（mg/mmol）
病理性蛋白尿	> 30	> 8
非肾病范围蛋白尿	> 100	> 30
肾病范围蛋白尿	> 300	> 250

2. 妊娠期高血压

内容见"妊娠期高血压疾病"。

3. 蛋白尿

由于妊娠期肾小球滤过率增加，正常妊娠妇女可以有少量尿蛋白滤过，以白蛋白尿为主，但 24h 尿蛋白排出量 < 300mg，若 24h 尿蛋白定量 ≥ 500mg，应注意病理状态存在。

大量蛋白尿是 CKD 进展的独立危险因素，大量蛋白尿导致母体低蛋白血症，可引起 FGR；同时血浆白蛋白下降可减少子宫胎盘血流，胎盘灌注不良，胎儿氧和营养物质供应不足，造成胎儿处于长期慢性缺氧状态，从而引发胎儿生长受限、新生儿窒息、甚至胎死宫内等情况。此外，肾病综合征会进一步加重孕妇高凝状态。

4. CKD 患者的妊娠时机

CKD 早期（CKD 1~2 期）孕妇，仅有轻微肾脏损害，妊娠前肾功能正常，血压正常，无或微量蛋白尿时，肾脏损害进展风险低，妊娠结局较好，但是妊娠并发症仍高于普通人群。CKD 中晚期（CKD 3~5 期）患者妊娠出现肾功能下降和不良妊娠结局的风险明显升高。

鉴于以上对 CKD 患者妊娠风险评估，推荐 CKD 早期血压控制正常、尿蛋白定量 < 1g/24h 的患者可考虑妊娠，但仍需认识到妊娠的风险。

以下 CKD 患者不推荐妊娠：

（1）CKD 3~5 期患者。

（2）高血压难以控制的患者，建议暂缓妊娠，直至血压控制正常后。

（3）伴有蛋白尿的患者，建议暂缓妊娠，直至治疗控制尿蛋白定量 < 1g/24h 至少 6 个月。

（4）活动性 LN 增加肾病复发、早产和 PE 的风险，不推荐妊娠，建议暂缓妊娠，直至疾病治疗达完全缓解状态或病情稳定接近完全缓解状态至少 6 个月。

（5）伴中重度肾功能损害的糖尿病肾病患者妊娠后出现不可逆肾功能下降及进展到肾病范围蛋白尿风险高，不推荐妊娠。

二、主观性资料

1. 一般情况

包括年龄、体重、妊娠情况（妊娠次数、妊娠间隔时间、是否多胎妊娠、孕周、不良孕产史等）、肾脏病变出现的时间与孕周的关系（如蛋白尿出现在孕前或孕早、中、晚期）。

2. 现病史

详细询问患者有无水肿、肉眼血尿、尿路刺激征、瘀点、瘀斑、紫癜及皮疹、脱发、口腔溃疡、关节痛及高血压等，现有治疗方案。

3. 既往病史

详细询问孕妇既往基础疾病，了解有无高血压病、肾脏病、糖尿病等、慢性病史、既往体格检查结果。

4. 用药史

询问患者完整的用药史，包括用药情况，是否有降压药物、激素、免疫抑制剂的使用（包括种类、剂量、疗效及有无不良反应）、抗生素、保健品使用情况、疫苗接种状况等。

5. 个人史

询问患者既往月经婚育史，心理社会因素包括家庭情况、工作环境、文化程度，以及生活方式包括盐、糖、酒、高蛋白及脂肪的摄入量、吸烟状况、体力活动量、体重变化、睡眠习惯等情况。

6. 家族史

询问患者是否有高血压、糖尿病、高尿酸血症、血脂异常、冠心病或肾脏病的家族史。

7. 过敏史

既往有无药物、食物或其他过敏史。

8. 产科检查状况

产前检查是否规律或恰当（包括产前检查质量问题）、本次妊娠经过有无异常。

三、客观性资料

1. 体征

四肢乏力、易疲劳，有腰酸，有头晕，水肿，如眼睑、双下肢容易出现水肿、泡沫尿。有些患者表现有恶心，食欲下降，进食以后甚至会出现呕吐、腹胀、反酸等。

急性肾盂肾炎可能伴随侧腹或盆腔疼痛，并伴有高热。

高血压的体征见"妊娠期高血压疾病"。

2. 实验室检查

（1）肾功能评估　肌酐值、尿素氮、泌尿系统彩超、尿常规、24h 尿糖、尿肌酐、中段尿培养＋药敏、血尿酸。

（2）高血压　应进行常规检查和必要时复查，警惕出现先兆子痫，具体检查见"妊娠期高血压疾病"。

（3）蛋白尿　尿蛋白、24h 尿蛋白定量、尿电解质，血尿蛋白电泳、血浆白蛋白。

（4）其他　尿红细胞计数、中段尿培养、血糖、病毒学指标、自身免疫系统疾病相关指标（Ig 全套、补体 C3、C4、ANA、ENA、dsDNA、ANCA、RF、ASO、抗心磷脂抗体、溶血性贫血指标等），眼底检查、胎儿生长发育情况。

四、临床诊断以及疾病分析与评价

（一）临床诊断

各类临床诊断见"一、概述"中定义。

（二）患者管理

1. 孕前咨询

育龄期妇女是慢性肾功能不全患者的好发人群，约 3% 的妊娠妇女可能罹患慢性肾功能不全。患者的肾功能状况（CKD 分期）、是否合并高血压和蛋白尿较 CKD 病因对妊娠结局的影响更大，血压越难控制、CKD 越晚期的患者妊娠，发生不良妊娠结局的风险越大。慢性肾功能不全患者的孕前咨询应包括。

（1）评估 CKD 分期　肾功能是影响妊娠结局的关键因素。随着 CKD 的进展，肾功能损害加重的风险、新发高血压、蛋白尿新发或倍增，剖宫产、早产、小胎龄儿和新生儿入住重症监护病房率均逐步升高。即使是 CKD 1 期也是早产、小胎龄儿和新生儿入住重症监护病房治疗等不良妊娠结局的独立危险因素。不推荐 CKD 3~5 期患者妊娠。

（2）血压情况　慢性肾功能不全患者高血压发生率较普通人群明显升高，妊娠后高血压发生率进一步增加，CKD 1 期患者新发高血压率约 7.9%，而 CKD 4~5 期新发高血压率高达 50%。CKD 合并高血压患者并发子痫前期、肾功能恶化、死胎、胎儿生长受限及早产率较 CKD 同期血压正常者明显增高。若血压不易控制或需要多种降压药物才可控制时，子痫前期的发生率进一步增加。高血压难以控制的患者，建议暂缓妊娠，直至血压控制正常后。

（3）是否存在蛋白尿　大量蛋白尿是 CKD 进展的独立危险因素，但与高血压和 CKD 分期相比，蛋白尿对妊娠结局的影响最小。CKD 患者妊娠可加重蛋白尿，大量蛋白尿导致母体低蛋白血症，可引起胎儿生长受限、新生儿窒息、甚至胎死宫内等情况。伴有蛋白尿的患者，建议暂缓妊娠，直至治疗控制尿蛋白定量 < 1g/24h 至少 6 个月。

（4）狼疮性肾炎和糖尿病肾病等系统性疾病对妊娠的影响最为显著　活动性狼疮性肾炎增加肾病复发、早产和子痫前期的风险，建议暂缓妊娠，直至疾病治疗达完全缓解状态或病情稳定接近完全缓解状态至少 6 个月。伴中重度肾功能损害的糖尿病肾病患者妊娠后出现不可逆肾功能下降及进展到肾病范围蛋白尿风险高，不推荐妊娠。

（5）药物咨询　①所有慢性肾功能不全女性患者在疾病缓解前均要严格避孕。避孕措施只推荐含孕激素的制剂。伴高血压、血管疾病、大量蛋白尿或吸烟的女性都应避免使用含雌激素的制剂，尤其是患有血管疾病者禁用雌激素制剂。②推荐至少在尝试受孕前 3~6 个月采用妊娠期安全的免疫抑制剂以获得疾病缓解。肾素 – 血管紧张素系统（RAS）抑制剂是主要的减少蛋白尿的药物，推荐 RAS 抑制剂使用直至尝试受孕。

2. 妊娠期初次评估

（1）慢性肾功能不全患者的妊娠期初次评估应包括血常规、电解质、肝肾功能、尿常规、尿沉渣、24h 尿蛋白总量、免疫学检查、心电图、超声心动图、眼底检查、肾脏功能评估。

（2）评估妊娠期肾脏疾病药物使用的安全性。

3. 孕期监测检查

（1）基本检测　注意孕妇头痛、眼花、胸闷、上腹部不适或疼痛及其他消化系统症状、下肢和（或）外阴明显水肿，检查血压的动态变化、体重、尿量变化和血尿常规，注意胎动、胎心和胎儿生长趋势等。

（2）孕妇特殊检查　肾功能、尿蛋白 / 肌酐比值、尿红细胞计数、中段尿培养、血糖、血脂、彩超等，记录基础尿酸、肝酶、血小板计数和尿蛋白水平，有助于妊娠后怀疑子痫前期时的鉴别诊断。

（3）胎儿监测　生物物理学评分；评估胎儿生长发育情况；

评估胎盘功能（妊娠早期每个月1次，妊娠中期每2周1次，妊娠晚期每周1次）。

（4）妊娠期需要肾内科和产科医师合作，密切随访，以发现疾病活动及产科并发症，肾脏科至少4~6周随访1次，根据肾功能不全的严重程度和进展，可以增加监测频率。

4.慢性肾功能不全患者妊娠期降压目标

大部分慢性肾功能不全患者存在不同程度的高血压，即便是CKD 1期患者，合并妊娠会增加妊娠高血压的风险。在孕前期，血压＞140/90mmHg时，胎儿的存活率会降低。

（1）降压目标 慢性肾功能不全患者妊娠期目标血压建议收缩压控制在130~140mmHg，舒张压控制在80~90mmHg。避免过度降压导致胎盘灌注不足而影响胎儿生长发育。

（2）降压注意事项

①降压注意个体化情况，降压过程力求平稳，控制血压不可波动过大，力求维持较稳定的目标血压。

②注意降压幅度不能太大，以平均动脉压（MAP）的10%~25%为宜，争取24~48h达到稳定，避免过度降压导致胎盘灌注不足而影响胎儿生长发育。

③降压手段包括生活干预和药物降压。

5.分娩时机和方式

（1）终止妊娠的指征 肾功能不全患者妊娠32周前孕妇或胎儿情况出现严重恶化，或妊娠32周后孕妇或胎儿情况出现不太严重的恶化均应终止妊娠。此外，出现典型的子痫前期或HELLP综合征，孕妇情况逐渐恶化，包括严重且不能控制的高血压，肾病综合征伴迅速增加的蛋白尿和（或）SCr迅速增加；胎儿情况逐渐恶化，包括任何孕周的胎心率异常，≥32周超声多普勒检查脐动脉舒张期血流缺失，孕晚期超过两周胎儿没有生长。上述情况均应常规应用足疗程的地塞米松促胎肺成熟。分娩发动前或分娩过程中胎儿出现异常情况，或引产过程中出现不利情况或引产失败均应以剖宫产结束分娩。新生儿出生体重< 1500g，孕周< 34 周，出生 5min Apgar 评分< 7，需要插管的新生儿均应转入新生儿重症监护室。

（2）终止妊娠方式　①注意个体化处理；②如病情稳定，无产科剖宫产指征，尽可能采取阴道分娩；③如果病情加重，估计不能短时间内阴道分娩时，可适当放宽剖宫产的指征。

（3）分娩期间的注意事项　①密切观察自身症状；②监测胎心率的变化；③积极预防产后出血。

五、治疗方案及用药指导相关建议

（一）一般治疗

1.治疗地点

结合当地医疗水平个体化处理：轻度慢性肾功能不全患者可在门诊随访管理；出现严重高血压、中等蛋白尿的孕妇应评估后决定是否住院治疗；孕妇情况逐渐恶化，包括出现严重且不能控制的高血压，子痫前期或 HELLP 综合征，迅速增加的蛋白尿和（或）SCr 迅速增加，以及胎儿情况逐渐恶化，孕妇均应急诊收住院监测和治疗。妊娠 32 周前孕妇或胎儿情况出现严重恶化，或妊娠 32 周后孕妇或胎儿情况出现不太严重的恶化均应及时终止妊娠。

2.饮食治疗

建议妊娠合并慢性肾功能不全患者正常蛋白质饮食，以保证胎儿的生长发育。除非有严重高血压病，即使是轻中度高血压病，一般也应正常盐饮食；切勿低盐饮食以免影响胎儿生长发育。随孕期正常补充孕妇所需的铁、钙、叶酸及维生素等制剂，并因注意锌、镁等微量元素的补充。

（二）药物治疗

1. 及时、有效地控制高血压

建议妊娠期目标血压为 130~140/80~90mmHg，避免过度降压导致胎盘灌注不足而影响胎儿生长发育。妊娠期安全的降压药物包括甲基多巴、拉贝洛尔和长效硝苯地平等。RASi（ACEI、ARB、直接肾素抑制剂）对胎儿和新生儿有不良影响，妊娠期绝对禁忌。妊娠期一般不使用利尿剂降压，以防血液浓缩、有效循环血量减少和高凝倾向（可参考"妊娠期高血压"章节）。

妊娠期需监测有无子痫前期、子痫，评估是否需要提前终止妊娠。对于子痫前期、子痫的预防、诊断和治疗参考"妊娠期高血压"章节。

2. 降低尿蛋白治疗

肾素－血管紧张素系统（RAS）抑制剂是主要的减少蛋白尿的药物，推荐孕前使用 RAS 抑制剂直至尝试受孕。RAS 抑制剂可导致心脏和肾脏缺陷及羊水过少的相关并发症，妊娠期绝对禁止使用 RAS 抑制剂。

3. 严格控制血糖

对于合并糖尿病的肾功能不全患者在妊娠期需严格控制血糖，血糖目标值：空腹血糖 5.0~7.2mmol/L（睡前 6.1~8.3mmol/L），糖化血红蛋白（HbAlc）< 7%，可延缓慢性肾脏病进展。

4. 免疫抑制剂

根据患者临床表现、病理类型以及个体情况，评估免疫抑制治疗的潜在风险，权衡利弊，综合决定是否需要应用糖皮质激素及其他免疫抑制剂。

推荐的妊娠期安全使用的免疫抑制剂包括糖皮质激素、羟氯喹、硫唑嘌呤和钙蛋白抑制剂（如环孢素或他克莫司）。环磷酰胺、吗替麦考酚酯、来氟米特和甲氨蝶呤有致畸的可能，妊娠期禁忌使用。

妊娠期应根据肾脏病情况，尽可能减少糖皮质激素的剂量，在疾病严重活动时，也可以使用大剂量甲泼尼龙冲击治疗。糖皮质激素可以选择泼尼松或泼尼松龙，不建议使用含氟的激素，只有在妊娠晚期促胎肺成熟时才使用含氟的糖皮质激素如地塞米松或倍他米松。

5. 其他药物

（1）纠正贫血　慢性肾功能不全并发贫血考虑肾功能部分丢失，肾脏产生的促红素减少是其主要原因，此外，缺铁是另一常见病因。建议维持慢性肾功能不全孕妇血红蛋白 100g/L。可口服铁剂纠正贫血，早孕期禁用静脉铁剂。对于肾性贫血或妊娠期难治性贫血，可使用促红细胞生成素。

（2）钙磷平衡　为防止骨质疏松，对明显低钙血症患者，可口服骨化三醇 0.25μg/d，连服 2~4 周；如血钙和症状无改善，可将用量增加至 5μg/d。妊娠期可以使用碳酸钙。因缺乏妊娠期使用的相关研究，不推荐在妊娠期使用司维拉姆、碳酸镧或西那卡塞。

（3）抗凝治疗　伴大量蛋白尿和血清白蛋白＜ 20g/L 的患者应该在整个妊娠期间预防血栓，非严重肾病综合征伴其他血栓高危风险因素如肥胖、膜性肾病或血管炎也要考虑抗凝，可选择皮下注射低分子肝素抗凝。预期分娩时通常停止预防血栓，但产后血栓风险尤其高，应尽可能继续抗凝至少持续至产后 6 周。

（4）输注人血白蛋白　在严重低白蛋白血症时，可适当输注人血白蛋白，使血浆白蛋白水平维持在 25g/L 以上维持胎儿生长发育需要。

（5）纠正酸中毒和水、电解质紊乱　可口服碳酸氢钠，轻者 1.5~3.0g/d 即可；中重度患者 3~15g/d，必要时可静脉滴注。为防止出现水钠潴留需适当限制钠摄入，妊娠期一般不使用利尿剂。

（三）产后处理

合并妊娠期高血压或进展为子痫前期、子痫的患者在分娩后，应每天监测血压、降压等治疗，具体参考"妊娠期高血压"章节。

产后需监测肾脏疾病活动情况，监测血压、尿检和肾功能等。对于服用环孢素、他克莫司的患者，需注意监测药物浓度。血栓高危患者，必要时继续预防血栓到产后 6 周。对于未明确病理分型的慢性肾功能不全患者，产后 4~6 个月后应做肾活检病理，并积极进行保肾治疗。

鼓励患者使用最小剂量的妊娠期安全使用药物，进行母乳喂养。免疫抑制药物，如泼尼松、硫唑嘌呤、他克莫司、环孢素哺乳期可继续使用；需要使用环磷酰胺或吗替麦考酚酯时，不建议母乳喂养。降压药物，如甲基多巴、拉贝洛尔和长效硝苯地平哺乳期可继续使用；产后应尽早开始使用 RAS 抑制剂降低蛋白尿，如依那普利、卡托普利和喹那普利等；利尿剂的脱水作用可能阻碍泌乳，通常避免使用。

（四）预测和预防

1. 风险评估

妊娠前和妊娠期在产科和肾脏病科进行临床风险评估。推荐轻度肾功能不全患者（CKD 1~2 期）、血压控制正常、尿蛋白定量 < 1g/24h 的患者可考虑妊娠，但仍需认识到妊娠的风险。不宜妊娠的患者包括：①CKD 3~5 期患者；②高血压难以控制的患者；③伴有蛋白尿的患者，建议暂缓妊娠，直至治疗控制尿蛋白定量 < 1g/24h 至少 6 个月；④活动性狼疮性肾炎患者；⑤伴中重度肾功能损害的糖尿病肾病患者；⑥其他不适合妊娠情况，如血液透析和腹膜透析患者等。

2. 注意预警信息和评估

妊娠期合并慢性肾功能不全患者，孕期在肾脏科至少 4~6 周随访 1 次，根据肾脏病的严重程度和进展可以增加监测频率。随访时需要监测血压（建议家庭自测血压并记录）、肾功能（包括 SCr、尿素和肌酐清除率）、血尿酸、24h 尿蛋白定量、尿红细胞计数、血糖（必要时糖耐量试验，尤其是服用激素或钙调蛋白抑制剂的孕妇）等。记录基础尿酸、肝酶、血小板计数和尿蛋白水平，有助于妊娠后怀疑子痫前期的鉴别诊断。同时孕妇应按产科医师要求定期于产科规律随访。

3. 预防措施

妊娠可能损伤肾脏，导致肾功能恶化。对于慢性肾功能不全育龄期女性，在疾病缓解前要严格避孕，避孕措施只推荐含孕激素的制剂，同时避免使用对生育能力有影响的药物。

由于部分免疫抑制剂有致畸的可能，应在受孕前 3~6 个月换用妊娠期安全的免疫抑制剂。环磷酰胺在停药后至少 1 年内应采取高效的避孕措施。吗替麦考酚酯和甲氨蝶呤应停用 3 个月。来氟米特可经肝肠循环被再吸收，停药后 2 年方可自然消除，因此建议应用胆汁酸螯合剂考来烯胺清除（8g，每日 3 次，连续 11d）后停药 6 个月方可备孕。

RAS 抑制剂是主要的减少蛋白尿的药物，推荐使用 RAS 抑制剂直至尝试受孕。RAS 抑制剂可导致心脏和肾脏缺陷及羊水过少的相关并发症，因此妊娠期绝对禁止使用，需及时更换为妊娠期安全的降压药物。

参考文献

［1］　梅长林. 内科学肾脏内科分册［M］. 北京：人民卫生出版社，2015：299-307.

［2］ 国家肾脏疾病临床医学研究中心. 慢性肾脏病患者妊娠管理指南
［J］. 中华医学杂志, 2017, 97（46）: 3604-3611.

［3］ 中华医学会肾脏病学分会专家组. 中国慢性肾脏病患者高血压管
理指南（2023 年版）［J］. 中华肾脏病杂志, 2023, 39（1）: 48-80.

［4］ 董旭东, 彭娟. 妊娠合并慢性肾小球肾炎［J］. 中华产科急救电
子杂志, 2012, 1（2）: 96-98.

［5］ 徐钢. 肾脏病诊疗指南［M］. 3 版. 北京: 科学出版社, 2013:
27-39.

［6］ 葛均波. 内科学［M］. 9 版. 北京: 人民卫生出版社, 2019, 518-
525.

［7］ 张文, 李懿莎, 刘冬舟, 等. 风湿性疾病患者围妊娠期药物使用
规范［J］. 中华内科杂志, 2021, 60（11）: 946-953.

编写人员

邓紫薇　湖南医药学院总医院

赵宇蕾　中国人民解放军东部战区总医院

第五章

妊娠合并内分泌和代谢性疾病

妊娠合并脂代谢异常

一、概述

妊娠合并脂代谢异常是特殊生理状态（妊娠）与血脂异常并存的生理性状态或疾病状态。妊娠期血脂代谢出现严重异常时，容易诱发多种妊娠并发症，如急性胰腺炎、子痫前期、妊娠期糖尿病等，并导致不良妊娠结局。而妊娠晚期脂代谢异常者产后 10 年内发生脂代谢异常的风险增加，且发生新生儿、巨大儿及子代未来罹患心血管疾病的风险增加，严重影响母婴预后。

目前，妊娠合并脂代谢异常主要需关注 3 类，包括妊娠期高脂血症、妊娠合并血脂异常、妊娠合并急性胰腺炎。

1. 妊娠期高脂血症

孕前无血脂异常，因妊娠而导致生理性的血脂升高。健康妊娠女性低密度脂蛋白胆固醇（Low Density Lipoprotein Cholesterol，LDL-C）可升高 40%~50%，甘油三酯（Triglyceride，TG）在妊娠约 14 周有升高趋势，整个孕期增加 2~4 倍。高胆固醇血症相关的危害产生缓慢，但严重的高 TG 血症可导致急性胰腺炎和妊娠女性死亡率高达 20%。

截至目前，针对妊娠期高脂血症血脂水平正常参考值区间，国内外尚无统一标准。《威廉姆斯产科学》中孕期不同时期的高血脂范围可分为：孕早期，总胆固醇（Total Cholesterol，TC）> 5.7mmol/L，TG > 2.18mmol/L；孕中期，TC > 7.55mmol/L，TG > 4.2mmol/L；孕晚期，TC > 7.95mmol/L，TG > 5.47mmol/L。《中国血脂管理指南（2023 年）》未针对妊娠期血脂范围给出具体的目标，仅对我国人群血脂成分合适水平做出推荐：TG < 1.7mmol/L，TC < 5.2mmol/L，LDL–C < 3.4mmol/L。

2. 妊娠合并血脂异常

孕前即存在血脂异常，按简单的临床分类，包括高 TC 血症、高 TG 血症、混合型高脂血症、低高密度脂蛋白胆固醇（High Density Lipoprotein Cholesterol，HDL–C）血症。按《中国血脂管理指南（2023）》推荐，主要血脂指标异常切点为：TG ⩾ 1.7mmol/L，TC ⩾ 5.2mmol/L，LDL–C ⩾ 3.4mmol/L，HDL–C < 1.0mmol/L。

尽管高胆固醇血症相关的危害产生缓慢，仍需关注病因分类中的家族性高胆固醇血症（Familial Hypercholesterolemia，FH）的管理，该病属于单基因、常染色体遗传性胆固醇代谢异常，多为显性遗传，隐性遗传罕见。FH 的主要临床特征为血浆 LDL–C 水平显著升高、早发冠心病（二者均具有家族聚集性），以及皮肤／腱黄色瘤或脂性角膜弓。

3. 妊娠合并急性胰腺炎

妊娠合并急性胰腺炎（Acute Pancreatitis in Pregnancy，APIP）是发生于妊娠期或产褥期的一种急腹症，主要由多种病因引发胰腺内胰酶的异常激活，导致胰腺及周围组织自身消化，进而出现胰腺局部水肿、出血和坏死的炎症反应，严重时可继发全身炎症反应综合征（Systemic Inflammatory Response Syndrome，SIRS），并可伴有多器官功能障碍，危及母婴生命。APIP 在妊娠各个阶段皆可发生，以中晚期多见。急性胰腺炎（Acute Pancreatitis，AP）诊断标准包括 3 项：①上腹部持续性疼痛；②血清淀粉酶和（或）脂肪酶浓度高于正常上限值 3 倍；③腹部影像学检查结果显示符合急性胰腺炎影像学改变。妊娠妇女上述 3 项标准中符合 2 项，即可诊断为 APIP。

二、主观性资料

1. 一般情况

包括年龄（≥ 40 岁）、身高、体重、腰围、臀围、妊娠情况（妊娠次数、妊娠间隔时间、是否多胎妊娠等）和饮食（尤关注是否过多摄取胆固醇、饱和脂肪及反式脂肪酸的饮食结构）、运动、生活环境（对于肥胖者尤应加以重视，研究显示超重肥胖孕妇妊娠期 TG 水平升高与巨大儿相关），及是否有皮肤或肌腱黄色瘤及跟腱增厚。

2. 现病史

详细询问此次妊娠妇女的血脂异常，在饱餐、进食油腻食物后出现腹痛和呕吐等症状的时间和严重程度，初次发现或诊断血脂异常的时间、血脂成分最高水平，现有治疗方案。

3. 既往病史

详细询问孕妇既往基础疾病，包括既往高脂血症病史、APIP 病史、胆道疾病、高血压、糖尿病、动脉粥样硬化性心血管疾病（Atherosclerotic Cardiovascular Disease，ASCVD）、肾脏疾病、肝脏疾病、糖原累积症、骨髓瘤、脂肪萎缩症、急性卟啉病、多囊卵巢综合征（Polycysticovary Syndrome，PCOS）及自身免疫性疾病（如系统性红斑狼疮、抗磷脂综合征、甲状腺疾病等）病史，前次怀孕是否存在胎儿生长受限、早产、胎儿死亡等情况。

4. 用药史

询问患者完整的用药史，包括用药情况（尤其是已接受调脂药物治疗的妊娠患者，需询问既往及目前使用的调脂药物的种类、剂量、疗效及有无不良反应）、可致血脂异常的药物（如糖皮质激素、雌激素、口服避孕药、维 A 酸、环磷酰胺、环孢素、抗抑郁药、胆汁酸螯合剂、噻嗪类利尿剂、非选择性 β 受体拮抗剂、血管内皮生长因子抑制剂、芳香化酶抑制剂等），及保健品使用情况、疫苗接种状况等。

5. 个人史

询问患者既往月经婚育史，心理社会因素包括家庭情况、工作环境、文化程度和有无精神创伤史，以及生活方式包括油、盐、糖、酒、咖啡及脂肪（尤其是反式脂肪）的摄入量、吸烟状况、体力活动量、体重变化、睡眠习惯等情况。

6. 家族史

询问患者早发性心血管病家族史（指男性一级直系亲属在 55 岁前或女性一级直系亲属在 65 岁前患缺血性心血管病），家族性高脂血症病史，高血压、脑卒中、糖尿病、冠心病或肾脏病的家族史。

7. 过敏史

既往有无药物、食物或其他过敏史。

8. 产科检查状况

产前检查是否规律或恰当（包括产前检查质量问题）、本次妊娠经过有无异常。

三、客观性资料

1. 体征

（1）妊娠期血脂异常　一般呈超重或肥胖。重度肥胖时有怕热、活动能力减低、睡眠时打鼾等表现。少数患者可有以下临床表现：①黄色瘤，即脂质局部沉积导致的一种局限性皮肤异常隆起，由颜色可为黄色、橘黄色或棕红色，多呈结节、斑块或丘疹形状，质地柔软。最常见于睑周周围。②早发性角膜环，因角膜脂质沉积，可出现角膜外缘呈灰白色或白色，宽约 1.0~1.5mm。③眼底改变，严重的高 TG 血症可出现脂血症眼底改变。④动脉粥样硬化，脂质在血管内皮下沉积引起动脉粥样硬化，导致心脑血管和周围血管病变。某些 FH 患者可发生冠心病，甚至心肌梗死。严重的高 TC 血症可出现游走性多关节炎。严重的高 TG 血症极易引起 APIP。

（2）APIP　最常见的症状是孕妇在饱餐、进食油腻食物后出现腹痛和呕吐症状，腹痛多位于中左上腹甚至全腹，钝痛或者锐痛，呈持续性，可向腰背部放射，再次进食后往往加重，且呕吐后症状并无缓解。同时，孕产妇可伴有恶心、腹胀、黄疸、发热等症状。

常见体征：除中上腹压痛，尚有肠鸣音减少，轻度脱水貌。但妊娠晚期时，孕妇腹痛的部位、性质以及腹膜炎体征往往不典型，容易造成误诊，应非常警惕。

查体时，轻症 APIP 可仅表现为上腹部轻压痛，无明显肌紧张；重症 APIP 可出现压痛、反跳痛、肌紧张等腹膜刺激征，发生胰腺坏死出血时出现肠鸣音减弱或消失，腰肋部和脐周皮肤青紫（分别称 Grey-Turner 征和 Cullen 征）。部分胆源性的 APIP 孕产妇可有皮肤、巩膜黄染。

2. 实验室及影像学检查

（1）妊娠期出现血脂异常时，应进行以下常规检查和必要时复查：①血脂全套（包括 TC、TG、LDL-C、HDL-C、ApoA1、ApoB、Lpa），应定期复查；②血常规，尿常规；③肝功能，肾功能；④血糖，酌情附加口服葡萄糖耐量和胰岛素释放试验；⑤肌酸激酶；⑥甲状腺功能等；⑦心电图，酌情附加超声心动图、四肢血管多普勒和踝肱指数检查；⑧产科超声检查。尤其对于 20 周后才开始产前检查的孕妇，应关注血脂、血糖、甲状腺功能、肝肾功能等检查或复查；注意超声、心电图等监测。

（2）发生 APIP 时，视病情发展和诊治需要，在上述出现血脂异常的基础上，酌情增加以下检查并注意依据病情动态监测：①淀粉酶、脂肪酶测定（推荐联合测定，以提升其诊断的敏感性及准确率）；②TG、总胆红素、血钙、感染二项、尿素氮、血肌酐等；③超声检查是胆源性 APIP 首选的影像学检查，超声可较好地诊断出胆石症。超声亦可观察宫内胎儿及胎盘情况，但其不足主要是容易受肠道积气的影响。当诊断存疑时，应选择 MRI 检查；④MRI 和磁共振胰胆管成像技术（Magnetic Resonance Cholangiopancreatography，MRCP）检查，MRI 对胎儿无明显影响，现已广泛应用于产科临床；妊娠早期患者尽量避免 CT 检查，妊娠中晚期在缺乏 MRI 设备或鉴别诊断需要时，在知情选择的基础上，可酌情（遵循两大原则：一是患者诊断获益大于风险原则，二是遵循尽可能低剂量的原则）行 CT 检查。

四、临床诊断以及疾病分析与评价

（一）临床诊断

各类临床诊断见"一、概述"中定义。

（二）妊娠期血脂异常疾病的血脂管理

1. 孕前咨询

妊娠期血脂管理重点是筛查，药物选择比较受限。对于妊娠合并血脂异常的患者（尤其 FH 患者），妊娠前应尽可能控制血脂达标。

（1）了解血脂控制水平及用药方案、早发性心血管病或血脂异常家族史、是否合并其他基础疾病（如超重或肥胖、高血压、糖尿病、高尿酸血症、胆道疾病、ASCVD、甲状腺功能减退症、肾病综合征、肝脏疾病、PCOS，及自身免疫性疾病等）、体重变化、运动情况、烟酒嗜好、有无应用影响血脂代谢的药物（如糖皮质激素、雌激素、口服避孕药、维 A 酸、环磷酰胺、环孢素、抗抑郁药、胆酸螯合剂、噻嗪类利尿剂、非选择性 β 受体拮抗剂、血管内皮生长因子抑制剂、芳香化酶抑制剂等）、既往孕期血脂情况，及保健品使用情况、疫苗接种状况等。

（2）嘱患者主动改变不良生活方式（适度运动，超重 / 肥胖者进一步增加运动量，将体重降至相对合适的范围；合理膳食，忌暴饮暴食，控制总热量摄入，避免摄入反式脂肪酸；戒烟戒酒等），以期达到最优的备孕条件。

（3）孕前尽可能控制血脂达标

①按 ASCVD 危险评估，分为超高危、极高危、高危、中危、低危人群，匹配合适的治疗方案，并以 LDL-C 作为降脂靶点（具体控制目标详见表 5-1）。

②对于 FH 患者，首先改变生活方式。同时强调防治其他危险因素，如高血压和糖尿病。其次，FH 患者从青少年起即应长期坚持他汀类治疗，降低 ASCVD 危险。FH 患者调整治疗目标同心血管疾病高危人群。

③服用调脂药物的女性在围孕期，建议提前至少 1 个月，甚至 3 个月停止除胆酸螯合剂以外的调脂药物治疗（他汀类药物停药 3 个月后妊娠，烟酸类、依折麦布建议至少停药 4 周后妊娠）；一旦发现怀孕，应停用全身吸收的调脂药物。

表 5-1　LDL-C 的目标值

风险等级	推荐目标值（mmol/L）
低 / 中危	< 3.4（合并糖尿病者应 < 2.6）
高危	< 2.6（合并糖尿病者应 < 1.8）
极高危	< 1.8，且较基线降低幅度 > 50%
超高危	< 1.4，且较基线降低幅度 > 50%

2. 妊娠期初次评估

既往血脂异常的患者，妊娠期初次评估应包括身高、体重、腰围、臀围（BMI、WHR）、血压、血脂全套（包括 TC、TG、LDL-C、HDL-C、ApoA1、ApoB、Lpa）、血常规、尿常规、肝功能、肾功能（含尿蛋白）、空腹血糖、糖化血红蛋白、尿酸、甲状腺功能、血电解质、心电图、心室结构与功能（心电图或超声心动图）、颈动脉超声。

3. 孕期监测检查

（1）基本监测　注意孕妇上腹部不适或疼痛、黄疸、胸闷、胸痛、乏力等，监测体重、血压、血糖的动态变化，注意胎动、胎心和胎儿生长趋势等。

（2）孕妇的特殊检查　包括血脂、黄色瘤、角膜环、心脏的功能、尿蛋白等的检查。尤其孕期出现严重高 TG 血症、妊娠高血压、先兆子痫、妊娠糖尿病和（或）蛋白尿的女性，需评估残余心脏代谢风险，完善口服葡萄糖耐量（OGTT）和胰岛素释放试验、运动负荷试验（平板）、四肢血管多普勒和踝肱指数检查、动脉 CT 血管造影（C Tangiography，CTA）、血管造影、冠状动脉钙化评估等。

（3）胎儿的特殊检查　包括胎儿电子监护、超声监测胎儿生长发育、羊水量，如可疑胎儿生长受限或存在胎儿生长受限趋势，严密动态监测；有条件的医疗机构应注意检测脐动脉和胎儿大脑中动脉血流阻力等。

（4）检查项目和频度　①根据病情及治疗方案决定，注意个体化，以便于掌握病情变化。②饮食与非药物治疗者，开始 3~6 个月应复查血脂水平，如血脂控制达到建议目标，则继续非药物治疗，但仍须每 6~12 个月复查，长期达标者可每年复查 1 次。③首次服用调脂药物或有调整治疗方案者，都应在治疗 6 周内复查血脂、肝功能及肌酶，如血脂能达到目标值，肝功能及肌酶无异常，且无药物不良反应，逐步改为每6~12个月复查1次；如血脂未达标且无药物不良反应者，每3个月监测1次。④孕期出现严重高 TG 血症、妊娠高血压、先兆子痫、妊娠糖尿病和（或）蛋白尿的女性需要评估残余心脏代谢风险，需每周1次甚至每周2次产前检查。

4. 妊娠期血脂管理的启动时机和目标

（1）启动时机　血脂管理的目的是预防 ASCVD、APIP 和胎盘早剥等严重母婴并发症。以下情况需要启动相应的降脂药物治疗：①妊娠合并急性冠脉综合征（Acute Coronary Syndrome, ACS）；②FH 合并 ASCVD；③高 TG 血症（＞5.6mmol/L）；④APIP。

（2）血脂目标　妊娠合并 ACS 及 FH 合并 ASCVD 的孕妇，主要以 LDL-C 为降脂靶点，其目标值需结合 ASCVD 风险等级及是否合并糖尿病等进行控制，目标与心血管疾病高危者相同，具体见表5-1。而高 TG 血症和 APIP 的孕妇，主要以 TG 作为靶点，治疗目标：＜1.7mmol/L，或至少控制在 2.3mmol/L 以下。

（3）血脂管理注意事项

①妊娠前尽可能控制血脂达标。妊娠期血脂管理重点是筛查，药物选择比较受限。

②注意结合临床情况，如高尿酸血症、痛风等伴发疾病，并根据 ASCVD 风险等级及血脂谱的水平，尽快使 TG 和 LDL-C 达标。

③妊娠伴 ASCVD 高危及以上特征，如 FH 或伴既往发生急性冠状动脉事件的患者，可在多学科协商、充分评估利弊的基础上，谨慎选择他汀类药物，尽快 LDL-C 达标。

④高 TG 血症（＞5.6mmol/L）患者可考虑使用高纯度 ω-3 脂肪酸；严重高 TG 血症（≥11.3mmol/L），可谨慎使用贝特类药物；对 APIP 患者，可考虑脂蛋白分离（Lipoprotein Apheresis, LA）治疗。

⑤血脂管理手段包括健康生活方式干预（饮食、运动、体重

管理）和调脂药物治疗。

5. 分娩时机和方式

（1）终止妊娠时机　终止妊娠的时机，应综合考虑孕周、孕妇病情及胎儿情况等多方面因素。

若出现以下情况时，建议及时终止妊娠：①重症 APIP、肺动脉高压、严重的心室功能障碍、ACS、脑卒中的孕妇或病情经治疗无明显好转；②胎儿窘迫；③胎儿已足月；④伴难产流产、早产临产症状等。

（2）终止妊娠方式

①注意个体化处理。

②妊娠合并脂代谢异常的孕妇，如无产科剖宫产术指征，原则上考虑引导试产；非重症 APIP 如已临产、宫颈已成熟或短期内能经阴道分娩者可阴道试产。

③若不能短时间内阴道分娩，病情可能加重，可考虑放宽剖宫产术的指征。

④对于已存在如前述的各类孕妇严重并发症，在稳定母亲病情的同时，可予剖宫产术迅速终止妊娠。

（3）分娩期间的注意事项

①密切观察自身症状。

②监测胎心率的变化。

③剖宫产同时酌情请外科医生会诊或探查，术后过程尽量避免损伤脂肪组织，减少后续手术切口脂肪液化可能。

五、治疗方案及用药指导相关建议

（一）一般治疗

1. 治疗地点

根据孕妇的具体孕检结果及发病情况，并结合医疗水平和医疗情况行个体化处理：轻度脂代谢异常孕妇可在门诊随访监测；FH 合并 ACVD、高 TG 血症孕妇均应评估后决定是否住院治疗；妊娠合并 ACS、APIP 孕妇应急诊收住院监测和治疗。

2. 休息和饮食

应注意休息，以侧卧位为宜，保证充足的睡眠；保证摄入充足的蛋白质和热量。合理膳食，控制总热量摄入，优选地中海膳食（主要以橄榄油作为日常膳食脂肪的主要来源，大量摄入植物性食物，适量动物性食品等）、鱼素和乳蛋素的膳食模式。

妊娠合并脂代谢异常患者日常饮食种类建议如下。

（1）谷物、粗粮、水果及蔬菜　建议每日全谷物摄入 50~150g 或占全天谷物总量的 1/4~1/3，摄入量遵循平衡膳食原则；同时建议每天不少于 500g 蔬菜和 200g 水果。

（2）肉类（深海鱼类、畜类、禽类等）、豆及豆制品　建议首选鱼肉或禽肉；适量食用富含 ω–3 PUFAs 的多脂鱼类，建议每周吃 2~3 次，每次摄入量 50~100g；选择畜肉摄入时，应减少肥肉的摄入，并每天摄入量不超过 75g；应减少或限制食用加工肉类制品。可经常食用豆制品，建议每天食用大豆 25g（相当于南豆腐约 125g，或豆腐丝 50g）。

（3）坚果、奶类及蛋类　在控制每日总脂肪摄入量的前提下，推荐每周摄入 50~70g 坚果，有利于改善血脂紊乱状况；可摄入普通奶、低脂奶、脱脂奶等奶制品，建议每日奶饮用量为 300~500ml；建议每天鸡蛋（蛋黄）的摄入量不超过 1 枚。

（4）其他（烹饪油、饮料、茶）　建议每日烹饪油控制在 20~25g。减少饱和脂肪摄入，增加不饱和脂肪酸烹饪油的比例；建议不喝或少喝含糖饮料；推荐以无糖饮料替代含糖饮料；不推荐长期饮用人工代糖饮料；不推荐饮用浓茶以及茶饮代替全部饮用水。

（5）膳食纤维　膳食纤维（尤其是水溶性 / 高黏度膳食纤维）有助于改善血脂异常，建议日常食物中添加膳食纤维 10~25g/d。

（二）降脂药物治疗

1. 主要降 TC 药物

这类药物的主要作用机制是非特异性地在肠内与 TC 降解后生成的胆酸螯合并从粪便排除，降低 LDL-C，或减少肠道内胆固醇吸收，或抑制肝细胞内胆固醇的合成和（或）增加肝细胞 LDL 受体（LDL Receptor，LDLR），包括胆酸螯合剂、胆固醇吸收抑制剂、他汀类药物等。

（1）考来烯胺（散剂）　胆酸螯合剂。

①口服用法：5g，每日 3 次；或每日 2~24g，分 3 次于餐前或与饮料拌匀服用。

②妊娠分级：C 级。

（2）考来替泊（散剂）　胆酸螯合剂。

①口服用法：5g，每日 3 次；或每日 5~30g，分 2~4 次，餐前服用。

②妊娠分级：B 级。

（3）考来维仑（散剂）　胆酸螯合剂。

①口服用法：1.875g，每日 2 次；或每日 3.75g，一次或分两次随餐或液体服用。对于吞咽有困难的患者，使用盐酸考来维仑口服混悬液。

②妊娠分级：B 级。

妊娠期用药建议及注意事项：a. 胆酸螯合剂类药物口服后不会被全身吸收，预计孕妇使用不会导致胎儿接触该药物；b. 本类药物常见不良反应有胃肠道不适、便秘等；c. 本类药物会影响某些药物的吸收（合并用药应注意合适的间隔时间，避免影响吸收）；长期使用本类药物应注意补充脂溶性维生素；d. 本类药物的绝对禁忌证为：异常 β 脂蛋白血症和血清 TG > 4.5mmol/L。

（4）依折麦布　胆固醇吸收抑制剂。

①口服用法：10mg/d，可晨服或晚上服用。

②妊娠分级：C级。

妊娠期用药建议及注意事项：a. 暂无依折麦布用于妊娠期高脂血症的相关推荐；b. 动物实验提示依折麦布预计不会增加后代先天异常的风险；c. 只能在获益高于风险时使用；d. 可能影响孕妇及哺乳期妇女对维生素及其他营养物质的吸收，对胎儿和乳儿产生不利影响。

（5）水溶性他汀类药物　关于他汀类药物导致胎儿畸形的数据主要来自动物实验和病例报道，其中病例报道多为服用脂溶性他汀类药物。两项普伐他汀（妊娠第35~37周开始口服，20mg qn）的随机对照研究及队列研究均未发现他汀类药物治疗增加出生缺陷的发生风险。荟萃分析提示他汀类药物不会增加出生缺陷的风险，但是与自发性流产的风险增加相关。因此，2021年7月20日，美国FDA根据妊娠期他汀类药物安全性的新研究数据，要求修改整个他汀类药物的处方信息中有关妊娠期使用的相关信息。删除所有怀孕患者不要使用他汀类药物的禁忌证。因此，他汀类药物在妊娠期可遵循如下妊娠期用药建议及注意事项：①对于大多数妊娠患者，应停止使用他汀类药物；②考虑个体患者的持续治疗需求，特别是心血管事件风险极高的妊娠妇女，如FH或ASCVD病史的患者，可在多学科协商、充分评估利弊的基础上，个体化治疗，医患共同决策；③他汀类药物对未怀孕但可能怀孕的患者是安全，在怀孕早期意外接触他汀类药物的患者，他汀类药物不会对发育中的胎儿造成伤害；④妊娠期一般不需要治疗高脂血症。动脉粥样硬化是一个慢性过程，妊娠期间暂时停用降脂药物对大多数患者原发性高脂血症的长期治疗结果影响不大；⑤目前没有足够的证据来确定他汀类药物是否会导致流产和出生缺陷的增加；⑥他汀类药物减少胆固醇的合成，也可能减少其他来源于胆固醇的生物活性物质的合成。因此，孕妇服用他汀类药物可能会对胎儿造成伤害，应告知孕妇这一潜在风险。

2. 主要降 TG 药物

目前主要包括 3 类：高纯度 ω–3 脂肪酸、贝特类和烟酸类。

（1）高纯度 ω–3 脂肪酸（高纯度鱼油制剂）

①口服用法：ω–3 脂肪酸常规 0.5~1g，每日 3 次；ω–3 脂肪酸乙酯软胶囊 2g，每日 2 次或 4g，每日 1 次，随餐或餐后整粒吞服；IPE 2g，每日 2 次；EPA 和（或）DHA 1.8g/d；α– 亚麻酸 3~8g/d。

②妊娠分级：C 级。

③降脂效应：可将血清 TG 浓度降低 19%~44%。

（2）非诺贝特　贝特类。

①口服用法：非诺贝特片（胶囊）0.1g，每日 3 次；微粒型非诺贝特胶囊 0.2g，每日 1 次；微粒型非诺贝特片 0.16g，每日 1 次。与主餐同服。

②妊娠分级：C 级。

③降脂效应：可将血清 TG 浓度降低 20%~50%。

妊娠期用药建议及注意事项：a. 尚不能确定孕妇应用非诺贝特是否安全；b. 目前还没有对于孕妇群体进行充分的、良好的对照研究；c. 只有当可能的益处大于对胎儿的可能风险时，才可在妊娠期间使用非诺贝特。如妊娠中晚期，权衡利弊，谨慎使用非诺贝特。

（3）烟酸缓释片 / 胶囊　烟酸类药物。

①口服用法：烟酸片 50~100mg，每日 3 次，餐中服用可减少胃部刺激，1~3 周间逐步增加剂量，最大剂量 2000~3000mg/d；缓释片 375~500mg，每日 1 次起始，睡前服用，每 2~4 周加量，每次增加 250~500mg，最大剂量 2000mg/d。

②妊娠分级：C 级。

③降脂效应：可将血清 TG 浓度降低 15%~25%。

妊娠期用药建议及注意事项：a. 尚不清楚孕妇使用治疗剂量的烟酸治疗脂质异常对其胎儿是否有害，或是否影响其生殖能力。动物研究尚不充分。因此，除非必需，否则孕妇不建议使用本品。b. 烟酸类药物最常见的不良反应是颜面潮红，其他有皮肤瘙痒、皮疹、肝脏损害、高尿酸血症、高血糖、棘皮症和消化道不适等，慢性活动性肝病、活动性消化性溃疡和严重痛风者禁用。c. 起效时间较慢，常规需 6 周。

3. 其他药物

（1）低分子肝素

①用法：可参考"妊娠合并肺动脉高压"中的内容。

②妊娠分级：C 级。

妊娠期用药建议及注意事项：a. 由于血浆中 LPL 的提前消耗，会导致此后 LPL 再次降低，故使用肝素可能导致血浆 TG 再次升高，因此目前肝素的使用尚有争议。b. 妊娠期单独应用肝素降 TG 并不常见，大多是作为血浆置换时的抗凝剂存在，肝素作为抗凝剂时对 TG 的影响暂无相关报道。

（2）胰岛素

用法：可参考"妊娠合并高血糖"中的内容。

妊娠期用药建议及注意事项：a. 对于妊娠期合并重度高 TG 血症患者，胰岛素降 TG 程度不明确，但无论是否合并糖尿病均可使用胰岛素。b. 目前暂无高等级证据支持。

（三）其他降脂治疗

LA 是纯合子型家族性高胆固醇血症（HoFH）患者重要的辅助治疗措施，而且妊娠期间仍可持续进行该类降脂治疗。英国和德国指南推荐 Lp（a）> 150nmol/L 的进展性冠心病患者进行 LA，LA 可使 LDL-C 水平降低 55%~70%，长期治疗可使皮肤黄色瘤消退。最佳的治疗频率是每周 1 次，但多采用每 2 周 1 次。

LA 的不良反应包括低血压、腹痛、恶心、低钙血症、缺铁性贫血和过敏性反应，但发生率低。

（四）急性胰腺炎的处理

APIP 在妊娠各个阶段皆可发生，以中晚期居多。产后短期内发生的急性胰腺炎逐渐增多，故目前建议将 APIP 的时间延长至产后 6 周，即包含整个产褥期。APIP 一经确诊，应由产科、消化内科、普通外科、重症医学科、麻醉科、新生儿科等组成的多学科团队（Multidisciplinary Team，MDT）进行综合评估及救治。

APIP 的治疗原则基本同普通 AP，主要措施包括：保守治疗、针对病因治疗、手术治疗及产科处理。根据 APIP 的严重程度，实行分层管理。在治疗的同时，产科医师需对宫内胎儿进行动态评估和严密监护，确保母婴安全。

1. 保守治疗（与普通 AP 患者相似）

（1）一般治疗 对有明显腹痛、呕吐的孕妇，予禁食、胃肠减压、减少胰液的分泌。若无恶心呕吐，腹痛缓解，伴明显饥饿感时，可尝试经口少量低脂流质进食。同时叮嘱孕妇注意休息，自数胎动，密切关注电子胎心监测情况和孕妇生命体征。

（2）抑制胃酸、抑制胰液及胰酶分泌 关于孕妇用药的研究较少，因部分药物能经过胎盘屏障，病情危重时必须权衡利弊使用。

①奥美拉唑：质子泵抑制剂

用法：注射用奥美拉唑 40mg+0.9% 氯化钠注射液 100ml 静脉滴注 q12h。

妊娠分级：C 级。

②兰索拉唑：PPI

用法：注射用兰索拉唑 30mg+0.9% 氯化钠注射液 100ml 静脉滴注 q12h。

妊娠分级：B 级。

③泮托拉唑：PPI

用法：注射用泮托拉唑 40mg+0.9% 氯化钠注射液 100ml 静脉滴注 q12h。

妊娠分级：B 级。

妊娠期用药建议及注意事项：目前是否能用于 APIP 患者的治疗尚有争议，妊娠前 3 个月尽量不用。a. 三项前瞻性流行病学研究（＞1000 例暴露结果）的结果表明，奥美拉唑对孕妇或者胎儿 / 新生儿的健康没有不良影响。患者在妊娠期间可以使用奥美拉唑；b. 在动物生殖研究中，没有显示泮托拉唑有生殖毒性或对胎儿有害，但还没有在妊娠妇女中进行充分且良好对照的研究，此药只有在怀孕期间确实需要时使用；c. 大鼠口服兰索拉唑的试验中可见胎仔血浆中兰索拉唑药物浓度比母体血浆中药物浓度高；另外，兔［口服 30mg/（kg·d）］试验中可见胎仔死亡率的增加。对孕妇和可能妊娠的妇女，建议只有在判断治疗的益处大于风险时方可使用本品。总之，妊娠期给予 PPI 不增加先天畸形和围产期死亡、早产、低出生体重、低 Apgar 分数的风险，妊娠期权衡利弊下使用。

④西咪替丁：H_2 受体拮抗药

用法：西咪替丁注射液 200mg+0.9% 氯化钠注射液 20ml 缓慢静脉注射 q4~6h，日总量 ≤ 2g。

妊娠分级：B 级。

⑤雷尼替丁：H_2 受体拮抗药

用法：雷尼替丁注射液 25~50mg+0.9% 氯化钠或 5% 葡萄糖注射液 20ml 缓慢静脉注射 q4~8h。

妊娠分级：B 级。

妊娠期用药建议及注意事项：a. 目前在孕妇中暂未发现明显的不良反应。对动物进行的生殖研究表明，尚无由于西咪替丁而致生殖力受损或胎儿畸形的证据。然而，研究表明，西咪替丁可通过胎盘屏障，而且已经证明其可以通过新出生动物的血脑屏障。因此，当医生判断利大于弊时，西咪替丁才可用于孕妇或将要怀孕的妇女；b.妊娠期使用雷尼替丁通常不增加先天畸形或其他不良事件的风险，动物或人体内均无抗雄激素作用，但可能引起胎儿肝功能障碍，若确需使用，权衡利弊。

⑥生长抑素：垂体激素释放抑制类

用法：注射用生长抑素 3mg+0.9% 氯化钠注射液 50ml 混合后微量泵持续泵入，控制泵入速度为 250μg/h，连续用药 5~7d。

妊娠分级：C 级。

妊娠期用药建议及注意事项：a.没有证据证明在孕期使用本品对人及动物无害，因此妊娠、产后（产褥期）不应使用本品；b.中晚期妊娠妇女无危险证据。

⑦乌司他丁：蛋白酶抑制药

用法：初期每次 100000 单位 +5% 葡萄糖或 0.9% 氯化钠注射液 500ml 静脉滴注，每次静滴 1~2h，每日 1~3 次，以后随症状消退而减量。

妊娠用药建议：尚缺乏妊娠期安全数据，只有当临床判断为患者的获益大于风险时方可使用。

（3）早期液体复苏　液体复苏、维持水电解质平衡和加强监护是早期治疗的重点。早期大量补液既能预防孕妇发生低血容量性休克，又能预防血容量减少导致的胎盘灌注不足。

复苏液体：首选 0.9% 氯化钠注射液和平衡液（乳酸林格液）等晶体液。扩容时需注意晶体和胶体比例，一般推荐的比例为 2:1，注意控制输液速度，在保证液体充足的同时，也应避免过度补液，预防肺水肿。在早期快速扩容阶段速度为 5~10ml/（kg·h）。

液体治疗成功的指标：主要包括尿量 > 0.5ml/（kg·h）、平均动脉压 > 65mmHg、中心静脉压 8~12mmHg、中心静脉血氧饱和度≥70%、心率<120次/分钟，动脉血乳酸、血尿素氮及红细胞比容的下降亦提示复苏有效。

（4）营养支持

①轻症 APIP 孕妇在可耐受的情况下根据病情酌情开放饮食，推荐流质、低脂饮食。

②中重症 APIP 及重症 APIP 孕妇多数无法经口进食，推荐以鼻空肠管为主的低脂肠内营养（EN）。

③肠内营养时间应根据病情程度及胃肠道恢复情况，若孕产妇能耐受，建议在住院后的 24~72h 实施。

肠内营养成分选择：轻度 AP 患者在重新经口饮食时应给予低脂、软食。要素饮食和整蛋白饮食对胰腺炎患者都有良好的耐受性，同样被推荐使用。肠内营养可先采用短肽类制剂，再逐渐过渡到整蛋白类制剂。

（5）抗菌药物的使用

①不推荐常规使用抗菌药物预防胰腺或胰周感染，但考虑孕妇作为特殊人群，感染风险较高，可先酌情经验性预防使用抗菌药物。

②经验用抗菌药物需覆盖厌氧菌、需氧革兰阳性菌及革兰阴性菌。

③推荐选择：β- 内酰胺 /β- 内酰胺酶抑制剂复方制剂、碳青霉烯类等。

④当出现胰腺外感染，如胆管炎、肺炎、尿路感染、菌血症、导管相关性感染，应根据血培养或其他病原学证据制定个体化抗感染方案。

（6）镇痛　缓解孕产妇的疼痛是治疗 APIP 的重要辅助措施，但选择药物必须谨慎。药物治疗方案一般推荐如下：

①盐酸哌替啶，50~100mg，肌内注射；妊娠分级为 C 级。

②由于吗啡会收缩 Oddi 括约肌，胆碱能受体拮抗剂（阿托

品、山莨菪碱等）可能加重肠麻痹，这两类止痛药物一般不作推荐。

③对于重症胰腺炎，按照围手术期急性疼痛方式给予局部或者全身联合给药。

2. 手术治疗

（1）手术指征　外科治疗主要针对胰腺局部并发症继发感染或产生压迫症状，如消化道梗阻、肠道梗阻等，以及胰瘘、消化道瘘、假性动脉瘤破裂出血等其他并发症。手术的指征主要包括：①经内科积极保守治疗 48h 以上，病情无好转；②重症 APIP 伴壶腹部嵌顿结石，合并胆道梗阻感染者需尽快手术解除梗阻；③出现胰腺严重坏死，腹腔大量液体渗出，影响多个脏器功能时需尽快清除坏死组织后引流。

（2）手术方式　胰腺感染坏死的手术方式可分为 B 超或 CT 引导下经皮穿刺引流（Percutaneous Catheter Drainage，PCD）、内镜、微创手术和开放手术。微创手术主要包括小切口手术、视频辅助手术（腹腔镜、肾镜等）。开放手术包括经腹或经腹膜后途经的胰腺坏死组织清除并置管引流。对于有胆道结石患者，可考虑加做胆囊切除或胆总管切开取石，建议术中放置空肠营养管。胰腺感染性坏死病情复杂多样，各种手术方式必须遵循个体化原则单独或联合应用。

3. 针对病因治疗（高脂血症性 APIP 患者）

对于高脂血症性 APIP 患者，因其发病急，并发症多，且易重症化，去除病因是治疗关键。需短时间降低 TG 水平，推荐尽快控制在 5.65mmol/L 以下。主要的治疗包括：①早期禁食水 ≥ 24h 后的饮食调节；②降脂治疗；③小剂量低分子肝素、胰岛素及血脂吸附和（或）血浆置换。在降脂药物方面，首选贝特类药物（如非诺贝特）降低 TG。

4. 产科处理

（1）终止妊娠 APIP 不是终止妊娠的指征，但腹压降低对胰腺炎控制是有利的。终止妊娠的时机及方式需取决于病情、对治疗的反应及孕周的大小。

终止妊娠的时机：①重症 APIP 孕妇或病情经治疗无明显好转；②胎儿窘迫；③胎儿已足月；④伴难免流产、早产临产症状等。

终止妊娠的方式：对非重症孕妇如已临产、宫颈已成熟或短期内能经阴道分娩者可阴道试产，除此以外建议剖宫产尽快终止妊娠。剖宫产同时亦可根据情况请外科医生会诊或探查。

（2）预防早产 APIP 的早产率较高，因此在治疗急性胰腺炎的同时，产科医生必须对病情程度进行评估，严密监测胎心、注意宫缩情况，在治疗急性胰腺炎的同时，预防早产发生。若出现早产征象，可用吲哚美辛、利托君、阿托西班等抑制宫缩，尽量延长孕龄。对妊娠 28~34^{+6} 周的先兆早产，应给予 1 个疗程糖皮质激素（地塞米松 6mg，肌内注射，q12h，共 4 次）促进胎肺成熟。对 32 周的早产可用硫酸镁保护胎儿中枢神经系统。

（五）产后处理

需长期开展健康管理，预防心血管疾病等远期并发症。产后 6 周复查；ASCVD 患者及其高危人群，应每 3~6 个月检测 1 次血脂；其他人群按普通成人检查频率复查。患有 FH 或妊娠期有代谢异常的母亲和子代进行产后密切随访。孕期出现严重高 TG 血症、妊娠高血压、先兆子痫、妊娠糖尿病和（或）蛋白尿的女性需要评估残余心脏代谢风险。

（六）预测和预防

1. 风险筛查

注意妊娠前和妊娠各期产科检查首诊时临床风险因素的筛

查。孕前尽可能使血脂达标。APIP 的早期识别、及时诊断、规范处理具有重要临床意义。

2. 注意预警信息和评估

①重视早期识别 APIP，在饱餐、进食油腻食物后出现腹痛和呕吐需警惕 APIP 的发生；妊娠晚期 APIP 临床表现特点及不典型性，易误诊，应非常警惕，仔细查体并及时完善实验室检查。

②对于出现的各种预警信息，需要仔细排查各种原因并予以矫正。

③产检时对于胎儿偏大或预测巨大儿高风险的孕妇，需要加强血脂检测及控制，不仅要关注高 TG，还要重视低 HDL–C，从而改善不良妊娠结局。

④密切监测血脂全套指标（怀孕后，建议每 3 个月或干预后的 6 周内监测），增加产前检查次数，注意孕妇自身症状，必要时住院观察。

3. 预防措施

高脂血症对妊娠的影响与血脂升高的成分和严重程度有关。高 TC 血症相关的危害产生缓慢，但严重的高 TG 血症可导致急性胰腺炎和妊娠妇女死亡。对于妊娠的血脂管理重点是筛查及预防，药物选择非常有限。

①去除病因和避免诱因，例如，合理膳食，控制总热量摄入，并适当控制饮食中胆固醇摄入，重视生活方式干预为主的非药物干预，如戒烟戒酒、保持理想 BMI、运动、调整饮食结构。妊娠期做好血糖和血脂管理。

②胆石症在 AP 的发病中起重要作用，因此对有胆石症患者应建议孕前外科就诊，治疗胆石症。

③健康宣传教育，出现早期症状应及时就医，早诊断早治疗，以减少重症 APIP 等的发生。

参考文献

［1］ Jacobson TA, Maki KC, Orringer CE, et al. National lipid association recommend–dations for patient–centeredmanagement of dyslipidemia：part 2［J］. J Clin Lipidol, 2015, 9（6）：S1–122 e121.

［2］ Mehta LS, Warnes CA, Bradley E, et al. Cardiovascular considerations in caring for pregnant patients：a scientific statement from the American Heart Association［J］. Circulation, 2020, 141（23）：e884–e903.

［3］ F·加里·坎宁根. 威廉姆斯产科学［M］. 25 版. 北京：人民卫生出版社, 2020, 12.

［4］ 中国血脂管理指南修订联合专家委员会. 中国血脂管理指南（2023 年）［J］. 中国循环杂志, 2023, 38（3）：237271.

［5］ 中华医学会外科学分会胰腺外科学组. 中国急性胰腺炎诊治指南（2021）［J］. 中华外科杂志, 2021, 59（7）：578587.

［6］ 王晨虹, 苟文丽, 刘昌, 等. 妊娠合并急性胰腺炎诊治专家共识（2022）［J］. 中国优生与遗传杂志, 2022, 30（3）：349356.

［7］ 袁仙仙, 王佳, 张可欣, 等. 妊娠前不同体质指数孕妇妊娠期血脂水平与巨大儿的关系研究［J］. 中国全科医学, 2013, 26（24）：2973–2979.

［8］ 中国妇女孕前肥胖诊治路径专家委员会. 中国妇女孕前肥胖合并血脂异常的诊治路径［J］. 中国妇幼健康研究, 2019, 30（6）：657–663.

［9］ 廖二元, 等. 内分泌代谢病学［M］. 北京：人民卫生出版社, 2019.

［10］ 中国健康管理协会临床营养与健康分会, 中国营养学会临床营养分会, 《中华健康管理学杂志》编辑委员会. 血脂异常医学营养管理专家共识［J］. 中华健康管理杂志, 2023, 17（8）：561–573.

［11］ 杨亚柳, 李佳慧, 孙艺红. 如何看待 FDA 撤销"妊娠期不要使用降胆固醇的他汀类药物的最强烈警告"［J］. 中华心血管病杂志, 2022, 50（9）：851–852.

[12] Dobert M, Varouxaki AN, Mu AC, et al. Pravastatin versus placebo in pregnancies at high risk of term preeclampsia [J]. Circulation, 2021, 144(9): 670-679.

[13] Costantine MM, West H, Wisner KL, et al. A randomized pilot clinical trial of pravastatin versus placebo in pregnant patients at high risk of preeclampsia [J]. Am J Obstet Gynecol, 2021, 225(6): e661-e615.

[14] Vahedian-Azimi A, Makvandi S, Banach M, et al. Fetal toxicity associated with statins: a systematic review and meta analysis [J]. Atherosclerosis, 2021, 327: 59-67.

[15] Vahedian-Azimi A, Bianconi V, Makvandi S, et al. A systematic review and meta-analysis on the effects of statins on pregnancy outcomes [J]. Atherosclerosis, 2021, 336: 1-11.

[16] Mauricio R, Khera A. Statin use in pregnancy: is it time for a paradigm shift? [J]. Circulation, 2022, 145(7): 496-498.

[17] Lewek J, Banach M. Dyslipidemia Management in Pregnancy: Why Is It not Covered in the Guidelines?[J]. Curr Atheroscler Rep, 2022, 24(7): 547-556.

[18] Regitz-Zagrosek V, Roos-Hesselink JW, Bauersachs J, et al. 2018 ESC Guidelines for the management of cardiovascular diseases during pregnancy [J]. Eur Heart J. 2018, 39(34): 3165-3241.

[19] 中华医学会急诊分会, 京津冀急诊急救联盟, 北京医学会急诊分会, 等. 急性胰腺炎急诊诊断及治疗专家共识 [J]. 中华急诊医学杂志, 2021, 30(2): 161-172.

[20] 国家药典委员会. 临床用药须知（2015年版）[M]. 1版. 北京: 中国医药科技出版社, 2017.

编写人员

刘丽华　珠海市人民医院

黄妙清　珠海市人民医院

卢　波　山东省蒙阴县人民医院

李志敏　电子科技大学附属医院·四川省人民医院

妊娠期高血糖

一、概述

妊娠期高血糖包括妊娠期不同类型的糖代谢异常，与巨大胎儿、剖宫产术分娩、早产、子痫前期等不良妊娠结局明确相关，且远期母婴代谢综合征的发生风险增高。伴随我国生育政策的不断调整，妊娠期高血糖的发生率升高，妊娠期规范化管理能明确降低上述不良妊娠结局的发生。目前，妊娠期高血糖分为三类，包括孕前糖尿病合并妊娠（Pregestational Diabetes Mellitus，PGDM）、糖尿病前期和妊娠期糖尿病（Gestational Diabetes Mellitus，GDM），不同类型的妊娠期高血糖分类如下。

1. 孕前糖尿病合并妊娠

根据孕前其糖尿病类型分别诊断为1型糖尿病（Type 1 Diabetes Mellitus，T1DM）合并妊娠或2型糖尿病（Type 2 Diabeets Mellitus，T2DM）合并妊娠。也包括孕前未确诊、孕期发现血糖升高达到以下任何一项标准应诊断为PGDM：

① 空腹血糖（Fasting Plasma Glucose，FPG）≥ 7.0mmol/L（空腹8h以上但不适宜空腹过久）。

② 伴有典型的高血糖或高血糖危象症状，同时任意血糖≥ 11.1mmol/L。

③ 糖化血红蛋白（Glycosylated Hemoglobin，HbA1c）≥ 6.5%［采用美国国家糖化血红蛋白标准化项目］（National Glycohemoglobin Standardization Program，NGSP）/ 糖尿病控制与并发症试验（Diabetes Controland Complication Trial，DCCT）标化的方法。

2. 糖尿病前期

糖尿病前期是糖尿病发病前的过渡阶段，包括空腹血糖受损（Impaired Fasting Glucose，IFG）、糖耐量减低（Impaired Glucose Tolerance，IGT）以及两者的混合状态（IFG+IGT），是在正常血糖与糖尿病之间的中间。

高血糖状态，诊断标准如下：

①IFG：空腹血糖 $\geqslant$ 6.1mmol/L，但 < 7.1mmol/L，糖负荷后2h 血糖 < 7.8mmol/L。

②IGT：空腹血糖 < 6.1mmol/L，糖负荷后2h 血糖 $\geqslant$ 7.8mmol/L 但 < 11.1mmol/L，和（或）HbA1c $\geqslant$ 5.7% 但 < 6.5%。

③IFG+IGT：空腹血糖 $\geqslant$ 6.1mmol/L，但 < 7.1mmol/L，糖负荷后2h 血糖 $\geqslant$ 7.8mmol/L 但 < 11.1mmol/L。

3. 妊娠期糖尿病

妊娠期糖尿病（GDM）指妊娠期间发生的糖代谢异常，但血糖未达到显性糖尿病的水平。GDM 包括 A1 型和 A2 型，其中经过营养管理和运动指导可将血糖控制理想者定义为 A1 型 GDM；需要加用降糖药物才能将血糖控制理想者定义为 A2 型 GDM。诊断标准为：孕期任何时间行 75g 口服葡萄糖耐量试验（OGTT），5.1mmol/L $\leqslant$ 空腹血糖 < 7.0mmol/L，OGTT 1h 血糖 $\geqslant$ 10.0mmol/L，8.5mmol/L $\leqslant$ OGTT 2h 血糖 < 11.1mmol/L，任 1 个点血糖达到上述标准即诊断 GDM。由于空腹血糖随孕期进展逐渐下降，孕早期单纯空腹血糖 $\geqslant$ 5.1mmol/L 不能诊断 GDM，需要随访。

二、主观性资料

1. 一般情况

包括年龄、身高、腰围、臀围、体重（对于体重异常者加以重视，肥胖和超重人群糖尿病患病率显著增加）、饮食生活习惯。

对于肥胖的妊娠患者需了解患者妊娠情况，妊娠次数、妊娠间隔时间、是否多胎妊娠、分娩先天畸形儿史、胎儿停止发育史、巨大儿分娩史等，还需检查是否存在黑棘皮病。

2. 现病史

详细询问妊娠妇女高血糖起病时间，是否有提示性临床特征、实验室检查结果等，目前是否有相应药物干预方案。孕前已确诊 T1DM 或 T2DM 的妊娠妇女，还需详细了解血糖水平、胰岛功能、肝肾功能，对有持续血糖监测（CGM）的患者，需了解动态血糖报告及血酮情况。询问患者是否曾出现高血糖疾病并发症或低血糖情况，详细询问低血糖发生频率、处理方式，有无严重低血糖情况发生。

3. 既往病史

既往史包括患者过去体重变化情况，是否存在甲状腺疾病、高血压、血脂异常、冠心病、脑血管病变、周围血管病变、脂肪肝、自身免疫病、肿瘤、睡眠呼吸暂停综合征等，既往妊娠是否存在 GDM、胎儿生长受限、胎儿窘迫、早产或死胎、新生儿窒息及新生儿缺氧性脑病等情况。

4. 用药史

详细询问患者完整用药史，包括用药情况、保健品使用情况、疫苗接种状况等，尤其是已接受降糖治疗的妊娠患者，需询问既往及目前使用的降糖药物种类、剂量、疗效及有无不良反应。

5. 个人史、婚育史、月经史

详细询问患者出生地及长期居住地，生活习惯及有无烟、酒、药物等情况，职业与工作条件及有无工业毒物、粉尘、放射性物质接触史，有无冶游史。需记录患者初潮年龄、行经期天数、月经周期、末次月经时间，月经量、痛经等情况。记录患者婚姻情况、结婚年龄、配偶健康情况、有无子女等情况。

6. 家族史

详细询问患者（包括一级亲属）是否存在患糖尿病及治疗情况，是否有高血压、血脂异常、冠心病、脑血管病变、周围血管病变、脂肪肝、自身免疫病、肿瘤等疾病。

7. 过敏史

既往有无药物、食物或其他过敏史。

8. 产科检查状况

产前检查是否规律或恰当（包括产前检查质量问题）、本次妊娠经过有无异常。

三、客观性资料

（一）孕前糖尿病合并妊娠

1. 临床表现

T1DM 是由遗传和环境因素共同作用导致胰岛 B 细胞自身免疫损伤的器官特异性疾病。典型临床症状通常在诊断前几天到几周内出现，包括多尿、多饮、多食、体重减轻、疲劳和由高血糖渗透作用引起晶状体肿胀所致的视力模糊。约 1/3 的患者伴有糖尿病酮症酸中毒（Diabetic Ketoacidosis，DKA）。

T2DM 患者临床表型异质性大，通常发患者群有体型偏胖及代谢紊乱，常伴有胰岛素抵抗相关表现，如黑棘皮、高血压、血脂异常、代谢综合征、多囊卵巢综合征等。

2. 实验室检查

（1）孕前糖尿病合并妊娠，应进行以下常规检查和必要时复查：①血糖水平，包括空腹血糖，餐前血糖，餐后血糖，夜间血糖，HbA1c，糖化白蛋白（GA）等；②肝肾功能，血脂；③尿常规和（或）尿蛋白定量；④生化检查；⑤尿酮体，必要时加测血酮体；⑥甲状腺功能；⑦感染监测，必要时进行尿培养，常规筛查阴道分泌物；⑧产科超声检查，包括动态超声监测羊水量；⑨心电图或超声心动图；⑩眼底检查。

（2）妊娠期高血糖孕妇出现不明原因的恶心、呕吐、乏力、头痛甚至昏迷者，要高度警惕 DKA，随机血糖水平＞11.1mmol/L 时应监测尿酮体或血酮体，出现酮症时建议行血气分析明确诊断。

（二）糖尿病前期

1. 临床表现

大多数妊娠期高血糖患者无明显临床表现或症状。少部分患者妊娠期可能有三多症状（多饮、多食、多尿），本次妊娠并发羊水过多或巨大胎儿者，警惕是否有妊娠期高血糖的可能。

2. 实验室检查

（1）糖尿病前期是在糖尿病筛查的过程中发现的。《中国 2 型糖尿病防治指南（2020 年版）》推荐，在成年人（＞18 岁）中，具有下列任何一个及以上糖尿病危险因素者，即为糖尿病高危人群，具体包括：①有糖尿病前期史；②年龄≥40 岁；③BMI≥24kg/m^2 和（或）中心型肥胖（男性腰围＞90cm，女性腰围＞85cm）；④一级亲属中有糖尿病史；⑤缺乏体力活动者；⑥有巨大儿分娩史或有妊娠期糖尿病病史的女性；⑦有 PCOS 病史的女性；⑧有黑棘皮病者；⑨有高血压史或正在接受降压治疗者；⑩高密度脂蛋白胆固醇＜0.90mmol/L 和（或）甘油三酯＞2.22mmol/L，或正在接受调脂药物治疗者；⑪有动脉粥样硬化性心血管疾病（Atherosclerotic Cardiovascular Disease，ASCVD）史；⑫有类固醇药物使用史；⑬长期接受抗精神病药物或抗抑郁症药物治疗；⑭中国糖尿病风险评分（Chinese Diabetes Risk Score，CDRS）总分＞25 分。对于具有至少一项危险因素的高危人群应进一步进行 FPG、OGTT 2h 血糖或 HbA1c 检测，其中 FPG 筛查是简单易行的方法，宜作为常规的筛查方法，但有漏诊的可能性。

糖尿病筛查方法包括静脉血浆血糖检测（FPG、任意点血糖）、OGTT、全血血糖检测（指尖血糖）、HbA1c、CDRS、非侵袭性糖尿病风险预测模型＋指尖血糖等。基层医疗机构宜采用两点法开展糖尿病前期和糖尿病筛查（即空腹血糖和OGTT2h血糖），筛查结果正常者建议每3年筛查1次，筛查结果为糖尿病前期者，建议每年筛查1次。

（2）糖尿病前期的妊娠妇女，应进行以下常规检查和必要时复查，检查项目同"孕前糖尿病合并妊娠"。

（三）妊娠期糖尿病

1. 临床表现

妊娠期有三多症状（多饮、多食、多尿），并发羊水过多或巨大胎儿，应警惕GDM，但大多数妊娠期糖尿病无明显的临床表现。

2. 实验室检查

（1）GDM的妇女应进行的常规检查和必要时复查，检查项目同"孕前糖尿病合并妊娠"。

（2）妊娠期高血糖孕妇出现不明原因的恶心、呕吐、乏力、头痛甚至昏迷者，要高度警惕DKA，随机血糖水平＞11.1mmol/L时应监测尿酮体或血酮体，出现酮症时建议行血气分析明确诊断。

四、临床诊断以及疾病分析与评价

（一）孕前糖尿病合并妊娠

1. 孕前咨询

（1）计划妊娠之前回顾以下病史

①糖尿病的病程；②急性并发症；③慢性并发症；④糖尿

病治疗情况；⑤其他伴随疾病和治疗情况；⑥月经史、生育史、节育史；⑦家庭和工作单位的支持情况；⑧体重变化、运动情况、饮食情况、烟酒嗜好等。

（2）评估代谢与妊娠之间的相互影响　评价血糖（不出现低血糖前提，空腹和餐后血糖尽可能接近正常值；若有使用胰岛素治疗的妇女，餐前血糖控制 3.9~6.5mmol/L，餐后血糖在 8.5mmol/L 以下）、HbA1c（建议 < 6.5% 时妊娠）、血压（控制 130/80mmHg 以下）、血脂、肝肾功能、体重、心功能（达到能够耐受平板运动试验的水平）等指标。

（3）评价糖尿病慢性并发症

①视网膜病变：妊娠可加重糖尿病视网膜病变，未经治疗的增殖期视网膜病变不建议怀孕。

②糖尿病肾病：妊娠可加重已有的肾脏损害，妊娠可对部分患者的肾功能造成永久性损害，肾功能不全对胎儿的发育有不良影响。

③糖尿病大血管病变：有怀孕意愿的糖尿病妇女应该接受心血管病变的评估与筛查。

（4）药物治疗方案调整　糖尿病妇女计划妊娠前可将口服降糖药物更换为胰岛素，用二甲双胍的妇女如果仍愿意选择该药，可在医师指导下继续应用。推荐计划妊娠前每日至少服用 400μg 叶酸或含叶酸的多种维生素。

（5）加强健康生活方式的宣教。

（6）PGDM 合并视网膜、肾脏、心血管和周围神经病变者，计划妊娠前应行多学科会诊，评估妊娠风险及调整用药方案，对暂不适合妊娠的妇女提供避孕咨询。

2. 妊娠期初次评估

初次评估内容包括血糖控制水平，糖代谢情况（包括空腹血糖、餐后血糖、HbA1c、GA、胰岛素、C 肽等，条件允许可进行血清谷氨酸脱羧酶抗体测定、胰岛细胞抗体等协助糖尿病分型）血压，血脂，肝肾功能，甲状腺功能，血常规，尿常规，尿酮体，血清肌酐或肌酐清除率，眼底检查，心电图、超声心动图，有无糖尿病视网膜病变、糖尿病肾病、神经病变和心血管疾病等。

3. 孕期监测检查

PGDM 的妇女应尽早接受诊疗常规管理，建议 1~2 周就诊 1 次。

（1）血糖监测　①建议使用微量血糖仪每日进行自我血糖监测，监测空腹、餐前和餐后血糖水平，每周至少测定 1 次全天 4 点（空腹和三餐后 2h）血糖，如血糖控制良好，则可适当调整监测频率。②持续动态血糖监测有助于 HbA1c 水平达标。③推荐 PGDM 孕妇在妊娠早、中、晚期至少监测 1 次 HbA1c 水平。④对于 PGDM 的妇女，还需要监测葡萄糖目标范围内时间（TIR），T1DM 合并妊娠的妇女 TIR 力求 > 70%，T2DM 合并妊娠的妇女 TIR 至少 > 90%，尽可能减少葡萄糖低于目标范围时间（TBR）及葡萄糖高于目标范围事件（TAR）。⑤避免低血糖发生：T1DM 低血糖发生风险最高，其次为 T2DM，血糖 < 3.3mmol/L，给予即刻处理。

（2）血压监测　PGDM 妇女发生子痫前期的风险增加，美国糖尿病学会推荐妊娠 12~16 周开始服用小剂量阿司匹林（60~150mg/d）以降低子痫前期的发生风险。当收缩压 ≥ 140mmHg 和（或）舒张压 ≥ 90mmHg，应考虑降压药物治疗。

（3）血脂监测　PGDM 的妇女在妊娠期间血脂水平较非妊娠期升高，血脂异常与不良妊娠结局相关，研究显示高水平三酰甘油会增加子痫前期、妊娠期肝内胆汁淤积症、大于胎龄儿及巨大儿的风险，HDL-C 会增加巨大儿的风险，应密切监测血脂水平。

（4）体重监测　根据孕前 BMI 和妊娠期体重增长速度指导每日摄入的总能量，有助于维持血糖水平和妊娠期适宜的体重增长，同时有助于降低巨大儿的风险。

（5）肾功能监测　PGDM 孕妇合并糖尿病肾病，妊娠可造成暂时性肾功能减退，发生不良产科并发症的风险明显增高，如肾功能恶化而导致的医源性早产，应定期监测肾功能，包括血肌酐、尿蛋白定量、尿量。

（6）酮体监测　酮体是反应严重糖代谢紊乱的重要监测指标。PGDM 妇女尤其在伴有发热和（或）呕吐的疾病期间，密切监测血酮（条件受限，可进行尿酮测试），注意是否存在酸中毒可能，必要时监测血 pH 值、电解质等。

（7）糖尿病视网膜病变（DR）监测　建议孕期每 3 个月进行 DR 评估，若伴有 DR 的危险因素，监测时间需缩短；若已为 DR 患者，则按 DR 要求进行眼科检查，并同时避免剧烈运动，避免眼底出血，加重视网膜病变。

（8）甲状腺功能监测　PGDM 的妇女甲状腺功能障碍的发生率是非糖尿病孕妇的 3 倍，尤其是妊娠前 3 个月和产后 1 年内，尤其是 T1DM 合并妊娠的妇女。甲状腺功能改变会影响孕妇的糖耐量，出现糖代谢紊乱，甚至可并发 DKA，目前监测频率暂无统一标准，建议常规筛查甲状腺功能及甲状腺相关抗体，有条件者可在妊娠的早、中期各检测 1 次。

（9）感染监测　可能存在胰岛素抵抗，胰岛素抵抗与机体的炎症反应有一定相关性，孕期加强感染监测，定期检查尿常规，必要时进行尿培养，常规筛查阴道分泌物，注意询问孕妇有无白带增多、外阴瘙痒、尿频、尿急、尿痛等表现。

（10）神经病变监测　与糖尿病神经病变相关的胃轻瘫、尿潴留、低血糖发生风险高和直立性低血压可进一步增加妊娠期糖尿病管理的难度。

（11）胎儿的特殊检查　妊娠前 10 周糖尿病胚胎的畸形发生风险增加，特别是无脑畸形、小头畸形、先天性心脏病、肾畸形和尾部退化综合征，发生率与 HbA1c 呈正相关。妊娠前或妊娠早期血糖控制不理想的 PGDM 孕妇，在妊娠早、中期应用超声检查对胎儿进行产前筛查，应注意胎儿中枢神经系统和心脏的发育，有条件者推荐行胎儿超声心动图检查。20 周后通过 B 超（特征参数包括头围、双顶径、腹围、股骨长、估计胎儿体重等进行评估胎儿有无生长过度）动态监测评估胎儿生长状况，对于血糖控制不佳和使用胰岛素治疗的孕妇妊娠晚期应每 2~4 周进行 B 超检查以便早期识别胎儿生长发育异常。同时应进行动态超声监测羊水量，发现羊水过多时应排除胎儿发育异常并增加血糖的监测频率。对于需用药物控制血糖的 PGDM 孕妇，可在妊娠 32 周开始，每周 1 次无应激试验（Non-Stress Test，NST），妊娠 36 周开始每周 2 次 NST。

4. 药物治疗启动时机和目标

（1）启动时机　由于糖尿病妇女非计划妊娠可增加胎儿畸形的风险，因此建议 PGDM 孕妇孕前或早孕期改用胰岛素控制血糖。

（2）血糖控制目标　PGDM 妇女的妊娠期血糖控制目标为餐前及 FPG < 5.3mmol/L、餐后 1h 血糖 < 7.8mmol/L，餐后 2h 血糖 < 6.7mmol/L，随机血糖及夜间血糖 ≥ 3.3mmol/L。妊娠期无低血糖风险者 HbA1c 水平控制在 < 6%，若有低血糖倾向，HbA1c 的控制目标可适当放宽至 < 7%。

对于 T1DM 患者，要达到该血糖控制目标同时又不发生低血糖具有一定的挑战性，因此，T1DM 女性患者推荐孕前 HbA1c 控制在 < 6.5%，如无明显低血糖发生，理想的控制目标为 < 6.0%。使用动态血糖监测的，TIR 成为血糖控制的重要目标，孕期 T1DM 力求 TIR > 70%，T2DM 及 GDM 至少应 > 90%。

（3）降糖注意事项　生活行为改变是妊娠降糖的基础和重要组成部分，应尽可能选择血糖生成指数不高的食物、孕期适当运动，包括有氧运动及抗阻运动，每次运动时间＜45min。如果血糖仍未达标，应添加胰岛素。

5. 分娩时机和方式

（1）分娩时机　对于 T1DM 合并妊娠妇女目前分娩时机无确切证据，一般建议：①对于血糖控制满意且无其他母婴合并症者，推荐在妊娠 39~39 周 $^{+6}$ 分娩。②对于伴血管病变、血糖控制不佳或有不良产史者，终止妊娠时机应个体化处理。对有血管并发症或血糖控制不佳的孕妇，建议提早至 36~38^{+6} 周分娩。

（2）分娩方式　糖尿病本身不是行剖宫产术分娩的指征，无特殊情况可经阴道分娩，但分娩方式的选择应根据母婴实际状况决定。对于糖尿病伴严重微血管病变或其他产科手术指征时可行择期剖宫产术分娩。妊娠期血糖控制不好且超声检查估计胎儿体重 ≥ 4000g 者或既往有死胎、死产者可适当放宽剖宫产术指征。

（3）分娩期间的注意事项

①手术前后、产程中、产后非正常饮食期间停用皮下注射胰岛素，改用胰岛素静脉滴注，避免出现高血糖或低血糖。供给足够葡萄糖，以满足基础代谢需要和应激状态下的能量消耗。供给胰岛素以防止 DKA 的发生，控制高血糖，有利于葡萄糖的利用。

②手术前、产程中或手术中每 1~2h 必须测定血糖水平（产时血糖目标是 3.9~7.0mmol/L）及尿酮体，必要时还需行电解质、血气分析、肝肾功能检查等，根据血糖水平维持小剂量胰岛素静脉滴注。

③择期手术者前 1 天睡前正常使用中效胰岛素；手术日停用早餐前的胰岛素；给予静脉滴注 0.9% 氯化钠注射液。

④维持适当血容量和电解质代谢平衡。

（二）糖尿病前期

1. 孕前咨询

（1）有糖尿病前期（史）的妇女是糖尿病的高危人群，计划妊娠之前回顾如下病史：①评估是否为糖尿病高危人群，包括高龄（≥ 40 岁）、BMI ≥ 24kg/m² 或女性腰围 ≥ 85cm、一级亲属糖尿病家族史、巨大儿分娩史或妊娠期糖尿病病史的女性、多囊卵巢综合征病史、有黑棘皮病史、有高血压史，或目前正在接受降压治疗者、高密度脂蛋白胆固醇 < 0.90mmol/L 和（或）甘油三酯 > 2.22mmol/L，或正在接受调脂药治疗者、有动脉粥样硬化性心血管疾病（ASCVD）史、有类固醇类药物使用史、长期接受抗精神病药物或抗抑郁药物治疗、中国糖尿病风险评分 ≥ 25 分。②月经史、生育史、节育史。③家庭和工作单位的支持情况。

（2）根据糖尿病前期发生风险，对咨询的妇女进行风险评估，分为低风险、高风险、极高风险三个层级。极高风险人群：HbA1c > 6% 者；高风险人群：IFG+IGT 人群（无论是否合并其他的糖尿病危险因素），或者单纯 IFG 或 IGT 合并 1 种及以上的其他糖尿病危险因素者；低风险人群：单纯的 IFG 或 IGT 人群。风险层级不同，干预方式不同。生活方式干预应作为预防糖尿病的基石贯穿于糖尿病前期干预的始终。低风险人群进行强化生活方式干预，高风险和极高风险人群在生活方式干预基础上考虑联合药物治疗。美国糖尿病协会（ADA）2023 指南建议，对于糖尿病前期人群，特别是 BMI > 32.5kg/m²、年龄在 25~59 岁的女性，无论生活方式能否降低 HbA1c 值，均建议考虑使用二甲双胍预防糖尿病。

（3）计划妊娠前完善妊娠前血糖水平、甲状腺功能、肝肾功能、心电图和超声心动图等相关检查，评估糖尿病视网膜病变、糖尿病肾病、神经病变和心血管疾病等。

（4）提供生活方式指导　应根据妇女饮食习惯、喜好进行个体化评估，推荐谷物、豆制品、坚果、水果、蔬菜、减少精加工食品的膳食方案；非孕期每周 150min 的中等强度运动（包括快走等）；推荐计划妊娠前每日至少服用 400μg 叶酸或含叶酸的多种维生素。

（5）加强妊娠期高血糖相关知识的教育及健康生活方式的宣教。

（6）对暂不适宜妊娠的妇女提供避孕咨询。

2. 妊娠期初次评估

初次评估内容包括排查糖尿病的高危因素，包括肥胖（尤其是重度肥胖）、一级亲属 T2DM 史、冠心病史、慢性高血压、高密度脂蛋白＜ 1mmol/L 和（或）三酰甘油＞ 2.8mmol/L、GDM 史或巨大儿分娩史、多囊卵巢综合征史、早孕期空腹尿糖反复阳性、年龄＞ 45 岁，评估妊娠前血糖水平，糖代谢情况（包括空腹血糖、餐后血糖、HbA1c、GA、C 肽等），血压，血脂，肝肾功能，甲状腺功能，血常规，尿常规，尿酮体，血清肌酐或肌酐清除率，眼底检查，心电图或超声心动图，有无糖尿病视网膜病变、糖尿病肾病、神经病变和心血管疾病等，有无甲状腺功能异常等。

3. 孕期监测

（1）糖代谢情况监测　定期监测糖代谢情况（空腹血糖、餐后血糖、HbA1c、GA、C 肽等），24~28 周行 OGTT 检查，同时复查 FPG。

（2）血压监测　糖尿病前期的妊娠妇女容易合并高血压等多种危险因素，会导致糖尿病前期妇女糖尿病患病风险增加，定期监测血压情况。当收缩压≥ 140mmHg 和（或）舒张压≥ 90mmHg，应考虑降压药物治疗。

（3）血脂监测　糖尿病前期的妊娠妇女容易合并高血脂等多

种危险因素，血脂异常与不良妊娠结局相关，研究显示高水平三酰甘油会增加子痫前期、妊娠期肝内胆汁淤积症、大于胎龄儿及巨大儿的风险，高密度脂蛋白胆固醇会增加巨大儿的风险，应密切监测血脂水平。

（4）体重监测　糖尿病前期的妊娠妇女容易合并肥胖等多种危险因素，根据孕前 BMI 和妊娠期体重增长速度指导每日摄入的总能量，有助于维持血糖水平和妊娠期适宜的体重增长，同时有助于降低巨大儿的风险。

（5）肾功能监测　糖尿病前期的妊娠妇女发生肾功能不全的风险高于正常妊娠人群，并且妊娠可造成暂时性肾功能减退，发生不良产科并发症的风险明显增高，如肾功能恶化而导致的医源性早产，应定期监测肾功能。

（6）DR 监测　参考"孕前糖尿病合并妊娠"。

（7）甲状腺功能监测　参考"孕前糖尿病合并妊娠"。

（8）感染监测　可能存在胰岛素抵抗的糖尿病前期妇女（尤其是多囊卵巢综合征、肥胖或超重等），胰岛素抵抗与机体的炎症反应有一定相关性，孕期加强感染监测，定期检查尿常规，必要时进行尿培养，常规筛查阴道分泌物，注意询问孕妇有无白带增多、外阴瘙痒、尿频、尿急、尿痛等表现。

（9）神经病变监测　糖尿病前期的妊娠期妇女可能存在心血管自主神经病变或多发性感觉神经病变，注意监测。

（10）胎儿的特殊检查　参考"孕前糖尿病合并妊娠"。

4.药物治疗启动时机和目标

（1）启动时机　妊娠前不同风险层级，干预方式不同，生活方式干预应作为预防糖尿病的基石贯穿于糖尿病前期妊娠妇女干预的始终。低风险人群进行强化生活方式干预，高风险和极高风险人群在生活方式干预基础上考虑联合药物治疗。ADA2023 指南建议，对于糖尿病前期人群，特别是 BMI $> 32.5 kg/m^2$，年龄在 25~59 岁的女性，无论生活方式能否降低 HbA1c 值，均建议考虑使用二甲双胍预防糖尿病。妊娠后，已使用二甲双胍的糖尿病前期的妊娠妇女可在医师指导下继续应用。但若糖尿病前期的妊娠妇女合并肝肾功能不全、心力衰竭、酮症酸中毒或急性感染时，应禁用或停止使用。

（2）血糖控制目标　所有类型的妊娠期高血糖孕期血糖目标：空腹血糖 < 5.3mmol/L，餐后 1h 血糖 < 7.8mmol/L，餐后 2h 血糖 < 6.7mmol/L。

5. 分娩时机和方式

（1）分娩时机　参考"孕前糖尿病合并妊娠"。

（2）分娩方式　参考"孕前糖尿病合并妊娠"。

（3）分娩期间的注意事项　参考"孕前糖尿病合并妊娠"。

（三）妊娠期糖尿病

1. 孕前咨询

（1）计划妊娠之前回顾如下病史

①是否具有 GDM 高危因素，包括高龄、既往 GDM 史、巨大儿分娩史、肥胖或超重、多囊卵巢综合征、一级亲属糖尿病家族史、早孕期空腹尿糖阳性、无明显原因的多次自然流产史、胎儿畸形及死胎史、新生儿呼吸窘迫综合征分娩史。②其他伴随疾病和药物治疗情况；③月经史、生育史、节育史；④家庭和工作单位的支持情况。

（2）计划妊娠前完善妊娠前血糖水平、甲状腺功能、肝肾功能、心电图和超声心动图等相关检查，评估糖尿病视网膜病变、糖尿病肾病、神经病变和心血管疾病等。

（3）维生素补充　推荐计划妊娠前每日至少服用 400μg 叶酸或含叶酸的多种维生素。

（4）加强妊娠期高血糖相关知识的教育及健康生活方式的

宣教。

（5）对暂不适宜妊娠的妇女提供避孕咨询。

2. 妊娠期初次评估

初次评估内容包括妊娠前血糖情况，妊娠糖代谢情况（包括空腹血糖、餐后血糖、HbA1c、GA、C肽等），血压，血脂，肝肾功能，甲状腺功能，血常规，尿常规，尿酮体，血清肌酐或肌酐清除率，眼底检查，心电图或超声心动图，有无糖尿病视网膜病变、糖尿病肾病、神经病变和心血管疾病等，有无甲状腺功能异常等。

3. 孕期监测

（1）血糖监测

①建议使用微量血糖仪每日进行自我血糖监测，监测空腹、餐后血糖水平，如血糖控制良好，则可适当调整监测频率。A1型GDM至少每周监测1d空腹和餐后血糖，A2型GDM至少每2~3d监测三餐前后血糖。②对于GDM孕妇HbA1c监测频率尚无明确监测频率，在用于GDM的首次评估后，对于A2型GDM孕妇建议每2~3个月监测1次，接受胰岛素治疗的GDM孕妇建议至少每2个月监测1次。③低血糖：随机血糖不得低于3.3mmol/L。

（2）血压监测　当收缩压≥140mmHg和（或）舒张压≥90mmHg，应考虑降压药物治疗。

（3）血脂监测　GDM孕妇整个妊娠期三酰甘油水平显著升高，妊娠中、晚期高密度脂蛋白胆固醇水平显著降低，伴有胰岛素抵抗严重的GDM孕妇血脂紊乱更严重，血脂异常与不良妊娠结局相关，研究显示高水平三酰甘油会增加子痫前期、妊娠期肝内胆汁淤积症、大于胎龄儿及巨大儿的风险，高密度脂蛋白胆固醇会增加巨大儿的风险，应密切监测血脂水平。

（4）体重监测　参考"糖尿病前期"。

（5）肾功能监测　GDM 孕妇合并糖尿病肾病，妊娠可造成暂时性肾功能减退，发生不良产科并发症的风险明显增高，如肾功能恶化而导致的医源性早产，应定期监测肾功能。

（6）酮体监测　参考"孕前糖尿病合并妊娠"。

（7）DR 监测　参考"孕前糖尿病合并妊娠"。

（8）甲状腺功能监测　参考"孕前糖尿病合并妊娠"。

（9）感染监测　参考"孕前糖尿病合并妊娠"。

（10）神经病变监测　参考"孕前糖尿病合并妊娠"。

（11）胎儿的特殊检查　A1 型 GDM 孕妇，胎心监护应从妊娠 36 周开始。A2 型 GDM 孕妇，胎儿监护应从妊娠 32 周开始，如合并高危因素，监护孕周可进一步提前。GDM 孕妇根据具体情况，适时采用电子胎心监护、生物物理评分、胎动计数等手段监测胎儿状况，NST 异常者可进一步进行超声检查。其余同"孕前糖尿病合并妊娠"。

4. 药物治疗启动时机和目标

（1）启动时机　GDM 孕妇饮食加运动管理血糖不达标，或调整饮食后出现饥饿性酮症、增加热量摄入血糖又超过妊娠期控制标准者，应及时加用胰岛素治疗。

（2）血糖控制目标　GDM 妇女妊娠期血糖控制目标为餐前及 FPG < 5.3mmol/L、餐后 1h 血糖 < 7.8mmol/L 或餐后 2h 血糖 < 6.7mmol/L，避免夜间血糖 < 3.3mmol/L。妊娠期无低血糖风险者 HbA1c 水平控制在 6% 以内为最佳，若有低血糖倾向，HbA1c 的控制目标可适当放宽至 7% 以内。

5. 分娩时机和方式

（1）分娩时机　A1 型 GDM 孕妇经饮食和运动管理后，血糖控制良好者，推荐在妊娠 40~41 周终止妊娠。A2 型 GDM 需要胰岛素治疗且血糖控制良好者，推荐在妊娠 39~39^{+6} 周终止妊娠。

（2）分娩方式　参考"孕前糖尿病合并妊娠"。

（3）分娩期间的注意事项　参考"孕前糖尿病合并妊娠"。

五、治疗方案及用药指导相关建议

（一）孕前糖尿病合并妊娠

1. 一般治疗

（1）个体化医学营养干预　包括健康进食方式、碳水化合物及碳水化合物计数（CC）。

正常及低体重者（妊娠前 BMI < 24kg/m²）能量摄入应在非妊娠期每日能量摄入基础上，妊娠早期保持不变，妊娠中期增加 300kcal/d，妊娠晚期增加 450kcal/d。超重及肥胖者（妊娠前 BMI ≥ 24kg/m²）可根据体重增长状况、胎儿发育状况、血糖及酮体水平和运动状况制定个体化方案。国际糖尿病联盟和美国内分泌协会等不建议孕前超重和肥胖的 PGDM 妇女在整个妊娠期过度限制能量和减重，对于孕前肥胖的妇女，应减少 30% 热量摄入，但摄入量不应低于 1600~1800kcal/d。

妊娠早期总能量摄入一般不应低于 1500kcal/d，妊娠中晚期一般不应低于 1800kcal/d。碳水化合物提供的能量占总能量的 45%~55%，蛋白质占 15%~20%，脂肪占 25%~30%。建议孕妇每日至少摄入 175g 碳水化合物，71g 蛋白质和 28g 脂肪，以保证能量供给和预防饥饿性酮症。对能量摄入不足致酮体阳性者，应考虑增加碳水化合物摄入。建议每日 3 次正餐及 2~3 次加餐，早、中、晚三餐的能量应分别控制在每日摄入总能量的 10%~15%、30%、30%，每次加餐的能量可以占 5%~10%。优先选择复合型碳水化合物（如粗杂粮等）或低 GI/ 低 GL 型主食，鼓励粗杂粮占全日主食量的 1/3 以上。妊娠期铁、叶酸和维生素 D 的需要量增加了 1 倍，钙、磷、硫胺素、维生素 B₆ 的需要量增加 33%~50%，锌、核黄素的需要量增加 20%~25%，维生素 A、B$_{12}$、C、硒、钾、生物素、烟酸的需要量增加 18%。因此保证维生素和矿物质的摄入，有计划地增加富含铁、叶酸、钙、维生素 D、碘等食物，如瘦肉、家禽、鱼、虾、奶制品、新鲜水果和蔬菜等。膳食纤维是不产生能量的多糖，水果中的果胶，海带、紫菜中的藻胶，某些豆类中的胍胶和魔芋粉，它们能够控制餐后血糖上升程度、改善葡萄糖耐量和降低血胆固醇的作用，还能够降低妊娠期便秘和子痫前期发生风险，推荐每日摄入膳食纤维 25~30g。

（2）个体化运动治疗

①建议规律进行中等强度运动，包括有氧运动及抗阻力运动，每次运动时间 < 45min，有氧运动及抗阻力运动均是妊娠期可接受的运动形式。推荐运动形式包括步行、快走、游泳、固定式自行车运动、瑜伽、慢跑和力量训练等。运动时心率达到 40%~59% 心率范围（心率 =220– 年龄）提示运动达中等强度水平。妊娠前无规律运动的孕妇，妊娠期运动时应由低强度开始，循序渐进。

②运动禁忌证包括严重心脏或呼吸系统疾病、子宫颈技能不全、多胎妊娠（三胎及以上）、前置胎盘（妊娠 28 周后）、持续阴道流血、先兆早产、胎膜早破、妊娠期高血压疾病控制不理想、重度贫血、甲状腺疾病控制不理想、胎儿生长受限等。运动时出现阴道流血、规律并有痛觉的宫缩、阴道流液、呼吸困难、头晕、头痛、胸痛、肌肉无力影响平衡等应立即停止运动。

（3）自我管理教育与支持（DSMES）

①认知疾病：包括了解 PGDM 病理生理机制、临床表现。②知晓血糖监测方法及频率，个体化治疗目标。③健康生活方式指导（包括合理膳食、戒烟、戒酒等）。④胰岛素使用方法及管理。⑤低血糖的处理方法。⑥知晓规律运动的方式及频率。⑦并发症的预防及处理。⑧日常生活的正确应对、心理调适和行

为改变。

2. 药物治疗

降糖治疗：PGDM 孕妇孕前或早孕期改用胰岛素控制血糖，推荐采用基础胰岛素（长效或中效）联合餐前超短效或短效胰岛素的强化胰岛素治疗方案。

对于空腹、餐前血糖控制不佳的 PGDM 孕妇：应用长效胰岛素，睡前注射；或早餐前和睡前两次注射中性鱼精蛋白锌胰岛素。起始剂量为 0.1~0.2U/（kg·d），HbA1c > 8.0% 者，可考虑 0.2~0.3U/（kg·d）起始；BMI ≥ 25kg/m² 者在起始基础胰岛素时，可考虑 0.3U/（kg·d）起始。根据患者空腹血糖水平调整胰岛素用量，通常每 3~5 天调整 1 次，每次调整 1~4U 直至空腹血糖达标。基础胰岛素的最大剂量可为 0.5~0.6U/（kg·d）。

对于餐后血糖控制不佳的 PGDM 孕妇：于餐时或三餐前注射超短效胰岛素类似物或短效胰岛素。对于空腹和餐后血糖均不达标的孕妇：采用胰岛素联合治疗方案，采用"三短加一长"方法，即餐时或餐前注射超短效胰岛素类似物或短效胰岛素，睡前加用长效胰岛素或中性鱼精蛋白锌胰岛素。门冬胰岛素通常的用量为 0.5~1U/（kg·d）。根据午餐前、晚餐前和睡前血糖水平分别调整三餐前的胰岛素用量，每 3~5 天调整 1 次，每次的调整剂量为 1~4U，直至血糖达标。

应根据孕妇血糖控制水平，选择个体化的胰岛素治疗方案。依据血糖控制的靶目标，结合孕妇体重，按照每 2~4U 胰岛素降低 1mmol/L 血糖的原则进行调整。妊娠期使用胰岛素治疗者，运动时要防范低血糖的发生；避免清晨空腹未注射胰岛素之前进行运动；血糖水平 < 3.3mmol/L 或 > 13.9mmol/L 的孕妇，应停止运动并检测尿酮体。

（1）胰岛素及其类似物

①超短效人胰岛素类似物：门冬胰岛素

特点：我国国家药品监督管理局批准可以用于妊娠期的人胰岛素类似物。起效迅速、药效维持时间短。具有最强或最佳的降低餐后高血糖的作用，用于控制餐后血糖水平，不易发生低血糖。

药代动力学：起效时间 1/6~1/3h，达到最高血药浓度的平均时间为可溶性人胰岛素的 50%，达峰时间约 0.5~1.5h，有效作用时间 3~4h，最大持续时间 3~5h。

用法用量：常规剂量为每日 0.5~1.0U/kg，具体还要根据 PGDM 妇女本身实际情况制定，在妊娠早期通常减少剂量，妊娠中晚期逐渐增加。

给药途径：皮下注射或静脉给药。

不良反应：注射部位的疼痛、瘙痒、荨麻疹、肿胀等；神经系统异常，如周围神经病变、急性痛性神经病变等。

禁忌：门冬胰岛素或辅料过敏者；低血糖发作时。

注意事项：皮下注射后应在皮下停留至少 6s，以确保药液全部注射如体内；每次注射后必须卸下针头，避免温度变化药液漏出；不能和其他胰岛素混合进行胰岛素泵输注；使用时注意注射部位反应，要持续轮换注射点；密切监测血糖情况，及时调整剂量，剂量不足时在 T1DM 的 PGDM 可能导致高血糖或 DKA；该药起效迅速，注射时一定要紧邻餐前，注意 PGDM 妇女是否有合并用药或其他因素导致延迟食物吸收，可能会导致低血糖的发生；在漏餐或高强度的体力劳动等无计划活动，及时调整剂量；驾驶和机械操作时一定要注意低血糖发生，可能会造成危险。

②短效胰岛素

特点：起效快，剂量易于调整，可以皮下、肌内和静脉内注射使用。静脉注射短效胰岛素后能使血糖迅速下降，半衰期为 5~6min，故可用于抢救 DKA。

药代动力学：起效时间 0.5~1h，达峰时间 2~3h，有效作用时间 3~6h，最大持续时间 7~8h。

用法用量：皮下注射，一般每日 3 次，餐前 15~30min 注射，必要时睡前加注。初始剂量根据 PGDM 妇女的血糖、尿糖情况从 2~4U 开始，逐步调整。T1DM 的 PGDM 妇女胰岛素需用总量多介于 0.5~1U/（kg·d），具体根据血糖结果调整。T2DM 的 PGDM 妇女每日需用总量变化较大，无急性并发症时，敏感者为 5~10U，肥胖和胰岛素抵抗者剂量增加。在急性并发症（感染、创伤、手术等）时，PGDM 的妇女应每 4~6h 注射一次，根据病情及血糖监测结果调整。静脉注射，主要用于 DKA、高血糖高渗性昏迷的治疗，一般按 4~6U 单位 /h，具体根据血糖变化调整剂量，同时还应补液纠正电解质紊乱及酸中毒情况。

给药途径：皮下注射或静脉给药。

不良反应：注射部位的疼痛、瘙痒、荨麻疹、肿胀等；低血糖反应、出汗、心悸、乏力，重者出现意识障碍，共济失调甚至昏迷；注射部位脂肪萎缩、脂肪增生；眼屈光失调等。

禁忌：胰岛素或辅料过敏者。

注意事项：密切监测血糖，避免低血糖，尤其是伴有肝肾病变的 PGDM 妇女，加强监测；合并高热、甲状腺功能亢进、DKA、严重感染或重大手术等的 PGDM 妇女，要及时调整胰岛素剂量；用药期间定期检查血糖、尿常规、肝肾功能、视力、眼底视膜血管、血压及心电图等。

③中效胰岛素：中性精蛋白锌胰岛素

特点：含有鱼精蛋白、短效胰岛素和锌离子的混悬液，皮下注射后在组织中蛋白酶的分解作用下，将胰岛素与鱼精蛋白分离，释放出胰岛素而发挥生物学效应，起效慢，降低血糖的强度弱于短效胰岛素。

药代动力学：起效时间 2~4h，达峰时间 6~10h，有效作用时间 10~16h，最大持续时间 14~18h。

用法用量：根据 PGDM 妇女血糖及个体实际情况确定剂量，一般于早餐前和睡前两次注射。

给药途径：仅皮下注射。

不良反应：注射部位的疼痛、瘙痒、荨麻疹、肿胀等；低血糖反应、出汗、心悸、乏力，重者出现意识障碍，共济失调甚至昏迷；过敏反应，全身或局部的红斑、丘疹；注射部位脂肪萎缩、脂肪增生；眼屈光失调等。

禁忌：胰岛素或辅料过敏者、低血糖症、胰岛细胞瘤。

注意事项：不得静脉注射；2~8℃保存，不得冷冻；密切监测血糖，避免低血糖，尤其是伴有肝肾病变的 PGDM 妇女，加强监测；合并高热、甲状腺功能亢进、糖尿病酮症酸中毒、严重感染或重大手术等的 PGDM 妇女，要及时调整剂量；用药期间定期检查血糖、尿常规、肝肾功能、视力、眼底视网膜血管、血压及心电图等。

④长效胰岛素类似物：地特胰岛素

特点：可用于控制夜间血糖、空腹血糖和餐前血糖，已被国家药品监督管理局批准应用于妊娠期。

药代动力学：起效时间 1~2h，达峰时间 12~16h，有效作用时间 24h，最大持续时间 24h。

用法用量：根据血糖及个体实际情况调整剂量，一般每日 1 次给药，起始剂量为 10U 或 0.1~0.2U/kg。若为每日 2 次注射，晚间注射可在晚间或睡前进行。

给药途径：仅皮下注射。

不良反应：注射部位的疼痛、瘙痒、荨麻疹、肿胀等；低血糖反应、出汗、心悸、乏力，重者出现意识障碍，共济失调甚至昏迷；过敏反应，全身或局部的红斑、丘疹，胃肠道不适，血管神经性水肿等；注射部位脂肪萎缩、脂肪增生；眼屈光失调等。

禁忌：地特胰岛素或辅料过敏者。

注意事项：皮下注射后应在皮下停留至少 6s，以确保药液全部注射入体内；每次注射后必须卸下针头，避免温度变化药液漏出；2~8℃储藏，不得冷冻；使用时注意注射部位反应，要持续轮换注射点；密切监测血糖情况，及时调整剂量，剂量不足时在 T1DM 的 PGDM 可能导致高血糖或 DKA；驾驶和机械操作时一定要注意低血糖发生，可能会造成危险。

（2）口服降糖药

二甲双胍：针对妊娠合并 T2DM 的孕妇考虑胰岛素抵抗等因素，若增加胰岛素应用效果不佳，应考虑加用二甲双胍。

适应证：PGDM（T2DM）妇女在医学营养治疗和运动干预 1~2 周后，餐前血糖 ≥ 5.6mmol/L，餐后 2h 血糖 ≥ 7.1mmol/L，HbA1c ≥ 6.0%，并且无使用二甲双胍禁忌证。

禁忌证：T1DM 孕妇、心力衰竭、肝肾功能不全、DKA、急性感染。

用法用量：起始最小推荐剂量为 500mg/d；最佳有效剂量为 2000mg/d，最大剂量为 2500mg/d；缓释剂型的最大剂量为 2000mg/d。在 500~2000mg/d 剂量范围，二甲双胍的疗效呈剂量依赖效应。

不良反应：初始治疗常见不良反应有恶心、呕吐、腹泻、腹痛和食欲不振，大多数逐渐缓解；其他包括乳酸酸中毒、维生素 B_{12} 吸收障碍导致巨幼红细胞性贫血、味觉障碍、肝胆功能异常，以及十分罕见的红斑、瘙痒、荨麻疹等皮肤反应。

注意事项：合并肾功能不全的 PGDM 妇女，密切监护肾功能；一旦发生乳酸酸中毒，应立即停药，就医治疗急症；合并心功能不全的 PGDM 妇女，密切监测心功能；服用二甲双胍期间，合理安排碳水化合物的摄入。

3. 产后处理

（1）产后监测　剖宫产术后禁食或未能恢复正常饮食期间，

予静脉输液，胰岛素与葡萄糖比例为 1∶6~1∶4，产妇恢复饮食后，及时行血糖监测。血糖明显异常者，应用胰岛素皮下注射，并监测血糖水平以调整胰岛素用量。推荐母乳喂养，若产妇采用母乳喂养，哺乳前加餐，每日可额外增加 500kcal 能量，注意增加血糖监测频率。为避免低血糖的发生，可适当减少胰岛素用量，并适当增加血糖监测频率。T1DM 合并妊娠者在分娩后胰素需要量可降至妊娠期的 50% 或回复至孕前用量，应注意血糖监测，产后即刻减少胰岛素的用量，避免低血糖。产后即应采取避孕措施。产后护理包括心理社会评估和自我管理支持。

（2）新生儿监测　PGDM 孕妇的新生儿是低血糖发生的高危人群，应定期监测新生儿血糖，监测时间为初次喂养后（出生后 1.5h 内）以及出生后 24h 内每 3~6h 检测 1 次喂养前血糖。新生儿血糖监测目标值：出生后 4h 内血糖水平 ≥ 2.2mmol/L，24h 内血糖水平 ≥ 2.6mmol/L。

4. 预测和预防

（1）风险筛查　注意妊娠前和妊娠各个时期产科检查及孕前糖尿病病程、病史等风险评估、伴随疾病、家族史、个人史、婚育史等，充分评估母婴风险。

（2）注意预警信息和评估　密切监测血糖变化，结合 PGDM 妇女自身情况，必要时增加产检次数。对于出现的各种预警信息（实验室检查、B 超等），需要仔细排查原因并予以矫正。

（3）预防措施　认真做好孕期产检，加强高危人群的评估和监护；加强孕妇自我管理教育与支持。

（二）糖尿病前期

1. 一般治疗

妊娠前不同风险层级，干预方式不同，生活方式干预应作为预防糖尿病的基石贯穿于糖尿病前期妊娠妇女干预的始终。其余同"孕前糖尿病合并妊娠"的一般治疗。

2. 药物治疗

高风险和极高风险人群的糖尿病前期的妇女，在生活方式干预基础上考虑联合药物治疗。特别是 BMI > 32.5kg/m², 年龄在 25~59 岁的女性，无论生活方式能否降低 HbA1c 值，均建议考虑使用二甲双胍预防糖尿病。

口服降糖药——二甲双胍

①用法用量：起始最小推荐剂量：500mg/d；最佳有效剂量为 2000mg/d，最大剂量为 2500mg/d；缓释剂型的最大剂量为 2000mg/d。在 500~2000mg/d 剂量范围，二甲双胍的疗效呈剂量依赖效应。

②禁忌证：心力衰竭、肝肾功能不全、DKA、急性感染。

③不良反应：初始治疗常见不良反应有恶心、呕吐、腹泻、腹痛和食欲不振，大多数逐渐缓解；其他包括乳酸酸中毒、维生素 B₁₂ 吸收障碍导致巨幼红细胞性贫血、味觉障碍、肝胆功能异常，以及十分罕见的红斑、瘙痒、荨麻疹等皮肤反应。

④注意事项：合并肾功能不全或既往肾功能疾病的妇女，密切监护肾功能一旦发生乳酸酸中毒，应立即停药，就医治疗急症，并且要定期监测肾功能；合并心功能不全的糖尿病前期的妊娠妇女，密切监测心功能；服用二甲双胍期间，合理安排碳水化合物的摄入。

3. 产后处理

产后定期随访糖尿病前期的妇女，应进行生活方式干预和（或）使用二甲双胍，以预防糖尿病的发生

4. 预测和预防

（1）风险筛查　注意妊娠前和妊娠各个时期产科检查及孕前糖尿病前期高危因素风评估，及伴随疾病、家族史、个人史、婚育史等，充分评估母婴风险。

（2）注意预警信息和评估　密切监测体征、临床表现及相关实验室检查，必要时结合检查结果，必要时增加产检次数。对于出现的各种预警信息（实验室检查、B超等），需要仔细排查原因并予以矫正。

（3）预防措施　伴有超重或肥胖的糖尿病前期妇女，试行短期（3~6个月）减轻体重5%~10%，对已经实现短期目标的糖尿病前期妇女，需要进一步制定长期综合减重计划。在计划妊娠前，还需对高甘油三酯血症进行干预，干预脂毒性能够有效改善糖尿病前期的自然进程。妊娠后认真做好孕期产检，加强高危人群的评估和监护；加强孕妇自我管理教育与支持。

（三）妊娠期糖尿病

1. 一般治疗

同"孕前糖尿病合并妊娠"中的一般治疗。

2. 药物治疗

同"孕前糖尿病合并妊娠"中的药物治疗。

3. 产后处理

（1）产后监测　剖宫产术后禁食或未能恢复正常饮食期间，予静脉输液，胰岛素与葡萄糖比例为1:6~1:4，产妇恢复饮食后，及时行血糖监测。血糖明显异常者，应用胰岛素皮下注射，并监测血糖水平以调整胰岛素用量。推荐母乳喂养，相较于配方奶粉喂养，有助于预防GDM产妇未来T2DM的发生。母乳喂养时低血糖风险会增加，若产妇采用母乳喂养，为避免低血糖的发生，可适当减少胰岛素用量，哺乳前加餐，每日可额外增加500kcal能量，注意增加血糖监测频率。产后即应采取避孕措施。产后护理包括心理社会评估和自我管理支持。GDM是T2DM的高危因素，所有GDM产妇进行随访，初次随访于产后4~12周进行，行75g OGTT，结果正常者，推荐此后每1~3年进行血糖监测，诊断标准参照 ADA 非妊娠期诊断标准。

（2）新生儿监测　GDM 孕妇的新生儿是低血糖发生的高危人群，应定期监测新生儿血糖，监测时间为初次喂养后（出生后1.5h 内）以及出生后 24h 内每 3~6h 检测 1 次喂养前血糖。新生儿血糖监测目标值：出生后 4h 内血糖水平 ≥ 2.2mmol/L，24h 内血糖水平 ≥ 2.6mmol/L。

4. 预测和预防

（1）风险筛查　注意妊娠前和妊娠各个时期产科检查及 GDM 高危因素风评估，及伴随疾病、家族史、个人史、婚育史等，充分评估母婴风险。

（2）注意预警信息和评估　密切监测体征、临床表现及相关实验室检查，必要时结合检查结果，必要时增加产检次数。对于出现的各种预警信息（实验室检查、B 超等），需要仔细排查原因并予以矫正。

（3）预防措施　伴有高龄、妊娠前超重或肥胖、妊娠期体重过度增长、多囊卵巢综合征、糖尿病家族史、GDM 病史、巨大儿分娩史、多次妊娠史、妊娠期高血压疾病等 GDM 高危因素的妇女，妊娠后认真做好孕期产检；医务人员加强高危人群的评估和监护；加强孕妇自我管理教育与支持；定期行短期及长期随访。

参考文献

［1］American Diabetes Association Professional Practice Committee. Diabetes Advocacy：Standards of Care in Diabetes−2024［J］. DiabetesCare，2024，47：S307−S308.

［2］中华医学会糖尿病学分会，中国医师协会内分泌代谢科医师分会，中华医学会内分泌学分会，等．中国 1 型糖尿病诊治指南（2021版）［J］．中华糖尿病杂志，2022，14（11）：1143−1250.

［3］ 中国医师协会内分泌代谢科医师分会，国家代谢性疾病临床医学研究中心（长沙）．糖尿病分型诊断中国专家共识［J］．中国医师杂志，2022，24（2）：161-178.

［4］ 中国女医师协会糖尿病专业委员会，《中华健康管理学杂志》编辑委员会，中国健康促进基金会．糖尿病高危人群筛查及干预专家共识［J］．中华健康管理学杂志，2022，16（1）：7-14.

［5］ 中华医学会内分泌学分会，中华医学会糖尿病学分会，中国医师协会内分泌代谢科医师分会．中国成人糖尿病前期干预的专家共识（2023版）［J］．中华糖尿病杂志，2023，15（6）：484-494.

［6］ 中华医学会糖尿病学分会．中国2型糖尿病防治指南（2020年版）［J］．国际内分泌代谢杂志，2021，41（5）：482-548.

［7］ 姬秋和，陈莉明，郗光霞，等．2型糖尿病患者体重管理专家共识［J］．国际内分泌代谢杂志，2022，42（1）：78-86.

［8］ 中华医学会妇产科学分会产科学组，中华医学会围产医学分会，中国妇幼保健协会妊娠合并糖尿病专业委员会．妊娠期高血糖诊治指南（2022）［第二部分］［J］．中华妇产科杂志，2022，57（2）：81-90.

［9］ 中华医学会妇产科学分会产科学组，中华医学会围产医学分会，中国妇幼保健协会妊娠合并糖尿病专业委员会．妊娠期高血糖诊治指南（2022）［第一部分］［J］．中华妇产科杂志，2022，57（1）：3-12.

［10］中华医学会内分泌学分会，中华医学会糖尿病学分会，中国医师协会内分泌代谢科医师分会．中国成人糖尿病前期干预的专家共识（2023版）［J］．中华糖尿病杂志，2023，15（6）：484-494.

［11］中国医疗保健国际交流促进会营养与代谢管理分会，中国营养学会临床营养分会，中华医学会糖尿病学分会等．中国糖尿病医学营养治疗指南（2022版）［J］．中华糖尿病杂志，2022，14（9）：881-933.

编写人员

陈家晟　厦门市妇幼保健院

牛　研　哈尔滨医科大学附属第四医院

刘佳蕊　内江市妇幼保健院

妊娠合并甲状腺疾病

一、概述

甲状腺疾病是妊娠期妇女的常见疾病。由于孕期受到人绒毛膜促性腺激素（Human Chorionic Gonadotropin，hCG）、甲状腺素结合球蛋白（Thyroxine Binding Globulin，TBG）等因素的影响，妊娠期妇女广义的甲状腺疾病包含备孕期和孕产期比较常见的甲减和甲亢等，也包括孕产期特有的、常见的且值得关注的一些甲状腺功能异常。孕产期可能导致甲状腺疾病加重，或在相关治疗过程中出现严重的药品不良反应，且可危及生命，因此需尽早识别，及时转诊及救治。

目前，妊娠合并甲状腺疾病需关注三大类临床情况，包括妊娠期甲状腺功能减退症（Hypothyroidism，简称甲减）、妊娠期甲状腺功能亢进症（Hyperthyroidism，简称甲亢）、其他常见妊娠和产后甲状腺疾病，定义分别如下。

1. 妊娠期甲状腺功能减退症

（1）妊娠期临床甲状腺功能减退症（Overt Hypothyroidism，简称妊娠期临床甲减）　临床甲减指由多种原因引起的甲状腺激素合成、分泌或生物效应不足所致的一组临床综合征，包括孕前已确诊及正在治疗的甲减。通常血清 TSH ＞妊娠期特异性参考范围上限（或妊娠早期 4.0mU/L），且 FT4 ＜妊娠期参考范围下限。

（2）妊娠期亚临床甲状腺功能减退症（SCH，简称妊娠期亚临床甲减）　指轻度的甲减，常伴 TSH 升高，但 FT4 正常。通常 TSH ＞妊娠期特异性参考范围上限（或妊娠早期 4.0mU/L），且

FT4 在妊娠期特异性参考范围内。

2. 妊娠期甲状腺功能亢进症

（1）妊娠—过性甲状腺毒症（Gestational Transient Thyrotoxicosis，GTT） 妊娠期胎盘分泌高水平 hCG，刺激甲状腺激素合成和分泌所致，常在妊娠 7~11 周发病，14~18 周自行缓解。妊娠早期 TSH ＜妊娠期特异性参考范围下限（或 0.1mU/L），FT4 或 FT3 正常或升高，排除 Graves 病等甲亢后，可诊断。

（2）妊娠期甲状腺毒症 妊娠期甲亢的主要原因是弥漫性毒症甲状腺肿（Graves' Disease，GD），指各种原因导致甲状腺合成和分泌甲状腺激素过多，机体出现一系列高代谢症候群和交感神经兴奋的临床表现，包括妊娠前已确诊和妊娠期新发的 GD。通常 TSH ＜妊娠期特异性参考范围下限（或 0.1mU/L），FT4 或 FT3 ＞妊娠期特异性参考范围上限，促甲状腺激素受体抗体（Thyroid Stimulating Hormone Receptor Antibody，TRAb）或甲状腺刺激抗体（TSAb）阳性，可诊断。

（3）甲状腺危象（Thyroid Crisis） 甲状腺危象是孕产期严重的甲状腺合并症之一，是甲状腺毒症急剧加重和恶化导致多系统损伤，并危及生命的一组严重的临床综合征。多发生于较重甲亢未予治疗或治疗不充分的患者，常有感染、手术、创伤、分娩、精神刺激等不利诱因。妊娠期合并甲状腺危象虽发病率不高，但死亡率高，往往病情凶险，可危及孕妇及胎儿生命，根据 Burch-Wartofsky 评分量表（BWPS）评分：≥ 45 分提示甲状腺危象；25~44 分为危象前期。早诊断、早治疗对甲状腺危象的成功救治至关重要，也是改善孕妇及胎儿不良结局的关键所在。

3. 其他常见妊娠甲状腺疾病

其他常见妊娠甲状腺疾病主要包括：妊娠期甲状腺功能异常或甲状腺自身抗体滴度升高等情况。虽然，产后甲状腺炎（Postpartum Thyroiditis，PPT）往往是产后 1 年内才发生，但鉴于 PPT 反映了因妊娠而相对抑制的免疫系统在产后出现的反跳现象，所以，本章节一并介绍。

（1）妊娠期低甲状腺素血症（Isolated Hypothyroxinemia）又称低 T4 血症，是妊娠期甲状腺功能异常的一种状态，甲状腺自身抗体阴性，血清 TSH 水平正常，且 FT4 水平低于妊娠期特异性参考范围下限。其危险因素包括碘缺乏或碘过量、铁缺乏和缺铁性贫血。妊娠期妇女低 T4 血症与巨大儿、早产和妊娠期糖尿病、高血压的发生有关，可能增加后代智力降低、自闭症和注意缺陷 / 多动障碍等的发生风险。

（2）妊娠期甲状腺自身抗体阳性　指甲状腺过氧化物酶抗体（Thyroid Peroxidase Antibody，TPOAb）和甲状腺球蛋白抗体（Thyroglobulin Antibody，TgAb）的滴度超过试剂盒提供的参考范围上限。单纯甲状腺自身抗体阳性不伴有血清 TSH 和 FT4 异常，也称为甲状腺功能正常的甲状腺自身抗体阳性，是孕产期发生甲减的主要原因，也是流产、早产、产前胎膜早破发生的危险因素。

（3）PPT　PPT 指妊娠前甲状腺功能正常的妇女在产后 1 年内出现的甲状腺功能异常，是自身免疫甲状腺炎的一个类型。经典病例临床经历 3 期，即甲状腺毒症期、甲减期和恢复期。非典型病例仅表现为甲状腺毒症期或者甲减期。PPT 的甲状腺毒症期通常发生在产后 2~6 个月，甲减期出现在产后 3~12 个月。妊娠早期 TPOAb 阳性者，发生 PPT 的风险增加。TPOAb 和（或）TgAb 滴度越高，患 PPT 的风险越大。

二、主观性资料

1. 一般情况

包括年龄（＞ 30 岁为高危人群）、体重（对于体重异常者加以重视，BMI ＞ 40kg/m² 为甲状腺疾病的高危人群）、妊娠情况

[妊娠次数（≥2次为高危人群）、妊娠间隔时间、是否多胎妊娠、妊娠反应，如恶心呕吐等]和饮食（重点关注碘营养状况、膳食铁的补充，富含维生素的蔬菜和水果，是否长期大量食用卷心菜、芜菁、甘蓝、木薯等）、生活环境（吸烟、中重度碘缺乏地区居住史、应激、感染等）、作息情况及情绪。

2. 现病史

详细询问此次妊娠妇女甲减、甲亢或其他甲状腺疾病等相关症状的时间和严重程度，初次发现或诊断甲状腺疾病的时间、场合、甲状腺功能水平、抗体状态及滴度、甲状腺超声，现有治疗方案及反应。

3. 既往病史

详细询问孕妇既往基础疾病，包括既往甲亢、甲减病史，颈部及甲状腺的放射史包括甲亢的放射性碘治疗及头颈部恶性肿瘤的外放射治疗史，甲状腺手术或功能异常史，自身免疫性甲状腺病，甲状腺肿、1型糖尿病或其他自身免疫病（包括白癜风、系统性硬化症、系统性红斑狼疮、干燥综合征等），甲状旁腺功能减退症、垂体和肾上腺疾病史、血脂异常病史、恶性贫血史、神经性厌食症病史、胃肠道疾疾病、心血管疾病、结核病、肝脏疾病、重症肌无力、脱发、精神性疾病史、子痫前期病史、高泌乳素血症病史、流产史、早产史、不孕史，前置胎盘史、多次妊娠史，有无产后大出血史，前次怀孕是否存在胎儿生长受限、早产、胎儿死亡等情况。

4. 用药史

询问患者完整的用药史，包括用药情况，尤其是已接受甲状腺激素替代或抗甲状腺药物（Antithyroid Drug，ATD）等治疗的妊娠患者，需询问既往及目前使用的药物种类、剂量、疗效及有无不良反应；使用甲状腺激素、胺碘酮、锂制剂、硫脲类、磺胺类、对氨基水杨酸钠、过氯酸钾、保泰松、硫氰酸盐、酪氨酸激酶抑制剂（TKI）、免疫检查点抑制剂（Immune Checkpoint Inhibitor，ICI）及近期碘造影剂暴露情况、保健品使用情况、疫苗接种状况等。

5. 个人史

询问患者既往月经婚育史，心理社会因素包括家庭情况、工作环境、文化程度和发病前有无精神刺激或创伤，以及生活方式包括油、盐、糖、酒、浓茶、咖啡、脂肪、碘盐、富含碘的海产品、膳食铁及维生素的摄入量、吸烟状况（包含被动吸烟）、体力活动量、体重变化、睡眠状况等情况。

6. 家族史

询问患者一级亲属甲状腺疾病家族史，1 型糖尿病或其他自身免疫性疾病家族史，高血压、高脂血症、脑卒中、糖尿病、冠心病或肾脏病的家族史。

7. 过敏史

既往有无药物、食物或其他过敏史。

8. 产科检查状况

产前检查是否规律或恰当（包括产前检查质量问题）、本次妊娠经过有无异常。

三、客观性资料

1. 体征

（1）妊娠期甲状腺功能减退症　症状主要表现以代谢率减低和交感神经兴奋性下降为主，病情轻的早期患者没有特异症状。典型患者有畏寒、乏力、手足肿胀感、嗜睡、记忆力减退、少汗、关节疼痛、体重增加、便秘、反复流产，严重者可有表情呆滞、反应迟钝、声音嘶哑、听力障碍，面色苍白、颜面和（或）眼睑水肿、唇厚舌大、常有齿痕，皮肤干燥、粗糙、脱皮屑、皮肤温度低、水肿、手（脚）掌皮肤可呈姜黄色，毛发稀疏干燥，跟腱反射时间延长，脉率缓慢等症状。少数病例出现胫前黏液性水肿。本病累及心脏可以出现心包积液和心力衰竭。重症患者可发生黏液性水肿昏迷。

部分妊娠妇女缺乏上述特异性症状和体征，主要由实验室检查发现临床甲减或 SCH。

（2）妊娠期甲状腺功能亢进症　甲亢患者以代谢亢进和神经、循环、消化等系统兴奋性增高为主要临床表现，其严重程度与病史长短、激素升高的程度和患者年龄等因素相关。GD 患者的甲状腺多呈弥漫性、程度不等的肿大，质地中等（病史较久或食用含碘食物较多者可坚韧），无压痛。甲状腺上、下极可触及震颤，闻及血管杂音。心血管系统表现有心率增快、心脏扩大、心律失常、心房颤动、脉压增大等。少数病例可有 GD 的特征性皮肤表现——胫前黏液性水肿，常见于胫骨前下 1/3 部位，皮损多为对称性，早期皮肤增厚、变粗，有广泛大小不等、红褐色、暗紫色片状或结节状突起，边界清楚，表面及周围可有毳毛增生、毛囊角化，后期皮肤粗厚，如橘皮或树皮样，可伴继发性感染和色素沉着。

甲亢的眼部表现分为两种类型：一类为单纯性突眼，与甲状腺毒症所致的交感神经兴奋性增高有关，表现为眼球轻度突出，眼裂增宽、瞬目减少等眼征；另一类为浸润性突眼，即 Graves 眼病（Graves Ophthalmopathy，GO），与眶后组织的炎症反应有关。双眼球明显突出，超过眼球突度参考值上限 3mm 以上（中国人群突眼度，女性 16mm），少数患者为单侧突眼。眼部可有异物感、胀痛、畏光、流泪、复视、视力下降等症状，查体见眼睑肿胀、结膜充血水肿、眼球活动受限，严重者眼球固定、眼睑闭合不全、角膜外露而形成角膜溃疡、全眼炎，甚至失明。GO 临床活动状态评估（Clinical Activity Score，CAS）≥ 3 分提示炎症处于活动状态，分值越高，炎症越重。

甲状腺危象主要表现为原有症状加重，高热或过高热（体温39℃以上）、大汗、心动过速（心率＞140次/分钟）、脉压增大、烦躁、焦虑不安、谵妄及消化系统症状（恶心、呕吐、腹泻，严重时可出现黄疸），可伴有脱水、心律失常、心衰、肺水肿，休克及昏迷。

2.实验室检查

（1）妊娠期出现甲减时，应进行以下常规检查和必要时复查：①甲状腺功能，首选关注血清 TSH 和 FT4，应定期复查；②甲状腺自身抗体：TPOAb 和 TgAb，应定期复查；③血常规，应定期复查；④血脂、肝肾功能；⑤心肌酶谱（包括 LDH），同型半胱氨酸、血清催乳素等；⑥心电图，心脏多普勒；⑦酌情完善其他垂体激素；⑧产科超声检查。尤其对于20周后才开始产前检查的孕妇，应关注血红蛋白、血脂、血糖、心肌酶谱、肝功能等检查或复查；注意动态监测甲状腺功能、甲状腺自身抗体，注意超声、心电图等监测。

（2）妊娠期出现甲亢时，应进行以下常规检查和必要时复查：①甲状腺功能，应定期复查；②GD 特征性自身抗体：TRAb、TSAb，及 TPOAb、TgAb，应定期复查，关注其滴度（妊娠早期 TRAb 阴性，则不需再复查）；③血常规、肝功能，应定期复查，血电解质（尤关注血钾），ESR、血脂，肾功能，酌情查尿碘；④心肌酶谱（包括 LDH）；⑤甲状腺超声；⑥心电图；⑦骨代谢生化指标；⑧产科超声检查。尤其对于20周后才开始产前检查的孕妇，应关注血电解质、血脂、血糖、心肌酶谱、肝功能等检查或复查；注意动态监测甲状腺功能、甲状腺自身抗体，注意超声、心电图等监测。

（3）出现甲状腺危象时，视病情发展和诊治需要，在上述出现甲亢的基础上，酌情增加以下检查并注意依据病情动态监测：

①排查发热（如肺炎和恶性高热）、意识障碍（如精神疾病和脑血管疾病）、心力衰竭（如急性心肌梗死）和肝病（如病毒性肝炎和急性肝衰竭）等其他伴随疾病；②CRP、PCT、IL-6等感染相关指标；③高凝状况检查，血电解质，动脉血气分析，胆红素水平等；④心脏彩超及心功能检查；⑤超声检查和监测胎儿生长发育指标；⑥头颅CT或MRI检查。

四、临床诊断以及疾病分析与评价

（一）临床诊断

各类临床诊断见"一、概述"中定义。

（二）妊娠期合并甲状腺疾病的甲状腺功能管理

1. 孕前咨询

甲减、甲亢、甲状腺自身抗体（TPOAb和TgAb）阳性等在备孕期和孕产期妇女中比较常见。此外，孕产期特有、常见且值得关注的甲状腺功能异常包括TSH正常高值、低甲状腺素血症和GTT。因此，为备孕期妇女提供甲状腺疾病的健康教育，使其了解甲状腺疾病对母婴造成的危害，积极进行孕前甲状腺疾病的筛查；并对筛查出的甲状腺疾病进行评估，给予合理的指导、药物治疗或转诊，为妊娠做好准备，以避免和减少因孕前患甲状腺疾病未能及早发现和控制而导致的母婴危害。妊娠期合并甲状腺疾病的孕前咨询应包括：

（1）了解甲状腺疾病控制情况、甲状腺疾病及其他自身免疫性疾病家族史、是否合并其他基础疾病、妊娠反应、体重变化、运动情况、烟酒嗜好等。

（2）了解患者的作息和情绪、碘营养状况、膳食铁摄入情况等，嘱患者主动达成良好的生活方式，以创造良好的备孕条件：

①规律作息、保持愉悦心情。②适当补碘：妊娠甲亢未控制的妇女，适当限制富含碘的食物和含碘复合维生素制剂；其他妇女，不吃加碘盐的情况下，备孕期每日需额外补碘150μg，以碘化钾或含碘复合维生素为宜，开始补充的最佳时机为孕前至少3个月，并适当摄入富含碘的海产品。③备孕期经常摄入含铁丰富且利用率高的食物，如动物肝脏、动物血、红肉等，并摄入含维生素较多的蔬菜和水果。

（3）所有备孕妇女均要筛查血清TSH。如果TSH异常，需进一步完善FT3、FT4、尿碘、甲状腺自身抗体（TPOAb、TgAb、TRAb）等，进行病因及临床严重程度判断和评估，适时转诊至内分泌代谢科进行诊断和治疗。

（4）识别甲状腺疾病高危人群（详见既往病史中的内容），更积极完善甲状腺功能筛查，早诊早治，将预防孕产期甲状腺疾病的关口前移至备孕期。

（5）根据备孕期妇女孕前检查和甲状腺疾病筛查结果进行综合分析和评估，评判是否存在影响妊娠和母婴健康的甲状腺疾病及其严重程度，并根据妊娠风险评估原则进行分级评定，提出是否可以正常备孕、暂缓备孕，或需先进行诊断和治疗，再根据病情控制情况进一步提出备孕指导建议。

①已确诊甲减妇女备孕：备孕期和孕产期甲减治疗首选左甲状腺素（Levothyroxine，LT4）。备孕期需调整LT4剂量，将TSH控制在参考范围下限至2.5mU/L。甲减并发严重黏液性水肿暂缓备孕。

②已确诊甲亢妇女备孕：对已确诊甲亢的妇女建议在甲状腺功能控制至正常并平稳后再怀孕。如果患者甲亢治疗疗程1年以上、ATD剂量小、TRAb阴性，可考虑停药备孕。如不能停药者，备孕期建议将甲巯咪唑（Methimazole，MMI）换为丙基硫氧嘧啶（Propylthiouracil，PTU），替换的比例为1:10~20。如不能耐

受 PTU，也可继用 MMI。如果 ATD 治疗不能有效控制甲亢，可根据患者具体情况选择 ^{131}I 治疗或手术治疗。^{131}I 治疗后需等待 6 个月后再怀孕。甲亢并发心脏病、肝功能损害、粒细胞缺乏症、精神异常、甲状腺危象、严重或威胁视力的突眼，暂缓备孕。

2. 妊娠期初次评估

（1）所有甲状腺疾病的患者一旦发现怀孕，初次评估应包括甲状腺功能、甲状腺自身抗体（至少筛查 TPOAb）、血常规、肝肾功能、血电解质、尿常规及尿碘、心室结构与功能（心电图或超声心动图）检查。

（2）筛查结果如有异常，对病因及临床严重程度进行判断和评估，适时转诊至内分泌代谢科进行诊断和治疗。

3. 孕期监测检查

（1）基本检测　注意妊娠反应（如恶心、呕吐情况）、睡眠、皮肤温度及湿度、脸面部及下肢肿胀，检查心率的动态变化、体重、血／尿常规，注意胎动、胎心和胎儿生长趋势等。

（2）孕妇的特殊检查　包括甲状腺功能、甲状腺自身抗体、血脂、血电解质、肝肾功能、心肌酶谱等的检查，及甲状腺超声、心电图等。

（3）胎儿的特殊检查　对妊娠后半期孕妇甲亢不能控制或存在高滴度：TRAb（高于参考范围上限 3 倍），要监测胎儿心率、甲状腺体积、生长发育情况、羊水量等，及早发现胎儿和新生儿甲亢或甲减。

（4）检查项目和频度　根据病情决定，注意个体化，以便于掌握病情变化。根据控制目标，调整治疗用药。一般甲状腺功能未正常者，需每 2~4 周 1 次产前检查；甲状腺功能正常者，需每 4~6 周 1 次产前检查。临床甲减妇女妊娠前半期（1~20 周）根据甲减程度每 2~4 周检测一次包括血清 TSH 在内的甲状腺功能。血清 TSH 稳定后可每 4~6 周检测一次。在妊娠 26~32 周应当检测一次甲状腺功能。

4. 妊娠期临床甲减替代治疗的启动时机和 TSH 目标

（1）启动时机　妊娠期临床甲减的妇女，包括妊娠前已确诊和妊娠期新确诊的甲减，需要通过 LT4 替代治疗将甲状腺激素水平恢复至正常。前者一旦发现妊娠，应积极启动 LT4 原剂量的增量；后者在当血清 TSH ＞妊娠期特异性参考范围上限（或 4.0mU/L），且 FT4 ＜妊娠期参考范围下限时，应启动 LT4 替代治疗。

（2）TSH 目标及监测频率

①具体控制目标：妊娠全程血清 TSH 控制在参考范围下限（或 0.1mU/L）至 2.5mU/L。

②监测频率：在妊娠 1~20 周，每 2~4 周检测甲状腺功能。血清 TSH 稳定后可以每 4~6 周检测一次。如果 TPOAb、TgAb 阳性，需每 4 周复查一次。

（3）甲状腺激素替代治疗注意事项

①妊娠前已确诊的甲减患者，一旦发现妊娠，LT4 一般在原剂量的基础上增加日剂量 20%~30%；妊娠期新诊断的甲减，应立即开始治疗，足量起始或根据患者的耐受程度逐渐增加剂量，尽快达标。

②根据控制目标调整 LT4 剂量，确保妊娠全程血清 TSH 达标。

③注意正确的服药方式，避免 LT4 的吸收受影响。

④妊娠前确诊的甲减，产后 LT4 恢复到孕前剂量，并于产后 6 周复查甲状腺功能，指导 LT4 剂量调整。

5. 妊娠期 SCH 替代治疗的启动时机和 TSH 目标

（1）启动时机　有研究证实，单纯 SCH 妇女，其后代在生后 25~30 个月的智力发育指数（MDI）和精神运动发育指数（PDI）较正常对照组减低，差异有统计学意义，且进一步分析提示，妊娠妇女 TSH 升高的程度与其子代智力发育损伤相关。因此，对于 SCH 妇女，应根据 TSH 水平，并结合 TPOAb 状态，分层启动 LT4 替代治疗，具体见表 5-2。

表 5-2　妊娠期 SCH 替代治疗启动的分层管理

血清 TSH（mU/L）	TPOAb	替代治疗推荐
>妊娠期特异性参考范围上限（或 4.0）	+/-	治疗
2.5~妊娠期特异性参考范围上限（或 4.0）	+	治疗
	-	不治疗，监测 TSH
妊娠期特异性参考范围下限（或 0.1）~2.5	+	不治疗，监测 TSH
	-	不治疗，无需监测

（2）TSH 目标及监测频率：同临床甲减。

（3）甲状腺激素替代治疗注意事项

①在妊娠早期特别是妊娠 8 周之前，应积极启动 LT4 替代治疗。

②妊娠期诊断的 SCH 患者，产后可停用 LT4，但均需在产后 6 周复查甲状腺功能及自身抗体，若仍为 SCH，则继续 LT4 治疗。

6. GTT 治疗原则与注意事项

（1）治疗原则

①一般不建议 ATD 治疗。但甲亢症状明显、难以与甲亢鉴别时，可短期应用 ATD。

②对症治疗：剧吐者需控制呕吐，纠正脱水，维持水电解质平衡。心悸症状明显者，可短时小剂量使用 β 受体拮抗剂。

（2）注意事项

①务必完善 TRAb 检查，排除 GD。

②妊娠早期每 1~2 周复查甲状腺功能，之后每 2~4 周复查，

直至甲状腺功能指标恢复正常。

③支气管哮喘或喘息型支气管炎患者，禁用普萘洛尔时，可选用美托洛尔。

7. 妊娠期 GD 抗甲亢治疗的启动时机和甲状腺功能目标

（1）启动时机　妊娠期 GD 的妇女，包括妊娠前已确诊和妊娠期新确诊的 GD。①已患 GD 的妇女最好在甲状腺功能控制至正常且平稳后妊娠，以减少妊娠不良结局。正在服用 ATD 治疗的备孕妇女，一旦妊娠试验阳性，可暂停 ATD 并立即检测甲状腺功能和甲状腺自身抗体。停药后，甲亢症状加重，FT4 或 TT4、T3 升高明显，则继续 ATD 治疗。②新诊断的妊娠期 GD，当 TSH ＜妊娠期特异性参考范围下限（或 0.1mU/L），FT4 或 FT3 ＞妊娠期特异性参考范围上限，且 TRAb 阳性，则启动 ATD 治疗。

（2）甲状腺功能目标及监测频率

①甲亢控制目标：应用最小剂量的 ATD，使血清 FT4 或 TT4 接近或轻度高于妊娠期特异性参考范围上限。控制指标首选血清 FT4 或 TT4。

②监测频率：应用 ATD 治疗期间，妊娠早期每 1~2 周检测一次 FT4 或 TT4、T3 和 TSH，妊娠中、晚期每 2~4 周检测一次，达到目标值后每 4~6 周检测一次，指导 ATD 的剂量调整。

③TRAb 滴度监测：如果妊娠早期血清 TRAb 阴性，孕产期不需再次检测。若妊娠早期血清 TRAb 升高，在妊娠 18~22 周及妊娠晚期分别监测 TRAb 水平。妊娠中晚期 TRAb 高于参考范围上限 3 倍的妇女，需要监测胎儿心率，超声检查胎儿的甲状腺体积、生长发育情况，同时在产后应密切监测新生儿甲状腺功能，以及早发现胎儿和新生儿甲亢或甲减。

（3）ATD 治疗注意事项

①已患甲亢的妇女予 ATD 治疗，最好在甲状腺功能控制至

正常并平稳后备孕，若病情不允许停药，可将 MMI 改为 PTU 后备孕。一旦发现怀孕，及时进行临床评估，并立即复查甲状腺功能和 TRAb，如 FT4 正常或接近正常，可停药。

②妊娠 6~10 周是 ATD 导致胎儿畸形的危险期，所以妊娠 10 周以前，需进行评估，向患者充分说明 ATD 导致胎儿畸形的风险及应用的利弊，征得患者同意后，决定是否 ATD 治疗。优选 PTU，MMI 是二线选择药物。妊娠中晚期如需继续应用 ATD，可用 PTU 或 MMI。

③PTU 和 MMI 转换时，应当注意监测甲状腺功能变化及药品不良反应，特别是血常规和肝功能。

④控制妊娠期甲亢，常规不推荐 ATD 与 LT4 联用，因会增加 ATD 的治疗剂量，导致胎儿出现甲状腺肿和甲减。

8. 妊娠期低甲状腺素血症治疗原则与注意事项

（1）治疗原则　因妊娠早期胎儿脑发育依赖母体 T4，积极查找病因的同时，可应用 LT4 治疗，而妊娠中期和晚期应用 LT4 治疗的获益，目前证据尚不一致，暂不推荐应用。

（2）注意事项

①应积极查找低甲状腺素血症的原因，如铁缺乏、碘缺乏或碘过量等，对因治疗，并密切观察。

②每 2~4 周复查 TSH、FT4，铁蛋白、血常规。

③若 LT4 治疗没有达到 FT4 的正常值，需调整剂量或查找原因，适时转诊。

9. 妊娠期甲状腺自身抗体阳性 TSH 监测和治疗启动时机

（1）TSH 监测频率：甲状腺自身抗体阳性是孕产期发生甲减的主要原因，也是不良妊娠结局的危险因素。因此，妊娠前甲状腺功能正常、TPOAb 或 TgAb 阳性的妇女明确妊娠后，应在妊娠期监测血清 TSH，每 4 周检测一次至妊娠中期末。

（2）治疗启动时机　妊娠早期一旦发现 TSH > 2.5mU/L，应启动 LT4 替代治疗。

（3）药物治疗的注意事项

①妊娠早期特别是妊娠 8 周之前，TSH＞2.5mU/L，应积极启动 LT4 替代治疗。但妊娠中晚期 SCH 患者应用 LT4 治疗能否改善后代认知功能尚存争议，目前建议妊娠中晚期的妇女 TSH 在正常高值时，无需治疗，每 2~4 周检测甲状腺功能和 TPOAb。

②应用 LT4 治疗甲状腺功能正常、TPOAb 阳性、有不明原因流产史的妊娠妇女，可能有益，而且风险小。可起始予 25~50μg/d 的 LT4 治疗。

③妊娠期不推荐 TPOAb 阳性的妇女补硒治疗。

10. PPT 治疗的启动时机和甲状腺功能目标

（1）启动时机 PPT 甲状腺毒症期，不予 ATD 治疗。对有症状的妇女，可选用 β 受体拮抗剂，如普萘洛尔，尽量予最小剂量。甲减期，即血清 TSH＞一般人群参考范围上限，且 FT4＜一般人群参考范围下限时，予 LT4 治疗。

（2）TSH 目标及监测频率

①具体控制目标：参照一般人群，血清 TSH 控制在正常参考范围。

②监测频率：a. 甲状腺毒症期之后，每 2 个月复查一次血清 TSH，以及早发现甲减。b. LT4 替代治疗初期，每 4~6 周检测血清 TSH 及 FT4。c. 治疗达标后，至少每 6~12 个月复查 1 次上述指标。

（3）不同临床分期治疗的注意事项

①甲状腺毒症期，β 受体拮抗剂可减轻症状，如需使用，应遵循最小剂量、最短疗程的原则。

②甲减期，甲状腺激素替代治疗的注意事项参见"妊娠期临床甲减替代治疗的启动时机和 TSH 目标"中的内容。

11. 妊娠时机和方式

（1）终止妊娠时机 终止妊娠的时机，应综合考虑甲状腺疾病风险分级评估、孕周及胎儿情况等多方面因素。

①对于低风险（甲状腺功能和抗体正常）、一般风险（临床甲减、SCH、低甲状腺素血症等，TSH及FT4达标），正常分娩。

②对于较高风险（临床甲亢）和高风险（甲状腺危象）的妊娠妇女，分娩期除关注产程进展外，因分娩过程作为应激状态，可能会诱发甲状腺危象，因此，分娩期甲状腺疾病保健的目的是预防和识别甲状腺危象，应及时启动多学科联合诊治，以减少对母婴危害。在分娩过程中，密切观察产程进展和胎儿状况、产妇症状、生命体征和病情变化，做好诊治和急救预案；一旦发生危急状况，启动多学科诊疗和急救方案，选择最佳终止妊娠时机，一般在稳定母亲病情的同时尽早终止妊娠。

（2）终止妊娠方式

①注意个体化处理。

②分娩期甲状腺疾病风险分级评估低风险和中风险的孕妇，如无产科剖宫产术指征，原则上考虑引导试产。

③若不能短时间内阴道分娩，分娩可能作为应激诱发甲状腺危象，可考虑放宽剖宫产术的指征。

④对于已存在如前述的各类孕妇严重并发症，在稳定母亲病情的同时，可予剖宫产术迅速终止妊娠。

（3）终止妊娠的注意事项

①对于患有甲状腺疾病的妊娠妇女，需要了解妊娠期甲状腺疾病的诊疗情况：分娩前服用大剂量ATD或TRAb水平超过3倍的患者，新生儿有发生甲减或甲亢的风险，建议留脐带血检测甲状腺功能和TRAb；分娩前服用大剂量普萘洛尔的患者，新生儿有发生呼吸窘迫的风险。上述情况，均需请内分泌代谢科或新生儿科协助诊治。

②分娩期需关注甲状腺危象发生的可能。

③产时密切关注母胎和新生儿生命体征，及时识别甲状腺疾

病和新生儿不良状况。

五、治疗方案及用药指导相关建议

（一）一般治疗

1.治疗地点

注意结合医疗水平、医疗情况及患者病情行个体化处理：妊娠期 SCH、低甲状腺素血症、甲状腺自身抗体阳性等患者可在门诊监测评估是否治疗；一般情况，甲减、GTT、甲亢、PPT 患者可在门诊监测与治疗，根据病情变化评估决定是否住院治疗。如出现甲亢危象应急诊收住院监测和治疗。

2.休息和饮食

注意休息，监测心率和睡眠，确保充足的休息；确保摄入充足的蛋白质和热量；适度的碘补充和铁补充。

（二）药物治疗

1.甲状腺素替代治疗

（1）甲减替代治疗的药物　包括 LT4、LT3、甲状腺片等。LT3 因治疗剂量较难掌握，使用时需更频繁的监测，目前不推荐单独应用。甲状腺片和 LT4/LT3 混合制剂会引起血清 T4 降低，不适用于妊娠妇女。因此，LT4 是治疗妊娠期甲减的主要替代药物，也是首选药物。

（2）妊娠期临床甲减

①既往患有甲减的妇女一旦怀孕，应立即就诊检测甲状腺功能和自身抗体，根据 TSH 水平调整 LT4 剂量。若不能就诊，可自行增加 LT4 剂量的 20%~30%，以使妊娠全程 TSH 达标。

②妊娠期诊断的甲减，LT4 起始剂量 50~100μg/d，根据患者的耐受程度增加剂量，尽快达标。妊娠期临床甲减的完全替代剂

量可达 2.0~2.4μg/（kg·d）。

③患有临床甲减的妊娠妇女产后 LT4 剂量应调整至妊娠前水平，并于产后 6 周复查甲状腺功能，指导调整 LT4 剂量。

（3）妊娠期 SCH

①TSH >妊娠期特异性参考范围上限（或 4.0mU/L），无论 TPOAb 阳性与否，启动 LT4 替代治疗。根据 TSH 水平，给予不同剂量的 LT4 起始治疗。TSH >妊娠期特异性参考范围上限，LT4 起始剂量 50μg/d；TSH > 8.0mU/L，LT4 起始剂量 75μg/d；TSH > 10mU/L，LT4 起始剂量 100μg/d。

②TSH 介于 2.5~ 妊娠期特异性参考范围上限（或 4.0mU/L），且 TPOAb 阳性者，启动 LT4 替代治疗，LT4 起始剂量 25~50μg/d，根据患者的耐受程度增加剂量，使 TSH 达标。

（4）服药注意事项　LT4 应于晨起空腹顿服，与豆制品、牛奶、钙剂、铁剂、高纤维食物等间隔 2~4h 服用，以免影响 LT4 吸收。

2. ATD 治疗

ATD 药物常指硫脲类药物，主要包括咪唑类和硫氧嘧啶类，代表药物分别为 MMI 和 PTU。

（1）PTU　硫氧嘧啶类，妊娠早期一线用药。

口服用法：①甲亢，起始剂量一般为 300mg/d，视病情轻重 150~400mg/d，最大量 600mg/d，分 3 次口服。病情控制后逐渐减量，每 2~4 周减药 1 次，维持剂量为 50~100mg/d。②甲状腺危象，400~800mg/d，分 3~4 次口服，疗程一般不超过一周。

注意事项：高碘食物或药物的摄入可使甲亢病情加重，故在服用本品前应避免服用碘剂。

（2）MMI　咪唑类，妊娠早期二线用药，可考虑妊娠中晚期使用。

口服用法：根据疾病的严重程度，初始剂量为 20~40mg/d，分 1~2 次服用。如果在治疗后 2~6 周病情得到改善，可酌情减量至维持剂量。之后 1~2 年内的剂量为 2.5~10mg/d。

（3）β 受体拮抗剂　β 受体拮抗剂可用于改善心动过速、心悸、烦躁多汗等甲亢高代谢症状。

①普萘洛尔：非选择性 β 受体拮抗剂，控制甲亢高代谢症状，并减少外周 T4 向 T3 转变，妊娠期首选。

口服用法：10~40mg/d，q6~8h。甲状腺危象，60~80mg/d，q4h。

②美托洛尔：选择性 β_1 受体拮抗剂，控制甲亢高代谢症状，妊娠期备选。

口服用法：每次 25~50mg，每日 2~3 次，或每次 100mg，每日 2 次。

（三）ATD 相关不良反应的监测及应对措施

ATD 一直是治疗甲亢的主要方法之一，但可能出现白细胞减少、肝功能损害和过敏等药品不良反应为其需要密观的缺点。ATD 相关的不良反应按严重程度可分为轻微和严重。

1. 轻微不良反应

（1）主要类型及特征　ATD 可能导致的轻微不良反应主要为轻度的皮肤反应、一过性粒细胞减少、轻度肝损伤等。具体内容详见表 5-3。

表 5-3　ATD 的轻微不良反应

不良反应	估计频率	特点
皮肤反应	4%~6%	荨麻疹或斑状皮疹，皮肤瘙痒
一过性粒细胞减少	1%~5%	多发生在用药初期，也可见于服药过程中任何时期
轻度肝损伤	常见	氨基转移酶升高

不良反应	估计频率	特点
关节痛	1%~5%	可能是更严重的关节炎的先兆
胃肠道反应	1%~5%	包括胃部不适和恶心
味觉或嗅觉异常	罕见	仅见于 MMI
涎腺炎	非常罕见	MMI

（2）监测及注意事项

①皮肤反应：密切监测皮肤状况，警惕发生剥脱性皮炎等严重皮肤过敏反应。如有发生，应立即停药，且不能更换另一种 ATD。

②一过性粒细胞减少：GD 本身也可导致白细胞减少，因此治疗前应常规检测白细胞和粒细胞计数。因其多发生于用药后的 1~3 个月内，故 ATD 治疗初期应每 1~2 周检查 1 次血常规。

③轻度肝损伤：甲亢本身可引起轻度肝功能异常，随着甲亢治疗好转恢复正常，故 ATD 应用前应常规检测肝功能，包括肝脏酶学指标、胆红素和蛋白水平。启动 ATD 治疗后每 2~4 周检测肝功能，尤其是治疗的前 6 个月内。

（3）应对措施　出现 ATD 导致的轻微不良反应时，换用另一种 ATD 治疗是安全的。若不良反应进一步加重应停用 ATD。不同的轻微不良反应可进行相应的对症治疗。

①皮肤反应：轻微、散在的皮疹多数可自行缓解，也可考虑使用抗组胺药物治疗。

②一过性粒细胞减少：可加用升白细胞药物治疗。建议口头或书面告知患者使用 ATD 期间一旦出现发热、咽痛、口腔溃疡或其他感染的早期征象，需停用 ATD，及时就诊，立即检测血常规，谨防粒细胞缺乏症发生。如白细胞出现逐步下降趋势，$< 3.0 \times 10^9/L$，则立即终止用药。

③轻度肝功受损：酌情加用保肝药治疗。MMI 所致的轻度肝损伤，可减少药物剂量，严密监测肝功能。

2. 粒细胞缺乏症

粒细胞缺乏症（外周血中性粒细胞计数 $< 0.5 \times 10^9$/L）是 ATD 的严重不良反应。服用 MMI 和 PTU 发生的几率相等，低于 0.5%，但死亡率高达 4.0%~6.3%。

（1）监测及注意事项

①ATD 治疗前应检测血常规；ATD 最初治疗的 2~3 个月或再次用药的 1~2 个月，每 1~2 周检查 1 次血常规。

②治疗全程应定期（至少每月一次）查血常规。

（2）应对措施

①治疗前，如白细胞计数持续 $< 3.0 \times 10^9$/L，不宜起始 ATD 治疗。

②治疗期间监测中，一旦发现中性粒细胞 $< 1.5 \times 10^9$/L，应当立即停药，并及时收住院，进行消毒隔离，对症支持治疗。

③如在使用 MMI 或 PTU 过程中出现粒细胞缺乏症或其他严重不良反应，不建议更换另一种 ATD，因为两种药物的不良反应风险可能存在交叉。

3. 严重肝损伤

严重肝损伤是 ATD 的治疗的另一严重不良反应。PTU 主要为肝细胞损伤，约 8.3% 的患者氨基转移酶高于 3 倍正常值上限（ULN），偶见致命的暴发性肝细胞损伤和肝衰竭；MMI 肝细胞损伤极为罕见，主要为胆汁淤积症。

（1）监测及注意事项　服用 ATD 的患者出现瘙痒性皮疹、黄疸、大便颜色变浅或深色尿、关节痛、腹痛或腹胀、厌食、恶心或乏力，应立即检测肝功能。ATD 治疗前后，每 2~4 周监测肝功能，尤其治疗的前 6 个月。

（2）应对措施

①如基线氨基转移酶＞3倍ULN，慎用ATD；基线氨基转移酶＞5倍ULN，避免使用ATD治疗，建议相关专科进一步检查肝功能异常的原因，接受相应治疗，并根据病情决定下一步治疗方案。

②基线合并肝功能异常者建议慎用PTU。

③如果患者在服用ATD后发生肝功能异常或肝功能异常加重，应考虑为ATD的不良反应。如氨基转移酶（ALT或AST）或γ-谷氨酰转移酶（GGT）或总胆红素（TBil）＞3倍ULN，或国际标准比值（INR）＞1.5，需考虑停用ATD。

④停药后，密切监测肝功能和凝血功能变化，直至好转。如无明显好转，建议转相关专科查找病因并行相应保肝、退黄等治疗。

4. 血管炎

ATD可引起抗中性粒细胞胞浆抗体（ANCA）相关血管炎（AAV）及药物性狼疮（DIL），多数病例与PTU相关，MMI也有个案报道。

（1）监测及注意事项　大多数ANCA阳性患者均无血管炎的临床症状，且AAV病例大多与PTU相关，因此长时间服用PTU的患者应对AAV相关症状进行评估，有条件者可进行ANCA监测。

（2）应对措施　停用导致血管炎的ATD，换用其他ATD需慎重。仅有非特异症状者停药后无需其他治疗；脏器受累者，需使用糖皮质激素和（或）免疫抑制剂，但不需要长期维持治疗。

（四）甲状腺危象的处理

1. 支持治疗

甲亢危象的治疗目标是降低甲状腺激素分泌和合成、减少甲状腺激素的外周效应、改善全身失代偿症状、去除诱因及治疗并发疾病。出现甲亢危象时应给予营养支持、吸氧、镇静、补液、纠正电解质和酸碱平衡紊乱，以及针对诱因等支持治疗。体温 ≤ 38℃，一般不需使用退热药，可予物理降温；体温 > 38.5℃且物理降温效果不明显，或发热导致患者有明显不适，应选用适当的退热药物进行治疗，首选对乙酰氨基酚，避免使用乙酰水杨酸类药物。此外，发热需警惕感染，及时抗感染治疗。

2. 药物治疗

（1）抑制新激素合成　甲状腺危象时应尽快使用 ATD，首选 PTU，既可抑制甲状腺激素合成，也可阻断外周 T4 向 T3 转换。PTU 的推荐剂量：600mg/d，常规为每次 200~400mg，q6~8h，口服或经胃管注入，最大剂量 1600mg/d；MMI 的推荐剂量为：60mg/d，常规为每次 20~30mg，q6h，口服或经胃管注入，最大剂量 120mg/d。

使用期间需密切监测血常规、肝功能等，警惕粒细胞缺乏、肝功能损伤及皮疹等不良反应。

（2）阻断外周 β 肾上腺素受体：甲状腺危象患者心动过速时，建议应用 β 受体拮抗剂控制心率，如普萘洛尔、艾司洛尔等。大剂量可阻断外周 T4 向 T3 转化。

普萘洛尔：每次 60~80mg，口服或经胃管注入，q4~6h；支气管哮喘、心源性休克、重度或急性心力衰竭禁用。

艾司洛尔（普萘洛尔禁忌时替代药物）：静脉注射，0.25~0.5mg/kg 作为负荷剂量，随后 0.05~0.1mg/（kg·min）的速度持续输注。心源性休克、失代偿性心力衰竭、肺动脉高压禁用。

（3）糖皮质激素　为阻断外周 T4 向 T3 转换，预防相对肾上腺功能不全，建议使用糖皮质激素。推荐使用氢化可的松、地塞米松。

氢化可的松：每次 50~100mg，静脉滴注，q6~8h。

地塞米松：每次 2mg，静脉滴注，q6~8h。

使用糖皮质激素期间，应密切监测和预防潜在的不良反应，如血糖升高、消化性溃疡和感染等。

（五）产后处理

（1）产后应加强对妊娠期有甲状腺疾病妇女的病情监测，如果病情不稳定，建议与内分泌代谢科联合诊治。

（2）产妇出院时，进行全面健康评估，转交产妇住地的医疗保健机构继续实施分级管理。

（3）产后访视期间

①了解产妇分娩情况；②了解孕产期有无异常以及诊治过程，特别是甲状腺疾病及诊治过程；③询问产后食用含碘盐、母乳喂养、服药情况，是否有甲亢、甲减的临床症状，观察精神状态、面色和恶露情况，监测体温、血压、脉搏等，进行产褥期和新生儿保健指导；④提供喂养、营养、心理、卫生及避孕方法等指导；⑤如果妊娠期合并甲状腺疾病的产妇，应酌情增加产后访视及产后检查的次数；⑥督促产妇在产后 42d 进行母婴健康检查，特别是妊娠期有甲状腺疾病的患者，建议必须在 42d 进行甲状腺疾病的检查。

（4）产后 42d 健康检查：产后 42d 检查时至产后 6 个月，除进行常规产后检查和观察外，应根据甲状腺疾病诊治情况进一步行甲状腺疾病特殊检查，了解甲状腺疾病恢复或进展情况，并将产妇转至内分泌代谢科继续观察、治疗和后续随访。

（5）妊娠期合并甲状腺疾病的妇女，需在专科医生指导下，根据病情增减药量。甲减患者哺乳期，服药同时可继续哺乳。甲亢患者如哺乳期需使用 ATD，应权衡母乳喂养和服药的利弊，由内分泌专科医生综合判断。服用低至中等剂量 PTU（≤ 300mg/d）和 MMI（≤ 20mg/d）对母乳喂养儿是安全的。ATD 应在每次哺乳后服用。

（6）哺乳期在正常饮食基础上需要再补碘 150μg/d，优选碘化钾。

（六）预测和预防

1. 风险筛查

注意妊娠前和妊娠各期产科检查首诊时临床风险因素的筛查，尤其是甲状腺疾病高危人群。

2. 注意预警信息和评估

（1）甲减预警信息包括畏寒、乏力、情绪低落等。甲亢预警信息包括体重下降、持续心动过速、失眠等。

（2）对于出现的各种预警信息，需仔细排查原因并予以矫正。

（3）密切监测甲状腺功能、增加产前检查次数、注意孕妇自身症状、必要时住院观察。

3. 预防措施

（1）开展健康教育，提高妊娠期女性对甲状腺疾病的预防意识，保持合理生活方式，控制食物中碘的摄入量，避免碘过量。

（2）将甲状腺疾病高危人群纳入管理，定期监测甲状腺功能、血常规、肝功能。提高孕妇自身依从性。

（3）告知 GD 妇女应在甲状腺功能正常、病情平稳后再妊娠，以减少不良妊娠结局。

参考文献

［1］ Lee SY, Pearce EN. Assessment and treatment of thyroid disorders in pregnancy and the postpartum period［J］. Nat Rev Endocrinol, 2022, 18（3）: 158-171.

［2］《孕产期甲状腺疾病防治管理指南》编撰委员会，中华医学会内分泌学分，中华预防医学会妇女保健分会. 孕产期甲状腺疾病防治管理指南［J］. 中华内分泌代谢杂志，2022，38（7）：539-551.

［3］《妊娠和产后甲状腺疾病诊治指南》（第2版）编撰委员会，中华医学会内分泌学分会，中华医学会围产医学分会. 妊娠和产后甲状腺疾病诊治指南（第2版）［J］. 中华内分泌代谢杂志，2019，35（8）：636-665.

［4］中华医学会内分泌学分会. 成人甲状腺功能减退症诊治指南［J］. 中华内分泌代谢杂志，2017，33（2）：167-180.

［5］中华医学会，中华医学会杂志社，中华医学会全科医学分会，等. 甲状腺功能减退症基层诊疗指南（2019年）［J］. 中华全科医师杂志，2019，18（11）：1022-1028.

［6］中华医学会，中华医学会杂志社，中华医学会全科医学分会，等. 甲状腺功能减退症基层诊疗指南（实践版·2019年）［J］. 中华全科医师杂志，2019，18（11）：1029-1033.

［7］中华医学会，中华医学会杂志社，中华医学会全科医学分会，等. 甲状腺功能亢进症基层诊疗指南（2019年）［J］. 中华全科医师杂志，2019，18（12）：1118-1128.

［8］中华医学会，中华医学会杂志社，中华医学会全科医学分会，等. 甲状腺功能亢进症基层诊疗指南（实践版·2019）［J］. 中华全科医师杂志，2019，18（12）：1129-1135.

［9］Otsuka F，Noh JY，Chino T，et al. Hepatotoxicity and cutaneous reactions after antithyroid drug administration［J］. Clin Endocrinol，2012，77（2）：310-315.

［10］Kahaly GJ，Bartalena L，Hegedüs L，et al. 2018 European Thyroid Association guideline for the management of Graves' hyperthyroidism［J］. Eur Thyroid，2018，7（4）：167-186.

［11］Ross DS，Burch HB，Cooper DS，et al. 2016 American Thyroid Association Guidelines for diagnosis and management of hyperthyroidism and other causes of thyrotoxicosis［J］. Thyroid，2016，26（10）：1343-1421.

［12］中华医学会内分泌学分会，中国医师协会内分泌代谢科医师分会，中华医学会核医学分会，等. 中国甲状腺功能亢进症和其他原因所致甲状腺毒症诊治指南［J］. 中华内分泌代谢杂志，2022，38（8）：700-746.

［13］Liu H，Shan Z，Li C，et al. Maternal subclinical hypothyroidism，thyroid autoimmunity，and the risk of miscarriage：a prospective cohort study［J］. Thyroid，2014，24（11）：1642-1649.

［14］Li Y，Shan Z，Teng W，et al. Abnormalities of maternal thyroid function during pregnancy affect neuropsychological development of their children at 25-30 months［J］. Clin Endocrinol（Oxf），2010，72（6）：825-829.

［15］薛海波，李元宾，滕卫平，等. 妊娠早期母亲亚临床甲状腺功能减退症对其后代脑发育影响的前瞻性研究［J］. 中华内分泌代谢杂志，2010，26（11）：916-920.

［16］中华医学会急诊医学分会，中国医药教育协会急诊专业委员会，中国医师协会急诊医师分会，等. 甲状腺危象急诊诊治专家共识［J］. 中华急诊医学杂志，2021，30（6）：663-670.

［17］Thyroid Disease in Pregnancy：ACOG Practice Bulletin，Number 223［J］. Obstetrics and gynecology，2020，135（6）：e261-e274.

［18］Committee on Practice Bulletins—Obstetrics. ACOG Practice Bulletin Thyroid Disease in Pregnancy［J］. Obstetrics & Gynecology，2020，135（6）：e261-e274.

［19］He Y，Li J，Zheng J，et al. Emphasis on the early diagnosis of antithyroid drug-induced agranulocytosis：retrospective analysis over 16 years at one Chinese center［J］. J Endocrinol Invest，2017，40（7）：733-740.

［20］Leslie DG，Marcos A，Erik K，et al. Management of Thyroid Dysfunction during Pregnancy and Postpartum：An Endocrine Society Clinical Practice Guideline［J］. J Clin Endocrinol Metab，2012，97（8）：2543-2565.

［21］中华医学会，中华医学会临床药学分会，中华医学会杂志社，等.

甲状腺功能亢进基层合理用药指南［J］. 中华全科医师杂志，2021, 20（5）: 515–519.

［22］葛均波，徐永健，王晨. 内科学［M］. 9版. 北京：人民卫生出版社，2019.

编写人员

刘丽华　珠海市人民医院

郑明昱　陆军军医大学第一附属医院

黄妙清　珠海市人民医院

妊娠合并高尿酸血症

一、概述

生理情况下，尿酸（Uric Acid）的生成和排泄相对稳定。但妊娠中晚期由于孕妇内环境和饮食的改变，血清尿酸（Serum Uric Acid，SUA）浓度通常逐渐增高。妊娠期 SUA 异常升高，除家族性疾病，也常与合并妊娠相关疾病有关。妊娠期持续高尿酸血症（Hyperuricemia，HUA）可影响胎儿的生长发育，较高浓度 SUA 可作为早期诊断青少年抑郁症的生物学标志物，这可能与 HUA 导致脑细胞内神经元 DNA 氧化损伤有关。目前临床采用的抑制尿酸生成药物、促尿酸排泄药物以及镇痛药物，均对 HUA 孕妇及其胎儿有一定风险。因此，妊娠合并 HUA 的管理逐渐受到临床重视。

目前，妊娠合并 HUA 主要需关注 3 类临床情况，包括妊娠期 HUA、妊娠合并 HUA、妊娠合并痛风急性发作，具体概述如下。

1. 妊娠期 HUA

早孕期，尿酸排泄增加，SUA 浓度较孕前下降；而中晚孕期，由于胎儿通过羊水排泄尿酸增加，肾脏对于尿酸的清除能力降低，孕妇内环境和饮食的改变，SUA 浓度逐渐增高。但是在伴有先兆子痫的妊娠妇女中，由于母亲和胎儿的分解代谢旺盛和黄嘌呤氧化酶（Xanthine Oxidase，XO）活性增强，妊娠 10 周即可发现 SUA 升高，明显早于正常妊娠。妊娠期 SUA 异常升高，常与合并的妊娠相关疾病有关，如妊娠期高血压疾病、妊娠期糖尿病（Gestational Diabetes Mellitus，GDM）等，三者相互影响。

临床对非妊娠期 HUA 的定义是成年人非同日 2 次 SUA 水平 > 420μmol/L。由于目前缺乏大样本流行病学研究数据，对于妊娠期 HUA 的 SUA 浓度切点及控制目标尚无统一标准，妊娠期 HUA 的诊断应基于妊娠期 SUA 的动态变化，而不是单纯依照成年人 HUA 的诊断标准进行判断。建议结合患者孕周、生活习惯和合并症加强监测、早期识别、谨慎处理。

2. 妊娠合并痛风急性发作

痛风（Gout）是嘌呤代谢紊乱和（或）尿酸排泄障碍所致的一组异质性疾病，其临床特征为 SUA 升高、反复发作急性关节炎、痛风石及关节畸形、尿酸性肾结石、肾小球、肾小管、肾间质及血管性肾脏病变等。分为原发性、继发性和特发性 3 类，原发性痛风占绝大多数。临床诊断为在 HUA 基础上足部（常首发于第一跖趾关节）或单侧踝、足背、膝等关节受累，之前类似的急性关节炎发作史，关节快速开始的剧烈疼痛和肿胀（24h 内达峰），皮肤发红。若临床特征不典型，受累关节超声可见双轨征或不均匀低回声与高回声混杂团块影，是痛风比较特异的表现，可协助诊断。

痛风极少在妊娠期发作。因此，妊娠期发生类似痛风的急性炎症性关节炎时，应注意排除其他诊断，如化脓性关节炎、创伤性关节炎、反应性关节炎、类风湿性关节炎等。但也应关注家族性幼年型 HUA 肾病、不明原因肾损伤和 GDM 患者发生痛风。

3. 妊娠合并 HUA

孕前即存在 HUA，即非同日 2 次 SUA 水平 > 420μmol/L。

二、主观性资料

1. 一般情况

包括年龄、民族、出生及长期生活地、体重、妊娠情况（妊娠次数、妊娠间隔时间、是否多胎妊娠等）和饮食（主要包括每日能量摄入量、膳食结构、饮食习惯和偏好等）、运动、生活环境（受地域影响，HUA 发病率差异较大）。

2. 现病史

详细询问此次妊娠妇女的 SUA 水平，初次发现或诊断 HUA 的时间、SUA 最高水平及变化情况，自我生活方式管理情况，痛风发作的关节部位、疼痛发作的时间、严重程度和缓解情况，发作的次数和频率，是否伴有发热及既往治疗。

3. 既往病史

详细询问孕妇既往基础疾病，包括既往肥胖、高脂血症、高血压、糖耐量异常或糖尿病、肾病、泌尿系结石、心脑血管疾病、溶血、淋巴增生性疾病、骨髓增生性疾病、真红细胞增多症、银屑病、Paget's 病、糖原贮积症（Ⅲ、Ⅳ、Ⅶ型）、横纹肌溶解、尿崩症、饥饿性酮症、酸中毒（乳酸酸中毒、糖尿病酮症酸中毒）、铅中毒、铍中毒、甲状腺功能减退症、甲状旁腺功能亢进症、巴特综合征、唐氏综合征、肉状瘤病、尿酸转运蛋白异常、葡萄糖 –6– 磷酸酶缺乏、果糖 –1– 磷酸醛缩酶缺乏、肿瘤及放疗史等伴发疾病和治疗状况；前次怀孕是否存在胎儿生长受限、早产、胎儿死亡等情况。

4. 用药史

询问患者完整的用药史，尤其是已接受相关药物治疗的妊娠患者，需询问既往及目前使用的治疗药物的种类、剂量、疗效及有无不良反应，有无使用可致 SUA 增加的药物（如阿司匹林、吲达帕胺、氢氯噻嗪、呋塞米、烟酸、环孢素 A、美托洛尔等），及保健品使用情况、疫苗接种状况等。

5. 个人史

询问患者既往月经婚育史，心理社会因素包括家庭情况、工作环境、文化程度和有无精神创伤史，以及生活方式包括油、盐、糖、酒、咖啡、果糖饮料、脂肪及膳食产品（高嘌呤饮食）的摄入量、吸烟状况、体力活动量、体重变化、睡眠习惯等情况。

6. 家族史

询问患者 HUA 及痛风家族史，高脂血症、高血压、脑卒中、糖尿病、冠心病或肾脏病的家族史。

7. 过敏史

既往有无药物、食物或其他过敏史。

8. 产科检查状况

产前检查是否规律或恰当（包括产前检查质量问题）、本次妊娠经过有无异常。

三、客观性资料

（一）体征

大多数原发性 HUA 没有临床特征，常有代谢综合征的临床表现，如血压升高、超重或肥胖。

1. 无症状期

仅有波动性或持续性 HUA。

2. 急性关节炎期及间歇期

关节剧痛，受累关节及周围软组织红肿，皮温升高。常常首发于第一跖趾关节，或踝、膝等关节。起病急骤，多在午夜或清晨突然起病，数小时内受累关节出现红、肿、热、痛和功能障碍，24h 内发展至高峰。部分严重的患者发作时可伴有体温升高、心率快。初次发病常累及单个关节，持续数天至数周可完全自然缓解，反复发作则受累关节逐渐增多，症状持续时间延长，关节炎发作间歇期缩短。

3. 痛风石及慢性关节炎期

痛风石典型部位在耳郭，也常见于反复发作关节的周围及鹰嘴、跟腱、髌骨滑囊、前臂伸面、指关节、肘关节等处。外观为大小不一（可小如芝麻，大如鸡蛋或更大）、皮下隆起的黄白色赘生物，表面菲薄，破溃后排出白色粉状或糊状物，不易愈合。慢性关节炎，表现为受累关节非对称性不规则肿胀、疼痛，关节内大量沉积的痛风石可造成关节骨质破坏。

4. 肾脏病变

（1）痛风性肾病　起病隐匿，早期仅有间歇性蛋白尿，随着病情的发展呈持续性，伴有肾浓缩功能受损时夜尿增多，晚期可发生肾功能不全，表现为水肿、高血压、血尿素氮和肌酐升高。少数患者表现为急性肾衰竭，出现少尿或无尿，最初 24h 尿酸排出增加。

（2）尿酸性肾石病　10%~25% 的痛风患者肾有尿酸结石，呈泥沙样，常无症状，结石较大者可发生肾绞痛、血尿。当结石引起梗阻时导致肾积水、肾盂肾炎、肾积脓或肾周围炎，严重者可致急性肾衰竭。感染可加速结石的增长和肾实质的损害。

5. 眼部病变

肥胖痛风患者常反复发生睑缘炎，在眼睑皮下组织中发生痛风石。有的逐渐长大、破溃形成溃疡而使白色尿酸盐向外排出。部分患者可出现反复发作性结膜炎、角膜炎与巩膜炎。在急性关节炎发作时，常伴虹膜睫状体炎。眼底视盘往往轻度充血，视网膜可发生渗出、水肿或渗出性视网膜脱离。

（二）实验室检查

（1）妊娠期出现高血酸血症时，应进行以下常规检查和必要时复查：①血尿酸，可重复检测并动态监测；②血常规，应定期复查；③尿常规，24h 尿蛋白定量，尿酸（计算尿酸清除分数）；④肝、肾功能（估算肾小球滤过率）、血脂、血糖，酌情行OGTT；⑤甲状腺功能；⑥心电图；⑦肝脏及肾脏B超；⑧产科超声检查。

（2）出现痛风急性发作时，视病情发展和诊治需要，在上述基础上酌情增加以下检查并注意根据病情动态检查：①C-反应蛋白、降钙素原（PCT）、红细胞沉降率（Erythrocyte Sedimentation Rate，ESR）；②关节液或痛风石内容物检查；③关节超声检查或磁共振显像（MRI）检查；④*HLA-B*5801* 基因检查；⑤超声检查和监测胎儿生长发育指标。

四、临床诊断以及疾病分析与评价

（一）临床诊断

各类临床诊断见"一、概述"中的描述。

（二）尿酸管理

1. 孕前咨询

HUA及痛风急性发作，与患者孕周、生活习惯和合并症密切相关。患者的孕前咨询应包括以下方面。

（1）了解妊娠前后SUA水平的变化以及最近关节疼痛等情况，一级亲属HUA或痛风家族史，是否有久坐、高嘌呤高脂饮食等不良生活方式，是否伴有其他基础疾病、体重变化、运动情况、烟酒饮料嗜好等。

（2）嘱患者主动改变不良生活方式（应戒烟戒酒、低嘌呤低脂饮食、心肾功能正常者多饮水、避免果糖饮料或含糖软饮料等摄入），以期达到优化的备孕条件。

（3）当前用药　告知患者，秋水仙碱可抑制细胞正常的有丝分裂，对胎儿有致畸作用。育龄期妇女或其配偶必须停用秋水仙碱 3 个月后方可考虑怀孕。妊娠 HUA 在接受药物治疗时，禁用苯溴马隆，尽量避免使用别嘌呤醇、非布司他等药物。

2. 妊娠期初次评估

（1）体格检查　常规测量身高、体重、腰围、臀围、血压等，检查患者关节，尤其是曾经有痛风性关节炎发作的部位有无红肿、痛风石和关节畸形等。

（2）辅助检查　常规或需酌情完善的检查，见"三、客观性资料"项下"（二）实验室检查"中的内容。

（3）规范的疾病评估有助于明确 HUA 的原因和病情，及时发现相关并发症，尽早给予多学科诊疗，改善患者预后。

3. 孕期监测检查

（1）基本监测　注意关节疼痛部位及程度，监测体重、腰围、臀围、血压、尿量的动态变化，注意胎动、胎心和胎儿生长趋势等。

（2）孕妇的特殊检查　包括 SUA、血糖、肾功能、尿蛋白、尿酸等的检查。当 SUA 明显升高，应特别警惕先兆子痫、妊娠高血压、胎儿发育障碍等可能。

（3）胎儿的特殊检查　包括胎儿电子监护、超声监测胎儿生长发育、羊水量，如可疑胎儿生长受限或存在胎儿生长受限趋势，严密动态监测。有条件的机构应注意检测脐动脉和胎儿大脑中动脉血流阻力等。

（4）检查项目和频度　根据病情决定，注意个体化，以便于掌握病情变化。一般每 4 周检测 SUA。

4. 妊娠期降尿酸治疗的启动时机和目标

妊娠期 SUA 浓度切点及控制目标尚无统一标准，故建议参照成人相关指南的标准，结合患者孕周、生活习惯和合并症加强监测、早期识别、谨慎处理。

（1）启动时机

HUA：①无合并症（尤其妊娠中晚期），SUA ≥ 540μmol/L。②有合并症，如高血压、脂代谢异常、糖尿病、肥胖、脑卒中、冠心病、心功能不全、尿酸性肾石病、肾功能损害（≥ CKD2期），SUA ≥ 480μmol/L。

痛风：①无合并症（尤其妊娠中晚期），SUA ≥ 480μmol/L。②有合并如下情况之一：痛风发作次数 ≥ 2 次 / 年，痛风石、慢性痛风性关节炎、肾结石、慢性肾脏疾病、高血压、脂代谢异常、糖尿病、脑卒中、缺血性心脏病、心力衰竭和发病年龄＜ 40岁，SUA ≥ 420μmol/L。

（2）尿酸目标

HUA：①无合并症（尤其妊娠中晚期），SUA ＜ 420μmol/L。②有合并症，SUA ＜ 360μmol/L。

痛风：①无合并症（尤其妊娠中晚期），SUA ＜ 360μmol/L。②有上述合并情况之一，SUA ＜ 300μmol/L。

5. 终止妊娠时机和方式

（1）终止妊娠时机　痛风性关节炎急性发作不是终止妊娠时机，严重 HUA 多合并肾功能不全、先兆子痫等。终止妊娠的时机，应综合考虑孕周、孕妇病情及胎儿情况等多方面因素，建议参考"妊娠合并慢性肾功能不全""妊娠高血压疾病"章节。

（2）终止妊娠方式　如无产科剖宫产术指征，原则上考虑阴道试产。对于发生重度先兆子痫或子痫等各类孕妇严重并发症，剖宫产术可作为迅速终止妊娠的手段。

（3）分娩期间的注意事项

①密切观察自身症状；②监测胎儿心率变化；③痛风关节炎急性发作期患者在阴道分娩过程中，需根据孕妇意愿选择其舒适的体位；④剖宫产过程尽量避免损伤脂肪组织，减少后续手术切口脂肪液化可能。

五、治疗方案及用药指导相关建议

（一）一般治疗

1. 治疗地点

注意结合医疗水平和医疗情况行个体化处理：妊娠期 SUA 浓度波动较大，因此建议动态观察孕前及孕期 SUA 浓度变化，轻度妊娠期 HUA 孕妇可在门诊或住院监测与治疗；重度妊娠期 HUA 或痛风急性发作时均应急诊收住院监测和治疗。

2. 非药物治疗（饮食、运动及体重管理）

对于妊娠期合并 HUA 的患者，首选生活方式干预，包括饮食结构调整、运动及体重管理等。

（1）健康饮食管理　应基于个体化原则，建立合理的饮食习惯及良好的生活方式，限制高嘌呤动物性食物，控制能量及营养素供能比例，保持健康体重，配合规律降尿酸药物治疗，并定期监测随诊。①避免食用：动物内脏、贝类、牡蛎和龙虾等带甲壳的海产品、浓肉汤和肉汁、含果糖饮料等。对于急性痛风发作、药物控制不佳或慢性痛风石性关节炎的患者，还应禁用含酒精饮料。②限制食用：牛、羊、猪肉、富含嘌呤的海鲜，调味糖、甜点、调味盐（酱油和调味汁），葡萄酒、果酒。③鼓励或建议食用：足量的新鲜蔬菜、鸡蛋每日（1 个），脱脂或低脂乳类及其制品（300ml/d）、低血糖生成指数（GI）的谷物，心肾功能正常者充足饮水（$\geqslant$ 2000ml/d）。④根据是否合并高血压、血脂异常、糖尿病等进行低盐、低脂、糖尿病饮食管理。

（2）适量规律运动　建议每周至少进行 150~300min 中等强度的有氧运动［每次 30~60min，每周 5 次，心率在（220– 年龄）×（50%~70%）次 / 分范围内］。应避免剧烈运动，以免诱发痛风发作，运动后及时补充水分。

痛风急性发作时，宜卧床休息，待病情明显缓解后，逐渐开始适量运动。

（3）体重管理　按妊娠期体重变化指数达成目标体重指数（BMI）。

（二）药物治疗

1. 降尿酸治疗

妊娠合并 HUA 的孕妇可谨慎使用的降尿酸药物有别嘌呤醇、非布司他。

（1）别嘌呤醇　XO 抑制剂，抑制尿酸生成药物。

①口服用法：初始 50~100mg/d，每 2~4 周测 SUA 水平 1 次，未达标患者每次可递增 50~100mg，最大剂量 600mg/d。肾功能不全时，eGFR 在 15~59ml/（min·1.73m²）的患者，推荐剂量为 50~100mg/d；eGFR < 15ml/（min·1.73 m²）的患者禁用。

②妊娠分级：C 级。

③注意事项：使用本品前建议检测 *HLA-B*5801* 基因，阴性者方可考虑使用。阳性患者可出现皮肤过敏反应及肝肾功能损伤，严重者可发生致死性剥脱性皮炎、重症多形红斑型药疹、中毒性表皮坏死松解症等超敏反应综合征。*HLA-B*5801* 基因阳性、大剂量起始应用别嘌呤醇、应用噻嗪类利尿剂和肾功能不全是别嘌呤醇发生超敏反应综合征的危险因素。

风险建议：①在动物试验，包括怀孕的大鼠和兔子中，没有出现胎毒性和致畸性迹象，但别嘌呤醇对怀孕小鼠有增加胎儿死亡和致畸作用。②目前有临床研究结果显示，在分娩过程中发生可疑胎儿宫内缺氧时，给予别嘌呤醇可有效保护胎儿神经系统，减少脑损伤。也有多中心、双盲、随机对照试验结果提示，给予妊娠期 HUA 孕妇别嘌呤醇治疗后，并未发现该药物对低氧血症引起的胎儿脑神经元损伤具有修复作用，分析结果提示，别嘌呤醇可能对女婴具有潜在益处。但也有别嘌呤醇导致自然流产率增高、新生儿畸形等不良事件严重的报道，可能与别嘌呤醇干扰嘌呤的生物合成有关。③目前尚缺乏妊娠期妇女使用本品的循证证据，别嘌呤醇的药品说明书中对于孕妇是禁用。因此，在怀孕期间，只有在权衡潜在益处与对胎儿的潜在风险后，由专科医生指导谨慎使用本品。

（2）非布司他　选择性 XO 抑制剂，抑制尿酸生成药物。

①口服用法：初始剂量 20~40mg/d，2~4 周后 SUA 不达标者，逐渐加量，最大剂量 80mg/d。轻中度肾功能不全患者无须调整剂量，重度肾功能不全 eGFR < 30ml/（min·1.73m^2）的患者慎用。

②妊娠分级：C 级。

③注意事项：在合并心脑血管疾病的患者中，从小剂量起始，同时关注心血管事件风险。

风险建议：①非布司他片在孕妇中的研究数据有限，不足以确定与药物相关的不良发育相关风险。②已发表的胚胎 – 发育研究中，妊娠大鼠和兔子在胚胎器官发育期间口服非布司他，其暴露量分别为最大推荐人体剂量（MRHD）的 40 和 51 倍，没有观察到与不良发育有关的影响。③在一项产前和产后发育研究中，对妊娠大鼠从器官发育期到哺乳期给予非布司他，其暴露量约为 MRHD 的 11 倍，没有观察到与不良发育有关的影响。④有关怀孕期间用药的安全性尚未确立。因此，孕妇或可能怀孕的妇女仅在确认治疗上的益处大于危险性的情况下方可给药。

2. 碱化尿液药物

HUA 常用的碱化尿液药物有碳酸氢钠、枸橼酸制剂。妊娠合并 HUA 可选用，使用此类药物时宜将尿 pH 值维持在 6.2~6.9，以增加尿中尿酸溶解度。

（1）碳酸氢钠

①口服用法：每次 0.5~1.0g，每日 3 次，与其他药物相隔

1~2h 服用。

②妊娠分级：C 级。

③注意事项：本品适用于肾功能不全合并 HUA 和（或）痛风患者。主要不良反应为胀气、胃肠道不适。高钾血症时可选择使用；钠摄入量受限制者（如高钠血症、妊娠期高血压等）应禁用。

风险建议：①目前尚未有碳酸氢钠会导致孕妇、胎儿不良影响的报道；②但如果孕妇有心功能不全、肾功能不全、高血压这些疾病，那么使用碳酸氢钠的时候一定要慎重，听从专科医生的建议，不要擅自长期、大量服用。

（2）枸橼酸盐制剂　包括枸橼酸钾、枸橼酸氢钾钠和枸橼酸钠。

①口服用法：枸橼酸钾每次 1.08~2.16g，每日 3 次；枸橼酸氢钾钠 7.5~10g/d，分 3 次服用；枸橼酸钠每次 1~3g，每日 4 次。

②注意事项：枸橼酸盐是尿中最强的内源性结石形成抑制剂，可碱化尿液，增加尿酸在尿液中的溶解度，溶解尿酸结石并防止新结石的形成。急性肾损伤或慢性肾衰竭、严重酸碱平衡失调及肝功能不全的患者禁用。高钾血症时可选择使用枸橼酸钠。

风险建议：①动物研究表明，未显示有致畸或胚胎毒性作用的证据；②没有关于暴露妊娠的充分临床数据；③目前尚无证据表明妊娠期间有不良反应。因此，妊娠期 HUA 的孕妇可以安全使用枸橼酸盐制剂，但使用期间须监测尿 pH 值以调整剂量。

（三）痛风急性发作的处理

1. 一般紧急处理

妊娠期间痛风急性发作治疗的目标是迅速控制关节炎症状，急性发作期间应尽量卧床休息，抬高患肢、局部冷敷。尽早给予药物控制急性发作，越早治疗效果越佳。

2. 抗炎镇痛管理

（1）糖皮质激素　当妊娠期痛风急性发作累及多关节、大关节或合并全身症状时，推荐全身应用糖皮质激素治疗。妊娠期应用糖皮质激素应严格掌握指征和选用合理的治疗方法。目前最常用的短中效糖皮质激素是泼尼松、泼尼松龙和甲泼尼龙。最常用的长效糖皮质激素是地塞米松和倍他米松。妊娠期建议使用最低有效剂量，优先推荐泼尼松。

①口服用法：泼尼松 0.5mg/（kg·d），疗程 3~5 天。其他口服激素按照等效抗炎剂量交换。

②妊娠分级：C 级。

③注意事项：除了其他常见问题以外，在妊娠期妇女使用糖皮质激素的禁忌证还包括高血压或控制不佳的糖尿病。

风险建议：①动物实验显示可能存在致畸作用；②由于还没有对糖皮质激素进行充分的人类生殖研究，在怀孕或有备孕的妇女使用这些药物时，需权衡药物可能带来的好处与对母亲和胚胎或胎儿的潜在危害；③妊娠期妇女使用糖皮质激素的原则是最低有效剂量、权衡利弊；④如果母亲在怀孕期间接受了大剂量的糖皮质激素，应仔细观察有无肾上腺素功能减退的迹象。

（2）非甾体抗炎药

风险建议：①NSAID 类药物能阻止前列腺素 E_2 对动脉导管的舒张作用。因此，使用 NSAID 药物可导致胎儿动脉导管提前闭合和胎儿肾功能不全，进而导致羊水过少，在某些情况下还会引起新生儿肾功能损害。②大多数 NSAIDs 在妊娠晚期易导致分娩困难和产后出血等严重不良反应，应禁止使用。因此，只能在妊娠的前 20~30 周内使用，并严格控制 NSAID 的用药剂量和持续时间。

3. 降尿酸管理

妊娠期痛风患者长期降尿酸治疗是防治痛风急性发作的关键。建议痛风急性发作完全缓解后 2~4 周开始降尿酸药物治疗，正在服用降尿酸药物的痛风急性发作患者，不建议停用降尿酸药物。降尿酸治疗初期（3~6 个月），SUA 水平显著降低，12%~61% 的患者可出现痛风反复发作，继续治疗 8~12 个月，痛风发作频率可显著降低。对于妊娠期妇女，小剂量的 NSAID 可显著降低痛风发作频率。妊娠期痛风患者建议控制 SUA < 360μmol/L（有合并情况的，< 300μmol/L），不建议 SUA 降至< 180μmol/L。

4. 常见合并症的管理

HUA 与肥胖、糖代谢紊乱、血脂异常、非酒精性脂肪性肝病（Nonalcoholic Fatty Liver Disease，NAFLD）等多种代谢性疾病及高血压存在密切联系，这些疾病相互影响、互为因果。因此，坚持"综合治疗"的原则，选择兼有降尿酸作用的药物、避免升尿酸药物。

（1）肥胖 肥胖，尤其是内脏脂肪增加的腹型肥胖与 SUA 关系密切。肥胖相关的轻度慢性炎症和胰岛素抵抗状态增加 SUA 和痛风的风险。减轻体重是降尿酸的有效方法之一。因此，妊娠期 HUA 合并肥胖患者要合理膳食，控制体重，建议以每月减重 1.5~3.0kg 的速度将体重控制在理想范围（BMI：18.5~23.9kg/m²）。

（2）2 型糖尿病 2 型糖尿病患者 HUA 检出率增高。SUA 水平增高是 2 型糖尿病的独立危险因素，会增加 2 型糖尿病患者心血管疾病和脑血管意外（包括血栓栓塞性和出血性脑卒中）的风险。血尿酸升高是 2 型糖尿病患者发生外周动脉疾病的独立危险因素和糖尿病肾病进展恶化的重要预测因子。除此之外，血尿酸与糖尿病周围神经病变以及威胁视力的糖尿病视网膜病变风险增加也有关联。

血糖管理具体参阅"妊娠合并高血糖"中内容。

（3）血脂异常 血脂紊乱是 HUA 和痛风常见的合并症，高甘油三酯血症是发生 HUA 的独立预测因素。

血脂管理具体参阅"妊娠合并脂质代谢异常"中内容。

（4）NAFLD HUA 与非酒精性脂肪肝病关系密切。非酒精性脂肪肝患者群中 HUA 的发生率增高，肝脏脂肪含量伴随血尿酸水平和高尿酸血症发生率的增高而增加。SUA 水平升高不仅是非酒精性脂肪肝的独立预测因子，还与非酒精性脂肪肝病患者肝组织学损伤的严重程度有关，降低 HUA 患者的 SUA 水平可能会降低非酒精性脂肪肝病的发病风险。

（5）高血压 HUA 与高血压之间存在独立的相互关系，SUA 水平是高血压发病、长期血压变化及预后的独立预测因子。SUA 每增加 60μmol/L，高血压发生风险增加 15%~23%。对于 HUA 合并高血压患者，建议降压药物首选钙通道阻滞剂如氨氯地平（妊娠分级：C 级）或硝苯地平（妊娠分级：C 级），不推荐噻嗪类和袢利尿剂等单独用于降压治疗。

余降压治疗管理具体参阅"妊娠期高血压疾病"中内容。

5. 注意事项

（1）无痛风发作病史的 HUA 孕妇接受降尿酸治疗时不推荐使用预防痛风发作药物，但应告知有发作的风险。一旦发生急性痛风性关节炎，应及时治疗，且考虑后续预防用药。

（2）建议痛风急性发作完全缓解后 2~4 周开始降尿酸药物治疗，正在服用降尿酸药物的痛风急性发作患者，不建议停用降尿酸药物。

（3）HUA 与泌尿、内分泌、心血管等系统的疾病存在密切而复杂的联系，治疗 HUA 时应遵循多学科联合治疗的原则，降尿酸治疗同时兼顾靶器官保护，选择治疗药物应充分权衡利弊，循证考量，谨慎使用。

（四）产后处理

（1）中晚孕期，由于胎儿通过羊水排泄尿酸增加，肾脏对于尿酸的清除能力降低，此时若摄入高嘌呤类食物超负荷，则可导致 SUA 浓度逐渐增高。因此，产后 SUA 可能会稍有下降，但 HUA 的孕妇产后仍需继续使用妊娠期的药物控制 SUA。

（2）如果产后需要继续使用别嘌呤醇，可以正常进行哺乳，但使用别嘌呤醇时，应对纯母乳喂养婴儿进行监测，包括观察过敏反应（如皮疹）和定期血细胞计数监测。如果产后需继续使用非布司他，可以正常进行哺乳。因为非布司他 99% 以上与血浆蛋白结合，其在乳汁中的含量可能很低，而且其口服生物利用率仅为 50% 左右，因此婴儿接受的全身剂量是很小的。HUA 的孕妇，产后仍可继续使用的碱化尿液药物有碳酸氢钠、枸橼酸盐制剂。

（3）如果妊娠期合并其他疾病，是否继续需要服用相关药物需要去医院找专科医生综合评估，最终确定合适的方案。

（五）预测和预防

1. 风险筛查

高危人群管理：一级亲属患有 HUA 或痛风者，久坐、高嘌呤高脂饮食等不良生活方式者，肥胖、代谢异常性疾病（如糖代谢异常、血脂紊乱、NAFLD 等）、心脑血管疾病（如高血压、冠状动脉粥样硬化性心脏病、心力衰竭、卒中等）以及慢性肾脏病者均属于高危人群，须建立定期筛查方案，普及 HUA 和痛风医学知识，提高防治意识，定期（无异常时，每 1~3 个月，出现明显异常时，每 1~2 周，尤其在备孕期及中、晚孕期）监测 SUA 水平，尽早发现并诊治 HUA 或痛风。

2. 注意预警信息和评估

鉴于大量研究证实 SUA 水平超过正常范围或者正常高限时，

多种伴发症的风险增加，建议对于 HUA 合并心血管疾病或心血管危险因素的妊娠妇女，应同时进行生活指导及药物降尿酸治疗，使 SUA 长期控制在 < 360μmol/L，对于有痛风发作的患者，则需将 SUA 控制在 < 300μmol/L，以防反复发作。

3. 预防措施

（1）运动因素　应适量规律运动，避免剧烈运动以免诱发痛风发作，运动后及时补充水分。

（2）饮食因素　健康饮食管理。应基于个体化原则，建立合理的饮食习惯及良好的生活方式，限制高嘌呤动物性食物，控制能量及营养素供能比例，保持健康体重。

（3）疾病因素　HUA 多伴发其他心血管和代谢性疾病，相互作用，相互影响。因此应注意对有伴发疾病的孕妇定期（常规1 次 /4 周）进行 SUA 检测，及早发现 HUA。

（4）孕妇在治疗伴发疾病时，避免长期使用可能影响尿酸代谢的药物，建议权衡利弊后去除可能造成尿酸升高的药物。如噻嗪类及袢利尿剂、烟酸等。

参考文献

［1］ 裴小华，赵亚亚，柏云，等．妊娠期高尿酸血症［J］．中华妇幼临床医学杂志（电子版），2018，14（4）：378-383.

［2］ 中国民族卫生协会重症代谢疾病分会，高尿酸血症相关疾病诊疗多学科共识专家组，邹和建，等．中国高尿酸血症相关疾病诊疗多学科专家共识（2023 年版）［J］．中国实用内科杂志，2023，43（6）：461-480.

［3］ 中华医学会内分泌学分会．中国高尿酸血症与痛风诊疗指南（2019）［J］．中华内分泌代谢杂志，2020，36（1）：1-13.

［4］ 中华医学会内分泌学分会，中国内分泌代谢病专科联盟．糖皮质激素类药物临床应用指导原则（2023 版）［J］．中华内分泌代谢杂

志，2023，39（4）：289-296.

［5］ 廖二元，袁凌青. 内分泌代谢病学［M］. 北京：人民卫生出版社，2019.

［6］ 徐东，朱小霞，邹和建，等. 痛风诊疗规范［J］. 中华内科杂志，2023，62（9）：1068-1076.

［7］ 中华医学会，中华医学会杂志社，中华医学会全科医学分会. 痛风及高尿酸血症基层诊疗指南（2019年）［J］. 中华全科医师杂志，2020，19（4）：293-303.

［8］ 葛均波，徐永健，王晨. 内科学［M］. 9版. 北京：人民卫生出版社，2019.

［9］ 国家药典委员会. 临床用药须知（2015年版）［M］. 1版. 北京：中国医药科技出版社，2017.

编写人员

刘丽华　珠海市人民医院

魏　云　湖南航天医院

黄妙清　珠海市人民医院

妊娠合并多囊卵巢综合征

一、概述

多囊卵巢综合征（Polycystic Ovary Syndrome，PCOS）是一种生殖功能障碍与糖代谢异常并存的内分泌紊乱综合征。临床以月经失调、不孕、多毛、肥胖和胰岛素抵抗（Insulin Resistance，IR）导致代谢综合征和血脂谱异常为重要特征，是育龄期妇女常见的具有生殖、代谢、心理特征的生殖内分泌代谢性疾病。

妊娠合并 PCOS 是指妊娠的同时存在 PCOS，PCOS 可能孕前就已存在，也可能是怀孕后新发。这些妊娠合并 PCOS 的妇女，往往不易妊娠，且妊娠后不仅流产、早产风险增加，而且妊娠期并发症和合并症如妊娠期糖尿病（GDM）、妊娠期高血压疾病等也明显增加，并可能影响子代远期发育及代谢。

PCOS 病因复杂，其病因至今尚未阐明，其致病因素复杂多样，受多种遗传基因、环境暴露因素和生活饮食习惯等因素的复合影响。而且不利的环境因素包括不良饮食可能会影响疾病的发展。PCOS 妇女除了慢性排卵障碍、月经失调、不孕、高雄激素血症、超重或肥胖、高胰岛素血症、代谢综合征等病理生理异常以外，焦虑、抑郁等心理问题也均影响其健康。因此，需对 PCOS 患者孕前充分进行风险因素评估并予以干预，以提高生育能力，促进健康生育，降低 PCOS 患者妊娠期并发症及不良妊娠结局的发生率，改善其孕期前后的健康状况。

二、主观性资料

1. 一般情况

包括年龄、体重、血压、既往妊娠情况（妊娠次数、妊娠间隔时间、是否多胎妊娠等）和运动、饮食、生活环境、吸烟饮酒史。

2. 现病史

详细询问此次妊娠孕妇的孕前体重、血压、血脂、血糖、胰岛素水平、情绪变化，以及初次诊断 PCOS 的时间和详细治疗方案。

3. 既往病史

详细询问孕妇既往基础疾病，包括既往有无高血压、高血糖、心血管疾病、血脂异常病史；既往妊娠是否存在流产（次数和方式）、异位妊娠、葡萄胎妊娠、多胎妊娠，和胎儿是否存在巨大儿、生长受限、早产、胎儿死亡等情况。

4. 用药史

询问患者完整的用药史，包括用药情况、保健品使用情况、疫苗接种状况等，尤其是已接受 PCOS 相关药物治疗的妊娠患者，需询问既往及目前使用的药物种类、剂量、疗效及有无不良反应。

5. 个人史

询问患者既往月经婚育史，心理社会因素包括家庭情况、工作环境、文化程度和有无精神创伤史，以及生活方式包括盐、糖、酒、咖啡及脂肪的摄入量、吸烟状况、体力活动量、体重变化、睡眠习惯等情况。

6. 家族史

询问患者有无 PCOS 家族史、肥胖家族史，高血压、糖尿病、血脂异常等家族史。

7. 过敏史

既往有无药物、食物或其他过敏史。

8. 产科检查状况

产前检查是否规律或恰当（包括产前检查质量问题）、本次妊娠经过有无异常。

三、客观性资料

1. 体征

①身体质量指数（BMI）：超重（24.0~28.0kg/m²）、肥胖（＞28.0kg/m²）；

②孕前月经异常：月经稀发、闭经、不规则出血；

③多毛：上唇、下颌、胸、背、小腹正中部、大腿上部两侧及肛周的毳毛增粗和增多；

④痤疮、面部皮脂分泌过多；

⑤男性化改变：声音低粗、阴蒂肥大、喉结；

⑥超重或肥胖、黑棘皮；

⑦早期流产：阴道流血、下腹疼痛等症状；

⑧血糖异常：详见"妊娠期高血糖"章节；

⑨血压异常：详见"妊娠期高血压"章节；

⑩脂代谢异常：详见"妊娠合并脂代谢异常"章节。

2. 实验室检查

当妊娠合并POCS时，应进行以下常规检查和必要时复查：①血清卵泡刺激素、黄体生成素、睾酮、雌激素、泌乳素、孕酮、人绒毛膜促性腺激素（HCG）、同型半胱氨酸、促甲状腺激素（TSH）和卵泡刺激素（FSH）水平；②抗缪勒管激素；③PCOS孕妇出现阴道流血、下腹疼痛等症状时，首先需结合超声、血人绒毛膜促性腺激素（hCG）排除异位妊娠；④其他评估代谢指标的：口服葡萄糖耐量试验（OGTT）（测定空腹血糖、服糖后2h血糖水平）、空腹血脂、肝功、胆汁酸水平；⑤其他内分泌激素：酌情选择甲状腺功能、胰岛素释放试验、皮质醇、肾上腺皮质激素释放激素（ACTH）、17-羟孕酮测定。

四、临床诊断以及疾病分析与评价

（一）临床诊断

大多数专家组使用鹿特丹标准来诊断PCOS，需符合以下3条标准中的2条可诊断PCOS：①稀发排卵和（或）无排卵；②有雄激素过多症的临床和（或）生化证据；③超声示多囊卵巢。许多有月经不规则和雄激素过多症状的女性可仅根据病史和体格检查做出诊断。然而，只有排除了其他类似PCOS的疾病后才能确诊该病，例如，引起稀发排卵/无排卵和（或）雄激素过多症的疾病，包括甲状腺疾病、先天性肾上腺皮质增生（NCCAH）、高催乳素血症和雄激素分泌型肿瘤等。

妊娠合并PCOS是指妊娠的同时存在PCOS，PCOS可能孕前就已存在，也可能是怀孕后新发。

（二）妊娠合并PCOS的管理

1. 孕前咨询

PCOS病因不明，无有效的治疗方案，以对症治疗为主，且需长期的健康管理。

（1）在诱导排卵之前，应对PCOS患者夫妇双方进行检查，评估、优化并纠正可能影响生育或妊娠结局的因素，如肥胖、血糖和血脂水平异常、精神情绪不良、性健康异常等。在改善代谢、精神心理等问题后仍未排卵的患者，可用药物诱导排卵。

（2）嘱患者主动调整生活方式，通过合理运动、饮食控制［戒烟戒酒、食用低升糖指数（GI）食物，多食不饱和脂肪酸等］及行为干预等多元化策略，控制体重，以期优化备孕条件。

（3）其他相关情况　注意询问是否使用影响排卵的药品（如类固醇激素、镇静药、抗抑郁药、抗癫痫药等）；生活环境中是否存在内分泌干扰物（如双酚A），有机污染物（如多氯联苯）等。如有用药，需明确药物的种类及剂量。

2. 妊娠期初次评估

妊娠合并PCOS的患者初次评估应包括血压、体重、BMI、睾酮、抗缪勒管激素、LH/FSH比值、血清催乳素、口服葡萄糖耐量试验（OGTT）、血脂、甲状腺功能、胰岛素释放试验、肝肾功能、腹部超声检查、心电图、超声心动图、心理健康。

3. 孕期监测检查

（1）基本检测　注意孕妇头痛、眼花、胸闷、上腹部不适或疼痛及其他消化系统症状、下肢和（或）外阴明显水肿，检查血压、血糖的动态变化、体重、尿量和尿颜色变化和血尿常规，注意胎动、胎心和胎儿生长趋势等。

（2）孕妇的特殊检查　包括眼底、肝功能、凝血功能、血脂、血尿酸水平、尿蛋白定量和电解质水平等的检查。多囊卵巢综合征患者肥胖会引起流产率增加、活产率下降、妊娠合并症明显增加和不良的分娩结局。我国的推荐值为孕期增重＞15kg或孕期BMI增幅≥6kg/m² 为孕期肥胖，孕期应监测体重变化，体重增幅过大的女性，应通过生活方式改变（饮食和运动）来控制体重增长；考虑到存在重大的高血糖风险以及相关妊娠和胎儿并发症，《2018年多囊卵巢综合征评估和管理最新国际循证指南》建议，如果未在孕前进行OGTT，则所有PCOS女性应在产检时或孕20周前进行75g口服葡萄糖耐量试验（OGTT），如果妊娠早期OGTT结果正常，则所有PCOS女性应在妊娠24~28周时复查 OGTT；根据产前保健指南，孕 20 周前检出高血压可诊断慢性高血压，而孕 20 周后新发高血压应被视为妊娠期高血压。建议首次产检时和整个妊娠期对所有孕妇进行常规血压测量，妊娠期高血压女性应评估有无子痫前期体征和症状。

（3）胎儿的特殊检查　包括胎儿电子监护、超声监测胎儿生长发育、羊水量，如可疑胎儿生长受限或存在胎儿生长受限趋势，严密动态监测；有条件的机构应注意检测脐动脉和胎儿大脑中动脉血流阻力等。

（4）检查项目和频率　根据病情决定，注意个体化，以便于掌握病情变化。

4. 心理筛查

PCOS 患者起病年龄早，病程长，无论孕前、孕期及产后，焦虑症、抑郁症等心理疾病风险均增加，且年龄越大、BMI 越高、存在胰岛素抵抗、多毛等高雄激素表现的 PCOS 患者发病风险越高。因此，所有 PCOS 患者均要加强孕前焦虑和抑郁筛查，采取积极的干预措施（如改善生活方式、加强运动、控制体重、认知行为疗法等）改善心理健康状况，妊娠期及产后应根据情况可重复进行焦虑和抑郁筛查。由于尚无用于筛查孕妇焦虑的专门工具，临床医生可考虑使用广泛性焦虑量表（GAD-7）或汉密尔顿焦虑量表（HARS）进行筛查。对存在焦虑和抑郁高危风险或确诊焦虑症和抑郁者，建议建立以精神科医师为主导的心理辅导团队进行专业的精神心理医学干预。

5. 妊娠合并 PCOS 治疗的启动时机和治疗目标

妊娠合并 PCOS 患者的临床表现呈高度异质性。由于其存在代谢异常，往往不易妊娠，且妊娠后不仅流产、早产风险增加，而且妊娠期并发症和合并症如妊娠合并高血糖、妊娠期高血压疾病等的发生风险也明显增加。因此临床处理应该根据患者代谢改变情况，采取个体化对症治疗措施，旨在减少妊娠并发症、合并症及不良妊娠结局。

（1）流产的预防和治疗　无论是自然妊娠，还是促排卵治疗后或辅助生殖技术助孕后妊娠，PCOS 患者易出现黄体功能不全，因此，推荐使用孕激素制剂给予黄体支持，建议排卵或移植后即时开始，直到出现胚芽胎心搏动后酌情停用。PCOS 孕妇出现阴道流血、下腹疼痛等症状时，首先需结合超声、血人绒毛膜促性腺激素（hCG）排除异位妊娠，若确诊为先兆流产建议予以孕激素制剂治疗，定期复查血 hCG 和超声，可用药至无症状后 2 周；对既往有流产史者建议用药至上次流产孕周后的 2 周。

（2）血压、血糖、血脂异常时的管理　对于妊娠合并 PCOS 的患者，当出现高血压、高血糖、高血脂并发症时，应及时进行医学干预。其具体治疗的启动时机和目标，应参考"妊娠期高血压""妊娠合并高血糖""妊娠合并脂代谢异常"章节进行管理。

（3）体重管理

①孕前：建议所有 PCOS 患者在孕前都应计算 BMI，评估是否体重过低、超重或肥胖，在孕前进行有效的体重管理，可显著降低妊娠期并发症的发生风险，改善妊娠结局。对于超重或肥胖者，建议在孕前开始控制体重，PCOS 患者在孕前 6 个月内体重下降 5%~10%。对于孕前体重过轻的 PCOS 患者，即使孕期体重过度增长也不能降低其小于孕龄儿（SGA）的风险，因此应合理膳食、适当运动，适当增加体指数。PCOS 患者 BMI 管理目标是控制在正常范围内，即 18.5~23.9kg/m²。

②孕期：孕期体重增长不足或增长过多，都可能增加孕期母婴并发症的发生率。由于目前缺乏专门针对 PCOS 孕妇的孕期增重目标，建议参照《妊娠期高血糖诊治指南（2022）[第一部分]》，根据不同孕前 BMI 制定妊娠期增重目标。

表 5-4　我国不同孕前 BMI 孕妇的推荐妊娠期增重目标

孕前 BMI（ kg/m²）	总增长范围（ kg ）	孕早期增长（ kg ）	孕中晚期周体重增长［中位数（范围）］（ kg ）
低体重（＜ 18.5 ）	11.0~16.0	≤ 2.0	0.46（ 0.37~0.56 ）
正常体重（ 18.5 <24.0 ）	8.0~14.0	≤ 2.0	0.37（ 0.26~0.48 ）
超重（ 24.0 <28.0 ）	7.0~11.0	≤ 2.0	0.30（ 0.22~0.37 ）
肥胖（ ≥ 28.0 ）	≤ 9.0	≤ 2.0	≤ 0.30

（4）内分泌紊乱管理

①胰岛素抵抗和糖脂代谢紊乱管理

a. 孕前：所有 PCOS 患者孕前需评估是否存在胰岛素抵抗和糖脂代谢紊乱，孕前 3 个月应进行 75g 口服葡萄糖耐量试验（OGTT）和胰岛素释放试验检查。建议 BMI ≥ 25kg/m²，合并胰岛素抵抗、糖调节受损的 PCOS 患者，除改善生活方式以外，可考虑使用二甲双胍治疗（1000~1500mg/d），疗程至少 3~6 个月，或体重下降幅度达到原体重的 5%~10%，或使用至确诊妊娠。采用二甲双胍治疗的 PCOS 患者，可在服药期间妊娠。一般在妊娠确诊后停止使用二甲双胍。

b. 孕期：血糖管理是 PCOS 患者孕前及孕期管理的重点。当妊娠合并 PCOS 患者出现血糖异常时，应及时进行规范管理。具体详见"妊娠合并高血糖"章节。

②高雄激素血症管理：目前对于有高雄激素血症的 PCOS 患者，有关其孕前降低雄激素预处理是否能增加自然妊娠率、降低

妊娠期并发症、合并症和不良妊娠结局的发生仍有争议。但考虑到 PCOS 远期子代的影响，建议孕前抗雄治疗 3~6 个月停药后进行妊娠，首选低剂量（20~30μg）雌激素的复方口服避孕药，如效果不佳，也可考虑使用醛固酮受体拮抗剂。

6. 分娩时机和方式

目前，尚无循证医学证据表明 PCOS 孕妇适宜的终止妊娠时机及方式，但 PCOS 孕妇易发生孕前糖尿病（PGDM）及 GDM、巨大儿及子痫前期等，因此，终止妊娠时机及方式应个体化。

（1）分娩时机　未发生妊娠合并症及并发症的 PCOS 孕妇分娩时机同一般普通孕妇。目前，尚无 PCOS 孕妇发生妊娠期高血压疾病及糖代谢异常时分娩时机的循证医学推荐，发生妊娠期高血压疾病者建议参考"妊娠期高血压疾病"章节，综合孕周、病情、母婴整体状况的评估及医院救治水平，个体化确定最佳终止妊娠的时机；发生 PGDM 和 GDM 者建议参照"妊娠期高血糖"章节，根据血糖控制方式、血糖控制情况、是否使用胰岛素及是否伴发血管病变等情况个体化决定分娩时机。

（2）分娩方式　PCOS 孕妇即使发生了妊娠期高血压疾病、高血糖等并发症或合并症，这些合并症或并发症本身也不是剖宫产的指征，无特殊情况可经阴道分娩，但分娩方式的选择应根据母婴实际状况决定，可适当放宽剖宫产指征。PCOS 孕妇需警惕巨大儿，胎儿大小与骨盆相称者建议阴道试产，但应注意缩短产程防止滞产；头盆不称者建议剖宫产。

（3）分娩期注意事项

①注重血糖监测及管理；②注重血压的监测，警惕血压升高及产时子痫前期 / 子痫的发生；③阴道分娩者，密切监测胎心率的变化及产程进展，注意排除是否存在头盆不称、肩难产等；④积极预防产后出血。

四、临床诊断以及疾病分析与评价

（一）一般治疗

1. 治疗地点

根据孕妇的具体孕检结果及发病情况，并结合医疗水平和医疗情况行个体化处理。单纯 PCOS 孕妇可在门诊或住院监测与治疗；合并先兆流产、妊娠期高血压疾病、高血糖、高血脂等疾病的 PCOS 孕妇均应评估后决定是否住院治疗和监测。

2. 改善生活方式，注重有效的体重管理

PCOS 孕妇体重管理最重要的措施是改变生活方式，包括改变久坐等行为习惯，选择合理的运动方式，建议在安全前提下，鼓励没有运动禁忌的孕妇进行适量体育锻炼；调整饮食能量摄入结构，目前，缺乏针对 PCOS 患者特定的饮食类型推荐，可根据一般人群膳食指南进行平衡膳食，如优化核心食物摄入量（如全谷物、蔬菜、水果、肉类、乳制品等），限制"非必需"或非核心食物摄入（如高糖、高盐、高饱和脂肪酸、高能量等），补足关键的微量营养素（叶酸、碘等）；摒弃吸烟、饮酒、熬夜等不良嗜好。

首次产检时应测量身高和体重并计算 BMI。每次产检时都建议测量体重，并根据 BMI 提供关于妊娠期最佳体重增加的建议。另外应鼓励自我监测体重（理想情况下每周测量 1 次）。

（二）并发症管理

1. 糖代谢管理

（1）监测　血糖管理是 PCOS 患者孕前及孕期管理的重点。所有 PCOS 女性孕前 3 个月内应进行胰岛素释放试验及 OGTT 检查，评估是否存在胰岛素抵抗和糖代谢受损，如有异常可通过改

善生活方式、调节饮食、控制体重等方式干预达标后再考虑妊娠。对于孕前 OGTT 正常的 PCOS 患者，应在早孕期重复 OGTT 检查，必要时可在孕 24~28 周再重复进行。对于孕中晚期出现羊水过多的 PCOS 患者，在排除其他原因但怀疑存在糖代谢异常者，可在任意孕周行 OGTT 检查。

（2）管理　对于合并胰岛素抵抗的 PCOS 患者应在孕前给予生活方式干预，必要时联用二甲双胍纠正胰岛素抵抗。对于已明确存在 2 型糖尿病且正在使用降糖药物的 PCOS 妇女在计划妊娠前可将二甲双胍调整为胰岛素，也可知情同意下继续使用二甲双胍。对于孕期发生 GDM 的 PCOS 孕妇，应根据血糖情况调整血糖监测频率，通过饮食营养和运动管理及必要时降糖药物的使用控制血糖，使血糖达到控糖标准，需药物控糖时可选胰岛素，合并超重或肥胖的患者也可选用二甲双胍，但需要注意胃肠道反应，具体药物选择及用法参照"妊娠期高血糖"一节。

2. 血压管理

研究表明，PCOS 孕妇的妊娠期高血压、子痫前期、重度子痫前期风险较非 PCOS 孕妇明显增加，因此 PCOS 女性孕前和孕期应进行全程血压监测及管理。

（1）监测　PCOS 孕妇高血压诊断同一般孕妇，患者孕前或孕 20 周前诊断的高血压为慢性高血压，妊娠 20 周后发生的高血压则为妊娠期高血压。应采用定期诊室血压监测和家庭血压监测相结合模式，定期血压监测。若发现血压异常，可进一步完善动态血压监测。

若 PCOS 孕妇诊室血压或家庭自测血压达到 130/80mmHg（收缩压或舒张压之一达到，下同），应进一步加强血压监测，当间隔 4h 二次诊室血压达到 140/90mmHg 或诊室外血压达到相应阈值（家庭自测血压达 135/85mmHg；24h 动态血压达 130/80mmHg，或夜间动态血压达 120/70mmHg，或日间动态血压达 135/85mmHg）时，应考虑高血压诊断，并注意排查子痫前期。

（2）管理　无论慢性高血压还是妊娠期高血压，当血压升高达 140/90mmHg，建议降压治疗。首选降压药物推荐拉贝洛尔（50~150mg，每日 3~4 次，口服），建议根据血压监测情况调整用药；对口服单一降压药物血压控制不佳者，可考虑联合药物口服降压，如硝苯地平或硝苯地平缓释片；口服药物血压控制不满意者，可使用静脉降压，如拉贝洛尔、酚妥拉明等。具体药物选择及用法参照"妊娠期高血压疾病"章节。对于 PCOS 孕妇的降压应注意个体化，力求平稳降压，为保障胎盘血流灌注，降压后血压应不低于 130/80mmHg。

（3）预防子痫　所有 PCOS 孕妇产检时应仔细排查是否存在子痫前期高危因素，如高龄、多胎妊娠、子痫前期家族史等。另外 PCOS 孕妇妊娠期任何时候都应高度警惕是否存在子痫前期，尤其是出现血压升高、病理性水肿、体重过度增加、血压处于正常高限［也称为高血压前期：收缩压为 131~139mmHg 和（或）舒张压 81~89mmHg、血压波动（相对性血压升高）］等子痫前期预警信息时，应积极完善血常规、凝血功能、肝肾功能、尿蛋白、胸腹部彩超、泌尿系彩超、产科彩超等检查，并进行必要的复查，以达到子痫前期早发现、早干预。对于发生子痫前期的 PCOS 孕妇目前建议遵循子痫前期管理原则，休息镇静，积极降压、解痉，有指征地利尿及纠正低蛋白血症，严密监测母婴情况，防治严重并发症，适时终止妊娠。

3. 血脂管理

（1）监测　PCOS 孕妇孕早期应全面检测血脂水平，在孕32~34 周查肝功能、总胆汁酸，同时应再次进行血脂水平的检查，根据检测情况可适当增加血脂检测次数。目前，尚无妊娠期脂代谢异常的诊断标准，各家医院血脂的参考值范围也不相同，故建议参照各自医院的参考标准进行诊断。

（2）管理　对于孕前或孕期合并脂代谢异常的 PCOS 患者，建议与内分泌科、临床营养科医生共同管理。并通过改善生活方式、控制体重等方式积极干预纠正。

（三）药物治疗

1. 血糖控制

PCOS 孕妇一旦诊断合并高血糖，应立即开始饮食加运动管理。对于饮食加运动管理血糖不达标，应尽早改用胰岛素控制血糖，可以选择的药物选择包括胰岛素及某些胰岛素类似物如门冬胰岛素、地特胰岛素等，以及部分口服降糖药如二甲双胍等，具体药物及用法用量参见"妊娠期合并高血糖"章节。

2. 血压控制

PCOS 孕妇的高血压管理常用降压药物首选拉贝洛尔（50~150mg，每日 3~4 次，口服），可根据血压监测情况调整用药；对口服单一降压药物血压控制不佳者，可考虑联合药物口服降压，如硝苯地平（5~10mg，每日 3~4 次，24h 总量不超过60mg，口服）或硝苯地平缓释片（30mg，每日 1~2 次，口服）；口服药物血压控制不满意者，可使用静脉降压，如拉贝洛尔、酚妥拉明等。

3. 子痫的预防和治疗

（1）阿司匹林　PCOS 孕妇子痫前期发生风险增高，但目前尚缺乏 PCOS 孕妇口服阿司匹林预防子痫前期的循证医学证据。对于存在子痫前期高危因素的 PCOS 孕妇，可以在妊娠早中期（妊娠 12~16 周）开始每天服用小剂量阿司匹林（50~150mg，每日 1 次，口服），依据个体因素决定用药时间，预防性应用可维持到妊娠 26~28 周，甚至妊娠 34~36 周。

（2）硫酸镁　当发生子痫时，应首选药物为硫酸镁，其是治疗子痫和预防抽搐复发的一线药物，也是对于重度子痫前期预防子痫发作的用药，具体硫酸镁的用法用量参照"妊娠期高血压疾病"章节。

4. 血脂管理

PCOS 患者脂代谢异常以血清胆固醇（TC）增高、高密度脂蛋白胆固醇（HDL-C）水平降低为主要特点。因此，临床常采用降 TC 药物进行降脂治疗，包括胆酸螯合剂（考来烯胺、考来替泊、考来维仑等）、胆固醇吸收抑制剂（依折麦布）、他汀类药物等，具体药物的用法用量及注意事项参照"妊娠合并脂代谢异常"章节。

5. 流产预防

无论是自然妊娠，还是促排卵治疗后或辅助生殖技术助孕后妊娠，PCOS 患者易出现黄体功能不全，因此推荐使用孕激素制剂给予黄体支持和补充治疗。

（1）黄体酮　天然孕激素

①肌内注射用法：先兆流产，一般每日 10~20mg，用至疼痛及出血停止；习惯性流产史者，自妊娠开始，一次 10~20mg，每周 2~3 次。

②口服用法：每日 200~300mg，分 1 次或 2 次服用。

③阴道给药用法：每日 1 次，一次 90mg。如果妊娠，持续治疗至胎盘具有自主功能为止，达到 10~12 周。

（2）地屈孕酮　逆转孕激素

口服用法：先兆流产起始剂量为首次口服地屈孕酮 40mg，随后每 8h 服地屈孕酮 10mg，至症状消失。习惯性流产每次口服地屈孕酮 10mg，每日 2 次，至怀孕 20 周，或至前次流产的孕周后 1~2 周，若无先兆流产表现，超声检查正常，可予以停药。

参考文献

［1］ 周文青，宫晓舒. 多囊卵巢综合征患者妊娠期并发症、妊娠结局及子代健康研究进展（2020）［J］. 中华妇产科杂志，2020（4）：227-238.

［2］ Mahnaz Bahri Khomami, Helena J Teede, et al. Clinical management of pregnancy in women with polycystic ovary syndrome: An expert opinion［J］. Clinical Endocrinology, 2022: 1-10.

［3］ Hjorth-Hansen A, Salvesen Ø, Engen Hanem LG, et al. Fetal growth and birth anthropometrics in metformin-exposed offspring born to mothers with PCOS［J］. J Clin Endocrinol Metab, 2018, 103（2）：740-747.

［4］ Al-Biate MAS. Effect of metformin on early pregnancy loss in women with polycystic ovary syndrome［J］. Taiwan J Obstet Gynecol, 2015, 54（3）：266-269.

［5］ Choi YJ, Shin S. Aspirin prophylaxis during pregnancy: a systematic review and meta-analysis［J］. Am J Prev Med, 2021, 61（1）：e31-e45.

［6］ 多囊卵巢综合征相关不孕治疗及生育保护共识［J］. 生殖医学杂志，2020，29（7）：843-851.

［7］ 多囊卵巢综合征诊治路径专家共识编写组. 多囊卵巢综合征诊治路径专家共识［J］. 中华生殖与避孕杂志，2023，43（4）：337-345.

［8］ 周容，黄薇，张燕萍，等. 多囊卵巢综合征患者孕前、孕期及产后管理中国专家共识（2023年版）［J］. 中国实用妇科与产科杂志，2023，11：1106-1113.

［9］ 中国医师协会生殖医学专业委员会. 孕激素维持妊娠与黄体支持临床实践指南［J］. 中华生殖与避孕杂志，2021，41（2）：95-105.

［10］ Xu Q, Xie Q. Long-term effects of prenatal exposure to metformin on the health of children based on follow-up studies of randomized controlled trials: a systematic review and meta-analysis [J]. Arch Gynecol Obstet, 2019, 299, (5): 1295-1303.

编写人员

张了云　四川省妇幼保健院

江永贤　四川省妇幼保健院

赵华　广州市花都区人民医院

妊娠合并高催乳素血症

一、概述

各种原因导致血清催乳素（Prolactin，PRL）持续增高的病理生理状态，称为高催乳素血症（Hyperprolactinemia）。高催乳素血症是年轻女性常见的下丘脑 – 垂体疾病综合征。PRL 瘤是高催乳素血症的最常见病因。据报道，25~34 岁妇女中高催乳素血症的年发病率为 23.9/10 万，高于男性。在闭经患者中，约 15% 存在高催乳素血症，在闭经伴有溢乳的患者中，高催乳素血症高达 70%。3%~10% 无排卵的多囊卵巢综合征患者有高催乳素血症，垂体功能性腺瘤约占全部垂体腺瘤的 45%，是临床上病理性高催乳素血症最常见的原因。

高催乳素血症是一种临床病理生理状态，可由生理、病理、药物等多种情况引起，具体简述如下。

1. 生理性原因

生理性高催乳素血症主要由体力活动、妊娠、哺乳、睡眠、应激等因素引起，其血清 PRL 一般不超过 200ng/ml。

垂体 PRL 分泌有脉冲波动，频率约 90min 1 次。月经周期中期血 PRL 水平可有高峰，黄体期保持较高水平。妊娠期血 PRL 水平升高 10 倍，可高于 200ng/ml（9.1nmol/L）自然临产时血 PRL 水平下降，于分娩前 2h 左右达低谷，产后 2h 内又升至高峰。不哺乳者，产后 3~4 周恢复正常；哺乳者，因乳头吸吮刺激促使 PRL 分泌，血 PRL 水平在产后 6~12 个月恢复正常，延长哺乳时间则高 PRL 状态相应延长。入睡后 60~90min 血 PRL 水平开始上升，早晨醒前达峰值，醒后 1h 内迅速下降，上午 9~11 时进入低谷。睡眠时间改变时 PRL 分泌节律也随之改变。进餐 30min 内 PRL 分泌增加 50%~100%，尤其是进餐高蛋白高脂饮食。应激状态如情绪紧张、寒冷、麻醉、手术、低血糖、性生活、运动时 PRL 分泌有即时短暂性升高。乳房及胸壁刺激通过神经反射使 PRL 分泌增加。

2. 病理性原因

（1）垂体疾病

①垂体腺瘤：高催乳素血症中 20%~30% 有垂体瘤，最常见为 PRL 瘤，其他有 GH 瘤（25%~40% 有高催乳素血症）、促肾上腺皮质激素（ACTH）瘤、无功能细胞瘤等。

②其他肿瘤，如垂体转移瘤、脑膜瘤、鞍内生殖细胞瘤。临床上发现垂体瘤伴血 PRL 升高有两种可能，一是 PRL 瘤，即升高的血 PRL 来源于 PRL 瘤；二是垂体瘤本身无分泌 PRL 的功能，但因肿瘤压迫垂体柄或下丘脑，导致 PRL 释放抑制因子（Prolactin Release Inhibiting Factor，PRIF）到达垂体的途径受阻，故 PRL 分泌增多。不论是微小 PRL 瘤、大 PRL 瘤或 PRL 癌，多数情况下的血 PRL 超过 200ng/ml。但必须注意的是，PRL 瘤患者的血 PRL 偶可低于 200ng/ml。

③空泡蝶鞍综合征（Empty-Sella Syndrome）：分原发性和继发性两类。原发性因鞍隔先天性解剖缺陷所致。继发性因鞍内肿瘤经放疗、手术或自发梗死后，或妊娠时垂体增大产后复旧缩小等情况，使鞍内空间增大，加上某些颅压升高的因素引起脑脊液进入鞍内，垂体柄受压所致。

（2）下丘脑或临近部位疾病　干扰多巴胺分泌或运送的疾病，均可导致高催乳素血症，一般血 PRL 呈轻度升高（< 100ng/ml）。具体疾病包括：①肿瘤（如颅咽管瘤、生殖细胞瘤和转移瘤等）。②浸润性疾病（如结节病、组织细胞增多症等）。③下丘脑 - 垂体柄离断（如头部创伤或手术所致）。

（3）特发性高催乳素血症　多因患者的下丘脑－垂体功能紊乱，导致催乳素分泌增加。一般血 PRL 仅轻度升高（多＜100ng/ml）。当高 PRL 血症伴高雄激素血症和女性不育不孕时，尤应注意与多囊卵巢综合征（PCOS）、卵泡膜细胞增殖症、非经典肾上腺皮质增生症、早期库欣综合征等鉴别。

原发性甲状腺功能减退症，慢性系统性疾病（慢性肾功能不全、肝硬化等），神经原性疾病（带状疱疹、神经炎），胸部及乳腺疾病（胸壁损伤、乳腺手术、慢性乳腺炎、长期乳头刺激等），异位 PRL 分泌综合征等，这些病因也建议补充，注意精简。

3. 药物性原因

许多药物可引起高催乳素血症（表 5-5），但它们并不会导致催乳素腺瘤。常用剂量时，血 PRL 一般不超过 100μg/L（4.55nmol/L）。但吩噻嗪类及利培酮除外，其可导致血清催乳素浓度高达 200μg/L。

（1）抗精神病药　抗精神病药是药物性高催乳素血症的最常见原因。一些抗精神病药为多巴胺 D2 受体拮抗剂，可通过该机制升高 PRL 水平，包括利培酮、吩噻嗪类和氟哌啶醇。PRL 浓度在急性应用这些药物后数小时内升高，并在停止长期治疗后 2~4 日内恢复正常。升高的幅度因药物不同而有差异。例如，氟哌啶醇使血清催乳素浓度平均升高 17μg/L，而利培酮可使之升高 45~80μg/L。在新型抗精神病药中，使用氨磺必利时观察到高催乳素血症的患病率最高（89%），氨磺必利是一种非典型抗精神病药，部分国家有该药。尚未观察到使用氯氮平时发生高催乳素血症。抗癫痫药托吡酯也已用作抗精神病药，由于该药对催乳素分泌具有抑制作用，故建议，在应当避免高催乳素血症时，可使用该药治疗精神疾病。

（2）选择性 5- 羟色胺再摄取抑制剂　选择性 5- 羟色胺再摄取抑制剂（Selective Serotonin Reuptake Inhibitor，SSRI）几乎

不会引起 PRL 浓度升高。一项研究显示，使用 20mg/d 帕罗西汀治疗 1 周后，血清催乳素浓度并未升高，但在治疗 3 周后轻度升高，不过仍处于正常高值或略微高于正常值。另一项针对长期使用氟西汀患者的研究显示，这些患者的平均基础 PRL 浓度与未经治疗的相似疾病患者并无差异。因此，SSRI 似乎并不会引起具有临床意义的高催乳素血症。

（3）其他　其他药物也可引起高催乳素血症，包括：①胃动力药物甲氧氯普胺和多潘立酮，与一些抗精神病药一样，这两种药物也是多巴胺 D2 受体拮抗剂，故可通过该机制升高血清催乳素水平。②现已不常用的降压药甲基多巴，可通过与胃动力药相似的机制增加催乳素分泌。甲基多巴可抑制多巴胺合成。③维拉帕米可升高血清催乳素浓度，但其他钙通道阻滞剂不会。维拉帕米升高催乳素的机制不明。

表 5-5　引起高催乳素血症的药物（引自 uptodate）

药物种类	催乳素升高的频率 *	机制
第一代抗精神病药		
氟奋乃静、氟哌啶醇	高	多巴胺 D2 下丘脑结节漏斗系统内的受体阻断
氯丙嗪、洛沙平、奋乃静、匹莫齐特、噻吩、三氟拉嗪	中度	
第二代抗精神病药		
阿立哌唑、氯氮平、伊潘立酮、鲁拉西酮、奥氮平、喹硫平	无或低	多巴胺 D2 受体阻断
阿塞那平	中度	
奥氮平、齐拉西酮	低	
帕潘立酮、利培酮	高	

续表

药物种类	催乳素升高的频率 *	机制
抗抑郁药，周期性		
阿米替林、地昔帕明	低	可能通过 GABA 刺激和血清素间接调节催乳素的释放
氯米帕明	高	
去甲替林	没有	
抗抑郁药		
西酞普兰、氟西汀、氟伏沙明、帕罗西汀、舍曲林	无或低（罕见报告）	与环类抗抑郁药相同
抗抑郁药，其他		
安非他酮、文拉法辛、米氮平、奈法唑酮、曲唑酮	没有	不适用
止吐和胃肠道用药		
甲氧氯普胺、多潘立酮	高	多巴胺 D2 受体阻断
丙氯拉嗪	低	
抗高血压药		
维拉帕米	低	特定于维拉帕米。可能涉及结节漏斗多巴胺能神经元内的钙内流抑制
甲基多巴	中度	左旋多巴向多巴胺的转化减少；抑制多巴胺合成
大多数其他降压药（包括其他钙通道阻滞剂）	没有	不适用
阿片类镇痛药		
美沙酮、吗啡等	给药后数小时一过性增加	可能是 μ 阿片受体激活的间接作用

注：药物诱发的高催乳素血症可导致男性减退和勃起功能障碍，女性可引起溢乳和闭经。GABA：γ-氨基丁酸；SSRI：选择性 5- 羟色胺再摄取抑制剂。* 长期使用催乳素水平异常的频率：高：> 50%；中度：25%~50%；低：< 25%；无或低：病例报告。效果可能呈剂量依赖性

二、主观性资料

1. 一般情况

包括年龄、体重、妊娠情况（妊娠次数、妊娠间隔时间、是否多胎妊娠等）、饮食、睡眠、体力活动和生活环境。

2. 现病史

详细询问患者是否妊娠（生理性高催乳素血症），是否使用过可引起高催乳素血症的药物，如雌激素、利培酮、甲氧氯普胺、氯米帕明、西咪替丁、甲基多巴和维拉帕米等。还应询问患者有无头痛、视觉异常、甲状腺功能减退症的临床症状及是否有创伤，以及现有治疗方案。

3. 既往病史

详细询问孕妇既往基础疾病，包括糖尿病、高血压、心脏疾病、肾脏疾病、肝脏疾病、血脂异常、自身免疫疾病及下丘脑疾病、乳腺疾病、带状疱疹等病史，前次怀孕是否存在胎儿生长受限、早产、胎儿死亡等情况，或高危表现如流产、胚胎停育及相关治疗情况。

4. 用药史

询问患者完整的用药史，包括用药情况（尤其是已接受口服治疗的妊娠患者，需询问既往及目前使用的药品种类、剂量、疗效及有无不良反应）、保健品使用情况、疫苗接种情况等。

5. 个人史

询问患者既往月经、婚育史，心理社会因素包括家庭情况、工作环境、文化程度和有无精神创伤史，以及吸烟/饮酒等情况。

6. 家族史

询问患者高血压、脑卒中、糖尿病、血脂异常、冠心病，或肾脏疾病的家族史，催乳素腺瘤及下丘脑疾病病史等。

7. 过敏史

既往有无药物、食物或其他过敏史。

8. 产科检查状况

产前检查是否规律或者恰当（包括产前检查质量问题）、本次妊娠经过有无异常。

三、客观性资料

1. 体征

（1）月经紊乱及不育　85% 以上患者有月经紊乱，生育期患者可不排卵或黄体期缩短，表现为月经量少，稀发或无排卵月经，甚至闭经。持续性排卵不良或者闭经导致不孕。青春期前或者青春早期女性可出现原发性闭经，生育期后多为继发性闭经。

（2）溢乳　本病的特征之一，高催乳素血症多表现为双侧少量溢乳，或挤出非血性乳白色透明液体。此外，溢乳可由乳腺本身病变所致。血性溢乳，特别是单侧的血性溢乳多提示乳腺导管癌或乳腺导管瘤，但亦见于乳腺炎或正常者。闭经 - 溢乳综合征患者中约 2/3 存在高催乳素血症，其中有 1/3 为垂体微腺瘤。

（3）头痛、视觉异常及脑神经损害　垂体腺瘤增大明显时，由于脑脊液回流障碍及周围脑组织和视神经受压，可出现头痛、视力减退、视物模糊、视野缺损、嗅觉丧失、眼球运动障碍、眼睑下垂、瞳孔对光反射消失等症状。严重者可突发剧烈头痛、恶心、呕吐及视力急剧下降，甚至昏迷和眼球突出。

（4）性功能改变　由于垂体黄体生成素（Luteinizing Hormone，LH）与卵泡刺激素（Follicle-Stimulating Hormone，FSH）分泌受抑制，出现低雌激素状态，表现为阴道壁变薄或萎缩，分泌物减少，性欲减退。

（5）腺垂体功能减退　当 PRL 大腺瘤压迫周围正常的腺垂体组织时可引起甲状腺或肾上腺功能减退，表现为畏寒、乏力、食欲减退等。

（6）其他　肥胖、水肿、多毛、痤疮及腰痛等椎体压缩性骨折的表现。

2. 实验室检查

（1）PRL 测定　多种生理因素和应激状态会引起催乳素升高，所以测定血 PRL 水平时，采血有严格要求：早晨空腹或进食纯碳水化合物早餐，于上午 9~11 时到达，先清醒静坐半小时，然后取血，力求"一针见血"，尽量减少应激。解读结果须结合临床。

（2）TSH、T3、T4 测定　高泌乳素血症可同时伴有甲状腺功能减退，需排除原发性甲状腺功能减退。

（3）性激素水平检查　除外其他性激素异常相关的闭经。

（4）其他　育龄期女性，要进行妊娠试验、肝肾功能等检查。

3. 影像学检查

影像学检查主要为 CT 和 MRI。

（1）MRI　对软组织分辨率高，无放射线损伤，在排除或确定压迫垂体柄、垂体 PRL 微腺瘤及空泡蝶鞍症等鞍区病变的定性、定位诊断等方面有明显优势，是鞍区病变首选的影像学检查手段。除非患者正在使用可致高催乳素血症的药物或有显著的肾功能损害，否则不论高催乳素血症程度如何，都应进行垂体 MRI平扫＋增强检查，以寻找下丘脑 – 垂体区有无占位病变。

（2）CT 增强检查　对确认微腺瘤或识别其与周围结构的关系方面敏感性较差，如无 MRI 检查条件时可选用。

4. 其他

常规做视力、视野及眼底检查。

四、临床诊断以及疾病分析与评价

（一）临床诊断

1. 临床症状

对出现月经紊乱及不育、溢乳、闭经、多毛、青春期延迟者，应考虑本病。

2. 血液学检查

血清 PRL > 1.14nmol/L（25μg/L）可确诊为高催乳素血症。检测最好在上午 9~11 时。若血清 PRL < 100μg/L（4.55nmol/L），应先排除生理性或药物性因素，及甲状腺、肝肾病变等引起的高催乳素血症。

3. 影像学检查

当血清催乳素 > 4.55nmol/L（100μg/L）时，应行垂体磁共振检查，明确是否存在垂体微腺瘤或腺瘤。

4. 眼底检查

由于垂体腺瘤可侵犯和（或）压迫视交叉，引起视乳头水肿；也可因肿瘤压迫视交叉致使视野缺损，因而眼底、视野检查有助于确定垂体腺瘤的大小及部位，尤其适用于孕妇。疑为大腺瘤或有压迫症状的患者应常规筛查视野，对确定垂体瘤扩展部位有意义。

（二）妊娠期高催乳素血症管理

1. 孕前咨询

不孕症的女性中高催乳素血症的发病率在 9%~17% 不等，复发性流产中的发生率为 2%~5%，女性高催乳素血症患者的孕前咨询应包括：

（1）了解患者一般情况包括年龄、体重、妊娠情况（妊娠次数、妊娠间隔时间、是否多胎妊娠等）、饮食和生活环境。了解患者上述提到的现病史、既往病史、用药史、个人史、家族史、过敏史。

（2）嘱患者主动改变不良生活方式（应戒烟戒酒、低盐饮食、减少咖啡因摄入）、保持心情愉悦、减少情绪波动、减少熬夜，以期达到优化的备孕条件。

（3）孕前接受高泌乳素药物治疗者，应避免使用喹高利特。

（4）妊娠前的管理　需明确催乳素瘤和高催乳素血症的病因、催乳素水平及其对月经和排卵的影响、瘤体大小、是否存在瘤体的压迫症候群、是否合并其他内分泌功能异常。根据备孕期妇女上述结果进行综合分析和评估，提出是否可以正常备孕、暂缓备孕，或需先进行诊断和治疗，再根据病情控制情况进一步提出备孕指导建议。暂缓备孕的患者需进行机械避孕，而非避孕药避孕，以明确多巴胺受体激动剂的治疗效果及确定月经周期。

建议微腺瘤患者，当经多巴胺受体激动剂治疗后血清催乳素水平降至正常范围内，即可考虑备孕。而对于大腺瘤患者，特别是侵袭性大腺瘤或存在鞍上生长的肿瘤，应经药物或手术治疗，使腺瘤缩小至鞍内后再尝试妊娠，且需要强调的是，部分患者的催乳素水平下降可先于肿瘤缩小，甚至有患者在月经尚未恢复时即已恢复排卵，因此在用药初期应注意避孕，以免出现意外妊娠风险。此外，对于有备孕意愿的患者，应以 MRI 作为影像学检查手段，避免 CT 检查。

（5）对于催乳素大腺瘤的患者，需充分告知患者增大的风险性及暴露于多巴胺受体激动剂是否可能对胎儿造成潜在影响。

2. 妊娠期初次评估

（1）妊娠期高泌乳素血症患者的妊娠期初次评估应包括肝肾功能、血电解质、血常规、尿常规、催乳素、视力、视野、颅脑（头痛症状等）评估，以辨别患者孕期出现的新变化。

（2）妊娠期不推荐 MRI 常规检查。对大腺瘤和微腺瘤女性的妊娠期妇女，可监测血清 PRL 水平，垂体微腺瘤和大腺瘤患者妊娠期间每 3 个月进行临床评估（颅脑症状和视野检查）；未经手术治疗的大腺瘤患者，可增加产检次数和视觉检查，如出现头痛或视野缺损等肿瘤压迫症状，则需进行不含钆的 MRI 检查以及请神经科和眼科评估。

3. 孕期监测检查

对于泌乳素腺瘤女性，特别是有大腺瘤者，在妊娠期应密切监测，包括症状、血清泌乳素、视野、垂体 MRI，建议每 3 个月随访 1 次。随访与监测内容如下：

（1）症状　应定期随访，并询问患者有无头痛和视力下降、视野缺损，若有则提示可能存在腺瘤生长，腺瘤生长及瘤体较大者，可提高随访频率。

（2）血清 PRL　只针对大腺瘤和微腺瘤女性的妊娠期妇女测定血清催乳素水平，每 3 个月 1 次，≤ 400ng/ml 可继续随访。若催乳素水平＞ 400ng/ml，应检查视野。

（3）视野检查　大多数有泌乳素腺瘤的孕妇不需要常规检查视野，但大腺瘤有临床相关腺瘤扩大风险，应常规每 3 月进行视力、视野、眼底检查。此外，若大腺瘤超出蝶鞍，即使无视觉症状也应在妊娠前检查视野，并如果视野缺损符合蝶鞍区占位，即双颞侧野视力下降（双颞侧偏盲），需要 MRI 平扫。

（4）垂体 MRI　泌乳素腺瘤患者在妊娠期不需要常规行垂体 MRI，因为腺瘤生长的风险非常低。但如果患者出现剧烈头痛或视野异常，则需要垂体 MRI 平扫来评估腺瘤大小。

4. 孕期药物治疗时机

妊娠期用药的基本原则是将胎儿对药物的暴露限制在尽可能少的时间内。尽管溴隐亭和卡麦角林已证实对妊娠过程或胎儿没有不良影响，但如果药物治疗期间妊娠，原则上应停药；如发现孕妇有服用多巴胺能受体激动剂（Dopamine Agonists，DAs）的病史，不推荐因此终止妊娠。

（1）妊娠前已用药患者停药时机

①对于垂体微腺瘤、鞍内大腺瘤或较小的大腺瘤未累积视交叉者，在发现妊娠后尽快停用 DAs。②妊娠前扩展性／侵袭性大腺瘤患者，在孕前垂体 MRI 检查提示肿瘤体积缩小，可分次减量溴隐亭，每 1~2 个月减少 1.25mg/d，以最低有效剂量维持 PRL 正常水平，妊娠期间推荐全程用药。由于妊娠期间停用药物，可能导致肿瘤生长，因此应仔细监测临床症状，如头疼、视野缺损、尿崩症等。发现上述临床症状且 MRI 提示瘤体增大情况需继续用药。

（2）妊娠期腺瘤增大患者治疗　如果腺瘤增大程度可解释头痛和（或）视野缺损，患者应在剩余妊娠期全程使用多巴胺受体激动剂（如溴隐亭、卡麦角林），且至少应每月就诊 1 次以复查症状和视野。该治疗通常可缩小腺瘤并减轻症状。建议采用患者既往用过且能耐受的多巴胺受体激动剂，如果几周后药物没有缓解严重视功能受损，建议在中期妊娠阶段行经蝶窦手术。但若已在妊娠晚期，应尽可能将针对持续视觉症状的手术推迟到分娩之后。

（3）垂体卒中患者治疗　若患者发生垂体卒中，可出现垂体激素全面缺乏，但突发促肾上腺皮质激素（Adrenocorticotropic Hormone，ACTH）缺乏和由此导致的皮质醇缺乏最为严重，因为这会引起危及生命的低血压，治疗应给予大剂量氢化可的松。

（三）分娩时机和方式

垂体催乳素瘤并非阴道分娩禁忌证，因此终止妊娠的时机应综合考虑孕周、孕妇病情及胎儿情况等多方面因素。分娩时机和方式与普通孕妇无异。

五、治疗方案及用药指导相关建议

（一）治疗原则

1. 治疗目标

妊娠期的主要风险在于已控制的垂体泌乳素瘤增大，微腺瘤增大风险仅 3%，但未手术的大腺瘤增大风险达 32%。因此，妊娠期治疗的重点在于垂体泌乳素瘤的管理和监测。

2. 是否需要治疗

妊娠期治疗及停药时机见"四、临床诊断以及疾病分析与评价""4. 孕期药物治疗时机"。

3. 治疗方案

垂体腺瘤无论微腺瘤还是大腺瘤，首选 DAs；对于药物疗效欠佳，不能耐受药物不良反应及拒绝接受药物治疗患者可以选择手术治疗。

（二）药物治疗

DAs 能够有效使血清催乳素降至正常水平，恢复月经周期。对于使用多巴胺能受体激动剂 3~6 个月进行治疗的患者中，有近 80%~90% 患者的垂体肿瘤体积减小。以溴隐亭和卡麦角林为代表的麦角生物碱类是最常用的药物。

1. 溴隐亭

D2 样受体家族（D2、D3 和 D4 受体）激动剂。

（1）用法用量　口服给药。高泌乳素血症：根据需要每次 1.25mg，每日 2~3 次，逐渐增至一日 10~20mg/d。垂体微腺瘤：第 1 周 1.25mg、每晚 1 次；第 2 周 1.25mg，每日 2 次；第 3 周 1.25mg，每日晨服，2.5mg，每晚服；第 4 周及以后 2.5mg，每日 2 次，3 个月为一疗程。溴隐亭通常给药范围是每日 2.5~15mg，部分患者可酌情使用最大剂量每天 40mg。

（2）选用情况　备孕和妊娠期首选。

2. 卡麦角林

长效多巴胺受体激动剂。

（1）用法用量　口服给药，每周 0.5~4.5mg，每周 1~2 次。对于治疗高泌乳素血症，常用给药方法为：初始剂量：每周 500μg，然后根据反应，每月加量 500μg，可每周 1 次给药或分两次在不同日期给药；药量超过 1mg 应当分次给药。进餐时或餐后服用。

（2）选用情况　如服用溴隐亭不能耐受或者血清催乳素水平没有降至正常，考虑改用卡麦角林。

表 5-6　治疗高泌乳素血症常用药物的药动学参数

分类	代表药物	妊娠分级	哺乳分级	药动学参数			
				生物利用度	达峰时间	半衰期	血浆蛋白结合率
多巴胺受体激动剂	溴隐亭	B 级	L5 级	65~95%	1~2h	5~6h	90%~96%
	卡麦角林	B 级	L3 级	—	2~3h	63~69h	40%~42%

3. 其他药物

维生素 B_6 可减少垂体泌乳素，对乳汁分泌起到抑制作用。

维生素 B_6：口服给药，60~90mg/d，每日 3 次，与溴隐亭同时使用起协同作用。

（三）产后处理

哺乳会增加血清催乳素水平，但不会增加泌乳素腺瘤生长的风险。因此，对于微腺瘤和大腺瘤患者，如果妊娠期肿瘤大小保持稳定，则可选择母乳喂养。多巴胺受体激动剂治疗可降低血清催乳素水平，从而抑制泌乳，在母乳喂养结束前不应给药。

对于有视野缺损的女性，由于接受多巴胺受体激动剂（哺乳分级：溴隐亭 L5，卡麦角林 L3 级）治疗，禁止母乳喂养。

为了评估妊娠结束后是否需要继续使用多巴胺受体激动剂，不哺乳的女性（不哺乳女性的血清催乳素会在产后 6~12 周内恢复正常）应在分娩后约 3 个月测定血清催乳素，而哺乳女性应在哺乳结束后测定。

（四）预测和预防

1. 风险筛查

注意妊娠前和妊娠各期产科检查首诊时临床风险因素的筛查。

2. 注意预警信息和评估

（1）高催乳素血症的预警信息包括月经紊乱及不育、溢乳、头痛、眼花及视觉障碍、性功能改变、PRL 升高。

（2）对于出现的各种预警信息，需要仔细排查各种原因和予以矫正。

（3）密切监测患者妊娠前排卵情况、妊娠后颅脑症状和视觉情况、妊娠前 PLR 水平，妊娠前诊断为大腺瘤和微腺瘤的怀孕后 PLR 水平、停哺乳后 PLR 水平。增加产前检查次数，注意孕妇自身症状，必要时药物或者手术治疗。

3. 预防措施

（1）正常生活作息　保持规律的作息时间，尽量避免熬夜和过度疲劳。

（2）健康饮食　保持均衡的饮食，摄入适量的营养素。

（3）控制体重　保持健康的体重，避免肥胖。

（4）管理精神压力　学会放松身心，避免过度压力。

（5）注意药物使用　避免滥用含有激素的药物。

参考文献

［1］ 戴晨琳. 高催乳素血症的临床表现和评估. UpToDate, 2023.11.16.

［2］ 贺子秋. 高催乳素血症的病因. UpToDate, 2022.8.22.

［3］ 中华医学会妇产科学分会内分泌学组. 女性高催乳素血症诊治共识［J］. 中华妇产科杂志, 2016, 51（3）: 161-168.

［4］ 朱晓明. 泌乳素腺瘤（催乳素瘤）的妊娠前和妊娠期管理. UpToDate, 2022.10.7.

［5］ 薛雪, 李春芳. 高泌乳素血症患者的妊娠期管理［J］. 实用妇产科志, 2023, 39（5）: 344-346.

［6］ 王林杰, 朱惠娟. 垂体催乳素瘤合并妊娠患者的管理［J］. 中华内科杂志, 2022, 61（6）: 694-696.

［7］ Petersenn S, Fleseriu M, Casanueva F F, et al. Diagnosis and management of prolactin-secreting pituitary adenomas: a Pituitary Society international Consensus Statement. ［J］. Nature reviews. Endocrinology, 2023, 19（12）: 722-740.

［8］ 黄禾, 田秦杰. 高泌乳素血症妊娠相关治疗策略［J］. 实用妇产科志, 2016, 32（7）: 485-487.

［9］ 谢幸, 孔北华, 段涛. 妇产科学［M］. 9版. 北京: 人民卫生出版社, 2019.

编写人员

杨彩华　南方医科大学南方医院

郑　萍　南方医科大学南方医院

李诗然　电子科技大学附属医院·四川省人民医院

第六章

妊娠合并神经系统疾病及精神障碍类疾病

妊娠合并癫痫

一、概述

癫痫是指大脑神经元突发性异常放电，导致短暂的大脑功能障碍的一种慢性疾病。癫痫是妊娠期第二常见的神经系统合并症，妊娠期癫痫发病率为 0.3%~0.7%，死亡率可为健康妊娠女性的 10 倍。癫痫病因复杂多样，包括遗传因素、脑部疾病（颅脑肿瘤、颅内感染、外伤、脑血管病如脑出血、脑梗死、脑动静脉畸形等）、全身或系统性疾病等。

二、主观性资料

1. 一般情况

包括年龄、体重、妊娠情况（妊娠次数、妊娠间隔时间、是否多胎妊娠等）和饮食、生活环境。

2. 现病史

详细询问妊娠孕妇的癫痫症状出现的时间和严重程度，初次发现或诊断癫痫的时间、场合以及现有治疗方案。

3. 既往病史

详细询问孕妇既往基础疾病，包括既往癫痫病史、高血压、高血糖、心血管疾病、血脂异常、肾脏疾病及自身免疫性疾病（如系统性红斑狼疮、抗磷脂综合征、甲状腺疾病等）病史，前次怀孕是否存在胎儿生长受限、早产、胎儿死亡等情况。

4. 用药史

询问患者完整的用药史，包括用药情况（尤其是已接受抗癫痫治疗的妊娠患者，需询问既往及目前使用的抗癫痫药物种类、剂量、疗效及有无不良反应）、保健品使用情况（包括是否补充叶酸及用法用量等）、疫苗接种状况等。

5. 个人史

询问患者既往月经婚育史，心理社会因素包括家庭情况、工作环境、文化程度和有无精神创伤史，以及生活方式包括盐、糖、酒、咖啡及脂肪的摄入量、吸烟状况、体力活动量、体重变化、睡眠习惯等情况。

6. 家族史

询问患者癫痫家族史，高血压、脑卒中、糖尿病、血脂异常、冠心病或肾脏病的家族史，包括一级亲属发生癫痫的年龄。

7. 过敏史

既往有无药物、食物或其他过敏史。

8. 产科检查状况

产前检查是否规律或恰当（包括产前检查质量问题）、本次妊娠经过有无异常。

三、客观性资料

1. 体征

不同类型癫痫患者的神经系统体征表现可完全正常，也可能因颅内病变出现相应的神经功能缺损，或合并其他有特征性的非神经系统体征，应结合患者病史和辅助检查结果有针对性地进行体格检查。

2. 实验室检查

实验室检查主要包括血液、尿液、脑脊液检查，可以提供诊断及鉴别诊断信息。怀疑病因为遗传病时，可酌情进行针对性的基因检测。

血液检查包括血常规及血生化，如肝肾功能、血糖、电解质、血氨、血乳酸等，定期进行血常规和肝肾功能检查还可监测抗癫痫发作药物的不良反应；怀疑癫痫病因与中毒相关时，可进行血液有机物或重金属毒物筛查；部分患者必要时可行抗癫痫发作药物的血药浓度检测；血尿串联质谱分析可为诊断代谢性疾病所致的癫痫提供依据。

当考虑颅内感染、自身免疫脑炎、蛛网膜下腔出血等疾病时，可针对性地进行脑脊液病原体、自身免疫性抗体、脑脊液细胞学等检查进一步明确，但不推荐对局灶性癫痫患者常规进行腰椎穿刺检查。

一些癫痫患者颅内病变与遗传性结构性病灶相关；或与遗传代谢相关，对该类患者可针对性地进行基因检测。

3. 心电图检查

对拟诊癫痫患者至少行 12 导联心电图检查。除心电图外，心脏彩超及右心声学造影等可用于排除心源性发作疾病。

4. 脑电图检查

对怀疑有癫痫发作的患者均建议进行头皮脑电图检查。一部分癫痫患者发作期头皮脑电图各电极导联可能表现无异常，建议多次复查提高检查阳性率。

5. 影像学检查

用于癫痫诊断的影像学检查主要分为结构性和功能性影像学检查。前者包括磁共振成像（MRI）及电子计算机体层扫描（CT），后者主要包括正电子发射体层摄影（PET）、磁共振波谱分析（MRS）、功能磁共振成像（fMRI）、单光子发射计算机体层摄影（SPECT）、脑磁图（Magnetoencephalography）等。

四、临床诊断以及疾病分析与评价

（一）临床诊断

诊断依据：

（1）病史　临床至少发作1次以上。

（2）可能存在发作易感性　包括遗传、外伤、发热等因素。

（3）伴或不伴神经心理损害。

（4）排除其他原因引起的惊厥发作。

（5）实验室检查　脑电图和影像学检查。

（二）妊娠期合并癫痫患者管理及评估

1. 备孕及孕早期管理

风险筛查及孕前咨询：注意妊娠前和妊娠各期产科检查首诊时临床风险因素的筛查。评估最佳受孕时机，癫痫的诊断和继续抗癫痫药治疗的必要性，目前的抗癫痫方案是否需要调整及如何调整。

2. 预防措施

（1）建议育龄期女性癫痫患者至少无发作9个月再计划妊娠，期间尽量选择非激素避孕方案，减少避孕失败。因为抗癫痫药可能降低激素避孕的有效性，所以通常建议使用抗癫痫药（包括苯妥英、卡马西平、巴比妥类、扑米酮、托吡酯、非尔氨酯或奥卡西平）的女性避免使用复方短效避孕药（COC）。但如果患者无法使用其他避孕方法，仍可在了解风险的情况下使用COC避孕。选择COC时，应使用炔雌醇≥30μg的制剂，并应考虑使用半衰期较长的孕激素，如屈螺酮、去氧孕烯和左炔诺孕酮，并且使用连续方案或4日无激素间期的制剂，或采用宫内节育器或肌内注射长效醋酸甲羟孕酮等长效可逆避孕措施。

（2）如果患者最近 3~5 年均无发作，且脑电图正常，参照癫痫减停抗癫痫药物（AEDs）的一般原则，可考虑逐步停药，但应事先充分告知患者癫痫可能复发及其对患者和胎儿的影响。

（3）考虑到女性生育的黄金年龄较短，且大多数低剂量 AEDs 的致畸风险较低，对于正在联合治疗的女性，临床上并不建议完全停药后再怀孕，而应依据患者的具体情况进行调整：①改为低剂量单药；②替换高致畸率药物；③维持原方案但减少剂量。

（4）建议在怀孕前检测 AEDs 血药浓度，建立妊娠期间药物剂量调整的参考基线值。

（5）建议在备孕时，优先选择新型 AEDs，尽可能避免使用丙戊酸，尽量保持单药治疗的最低有效剂量。

（6）对于已经在使用丙戊酸的女性患者，建议重新评估，尽量改用其他 AEDs 替代后再考虑怀孕。

（7）癫痫女性如果有备孕需求，如果其他有效抗癫痫药方案能控制发作，应尽量避免使用丙戊酸盐，尤其首次选用尽量避免使用丙戊酸钠，如计划外怀孕且正在使用丙戊酸的女性，若发作控制良好，不推荐在妊娠期临时替换丙戊酸，调整到较低剂量即可；若发作控制不佳，可尝试用起效较快的新型 AEDs 进行替换，或添加新型 AEDS，并维持较低的丙戊酸剂量。

（8）推荐患癫痫女性从备孕时开始每天补充叶酸，并至少持续到孕 12 周。若未服用 AEDs，建议叶酸日剂量为 0.4mg；如正在服用叶酸拮抗药或既往有流产史、曾生产过神经管畸形儿，建议叶酸日剂量为 5mg。

3. 孕中晚期管理

（1）建议对患癫痫孕妇每 2~3 个月进行癫痫门诊随访，动态评估患者的癫痫发作情况，依据孕前或孕早期 AEDs 血药浓度基线值（妊娠第 5~6 周和第 10 周检测总体和游离血浆药物浓度），之后分别在中期妊娠和晚期妊娠至少检测 1 次，及时调整药物剂量或联合治疗。对于服用拉莫三嗪的孕妇，因妊娠期间，其清除率增至 2~3 倍，在中期妊娠时达到峰值，建议每月监测血药浓度。

（2）服用 AEDs 的患癫痫孕妇在妊娠期间出现抑郁、焦虑等精神心理症状，应请精神心理科医生进行早期干预。

（3）建议孕期密切监测胎儿健康状况，如果发现胎儿异常，建议咨询产科医生和新生儿科专家，以确定妊娠期间和产后的治疗方案。

4. 分娩期和哺乳期管理

（1）对于癫痫发作频繁和癫痫持续状态风险高的少数孕妇，可以考虑选择性剖宫产并建议在条件完善的医疗机构实施。

（2）患癫痫孕妇分娩时镇痛药物优先选择吗啡，哌替啶可能降低癫痫发作阈值，应谨慎使用。分娩期间应当继续服用 AEDs，如果经口不能耐受，则改为具备胃肠外给药途径的药物，如丙戊酸、苯巴比妥和左乙拉西坦等。

（3）建议对患癫痫孕妇在分娩后 10~14d 检测血药浓度，并根据血药浓度调整 AEDS 剂量。

（4）如果母亲孕期使用了酶诱导型 AEDs，建议新生儿出生时肌内注射 1mg 维生素 K。对体重 < 1.5kg 的早产儿，剂量可减半。

（5）对于单药 AEDs 治疗的癫痫患者，鼓励母乳喂养。尽管 AEDs 都会从母乳中分泌，但暴露于 AEDs 的女性实施母乳喂养仍然总体安全。相对婴儿剂量（Relative Infant Dose，RID）是评价药物泌乳风险的重要指标，RID 低于 10 被认为是安全的。国内现有的 AEDs 中，只有苯巴比妥和托吡酯的 RID 超过 10，分别为 24 和 24.5。同时检测暴露 AEDs 产后母亲和母乳喂养婴儿的血药浓度的研究结果显示，婴儿血药浓度远低于母亲的血药浓度，且均低于血药浓度参考范围的下限。此外，服用 AEDs 并坚持母乳喂养不影响其子女的近远期精神运动发育。但母乳喂养期间，应密切观测新生儿是否存在 AEDs 相关不良反应（如嗜睡、母乳喂养困难、过度易怒和哭闹），如存在则暂停母乳喂养；如为多药联合治疗的患者，可考虑人工喂养。

（6）女性癫痫患者在产后仍应继续服用 AEDS。部分患者在妊娠期间服药剂量会有所增加，经癫痫专科医生重新评估后，依据个体情况调整用药。通常建议在产后数周内，逐渐减量至妊娠前水平。对新生儿应观察是否出现与 AEDs 相关的副作用，如苯巴比妥可导致新生儿觉醒程度降低和嗜睡，丙戊酸可能与新生儿易激惹相关，拉莫三嗪可能会诱发新生儿皮疹。与透过胎盘屏障的药物浓度相比，丙戊酸、苯巴比妥、苯妥英钠、卡马西平、拉莫三嗪、托吡酯等药物在母体乳汁内的药物浓度较低，对胎儿的影响相对较小，但左乙拉西坦在乳汁内浓度较高，相关风险有待进一步临床研究证实。大部分患者在医生指导下，可进行母乳喂养。在母乳喂养过程中，如出现长时间的镇静、对喂养不感兴趣、体质量不增加等表现，则应立即停止母乳喂养。

五、治疗方案及用药指导相关建议

（一）一般治疗

1. 治疗地点

注意结合医疗水平和医疗情况行个体化处理：一部分癫痫孕妇可在门诊或住院监测与治疗；难治性癫痫患者通过门诊检查无法明确诊断或者达到治疗要求的，或者通过门诊检查明确了诊断，需要手术治疗的癫痫患者应住院治疗。

2. 休息和饮食

应注意休息，保证充足的睡眠，饮食均衡，保证摄入充足的蛋白质和热量。

（二）药物治疗

妊娠期间癫痫发作会对母体和胎儿产生不良影响，因此妊娠期女性患者除了常规的产前检查，还应定期就诊癫痫专科。根据临床表现和脑电图等检查，动态评估患者是否仍有癫痫发作并明确发作类型，以便及时调整药物剂量和种类。强直-阵挛性发作可导致胎儿心动过缓、缺氧甚至流产。如果妊娠期间发作控制不佳，需考虑可能与妊娠早期剧烈呕吐、依从性差等所致的血清药物浓度降低有关。应依据患者具体情况采取相应措施。

1. 妊娠期 AEDs 的应用

国内临床常用的 AEDs 包括丙戊酸、苯巴比妥、苯妥英钠、卡马西平等传统 AEDs，以及拉莫三嗪、左乙拉西坦、托吡酯、奥卡西平、唑尼沙胺、加巴喷丁等新一代 AEDs。应充分告知患者服用这些药物可能存在的致畸风险。

拉莫三嗪、左乙拉西坦、托吡酯、奥卡西平、唑尼沙胺、加巴喷丁等新一代 AEDS 可能会改善妊娠期药物的耐受性，较传统 AEDS 对胎儿的致畸性小，但尚缺乏大规模的临床研究证据支持。目前比较明确的是，托吡酯在孕早期的单药治疗可引起肢端骨骼异常、先天性心脏病、唇腭裂等畸形。

（1）丙戊酸　禁止用于治疗妊娠期癫痫，除非没有合适的其他治疗方案来治疗癫痫。

①口服：每日按体重 15mg/kg 或每日 600~1200mg 分 2~3 次服。开始时按 5~10mg/kg，一周后递增，至能控制发作为止。当每日用量超过 250mg 时应分次服用，以减少胃肠刺激。每日最大量为按体重不超过 30mg/kg 或每日 1.8~2.4g。

②静脉滴注：用于临时替代时（如等待手术时）：溶于 0.9% 氯化钠注射液，按照之前接受的治疗剂量［通常平均剂量

20~30mg/（kg·d）]，末次口服给药 4~6h 后静脉给药。或持续静脉滴注 24h。或每日分 4 次静脉滴注，每次时间需约 1h。

需要快速达到有效血药浓度并维持时：以 15mg/kg 剂量缓慢静脉注射，持续至少 5min；然后以 1mg/（kg·h）的速度静脉滴注，使血浆丙戊酸浓度达到 75mg/L，并根据临床情况调整静脉滴注速度。一旦停止静脉滴注，需要立刻口服给药，以补充有效成分。口服剂量可以用以前的剂量或调整后的剂量。或遵医嘱。

（2）苯巴比妥　可通过胎盘，妊娠期长期服用，可引起依赖性及致新生儿撤药综合征；可能由于维生素 K 含量减少引起新生儿出血；妊娠晚期或分娩期应用，由于胎儿肝功能尚未成熟引起新生儿（尤其是早产儿）的呼吸抑制；可能对胎儿产生致畸作用。

①口服：镇静，一次 15~30mg，每日 2~3 次；抗惊厥，每日 90~180mg，可在晚上一次顿服，或每次 30~60mg，每日 3 次；极量一次 0.25g，一日 0.5g。

②肌内注射：催眠，一次 50~100mg。

③静脉注射：治疗癫痫持续状态时剂量加大，静脉注射一次 200~300mg（速度不超过 60mg/min），必要时 6h 重复一次。

（3）苯妥英钠

①口服：每日 250~300mg，开始时 100mg bid，1~3 周内增加至 250~300mg，分三次口服，极量一次 300mg，一日 500mg。由于个体差异及饱和药动学特点，用药需个体化。应用达到控制发作和血药浓度达稳态后，可改用长效（控释）制剂，一次顿服。如发作频繁，可按体重 12~15mg/kg，分 2~3 次服用，每 6h 一次，第二天开始给予 100mg（或按体重 1.5~2mg/kg），每日 3 次直到调整至恰当剂量为止。

②静脉注射：5% 葡萄糖注射液 20~40ml 缓慢静脉注射。抗惊厥成人常用量：150~250mg，每分钟不超过 50mg，需要时

30min 后可再次静脉注射 100~150mg，一日总量不超过 500mg。

（4）卡马西平　妊娠妇女不应该服用，如确需使用，用药前应被完全告知妊娠期间服用卡马西平的相关风险。妊娠期开始服用卡马西平，应仔细权衡利弊。

口服：初始剂量每次 100~200mg，每日 1~2 次．逐渐增加剂量直至最佳疗效［通常为每次 400mg（2 片），每日 2~3 次］。某些患者罕有需加至每日 1600mg。

（5）拉莫三嗪　只有在预期利益大于潜在风险的情况下，才可以使用。

口服：单药治疗剂量，初始剂量 25mg qd，连服两周；随后 50mg qd，连服两周。此后，每 1~2 周增加剂量。最大增加量为 50~100mg，直至达到最佳疗效。通常达到最佳疗效的维持剂量为 100~200mg/d，每日 1 次或分 2 次给药。但有些患者每日需服用 500mg 拉莫三嗪才能达到所期望的疗效。

孕妇在怀孕前需要确定自身的拉莫三嗪参考血药浓度值（RC），在妊娠过程中每月监测其浓度，当血药浓度低于 RC 时，可按照 20%~25% 比例增加剂量。分娩后，妊娠妇女的清除率将迅速降低，血药浓度将迅速升高，应在分娩后 1~2 周内监测血药浓度。若血药浓度高于 RC，可按照 20%~25% 比例减少剂量，持续监控和调整剂量直至恢复至基础状态。

（6）左乙拉西坦

①口服：起始治疗剂量每次 500mg bid。此剂量可以在治疗的第一天开始服用。根据临床效果及耐受性，剂量可增加至每次 1500mg bid。应每 2~4 周做一次剂量的调整，调整幅度为每次 500mg（即调整幅度为 1000mg/d）。

②静脉滴注：起始治疗剂量为每日 2 次，每次 500mg。根据临床效果及耐受性，每日剂量可每 2~4 周增加或减少 500mg，每日 2 次；最高剂量为每次 1500mg，每日 2 次。

左乙拉西坦口服和静脉给药可以直接转换，无需逐步增加或减少药物剂量，每日总剂量和给药次数维持不变。

（7）托吡酯　妊娠妇女服用托吡酯可导致胎儿伤害，发生先天畸形的风险升高。仅在潜在获益大于风险时才能在妊娠期使用。

口服：剂量调整应从每晚 25~50mg 开始，服用 1 周。随后每间隔 1 或 2 周加量 25~50mg（至 100mg）/d，分 2 次服用。应根据临床效果进行剂量调整。某些患者可在每日 1 次时达到疗效。

在加用治疗的临床试验中，200mg 是研究中最低剂量，并且有效。因此，考虑将 200mg 作为最低有效剂量，常用日剂量为 200~400mg（分 2 次服用）。个别患者曾接受 1600mg/d 的剂量治疗。

（8）奥卡西平　应向患者告知，致畸危险可能增加，并建议其进行产前初筛检查。

口服：单药治疗，起始剂量可以为每日 600mg［8~10mg/（kg·d）］，分两次给药。为了获得理想的效果，可以每隔一个星期增加每天的剂量，每次增加剂量不要超过 600mg。每日维持剂量范围在 600~2400mg，绝大多数患者对每日 900mg 的剂量即有效果。

联合治疗，起始剂量可以为一天 600mg［8~10mg/（kg·d）］分两次给药。为了获得理想的效果，可以每隔一个星期增加每天的剂量，每次增加剂量不要超过 600mg。每日维持剂量范围在 600~2400mg。

（9）唑尼沙胺　唑尼沙胺对孕妇的影响还没有被研究，然而通过对动物的研究表明，唑尼沙胺能引起出生缺陷和其他严重妊娠期问题。

口服：每日分 1~2 次服用。初始剂量应为每日 100mg，两周后可增至 200mg/d，持续两周后可以再增加至 300~400mg/d。每种剂量都要至少持续两周时间以达到稳态。

（10）加巴喷丁 目前尚无孕期妇女使用本品的经验，只有在充分评估获益风险比后，才可以使用本品。

加巴喷丁可与其他抗癫痫药物合用进行联合治疗。

口服：分次给药（每日3次）。给药方法从初始低剂量逐渐递增至有效剂量。在给药第一天可采用每日1次，每次300mg；第二天为每日2次，每次300mg；第三天为每日3次，每次300mg，之后维持此剂量服用。

参考文献

［1］ 中华医学会神经病学分会脑电图与癫痫学组. 中国围妊娠期女性癫痫患者管理指南［J］. 中华神经科杂志，2021，54（6）：539-544.

［2］ 中国医师协会神经内科分会癫痫专委会. 妊娠期女性抗癫痫药物应用中国专家共识［J］. 中国医师杂志，2015，17（7）：969-971.

［3］ 中华医学会神经病学分会，中华医学会神经病学分会脑电图与癫痫学组. 中国成人局灶性癫痫规范化诊治指南［J］. 中华神经科杂志，2022，55（12）：1341-1352.

［4］ 国家卫健委. 癫痫临床路径（2019年版）［M］. 2019.

编写人员

高　羽　电子科技大学医学院附属妇女儿童医院·成都市妇女儿童中心医院

刘星星　汉中市中心医院

杨静宜　商洛市中心医院

妊娠合并精神分裂

一、概述

精神分裂症（Schizophrenia, SCZ）是一种严重的慢性精神障碍，以现实扭曲（幻觉、妄想）、组织紊乱（形式思维障碍、行为紊乱、情感错乱）和阴性症状（社交退缩、思维贫乏、意志减退）为主要临床特征，部分患者还表现出紧张综合征和认知功能障碍。大多数精神分裂症患者初次发病的年龄在青春期至30岁，多起病隐袭，病程迁延，易复发，具有较高的致残率、住院率和疾病负担。精神分裂症的发病机制未明，目前认为该病是一种神经发育障碍的大脑疾病，与复杂的遗传因素、生物及环境因素有关。其中遗传因素最具影响并已得到强有力的证据支持。来自家系和双生子的研究提示，精神分裂症的遗传度约为80%，亲缘关系越近，患病风险越大。单卵双生子患病率显著高于异卵双生子。在人类基因组中已发现有100多个基因位点与精神分裂症有关。多种环境因素可能与精神分裂症发病有关，包括母体妊娠期精神应激、感染、分娩时的产科并发症、冬季出生等。炎症假说认为母体在妊娠早期和妊娠中期的感染暴露（流感病毒、弓形虫、单纯疱疹病毒、麻疹病毒、风疹病毒等）被认为可能是引起子代在成年期发生精神分裂症的重要危险因素。此外，神经发育异常假说、神经生化异常假说也是精神分裂症的可能发病机制。

妊娠合并精神分裂症可分以下几种情况：妊娠期首发精神分裂女性、妊娠期出现精神分裂症复发的女性、妊娠期精神分裂症病情稳定的女性。患有精神分裂症的妇女具有更高的意外怀孕率和更高的产科问题率。研究表明，精神分裂症妇女的后代死产、婴儿死亡、早产、低出生体重和胎龄小的风险增加。同时，妊娠期间母体各系统的适应性生理变化与精神分裂症复发和治疗也有一定关系。因此对于妊娠合并精神分裂症的女性，需要精神病医生、妇科医生、药师、儿科医生和助产士在内的多专业团队进行，并且需要良好的家庭合作和社会支持。

二、主观性资料

对妊娠合并精神分裂的评估目前主要依靠详细的病史采集、精神检查和量表评估，同时辅以影像学检查、生化检查等手段排除器质性疾病。鉴于精神分裂的特殊性，病史采集应包括所有可能的信息来源，精神分裂症患者因精神症状、自知力损害以及社会功能受损等原因，常需由知情人提供病史，知情人可能是家属、朋友等，有时还需要补充其他信息加以证实。

1. 一般情况

包括年龄、体重、妊娠情况（妊娠次数、妊娠间隔时间、是否多胎妊娠等）和饮食、生活环境（对于体重异常者加以重视，研究显示孕前体重 > 76.78kg 或孕前 BMI > 23.9kg/m^2 的孕妇发生妊娠期高血压和妊娠期糖尿病的风险增加）以及妊娠期是否存在精神应激、感染等潜在诱发因素。

2. 现病史

详细询问此次妊娠孕妇精神分裂的相关症状及其严重程度，以及是否存在共病。掌握患者的症状表现、持续时间、病程特点以及风险，了解症状对患者社会功能的影响。

3. 既往病史

详细询问孕妇既往基础疾病，包括既往精神病史，精神活性物质滥用和依赖史，前次怀孕是否存在胎儿生长受限、早产、胎儿死亡等情况，或高危表现如阻塞性睡眠呼吸暂停及治疗情况。

4. 用药史

询问患者完整的用药史，包括用药情况、保健品使用情况、疫苗接种状况等，尤其是已接受抗精神病药治疗的妊娠患者，需询问既往及目前使用的精神科物种类、剂量、疗效及有无不良反应。

5. 个人史

询问患者既往月经婚育史，心理社会因素包括家庭情况、工作环境、文化程度和有无精神创伤史，以及生活方式包括盐、糖、酒、咖啡及脂肪的摄入量、吸烟状况、体力活动量、体重变化、睡眠习惯等情况。

6. 家族史

询问两系三代有无精神障碍、精神异常和行为异常史，特别是精神病家族史。

7. 过敏史

既往有无药物、食物或其他过敏史。

8. 产科检查状况

产前检查是否规律或恰当（包括产前检查质量问题）、本次妊娠经过有无异常。

三、客观性资料

1. 体征

（1）精神分裂症具有思维、情感、行为等方面的障碍，以精神活动和环境不协调为主要特征，但意识与智力尚好。对患者体格检查，重点包括感知觉障碍、情感障碍、意志与行为障碍。

（2）同时应对患者进行全面的健康状况检查，确保患者孕期的营养全面均衡，防止因为自身营养问题或身体病变导致孕期情绪低落，以免孕期出现疾病复发的可能。

2. 实验室检查

（1）妊娠期合并精神分裂症应进行实验室检查，检查包括血、尿常规，血生化，电解质，甲状腺功能，激素水平，尤其注意血糖、血脂、肝肾功能等。

（2）超声影像学检查　定期完善超声检查，监测胎儿发育情况。

（3）必要时可进行脑影像学如 CT 或者 MRI 检查。

3. 量表评估

（1）一般表现　接触情况、日常生活、定向力。

（2）认知障碍　感知障碍、思维障碍、注意力、记忆力、智能、自知力。

（3）情感障碍　有无情感平淡、情感退缩、情感不协调等。

（4）意志行为障碍　患者的意志行为障碍的表现、对社会功能的影响、与其他精神症状的关系等。常用的评估精神病性临床特征的工具包括阳性和阴性症状量表（PANSS）、简明精神病性症状量表（BPRS）；冲动风险评估；自杀风险评估；社会功能评估，可以选择个人和社会功能量表（PSP）；依从性评估；社会支持及预后评估。

四、临床诊断以及疾病分析与评价

（一）临床诊断

各类临床诊断见"一、概述"中定义。主要包括妊娠期首发精神分裂者女性、妊娠期出现精神分裂症复发的女性、妊娠期精神分裂症病情稳定的女性。

（二）妊娠合并精神分裂症的管理

1. 孕前咨询

每一位有生育需求的精神分裂症患者均应常规接受孕前咨询

及妊娠风险评估。

（1）精神分裂症经治疗后痊愈且低剂量的巩固治疗已经超过2年的妇女，可以考虑停药妊娠。

（2）药师应告知患者及其家属停药的相关风险及处理措施，包括疾病再次复发风险等，并告知怀孕期间抗精神病药物安全性的相关证据。

（3）如仍需接受药物治疗，应与专科医生共同评估风险及获益，调整药物治疗方案，选择对孕妇相对安全的药物维持治疗，并告知患者未经治疗的疾病风险高于药物风险。

（4）孕前建议服用维生素及叶酸，以减少胎儿神经管畸形的发生。

2. 妊娠评估

确认孕妇正有或有过精神分裂症时，医生应该对患者的病情稳定程度、产前检查的配合程度、药物对母婴的影响、孕妇的自身管理能力等进行全面的评估，做好妊娠合并精神分裂症患者的健康宣教与管理。

3. 妊娠期复发的评估

对妊娠合并精神分裂的孕妇，科学评估妊娠期疾病复发的可能性非常必要。产科医生需联合精神科医生，了解患者在妊娠前的心理状况，发病史及用药史等。

通过对患者复发可能进行认真的评估，才能确保患者妊娠期的疾病稳定性。

4. 妊娠期药物的持续治疗问题

妊娠合并精神分裂的孕妇，科学合理的使用抗精神病药物对治疗非常关键，一方面需关注药物对胎儿的影响，消除患者对胎儿致畸的疑虑，同时要考虑母亲的疾病控制效果。药物选择上避免使用锂盐等，药物剂量应选择最小的有效剂量，控制患者的兴奋、躁动情绪，从而提升患者持续用药的依从性。

5. 妊娠合并精神分裂症的围产期处理

围产期一般是指孕 28 周到产后 1 周左右的时间，对妊娠合并精神分裂症的孕妇应从产前、产中、产后来综合考虑。

（1）在产前工作中　医护人员应特别注意患者的精神状态、行为习惯，正确判断患者心理状况。医护人员应合理安排床位，环境温馨，减少外界对孕妇的刺激，避免给孕妇带来不安和恐惧。

（2）产时合理选择分娩方式　妊娠合并精神分裂症是一类特殊的分娩对象，医生应根据产科指征、患者的精神状态和身体状况选择合理的分娩方式。对于分娩时合并精神分裂症状的患者，最有效的分娩方式是剖宫产。医生应严格控制麻醉药品的使用，避免对婴儿造成危险。手术过程应快速有效，防止手术时间过长，患者症状加剧。

对于一些患者因为分娩时的疼痛可能导致精神症状复发的患者，可以选择无痛的阴道分娩。

（3）产后孕妇的安全管理　妊娠合并精神分裂症孕妇在分娩后因为精神状况的不稳定会出现幻听、幻觉等精神问题，可能会出现自伤或者伤害婴儿的行为。医院可针对患者实行母婴隔离措施，同时对母亲继续进行药物治疗。为防止患者因精神分裂症在哺乳期间出现伤害婴儿的行为，应对婴儿进行人工喂养。

五、治疗方案及用药指导相关建议

（一）非药物治疗

1. 心理治疗

药物治疗是精神分裂症的主要治疗方法，但是越来越多的人认识到精神分裂症患者心理演变过程的重要性，包括其对疾病发作、病程的影响以及精神分裂症的诊断对患者的身心、社会功能和生存的影响等。基于上述因素，心理治疗在精神分裂症的全程治疗中显示出了必要性和重要性。有效的心理治疗可以提高精神分裂症患者对药物治疗的依从性、降低复发率和再住院率、减轻精神症状带来的痛苦、改善患者的社会功能和生活质量、为患者家属或照料者提供必要的支持。因此，精神分裂症的优化治疗应将药物治疗与心理治疗进行有机地整合，以达到改善临床症状，提高社会功能和生活质量的治疗目的。

（1）一般心理支持治疗　是心理治疗的基本和常用方法，具体技巧包括赋予适当患病角色、耐心听取患者主诉、与患者共情、根据患者的实际情况给予清晰的解释信息、重视患者担心问题等。

（2）认知行为治疗（Cognitive Behavior Therapy，CBT）　CBT是基于思维、感觉和行为之间存在联系而发展的一种心理治疗方法。与其他心理治疗方法一样，CBT 取决于医患联盟的有效建立。总体而言，CBT 的治疗目标是帮助患病个体正常化，并使之了解自身的精神病症状，从而减少相关痛苦及其对功能的影响。

2. 家庭治疗

一种邀请家庭成员参与治疗过程中的心理治疗方法，通过对整个家庭工作进行系统的焦虑管理计划，较单独对患者进行认知行为治疗更好。

3. 认知矫正治疗

精神分裂症患者存在记忆功能、注意功能、执行功能等认知功能损害。认知损害与工作、社会关系和独立生活等领域的功能有密切关系。认知矫正治疗的主要理论基础是改善认知功能。认知矫正治疗的干预方式多种多样，包括反复训练与实践，教授能改善认知的策略。

4. 运动疗法

对于轻症患者，通过冥想等自我放松技术、有氧运动等体育锻炼也可以减轻焦虑。

5. 艺术治疗

是将心理治疗技术与文艺活动（如绘画、音乐、戏剧、舞蹈）相结合，以促进患者的创造性表达（Creative Expression）。最常见的艺术治疗主要包括音乐治疗和绘画治疗。

（二）药物治疗

1. 抗抑郁药

（1）舍曲林　50~200mg/d。

妊娠期/哺乳期使用证据：①C 类风险（部分动物研究认为有不良反应，而人类尚无对照研究）；②妊娠时通常不建议使用，尤其妊娠前 3 个月内；③妊娠后期使用可能增加新生儿早产、低体重、肺性高血压、住院时间延长、需呼吸支持概率；④部分从母乳排泌；⑤部分患者在妊娠期及哺乳期持续使用，尚未见严重损害证据。

（2）艾司西酞普兰　10~20mg/d。

妊娠期/哺乳期使用证据：①C 类风险（部分动物研究认为有不良反应，而人类尚无对照研究）；②艾司西他酞普兰在妊娠期间使用较为安全；③妊娠后期使用可能增加新生儿早产、低体重、肺性高血压、住院时间延长、需呼吸支持概率；④母乳中可发现一些药物成分；⑤部分患者在妊娠期及哺乳期持续使用，尚未见严重损害证据。

（3）氟西汀　20~80mg/d。

妊娠期/哺乳期使用证据：①C 类风险（部分动物研究认为有不良反应，而人类尚无对照研究）；②妊娠时通常不建议使用，尤其妊娠前 3 个月内，而且该药物在新生儿体内释放缓慢；③妊娠后期使用可能增加新生儿早产、低体重、肺性高血压、住院时间延长、需呼吸支持概率；④部分从母乳排泌；⑤部分患者在妊娠期及哺乳期持续使用，尚未见严重损害证据。

（4）氟伏沙明　100~200mg/d。

妊娠期/哺乳期使用证据：①C类风险（部分动物研究认为有不良反应，而人类尚无对照研究）；②妊娠时通常不建议使用，尤其妊娠前3个月内；③妊娠后期使用可能增加新生儿早产、低体重、肺性高血压、住院时间延长、需呼吸支持概率；④部分从母乳排泌；⑤部分患者在妊娠期及哺乳期持续使用，尚未见严重损害证据。

（5）帕罗西汀　20~50mg/d。

妊娠期/哺乳期使用证据：①D类危险（对人类胎儿的风险有阳性证据，妊娠期用药的潜在优势仍有待证明）；②妊娠期前3个月使用增加婴儿心血管畸形概率；③帕罗西汀可能与畸形和新生儿并发症的发病率增加有关，因此不建议使用，妊娠晚期使用可能与新生儿并发症有关，包括呼吸性窘迫；④部分从母乳排泌。

（6）文拉法辛　75~225mg/d。

妊娠期/哺乳期使用证据：①C类风险（部分动物研究认为有不良反应，而人类尚无对照研究）；②妊娠时通常不建议使用，尤其妊娠前3个月内；③妊娠后期使用可能增加新生儿早产、低体重、肺性高血压、住院时间延长、需呼吸支持概率；④部分从母乳排泌；⑤部分患者在妊娠期及哺乳期持续使用，尚未见严重损害证据。

（7）度洛西汀　40~60mg/d。

妊娠期/哺乳期使用证据：①C类风险（部分动物研究认为有不良反应，而人类尚无对照研究）；②妊娠时通常不建议使用，尤其妊娠前3个月内；③妊娠后期使用可能增加新生儿早产、低体重、肺性高血压、住院时间延长、需呼吸支持概率；④母乳中可发现一些药物成分；⑤部分患者在妊娠期及哺乳期持续使用，尚未见严重损害证据。

2. 抗精神病药

（1）喹硫平　150~800mg/d。

妊娠期 / 哺乳期使用证据：①C 类风险（部分动物研究认为有不良反应，而人类尚无对照研究）；②未有数据确定与喹硫平相关的重大出生缺陷、流产或不良孕产妇或胎儿结局风险，生殖安全性数据较多；③哺乳 L2 级（较安全），有限数据显示母乳中喹硫平的相对婴儿剂量小于母亲体重调整剂量的 1%。通过母乳接触喹硫平的婴儿没有持续的不良事件报道。没有关于喹硫平对母亲产奶量的影响。

（2）利培酮　2~8mg/d。

妊娠期 / 哺乳期使用证据：①C 类风险（部分动物研究认为有不良反应，而人类尚无对照研究）；②未有数据确定与利培酮相关的重大出生缺陷、流产或不良孕产妇或胎儿结局风险，生殖安全性数据较多；③哺乳 L2 级（较安全），有限数据显示母乳中利培酮的相对婴儿剂量为母亲体重调整剂量的 2.3%~4.7%。接触后喂养婴儿有可能出现镇静、发育迟缓、神经过敏和锥体外系症状。

（3）阿立哌唑　10~30mg/d。

妊娠期 / 哺乳期使用证据：①C 类风险（部分动物研究认为有不良反应，而人类尚无对照研究）；②未有数据确定与阿立哌唑相关的重大出生缺陷、流产或不良孕产妇或胎儿结局风险，阿立吡唑安全性数据有限；③哺乳 L3 级（不一定安全），有限数据显示母乳中利培酮的相对婴儿剂量为母亲体重调整剂量的0.7%~8.3%。

（4）奥氮平　10mg/d。

妊娠期 / 哺乳期使用证据：①C 类风险（部分动物研究认为有不良反应，而人类尚无对照研究）；②未有数据确定与奥氮平相关的重大出生缺陷、流产或不良孕产妇或胎儿结局风险，生殖安全性数据较多；③哺乳 L2 级（较安全），接触后喂养婴儿有可能出现镇静、发育迟缓、神经过敏和锥体外系症状。

（5）氯氮平　100~200mg/d。

妊娠期 / 哺乳期使用证据：①B 类风险（可能安全）；②哺乳 L3 级（不一定安全），可能对哺乳婴儿产生严重不良反应，不建议哺乳。

（6）氟哌啶醇　4~20mg/d。

妊娠期 / 哺乳期使用证据：①C 类风险（部分动物研究认为有不良反应，而人类尚无对照研究）；②妊娠早期使用可能导致肢体畸形；③哺乳 L3 级（不一定安全），会经乳汁排泄，接受治疗时不建议进行母乳喂养。

3. 锂盐

锂盐　0.6~0.9g/d。

妊娠期 / 哺乳期使用证据：①D 类危险（对人类胎儿的风险有阳性证据，妊娠期用药的潜在优势仍有待证明）；②妊娠期前 3 个月使用增加婴儿心血管畸形概率，尤其是埃布斯坦综合征；③哺乳 L4 级（可能有害），暴露于碳酸锂下的婴儿可能具有占母亲血浆水平的 30%~40% 的血浆锂浓度，喂养婴儿可能会出现锂重度的症状和体征，如肌张力高、体温过低、发绀和心电图改变。

4. 抗癫痫药物

（1）丙戊酸钠　20~30mg/（kg·d）。

妊娠期 / 哺乳期使用证据：①D /X 类危险（对人类胎儿有害），当用于偏头痛治疗的预防时，分级为 X；②妊娠期不建议使用丙戊酸钠，会增加胎儿先天畸形的风险，特别是包括脊柱裂在内的神经管缺陷等，除非其他药物不能提供足够的症状控制作用，且不能突然停药；③丙戊酸钠在乳汁中排泄，相当于母体血清水平的 1%~10%。

（2）拉莫三嗪　100~200mg/d。

妊娠期/哺乳期使用证据：①C类风险（部分动物研究认为有不良反应，而人类尚无对照研究）；②拉莫三嗪可能与结构性致畸性的显著风险无关；③拉莫三嗪倾向于高浓度进入母乳，建议在母乳喂养的妇女中使用时要谨慎（卡马西平在母乳中也含量显著，但丙戊酸盐含量较低）；④叶酸可能降低拉莫三嗪在双相情感障治疗中的疗效。

（3）卡马西平　0.2~1.6g/d。

妊娠期/哺乳期使用证据：①D类危险（对人类胎儿的风险有阳性证据，妊娠期用药的潜在优势仍有待证明）；②妊娠期间使用卡马西平与先天性畸形之间可能存在关联，可能还会导致新生儿呕吐、腹泻和（或）喂养减少；③哺乳L2级（较安全），卡马西平在母乳中也含量显著，可能会产生严重不良反应。

（三）哺乳

（1）与孕妇沟通否要用母乳喂养。在某些情况下，可以选择配方奶喂养。

（2）如果没有明确的证据表明一种药物在母乳喂养期间比另一种更安全，最好的选择可能是不更换。

（四）产后处理

（1）注意任何镇静药物，特别是在产后期间，因为过度的镇静可能会妨碍婴儿护理和母乳喂养。虽然镇静剂通常可以在开始药物治疗后的短时间内解决，但可能需要考虑其他选择。

（2）建议妇女不要与婴儿同睡。

（3）哺乳期首选最小剂量有效的药物，最好是单一疗法。相对婴儿剂量（RID）较低（最好＜10%）的药物与母乳喂养相容。因为药物在治疗几天后达到稳态水平，所以不用在每次服药后停止母乳喂养数小时，建议按需哺乳。

（4）产后易出现切口感染、产后出血以及其他产褥感染的比例较高，注意预防感染，做好护理清洁措施。

参考文献

［1］ 沈渔邨. 精神病学［M］. 3 版. 北京：人民卫生出版社，1998：574–579.

［2］ 赵靖平，施慎逊. 中国精神分裂症防治指南［M］. 2 版. 北京：中华医学电子音像出版社，2015

［3］ Keepers GA，Fochtmann LJ，Anzia JM，et al. The American Psychiatric Association Practice Guideline for the Treatment of Patients With Schizophrenia［J］. Am J Psychiatry，2020，177（9）：868–872.

［4］ Japanese Society of Neuropsychopharmacology. Japanese Society of Neuropsychopharmacology："Guideline for Pharmacological Therapy of Schizophrenia"［J］. Neuropsychopharmacol Rep，2021，41（3）：266–324.

编写人员

曾 琨 十堰市妇幼保健院

张轶惟 青海省人民医院

杨 燕 成都市第四人民医院

曾思羽 电子科技大学附属医院·四川省人民医院

妊娠合并抑郁症

一、概述

抑郁症是以显著而持久的心境低落为主要特征的一类心境障碍，是最常见的精神障碍之一。它可以是指一种心境状态、一种综合征以及一种特定的精神障碍。相关症状包括：心境低落、兴趣或愉悦感丧失、食欲和体重减少或增加、失眠或嗜睡、疲劳、认知功能障碍、精神运动性激越或迟滞、无价值感或内疚感，以及自杀意念和自杀行为。

流行病学显示，成年女性的重度抑郁终身患病率是成年男性的2倍。受孕期生理变化（激素改变和神经内分泌变化等）及社会心理适应的影响，妊娠期女性更容易出现抑郁症状。

根据美国精神病学会的DMS-5标准，目前可以诊断的抑郁障碍大致分为：①单相重性抑郁（重性抑郁障碍）；②持续性抑郁障碍（恶劣心境）；③破坏性心境失调障碍；④经前期烦躁障碍；⑤物质/药物所致的抑郁障碍；⑥其他躯体疾病所致的抑郁障碍；⑦其他特定的抑郁障碍（如轻性抑郁）；⑧未特定的抑郁障碍。单相重性抑郁和持续性抑郁障碍还可分为包括围产期起病型（围产期抑郁）在内的多种亚型。围产期抑郁是特指在妊娠期或产后4周内始发的抑郁。2015年，美国妇产科医师学会再次将围产期抑郁的时间界定为从妊娠开始至产后12个月。本章主要探讨妊娠期合并抑郁症。

按照症状严重程度，抑郁症可分为单相轻性抑郁和单相重性抑郁，后者又可分为轻度、中度和重度。单相重性抑郁（重性抑郁障碍）的特点为具有1次或多次重性抑郁发作病史，且无躁狂或轻躁狂病史。重性抑郁发作表现为下列 9 项症状中的 5 项及以上，且几乎每日都存在这些症状，症状至少持续 2 周：①一天中多数时候存在抑郁心境；②对所有或多数活动缺乏兴趣或愉悦感；③失眠或嗜睡；④体重显著减轻或增加（如一个月内变化 5%），或者几乎每日都有食欲增加或减退；⑤有他人可观察到的精神运动性迟滞或激越；⑥感到疲劳或精力不足；⑦注意力集中、思考或决策的能力下降；⑧感到无价值，或者过分或不恰当地感到内疚；⑨反复出现关于死亡或自杀的想法，或有自杀企图。其中必须具备的症状是抑郁心境或丧失兴趣 / 愉悦感。

对于妊娠女性而言，产前抑郁最严重的后果就是自杀行为，青少年孕产妇和死产后的自杀风险特别高。其他后果包括不遵医嘱产检；使用香烟、酒精甚至是毒品；食欲变差以及体重增长不良；失眠；焦虑；出现精神病性症状；不进行母乳喂养以及产后抑郁。对于胎儿，母体抑郁本身及抗抑郁药物的使用可能会增加流产、早产、胎儿畸形、胎儿生长受限和语言习得延迟等风险。此外，产前抑郁还与子女发生精神障碍有关，包括攻击行为、焦虑、抑郁和多动等。

二、主观性资料

抑郁症的诊断基于临床病史和检查。对于妊娠合并抑郁症的评估，需要通过询问病史、精神检查、体格检查、心理评估及其他辅助检查得出，其诊断建立在症状学、严重程度、病程和排除其他疾病的基础上。建议对妊娠女性至少筛查一次，筛查的时间建议为妊娠中期。建议使用爱丁堡产后抑郁量表（Edinburgh Postnatal Depression Scale，EPDS）或患者健康问卷 -9（Patient Health Questionnaire-9，PHQ-9）评估孕产妇是否存在围产期抑郁。筛查的时间和频率并不完全确定。对于存在多种抑郁风险的妊娠女性（如存在抑郁史、抑郁家族史、家庭暴力等），可以进行多次筛查，可以在妊娠中期和晚期各筛查一次。早期筛查和有效治疗可以大大减少妊娠期不良事件发生，避免出现孕产妇自杀或杀婴等严重事件。

1. 一般情况

包括年龄、体重、妊娠情况（妊娠次数、妊娠间隔时间、是否多胎妊娠等）、饮食、生活环境。

2. 现病史

详细询问此次妊娠孕妇出现抑郁症状的时间、症状出现顺序和严重程度。如果患者有自杀想法，应确认自杀意图、自杀计划、自杀的可行方法（如跳河、跳楼或服用安眠药）和自杀行动等。可以使用自杀风险评估量表评估其自杀风险。

询问孕妇初次发现或诊断抑郁症的时间、病程和现有治疗方案，确认既往抑郁发作及其病程和治疗史。采集患者病史时，通常向孕妇本人、家属，以及主治医生获取其病程资料和治疗信息等。

3. 既往病史

详细询问孕妇既往基础疾病，包括共病精神障碍（如焦虑障碍、躁狂或轻躁狂史）、高血压和高血糖等。确认孕妇前次怀孕情绪状况，以及是否存在胎儿生长受限、早产、胎儿死亡等情况。

4. 用药史

询问患者完整的用药史，包括用药情况、保健品使用情况、疫苗接种状况等，尤其是已接受抗抑郁药物治疗的妊娠患者，需询问既往及目前使用的抗抑郁药物种类、剂量、疗效及有无不良反应。

5. 个人史

询问患者既往月经婚育史，心理社会因素包括家庭情况、工

作环境、文化程度和有无精神创伤史，以及生活方式包括盐、糖、酒、咖啡及脂肪的摄入量、吸烟状况、体力活动量、体重变化、睡眠习惯等情况。

6. 家族史

应询问患者有关抑郁、自杀、精神病性症状（如妄想和幻觉）以及双相障碍的家族史，包括一级亲属发生精神障碍事件时的年龄。

7. 过敏史

既往有无药物、食物或其他过敏史。

8. 产科检查状况

产前检查是否规律或恰当（包括产前检查质量问题）、本次妊娠经过有无异常。

三、客观性资料

1. 体征

当孕妇为新发抑郁（社会心理背景或诱因不明）、重度抑郁（特别是有忧郁特征或精神病性特征的患者）、治疗抵抗性抑郁以及孕妇存在慢性躯体疾病或具有此类疾病风险时，建议进行全面的体格检查，以排除躯体疾病的可能，或发现相关诱因。

2. 实验室检查

当孕妇为新发抑郁（社会心理背景或诱因不明）、重度抑郁（特别是有忧郁特征或精神病性特征的患者）、治疗抵抗性抑郁以及孕妇存在慢性躯体疾病或具有此类疾病风险时，建议进行相关的实验室检查。相关项目包括：全血细胞计数、血清生化检查、尿液分析、促甲状腺激素、快速血浆反应素试验、人绒毛膜促性腺激素，以及针对物质滥用的尿液毒理学筛查等。

四、临床诊断以及疾病分析与评价

（一）临床诊断

临床诊断见"一、概述"中定义。

（二）妊娠期合并抑郁症的管理

1. 孕前咨询

目前临床上对于女性在妊娠期易患抑郁的原因尚不明确，可能存在的病因学因素包括激素改变、神经内分泌变化和社会心理适应及其相互作用。例如，生活应激、缺乏社会支持、家庭暴力、母体焦虑、意外妊娠、对妊娠的矛盾心理、低收入、低教育水平、抽烟、单身（非同居）、人际关系不佳等。

对于既往无抑郁症的备孕期或妊娠期间的妇女应至少进行一次抑郁筛查，对于上述危险因素进行积极干预，以达到预防妊娠期抑郁的目的。

对于既往确诊抑郁的患者，医生及药师还应重点了解患者目前抑郁症控制情况、治疗史（包括药物／心理／物理治疗的反应和耐受性、既往停药后复发的时间、重新引入药物后的恢复时间等）、躯体疾病史、社会功能、精神障碍家族史、精神活动物质使用史、是否合并其他精神疾病或基础疾病、不良生育史及其他与分娩有关的不良事件（如死胎、与婴儿性别有关的心理困扰、因婚姻不和谐、家庭暴力或配偶吸毒等社会因素引起心理困扰、烟酒嗜好等）、过去发生的自残、自杀企图和对他人的风险等。

2. 妊娠期初次评估

对既往无抑郁症的患者，建议至少在孕期筛查一次。针对每位患者筛查的时间和频率并不完全确定，通常建议其在筛妊娠中期对抑郁进行筛查。目前评估主要依靠详细的病史采集、精神检查和量表评估，同时辅以影像学检查、生化检查等手段排除器质性疾病。对于重点人群（包括既往有精神疾病病史或患有新发精神疾病的患者、妊娠期间因婚姻不和谐、家庭暴力或配偶吸毒等社会因素引起心理困扰的患者，在妊娠期间或既往分娩期间曾有过创伤经历的患者）建议在精神科医生、产科医生、临床药师多学科协作下对进行多次抑郁风险筛查。

对既往诊断为抑郁的妊娠女性建议进行基线医学诊断性检查（全血细胞计数检查及甲状腺、肾脏、肝脏功能检测）、尿液毒理学筛查（考虑到精神障碍常与药物、酒精使用共存），以及评估可能诱发或加重抑郁的草药和非处方药的使用情况。同时重点评估患者自杀风险、杀婴风险和伤害他人风险。对具有自杀想法、计划或任何有自杀意向的孕产妇都要进行详细的病史询问，使用自杀风险评估量表（NGASR）评估其自杀风险，并及时采取措施进行积极干预。建议在精神科医生、产科医生、临床药师多学科协作下视患者抑郁严重程度及治疗情况对进行多次抑郁风险筛查及评估。

表 6-1　自杀风险评估量表（NGASR）

内容	有	无
绝望感		
近期负性生活事件		
被害妄想或被害内容的幻听		
情绪低落 / 兴趣丧失或愉快感缺乏		
人际和社会功能退缩		
言语流露自杀意图		
计划采取自杀行动		
自杀家族史		

续表

内容	有	无
近亲人死亡或重要的亲密关系丧失		
精神病史		
鳏夫 / 寡妇		
自杀未遂史		
社会 – 经济地位低下		
饮酒史或酒精滥用		
罹患晚期疾病		

注：绝望感（+3）、近期负性生活事件（+1）、被害妄想或有被害内容的幻听（+1）、情绪低落 / 兴趣丧失或愉快感缺乏（+3）、人际和社会功能退缩（+1）、言语流露自杀意图（+1）、计划采取自杀行动（+3）、自杀家族史（+1）、近期亲人死亡或重要的亲密关系丧失（+3）、精神病史（+1）、鳏夫 / 寡妇（+1）、自杀未遂史（+3）、社会 – 经济地位低下（+1）、饮酒史或酒滥用（+1）、罹患晚期疾病（+1）

分数解释：≤ 5 分为低自杀风险、6~8 分为中自杀风险、9~11 分为高自杀风险、≥ 12 分为极高自杀风险

3. 孕期监测检查

（1）基本检测　注意孕妇的症状，包括①情绪低落；②兴趣丧失，尤其是自己曾经感兴趣的事情；③失眠或者睡眠过度、早醒、多梦；④容易疲劳和乏力；⑥自卑、自我评价下降；⑦注意力涣散；⑧总是回忆或臆想不好的事情，总是把痛苦放大；⑨严重者的出现消极言行，悲伤厌世。

（2）孕妇特殊检查　心电图，催乳素测定，心肌酶，肝肾功能，代谢指标如血糖、血脂，必要时监测血药浓度。积极开展单相抑郁筛查。轻度及重度抑郁诊断标准与一般成人群体所用的标准相同。对抑郁症的患者应定期评估抑郁程度，及时做出治疗方案调整，包括心理治疗及药物治疗方案。

（3）胎儿的特殊检查　包括胎儿电子监护、超声监测胎儿生长发育、羊水量，如可疑胎儿生长受限或存在胎儿生长受限趋

势，严密动态监测。

（4）制定个性化的心理健康保健计划　临床持续心理干预或（和）药物治疗预防抑郁症复发。监测药物治疗相关的问题，包括药物剂量调整、妊娠期间可能使用的其他药物的相互作用。此外，还应关注与分娩相关的任何问题和新生儿可能存在的风险。

4. 妊娠期合并抑郁症治疗的启用时间和治疗目标

妊娠合并抑郁症的孕期以保证胎儿正常发育至足月生产、母体完全缓解临床症状、恢复母体社会功能、减少抑郁症复发，避免产后抑郁为主要治疗目标。对于不同妊娠合并抑郁严重程度具体治疗方式选择及启用时间如下。

（1）单相轻性抑郁　妊娠期单相轻性抑郁治疗的主要目标是缓解抑郁症状并改善功能、减少或缓解其他临床症状（如焦虑和躯体症状等）、防止病情进展为单项重性抑郁。妊娠期单相轻性抑郁通常可采用等待观察、心理治疗、药物治疗三种治疗方式。

①等待观察：对于没有自杀意念和相对严重功能损害，且对于孕期药物治疗表示担忧的患者可以等待观察。在观察等待期间每2~6周监测1次，以确保其相关症状没有恶化且未出现重性抑郁发作。此外，临床医生及药师可积极向患者进行抑郁相关知识的宣教。如果观察等待期间出现症状恶化，或观察等待6~12周后症状仍未得到满意的解决，则建议对患者进行积极治疗。

②心理治疗：对于经观察等待后症状无缓解的轻性抑郁的妊娠期患者，临床通常建议给予结构化心理治疗作为初始治疗。心理治疗中应用较多的是认知行为治疗（CBT）及人际关系治疗。

③药物治疗：对于心理治疗效果不佳的患者建议开展抗抑郁药治疗或在心理治疗的基础上加用抗抑郁药进行治疗。对轻性抑郁症患者建议药物治疗6~12周后再评估该治疗方案是否足以缓解症状。若患者在2~3周后病情恶化或未出现改善，我们在治疗范围内增加药物剂量或加用另一种药物。如果4~6周后仅有轻微

改善（如症状较基线减轻≤25%），则增加药物剂量或加用/换用另一种抗抑郁药。

（2）单相重性抑郁

①轻至中度发作：对单相重性抑郁轻度至中度发作的妊娠期患者应立即进行急性期治疗。产前单相重性抑郁轻度至中度发作的初始治疗包括药物（抗抑郁药）或心理治疗。具体治疗方案选择取决于多个因素，包括病史、患者意愿、受教育程度及治疗条件等。

对于没有重性抑郁史的轻度至中度产前单相重性抑郁患者，推荐采用结构化心理治疗作为一线治疗。在治疗期间，医生及药师应对患者开展关于抑郁的心理教育，重点关注自理能力的恢复情况

对于有单相重性抑郁史的患者，抗抑郁药常作为孕期及产前重性抑郁的初始治疗。如果患者实际情况无法开展心理治疗，或患者偏好药物治疗（如既往抗抑郁药疗效好、认为心理治疗太费时间、既往心理治疗无效），也需使用抗抑郁药。如果患者在孕期确需使用药物治疗，并且特定抗抑郁药在孕前治疗有效，孕期通常使用相同药物。

②重度发作：对于妊娠期重度单相重性抑郁患者的急性期治疗，药物治疗是其主要治疗方式。美国精神病协会、美国妇产科医师学会和英国国家卫生与保健评价研究院的实践指南都认为孕期抗抑郁药物使用的益处超过其潜在风险。此外，心理治疗作为药物治疗的辅助手段应当得到临床及患者家属的充分重视。

目前确诊单相重性抑郁发作并接受药物治疗的女性，建议继续使用抗抑郁药，尤其是抑郁发作达到重度（如以自杀企图、精神病性特征或功能丧失为标志）。对于这些患者，建议以有效治疗范围内的最低剂量进行单药治疗，以尽量减少药物致畸风险，特别是在早期妊娠阶段。此外，抗抑郁药也常用于治疗产前单相

重性抑郁的治疗。

（3）意外妊娠和妊娠期间停用抗抑郁药原则　目前心境正常且接受抗抑郁药治疗的女性可能出现意外妊娠，这些患者需要决定是否继续接受药物治疗。临床上应综合考虑母体抑郁症复发以及抗抑郁药的致畸风险。临床医生及临床药师充分评估相关风险及获益，并充分告知患者。如果抑郁综合征为轻度到中度且患者很想避免进一步药物暴露，则可以在早期妊娠时（器官发育期间）停药，之后视情况恢复药物治疗。或者将药物治疗换为心理治疗（如认知行为治疗或人际心理治疗），同时主动监测患者是否有病情恶化。优选采用逐渐减量的方法以停用抗抑郁药（如至少用时 1~2 周），避免抑郁综合征加重。

（三）分娩时机和方式

1.终止妊娠时机

除了评估母亲和胎儿的风险获益，提前终止妊娠时还要与孕妇充分沟通，个体化决定终止妊娠时机。妊娠合并抑郁症是妊娠期特有的疾病，如果患者在妊娠期间病情较轻或病情控制效果好，可以维持到足月。

2.终止妊娠方式

（1）需结合孕妇病情及依从性进行及时评估。若患者精神症状轻，依从性良好，产科条件允许，可在密切监护下经阴道试产，同时在产程中给予心理辅导；如果产程进展欠佳，或患者在试产过程中抑郁症状加重明显，则需果断行手术终止妊娠。

（2）在麻醉方式的选择上，只要患者产科条件允许，则可以在心理辅导以及束缚带等协助下行硬膜外麻醉，尽量避免急诊行全身麻醉，减少新生儿窒息的发生率。

3.围产期注意事项

（1）密切观察产妇症状。

（2）评估抑郁严重程度并继续使用药物治疗。

（3）监测胎心率变化、注意新生儿肺动脉高压。

（4）积极预防产后出血及产褥感染。

（5）积极监测患者产后抑郁发生及加重风险。

五、治疗方案及用药指导相关建议

孕产妇抑郁症患者应针对抑郁的病因采取综合防治措施，减轻产妇的不良情绪及躯体症状，开展科学的治疗方法，减少孕产期抑郁症的发病率。治疗时首先权衡药物对胎儿的风险，抗抑郁药对孕产妇的使用风险与安全性尚无最后定论，治疗方案应根据抑郁严重程度进行调整。

（一）非药物治疗

症状较轻的患者给予支持性心理治疗，中度抑郁症患者选择认知行为治疗、人际关系心理治疗及正念心理疗法。目前最有效的心理治疗是人际心理治疗及认知行为治疗。有残留症状、复发风险高、患有惊恐障碍等合并症以及倾向于避免药物治疗的患者可能会从心理治疗中受益。这对于准备怀孕或已妊娠的女性来说是一个特别重要的选择，因为可以使很大一部分女性避免用药。

认知行为疗法或人际心理疗法已被证明对孕妇抑郁症有效。如果患者经济有限或者所在地区的行为治疗师很少，还可以选择基于网络和计算机的认知行为治疗。支持性心理治疗和心理动力学心理治疗的证据有限，但如果不能用认知行为疗法或人际心理疗法，采用支持性和心理动力学心理治疗也是可以的。

（二）药物治疗

当抑郁症达到中重度或具有自杀特征时，或已开始的药物治疗被中断，存在抑郁症复发的高风险时，有必要进行药物治疗。治疗时应从最低有效剂量开始，以尽量减少胎儿暴露，特别是在妊娠早期阶段。未经治疗的抑郁症可能会伤害胎儿，因此尽管怀孕期间的抗抑郁药可能对发育中的胎儿构成潜在风险，但对于有急性症状的患者或存在复发或复发风险较高的患者也有明显的好处。

抗抑郁药根据作用机制或化学结构的不同分为以下几类：选择性 5- 羟色胺再摄取抑制剂（SSRI），5- 羟色胺和去甲肾上腺素再摄取抑制剂（SNRI），去甲肾上腺素和特异性 5- 羟色胺抗抑郁剂（NaSSA），三环（TCA）和四环类抗抑郁药，单胺氧化酶抑制剂（MAOI）等。TCA、四环类抗抑郁药和 MAOI 属传统的第一代抗抑郁药，其他均为新型抗抑郁药，后者在安全性、耐受性和用药方便性方面较前者更有优势，是临床推荐首选的药物，其中 SSRI 又是最常用的一类。

1. 选择性 5- 羟色胺再摄取抑制剂

SSRI 是用于治疗怀孕期间焦虑和郁症的最常见的抗抑郁药。SSRI 包括氟西汀、舍曲林、帕罗西汀、西酞普兰、艾司西酞普兰（西酞普兰的活性异构体）和氟伏沙明。所有 SSRI 都可以通过胎盘。在致畸性方面大多数研究并未发现 SSRI 与先天性超额畸形风险相关。关于使用 SSRI 与先天性异常之间关系的科学数据表明绝对风险较低。在心脏缺陷方面，多项研究报道 SSRI 可能小幅增加心血管缺陷的风险，但其他几项研究发现出生前 SSRI 暴露与心脏缺陷无关。帕罗西汀似乎是报道中最多的与胎儿心脏畸形相关的药物。事实上，心血管异常是主要的缺陷，其发病率可能会显著升高，也是人们对 SSRI（特别是在怀孕期间）使用帕罗西汀的担忧日益增加的原因。然而，目前 SSRI 致畸性的证据可能受到各种方法学缺陷、缺乏使用未经治疗的抑郁症对照组的调查、适应证和回忆偏差的混淆等因素的影响。因此现在有资料将妊娠早期使用帕罗西汀与心脏畸形联系起来的数据并不强，即使这样，美国 FDA 仍将该药物归类为 D 类药物。如果患者只使用过帕罗西汀，那可以尝试其他 SSRI 药物替代，但需注意复发风险的可能；如果女性是在其他几次药物试验失败后才对帕罗西汀产生反应，那么替代就很难证明是合理的。关于并发症的报道，SSRI 不会增加自然流产风险，并且不会大幅增加妊娠期高血压疾病以及围生期死亡风险，但是产后出血率高于未使用者。

如果患者既往未使用过抗抑郁药，在 SSRI 中，我们通常选择舍曲林。根据已发表的研究和荟萃分析，舍曲林可能是 SSRI 中最安全的药物，是孕期首选的 SSRI 之一。但西酞普兰和艾司西酞普兰也是合理的选择。尽管氟西汀对重性抑郁的一般治疗有效，且观察性研究表明早期妊娠时暴露于氟西汀几乎没有致畸风险，但是对于既往未使用过抗抑郁药的患者，氟西汀通常不是一线选择。同样通常不选用氟伏沙明作为初始治疗，因为与其他 SSRI 相比，氟伏沙明的研究较少。

2.5– 羟色胺去甲肾上腺素再摄取抑制剂

重度产前重性抑郁患者可能对多次 SSRI 治疗尝试都无反应。对于这些难治性患者，建议换用 SNRI。SNRI 是妊娠女性中第二常用的抗抑郁药。SNRI 包括度洛西汀和文拉法辛，通常使用文拉法辛，因为文拉法辛用于妊娠患者的经验较多，但是使用度洛西汀也是合理的。妊娠期使用度洛西汀和文拉法辛似乎与先天畸形无关。但在并发症发面，由于各项研究的结果不一致，尚不明确度洛西汀或文拉法辛是否与自然流产、早产有关。一些观察性研究表明，文拉法辛可能增加妊娠期高血压疾病的风险，如妊娠期高血压和（或）子痫前期。一项相对严谨的研究发现，度洛西汀与子痫前期无关。多项观察性研究提示，妊娠末期使用度洛西汀和文拉法辛与产后出血有关，且出血风险高于 SSRI。

3. 非典型抗抑郁药

非典型抗抑郁药包括安非他酮和米氮平。其中安非他酮属于去甲肾上腺素和多巴胺再摄取抑制剂（NDRI），一般不将安非他酮作为怀孕期间治疗抑郁症的一线药物，但对于合并注意缺陷多动障碍或尼古丁依赖以及使用其他药物治疗无效的产前患者是一个合适的选择。一般认为安非他酮的致畸风险较低，尽管一些研究报道安非他酮与心脏畸形有关，但目前认为绝对风险较低，且各研究间的特定缺陷稍有不一致。在妊娠早期使用安非他酮的孕妇，自然流产发生风险增加但不会增加妊娠期高血压疾病（如子痫前期）、产后出血和早产风险。米氮平属于去甲肾上腺素和特异性 5- 羟色胺抗抑郁剂（NaSSA），对重性抑郁有效。此外，观察性研究表明，由于该药具有抗恶心的特性，可能对妊娠剧吐的女性有帮助。有限的数据显示米氮平几乎没有致畸风险，妊娠期使用米氮平是否增加自然流产目前相关的两项研究结果不一致，因此尚不明确是否增加流产风险。使用米氮平不增加子痫前期或产后出血风险，也不增加早产、低出生体重儿以及围产期死亡率的发生。

4. 三环和四环类抗抑郁药

TCA 包括阿米替林、地昔帕明、诺曲替林、氯米帕明、丙米嗪及去甲替林等。TCA 并非一线或二线治疗药物，因为这些药物通常耐受性差且过量使用可致死。在孕期使用 TCA 的一个优点是可以通过检测其药物浓度来评估妊娠环境变化中的剂量是否充足。口服剂量可能会随着妊娠进展的不同时期而改变，特别是孕晚期，平均为非孕剂量的 1.6 倍，以达到合适的血药浓度水平。以上 TCA 药物中，较少的抗胆碱能二级药物，如诺曲替林和地昔帕明，通常是首选的，以尽量减少副作用，如孕后期常见的便秘。目前认为 TCA 的致畸风险较低，多数研究发现，产前暴露于 TCA 与先天性异常无关。但一项研究瑞典的健康数据库发现，心脏间隔缺损的风险稍高，可能与孕早期服用TCA药物特别是氯米帕明有关。一项国家注册研究纳入抑郁孕妇，发现TCA不增加流产风险，但是多项研究发现子痫前期的发生率更高，以及在妊娠中期或妊娠晚期使用可能与产后出血有关。尽管妊娠期使用TCA与早产无关，但是围产期暴露于TCA可能导致暂时性新生儿戒断症状，以及低血糖、呼吸系统疾病、中枢神经系统疾病及黄疸。在长期结局方面，针对宫内暴露于TCA的儿童的研究报道，这些儿童在3岁时的运动及行为发育正常，并且总体的智商、语言发育、气质、心境、警觉能力、活动水平、注意力分散情况及行为问题与未暴露于药物的儿童相当。另外，产前使用TCA似乎不增加注意缺陷多动障碍和孤独症的风险。马普替林和米安色林属于四环类抗抑郁药。马普替林主要抑制突触去甲肾上腺素的再摄取。马普替林和TCA相比，米安色林的抗胆碱能作用很小。酮色林与米安色林相关，用于治疗先兆子痫和安胎，并且对胎儿没有任何毒性作用。

5. 单胺氧化酶抑制剂

MAOI包括苯乙肼、司来吉兰和反苯环丙胺。动物研究已显示，妊娠期暴露于单胺氧化酶抑制剂与胎仔生长受限有关；目前人类数据很少。

（三）其他治疗

对于初始治疗和后续一步治疗无效的重度产前抑郁患者，重复经颅磁刺激（TMS）是合理的选择。以背外侧前额叶皮质为目标区域的左侧高频TMS或右侧低频TMS均已用于妊娠患者。在TMS治疗前就开始使用的抗抑郁药，在TMS治疗期间通常会继续使用。

对多次（如3~5次）抗抑郁药治疗尝试无反应或者拒绝药物治疗的重度抑郁妊娠患者，建议使用电休克治疗（ECT）。另外，对于需要快速起效的患者通常优选 ECT 而非多次尝试药物治疗，这类患者包括有自杀高风险（如有自杀行为或自杀计划和意图）、拒绝进食进饮导致脱水和营养不良、伴重度精神病性特征或伴紧张症的患者。ECT 通常耐受性良好且没有绝对禁忌证，妊娠或一般躯体情况较差的患者均可使用。但需要在进行 ECT 之前请产科会诊，重点评估问题的危险因素：阴道出血、自然流产、早产、胎盘早剥和子宫胎盘功能不全（由 ECT 引起的血压一过性升高或降低及宫缩导致）以及患者的一般躯体状况。ECT 作用于母亲的电流不会经过子宫，因此通常认为妊娠期进行 ECT 对母亲和胎儿都是安全的。ECT 可能带来的风险低于重性抑郁重度发作不治疗的风险，对于希望避免胎儿暴露于药物的患者，ECT 可能是一个较好的选择。ECT 通常一周 3 次，隔日一次。无论使用指征为何，大部分患者经 6~12 次治疗后缓解，但是一些患者需要 20 次或更多次。

（四）辅助治疗

对于产前重性抑郁轻度至中度发作患者除了接受上述治疗外，通常还会接受 1 种或多种辅助治疗。辅助治疗包括针刺治疗、阅读治疗、光照治疗、运动 / 瑜伽、叶酸、按摩疗法、ω-3 脂肪酸、同伴支持 / 支持小组、心理教育和 S- 腺苷蛋氨酸。

（五）产后处理

1. 非药物处理

产后妇女通常对孩子的出生感到开心，但也有些妇女会变得抑郁。患者可能出现产后忧郁，包括自限性轻度抑郁症状，或更严重的综合征，如单相重性抑郁。未经治疗的产后重性抑郁可能会对母亲和婴儿均造成短期和长期的负面影响。

对于产后轻至中度单相重性抑郁发作患者一线治疗是心理

治疗，如认知行为治疗或人际心理治疗，但是，也可以选择行为激活、非指导式咨询和心理动力学心理治疗。该治疗对不想让婴儿暴露于抗抑郁药的哺乳期患者特别有用。如果心理治疗无法开展、未成功或被拒绝，或者既往抗抑郁药治疗有效，则也可选择抗抑郁药。此外，药物联合心理治疗对部分患者有效。若轻至中度产后抑郁患者接受初始治疗和后续治疗后无效，可以选择辅助干预措施：运动、社会 / 同伴支持、亲职教育，以及夫妻 / 家庭治疗。

2. 药物处理

（1）母乳喂养　对于进行母乳喂养的重度产后单相重性抑郁患者，急性期治疗取决于患者的临床病史和治疗意愿，以及是否有条件进行特定治疗。主要治疗方法包括抗抑郁药如 SSRI、孕烯醇酮和 ECT。此外，药物治疗几乎都需要辅以心理治疗，除非症状致使患者无法参与心理治疗。多项随机试验表明，抗抑郁药对产后抑郁有效。此外，大多数抗抑郁药对婴儿的潜在风险通常较低，使用抗抑郁药的益处大于风险。

对于进行母乳喂养的重度单相重性抑郁患者，如果优先考虑快速改善病情，则建议使用抗抑郁药孕烯醇酮，但我国尚未引进上市。如果该药无法获得、负担不起、无效或被患者拒绝，建议采用 ECT。在必须快速有效治疗时，ECT 尤其有用，患者 ECT 后麻醉苏醒即可以恢复哺乳。

对于进行母乳喂养的重度产后单相重性抑郁患者，如果没有接受过抑郁治疗，则建议使用抗抑郁药。建议初始治疗使用 SSRI，大多数 SSRI 以不到母体水平 10% 的剂量进入母乳，通常认为健康足月儿可耐受该剂量水平的母乳喂养。尽管如此，仍可能出现不常见的不良反应，应监测婴儿是否出现镇静、喂养困难和（或）睡眠困难。对于初始治疗存在抵抗、疗效轻微（如改善 < 25%）的哺乳期女性，建议更换抗抑郁药，而非加用另一种药

物。可选方案包括：另一种 SSRI、SNRI（如去甲文拉法辛、度洛西汀、文拉法辛）、非典型抗抑郁药米氮平或 TCA 去甲替林，具体选择取决于既往治疗史、副作用和患者意愿。安非他酮和多塞平等药物可能影响母乳喂养婴儿的安全，更换抗抑郁药时通常应避开这类药物。对于初始治疗后获得部分缓解（如症状较基线时减少 25%~49%）的哺乳期女性，可以加用另一种适合在母乳喂养时使用的药物，而非更换抗抑郁药。可选择的辅助药物包括第二代抗精神病药（如阿立哌唑、利培酮或奥氮平）、锂盐或三碘甲腺原氨酸。

对于妊娠期接受抗抑郁药治疗获得缓解，并在分娩前停药的患者，如果出现产后单相重性抑郁且在进行母乳喂养，建议恢复使用原来的抗抑郁药，而不选择其他即使哺乳期安全数据更好的药物。因为使用不同的抗抑郁药会增加药物暴露数量。此外，已发生的宫内抗抑郁药暴露远大于通过母乳的药物暴露。

（2）未母乳喂养　对于未进行母乳喂养的重度产后单相重性抑郁患者，如果优先考虑较快改善病情，则建议使用抗抑郁药孕烯醇酮，但该药暂未在我国上市，如果该药无法获得、负担不起、无效或被患者拒绝，则采用与一般重度抑郁患者相似的治疗方法。

（六）预测与预防

心境正常的产后女性因抑郁史而发生单相重性抑郁风险较高时，需采取干预来预防，预防抑郁发作的治疗选择取决于治疗史。

1. 有抗抑郁药成功治疗史

心境正常的产后女性因抑郁史而发生单相重性抑郁风险较高时，预防抑郁发作的治疗选择取决于治疗史。如果心境正常的产后女性先前使用抗抑郁药已成功治疗重性抑郁，包括在妊娠前不久或妊娠期间停用成功的抗抑郁药维持治疗者，但当前因抑郁史而可能发生重性抑郁，建议采用先前的抗抑郁药进行预防性治疗，而不是不治疗。首选的抗抑郁药取决于先前使用抗抑郁药的反应。通常在晚期妊娠期间（如分娩前2~4周）恢复先前方案，以确保患者分娩时处于治疗剂量。通常按照初始治疗的方法逐步增加剂量。晚期妊娠期间可能需要更大剂量来补偿母体血药浓度降低，后者由血浆容量增加、肝酶诱导和药物清除增加引起。但也可在产后身体状况稳定后恢复抗抑郁药治疗。一些有重性抑郁复发风险的产后女性不愿使用药物治疗。抗抑郁药的合理替代选择包括：心理治疗如认知行为治疗或人际心理治疗、心理社会干预如家庭访视，或者密切监测如根据临床紧迫程度，每1~4周安排1次临床访谈。

2. 没有抗抑郁药成功治疗史

如果心境正常的产后女性因抑郁史而极可能发生产后重性抑郁，并且先前使用抗抑郁药未能成功治疗，建议根据治疗条件选择认知行为治疗或人际心理治疗来预防。也可采取心理社会干预，如医护人员开展家庭访视或非专业人士提供电话支持。也可选择药物治疗或随诊观察。

参考文献

［1］ American Psychiatric Association. Diagnostic and Statistical Manual of Mental Disorders［M］. Fifth Edition（DSM-5）. American Psychiatric Association，2013.

［2］ 陈静，邹涛，赵丹青，等. 围产期精神障碍筛查与诊治专家共识［J］. 中国全科医学，2023，26（28）：3463-3470.

［3］ Wilde EA，Kim HF，Schulz PE，et al. Laboratory testing and imaging studies in psychiatry［J］. American Psychiatric Publishing Inc，2014.

［4］ Deave T，Heron J，Evans J，et al. The impact of maternal depression in pregnancy on early child development [J]. BJOG, 2008, 115: 1043.

[5] Stein A, Pearson RM, Goodman SH, et al. Effects of perinatal mental disorders on the fetus and child [J]. Lancet, 2014, 384: 1800.

[6] Alwan S, Reefhuis J, Rasmussen SA, et al. National Birth Defects Prevention Study. Use of selective serotonin-reuptake inhibitors in pregnancy and the risk of birth defects [J]. N Engl J Med, 2007, 356 (26): 2684-2692.

[7] Anderson EL, Reti IM. ECT in pregnancy: a review of the literature from 1941 to 2007 [J]. Psychosom Med, 2009, 71 (2): 235-242.

[8] Andersen JT, Andersen NL, Horwitz H, et al. Exposure to selective serotonin reuptake inhibitors in early pregnancy and the risk of miscarriage [J]. Obstet Gynecol, 2014, 124 (4): 655-661.

[9] Angelotta C, Wisner KL. Treating Depression during Pregnancy: Are We Asking the Right Questions? [J]. Birth Defects Res, 2017, 109 (12): 879-887.

[10] Briggs GG, Freeman RK. Towers CV. Drugs in Pregnancy and Lactation [M]. Eleventh Edition. Wolters Kluwer, Philadelphia, 2017.

[11] Byatt N, Deligiannidis KM, Freeman MP. Antidepressant use in pregnancy: a critical review focused on risks and controversies [J]. Acta Psychiatr Scand, 2013, 127 (2): 94-114.

[12] Chaudron LH. Complex challenges in treating depression during pregnancy [J]. Am J Psychiatry, 2013, 170 (1): 12-20.

[13] Schaefer C, Spielmann H, Vetter K, et al. 孕期与哺乳期用药 [M]. 吴效科, 黄志超, 译. 8 版. 北京: 科学出版社, 2021.

[14] Chun-Fai-Chan B, Koren G, Fayez I, et al. Pregnancy outcome of women exposed to bupropion during pregnancy: a prospective comparative study [J]. Am J Obstet Gynecol, 2005, 192 (3): 932-936.

[15] Eleftheriou G, Zandonella Callegher R, Butera R, et al. Consensus

Panel Recommendations for the Pharmacological Management of Pregnant Women with Depressive Disorders [J]. Int J Environ Res Public Health, 2023, 20(16): 6565–6622.

[16] Frieder A, Fersh M, Hainline R, et al. Pharmacotherapy of Postpartum Depression: Current Approaches and Novel Drug Development [J]. CNS Drugs, 2019, 33(3): 265–282.

[17] Gentile S. Tricyclic antidepressants in pregnancy and puerperium [J]. Expert Opin Drug Saf, 2014, 13(2): 207–225.

[18] Greene MF. Teratogenicity of SSRIs--serious concern or much ado about little? [J]. N Engl J Med, 2007, 356(26): 2732–2733.

[19] Grzeskowiak LE, McBain R, Dekker GA, et al. Antidepressant use in late gestation and risk of postpartum haemorrhage: a retrospective cohort study [J]. BJOG, 2016, 123(12): 1929–1936.

[20] Hanley GE, Smolina K, Mintzes B, et al. Postpartum Hemorrhage and Use of Serotonin Reuptake Inhibitor Antidepressants in Pregnancy [J]. Obstet Gynecol, 2016, 127(3): 553–561.

[21] Hendrick V, Suri R, Gitlin MJ, et al. Bupropion Use During Pregnancy: A Systematic Review [J]. Prim Care Companion CNS Disord, 2017, 19(5): 17r02160.

[22] Huybrechts KF, Palmsten K, Avorn J, et al. Antidepressant use in pregnancy and the risk of cardiac defects [J]. N Engl J Med, 2014, 370(25): 2397–2407.

[23] Huybrechts KF, Bateman BT, Pawar A, et al. Maternal and fetal outcomes following exposure to duloxetine in pregnancy: cohort study [J]. BMJ, 2020, 368: m237.

[24] Lanza di Scalea T, Wisner KL. Antidepressant medication use during breastfeeding [J]. Clin Obstet Gynecol, 2009, 52(3): 483–497.

[25] Larsen ER, Damkier P, Pedersen LH, et al. Use of psychotropic drugs during pregnancy and breast-feeding [J]. Acta Psychiatr Scand Suppl, 2015, (445): 1–28.

[26] Lassen D, Ennis ZN, Damkier P. First-Trimester Pregnancy

Exposure to Venlafaxine or Duloxetine and Risk of Major Congenital Malformations: A Systematic Review [J]. Basic Clin Pharmacol Toxicol, 2016, 118(1): 32–36.

[27] Lindqvist PG, Nasiell J, Gustafsson LL, et al. Selective serotonin reuptake inhibitor use during pregnancy increases the risk of postpartum hemorrhage and anemia: a hospital-based cohort study[J]. J Thromb Haemost, 2014, 12(12): 1986–1992.

[28] London V, Grube S, Sherer DM, et al. Hyperemesis Gravidarum: A Review of Recent Literature [J]. Pharmacology, 2017, 100 (3-4): 161–171.

[29] Louik C, Lin AE, Werler MM, et al. First-trimester use of selective serotonin-reuptake inhibitors and the risk of birth defects [J]. N Engl J Med, 2007, 356(26): 2675–2683.

[30] MacQueen GM, Frey BN, Ismail Z, et al. Canadian Network for Mood and Anxiety Treatments (CANMAT) 2016 Clinical Guidelines for the Management of Adults with Major Depressive Disorder: Section 6. Special Populations, Youth, Women, and the Elderly [J]. Can J Psychiatry. 2016, 61(9): 588–603.

[31] Malm H, Sourander A, Gissler M, et al. Pregnancy Complications Following Prenatal Exposure to SSRIs or Maternal Psychiatric Disorders: Results From Population-Based National Register Data [J]. Am J Psychiatry, 2015, 172(12): 1224–1232.

[32] McAllister-Williams RH, Baldwin DS, Cantwell R, et al. British Association for Psychopharmacology consensus guidance on the use of psychotropic medication preconception, in pregnancy and postpartum 2017[J]. J Psychopharmacol, 2017, 31(5): 519–552.

[33] Nordeng H, van Gelder MM, Spigset O, et al. Pregnancy outcome after exposure to antidepressants and the role of maternal depression: results from the Norwegian Mother and Child Cohort Study [J]. J Clin Psychopharmacol, 2012, 32(2): 186–194.

[34] O'Hara MW, McCabe JE. Postpartum depression: current status and

future directions[J]. Annu Rev Clin Psychol, 2013, 9: 379-407.

[35] Omay O, Einarson A. Is Mirtazapine an Effective Treatment for Nausea and Vomiting of Pregnancy?: A Case Series [J]. J Clin Psychopharmacol, 2017, 37(2): 260-261.

[36] Palmsten K, Hernández-Díaz S, Huybrechts KF, et al. Use of antidepressants near delivery and risk of postpartum hemorrhage: cohort study of low income women in the United States [J]. BMJ, 2013, 347: f4877.

[37] Palmsten K, Huybrechts KF, Michels KB, et al. Antidepressant use and risk for preeclampsia [J]. Epidemiology, 2013, 24 (5): 682-691.

[38] Palmsten K, Setoguchi S, Margulis AV, et al. Elevated risk of preeclampsia in pregnant women with depression: depression or antidepressants?[J]. Am J Epidemiol, 2012, 175(10): 988-997.

[39] Powell JG, Garland S, Preston K, et al. Brexanolone (Zulresso): Finally, an FDA-Approved Treatment for Postpartum Depression[J]. Ann Pharmacother, 2020, 54(2): 157-163.

[40] Reis M, Källén B. Delivery outcome after maternal use of antidepressant drugs in pregnancy: an update using Swedish data [J]. Psychol Med, 2010, 40(10): 1723-1733.

[41] Robakis TK, Williams KE. Biologically based treatment approaches to the patient with resistant perinatal depression[J]. Arch Womens Ment Health, 2013, 16(5): 343-351.

[42] Simon GE, Cunningham ML, Davis RL. Outcomes of prenatal antidepressant exposure [J]. Am J Psychiatry, 2002, 159 (12): 2055-2061.

[43] Stewart DE, Vigod S. Postpartum Depression [J]. N Engl J Med, 2016, 375(22): 2177-2186.

[44] Stuart S, Koleva H. Psychological treatments for perinatal depression [J]. Best Pract Res Clin Obstet Gynaecol, 2014, 28(1): 61-70.

[45] Vasilakis-Scaramozza C, Aschengrau A, Cabral H, et al.

Antidepressant use during early pregnancy and the risk of congenital anomalies [J]. Pharmacotherapy, 2013, 33 (7): 693-700.

[46] Yonkers KA, Wisner KL, Stewart DE, et al. The management of depression during pregnancy: a report from the American Psychiatric Association and the American College of Obstetricians and Gynecologists [J]. Gen Hosp Psychiatry, 2009, 31 (5): 403-413.

[47] Yonkers KA, Vigod S, Ross LE. Diagnosis, pathophysiology, and management of mood disorders in pregnant and postpartum women [J]. Obstet Gynecol, 2011, 117 (4): 961-977.

编写人员

沈　浩　电子科技大学附属医院·四川省人民医院
杨雪容　成都市第六人民医院
钟　萌　西南医科大学附属医院

妊娠合并躁狂症

一、概述

妊娠合并躁狂症是妊娠和躁狂症并存的疾病。躁狂症是心境障碍的一种发作形式，以心境高涨为主，与其处境不相称，可以从高兴愉快到欣喜若狂，某些病例仅以易激惹为主。病情轻者社会功能无损害或仅有轻度损害，严重者可出现幻觉、妄想等精神病性症状。

躁狂症分为轻性躁狂症（轻躁狂）、不伴有精神病性症状的躁狂症、伴有精神病性症状的躁狂症和复发性躁狂症（其他躁狂发作），定义分别如下。

1. 轻性躁狂症（轻躁狂）

一种以心境持久的轻度高涨、精力和活动增加、体力和脑力工作效率上常有显著的良好感觉为特征的障碍。常常存在社交活动增多、说话滔滔不绝、与人过分亲近、性欲增强、睡眠需要减少的现象，但并未达到导致工作严重受损或引起社会拒绝的程度。易激惹、自负自傲和行为莽撞可代替较常见的欣快的交往。心境和行为的障碍并不伴有幻觉或妄想。

2. 伴有精神病性症状的躁狂症

心境高涨与患者所处的环境不协调，并且可以从无忧无虑的欢乐变化到几乎不可控制的兴奋。心境的高涨伴有精力增加和随之而来的活动过多、言语促迫和对睡眠需要的减少。注意力不能持久而且常有显著的随境转移。自我评价过高并伴有夸大和过分自信。正常的社交抑制力消失导致了轻率、鲁莽或与环境不适合及不相称的行为。

3. 不伴有精神病性症状的躁狂症

除无精神病性症状的躁狂症中描述的临床相以外，还有妄想（通常是夸大）或幻觉（通常是直接对患者讲话的声音），或者其兴奋。过度活动及思维奔逸已达到极端的程度以至于患者的表现对正常交往来说是不能理解或难以接近的。

4. 复发性躁狂症（其他躁狂发作）

目前发作符合轻性躁狂症（轻躁狂）、无精神病性症状的躁狂症、有精神病性症状的躁狂症中某一型躁狂标准，并在间隔至少2个月前。有过1次发作符合轻性躁狂症（轻躁狂）、无精神病性症状的躁狂症、有精神病性症状的躁狂症中某一型躁狂标准；从未有抑郁障碍符合任何一型抑郁、双相情感障碍，或环性情感障碍标准；排除器质性精神障碍，或精神活性物质和非成瘾物质所致的躁狂发作。

二、主观性资料

1. 一般情况

包括年龄、体重、妊娠情况（妊娠次数、妊娠间隔时间、是否多胎妊娠等）和饮食、生活环境。许多双相障碍女性伴有肥胖，这会增加妊娠并发症的风险，如妊娠期糖尿病、子痫前期、剖宫产和胎儿神经管缺陷。

2. 现病史

重点评估精神科病史（当前的躁狂、轻躁狂和重性抑郁症状）、一般躯体疾病病史、精神状态检查、体格检查和有重点的实验室检查。

3. 既往病史

患者既往心境发作的次数，特别是过去2~5年；精神病性特征[妄想和（或）幻觉]的病史；自杀和杀人的意念和行为。应鼓励双相障碍患者推迟妊娠至其病情稳定，最好是在心境正常持续较长时间（如≥2年）后再受孕。

4. 用药史

询问患者完整的用药史，包括用药情况（是否使用一些可能有致畸性的药物，包括丙戊酸盐、卡马西平，以及致畸风险较低的锂盐）、保健品使用情况、疫苗接种状况等。

5. 个人史

询问患者既往月经婚育史，心理社会因素包括家庭情况、工作环境、文化程度和有无精神创伤史，有无药物、酒精和尼古丁的滥用史；以及生活方式包括盐、糖、酒、咖啡及脂肪的摄入量、吸烟状况、体力活动量、体重变化、睡眠习惯等情况。

6. 家族史

询问患者一级亲属的精神疾病患病史。

7. 过敏史

既往有无药物、食物或其他过敏史。

8. 产科检查状况

产前检查是否规律或恰当（包括产前检查质量问题）、本次妊娠经过有无异常。

三、客观性资料

1. 临床表现

患者有一段明显异常并且持续的心境高涨或易激惹和活动/精力增加，持续至少1周（轻躁狂持续至少4d），表现为每天的大多数时间，几乎每天都存在（如需住院则没有时间限制）。

活动/精力增多具体表现有：精力旺盛、活动多、好郊游、健谈、忙碌、不感到疲劳和睡眠需要减少。

心理变化主要表现为：情感高涨（比普通的幸福感更强烈）

同时伴随喋喋不休、傻笑不止和兴奋的情感状态。

2. 实验室检查

轻躁狂症状量表（The Highs Scale）：该量表共包含 7 个条目，以患者自评的方式，每个条目采用 0~2 分计分，分别代表从未、有时、经常。总分为 0~14 分，≥ 8 分作为轻躁狂症状阳性的判断标准。

32 项轻躁狂症状清单（the Hypomania Check List-32，HCL-32）：该量表共包含 32 个轻躁狂症状条目，涉及精力充沛 / 情绪高涨（Active/Elated）和冒险 / 易激惹（Risk-Take/Irritable）两个维度。量表以 "0" 和 "1" 分别表示 "否，不存在该症状" 和 "是，存在该症状"，总分 0~32 分，既往多数研究以 ≥ 14 分作为有无躁狂发作的界值。

四、临床诊断以及疾病分析与评价

1. 临床诊断

各类临床诊断见 "一、概述" 中定义。

2. 妊娠合并躁狂症的管理

（1）孕前咨询　孕前和产前维持治疗通常由围产期或普通精神科医生与产科医生和初级保健临床医生合作提供。躁狂症患者的孕前咨询应包括以下内容。

① 了解患者精神症状、服药情况、药物不良反应、社会功能、康复措施、躯体情况、生活事件、家庭监护能力、精神疾病家族史、是否合并其他基础疾病、体重变化、运动情况、烟酒嗜好等，并进行危险性评估。

② 告知患者及家属经治疗后痊愈且低剂量巩固治疗已经超过 2 年的妇女，可以考虑停药妊娠。做好停药风险评估。认真复习病史和治疗反应。如果停止使用药物，告知患者及其家属与停药

相关的个人风险、怀孕期间使用抗精神病药物的安全性的证据。制定一个逐渐停药的时间表并让患者遵守，建议家属密切观察患者是否有早期复发的征兆并及时去医院就诊。

③嘱患者提升复发先兆识别能力，进行躯体管理训练，提升生活技能和社交能力，主动改变不良生活方式，改善生活质量，以期达到优化的备孕条件。

④接受抗精神病药物和心境稳定剂治疗者，应避免使用锂盐、丙戊酸盐和卡马西平。如病情确需药物治疗，也应避免妊娠早期使用。

（2）妊娠期初次评估

①躁狂症患者的妊娠期初次评估应包括肝肾功能、甲功、血电解质、血常规、尿常规，推荐使用爱丁堡产后抑郁量表（EPDS）或9个条目的患者健康问卷（PHQ9）进行抑郁症筛查，如果抑郁筛查结果阳性，则应使用自评式15条目心境障碍问卷进行双相障碍筛查，以确保后续诊疗。

②给予患者心理支持。

③如果患者继续接受抗精神病药物治疗，应予最低有效剂量和分次服药。随着怀孕期体重、新陈代谢、排泄和体型变化，给药剂量也需要调整。

（3）孕期监测检查

①基本检测：注意孕妇精神状态，筛查甲状腺功能、血糖、血脂等代谢指标，注意胎动、胎心和胎儿生长趋势等。

②孕妇的特殊检查：包括患者的精神状态，尤其要关注自杀意念及攻击风险和精神病性症状。对于使用药物的患者，还要评估疗效和不良反应。体重、血压、空腹血糖、胆固醇和甘油三酯浓度。此外，对于治疗浓度明确的药物（如锂盐），应检测血清药物浓度。

③胎儿的特殊检查：包括胎儿电子监护、超声监测胎儿生长

发育、羊水量，特别关注胎儿心脏彩超、大排畸检查、高分辨率超声产前异常筛查，胎儿超声心动图检查等。

④检查项目和频度：根据病情决定，注意个体化，以便于掌握病情变化。通常为每日 1 次到每月 1 次不等，取决于症状的类型和严重程度。住院患者要每日监测。症状数量、强度和出现频率没有明显改善的门诊患者通常每周评估 1 次；如果患者已经有明显改善，可每 2~4 周评估一次直到病情缓解。

（4）妊娠期药物治疗启动时机和目标

①启动时机：躁狂和轻躁狂发作的妊娠患者，如果具有以下特征，则需要药物治疗：a.自杀或杀人的意念或行为；b.攻击行为；c.精神病性特征（妄想或幻觉）；d.判断力差，使得自身或他人有濒临被伤害的风险；e.社会功能或职业功能中度至重度受损；f.参与很可能导致痛苦后果的享乐活动（如无节制的疯狂购物或轻率的性行为）。

相对较轻的轻躁狂发作可能无需药物治疗。然而，目前尚不清楚哪些未经治疗的轻躁狂发作会进展为需要药物治疗的躁狂。

②治疗目标：根据大多数随机试验（未纳入妊娠患者）的持续时间，建议躁狂和轻躁狂妊娠患者治疗 3 周后再判定特定药物是否有效。治疗有效定义为患者的人身安全得到稳定，并且症状的数量、强度及发作频率明显改善。

③注意事项：a.应遵循充分评估、综合治疗、药物及剂量个体化治疗的原则；b.治疗手段包括药物治疗和非药物治疗。

（5）分娩时机和方式

①终止妊娠时机：终止妊娠的时机，应综合考虑孕周、孕妇病情及胎儿情况等多方面因素。目前对于无其他需要提前终止妊娠合并症的躁狂症孕妇不推荐在胎儿足月前提前终止妊娠。

②终止妊娠方式：a.注意个体化处理；b.妊娠合并躁狂症孕

妇，如无产科剖宫产术指征，原则上考虑引导试产；c.若不能短时间内阴道分娩，病情可能加重，可考虑放宽剖宫产术的指征。

③分娩期间注意事项：a.密切观察精神状态，尤其要关注自杀意念、及攻击风险和精神病性症状；b.停药妊娠患者应在产后尽快恢复治疗。产妇服用抗精神病药物，药物会进入母乳，但浓度会大大低于母体内浓度（小于母亲的10%），导致婴儿出现与剂量相关不良事件的可能性不大，也可以考虑母乳喂哺，需要监测婴儿的警觉程度（服用氯氮平、锂盐及拉莫三嗪者，最好避免母乳喂哺）；c.监测胎心率的变化；d.积极预防产后出血。

五、治疗方案及用药指导相关建议

1. 一般治疗

对于躁狂和轻躁狂妊娠患者，治疗是基于排除了妊娠患者的随机试验、观察性研究、出生登记以及医生的临床经验。首选的药物应在妊娠前有效且耐受性良好，同时生殖安全性相对良好。对于受孕时正在用药且临床状况稳定的患者，通常首选沿用相同方案而非换药。

2. 药物治疗

妊娠期应避免使用锂盐（D级）、丙戊酸盐（D级）和卡马西平（D级）。如病情确需药物治疗，也应避免妊娠早期使用。应与患者及家属充分沟通服药和停药的利弊，包括药物对胎儿的影响及停药复发对母婴的影响。ECT（电休克治疗）致畸风险小于药物，必要时可考虑使用。

（1）一线药物　对于躁狂和轻躁狂妊娠患者，建议给予在妊娠期广泛使用的第一代抗精神病药，首选氟哌啶醇，常规最低治疗剂量（5~10mg/d）。其他可以替代氟哌啶醇的第一代抗精神病药包括：氯丙嗪、氟奋乃静、奋乃静、替沃噻吨和三氟拉嗪。如果妊娠患者接受氟哌啶醇治疗后发生帕金森综合征或肌张力障碍，可以加用苯海拉明来代替。

（2）抵抗性患者　躁狂和轻躁狂发作的妊娠患者通常对氟哌啶醇没有反应或无法耐受，对于这些抵抗性患者，建议按照优先顺序依次选择利培酮、喹硫平或奥氮平。

（3）难治性患者　对于多种抗精神病药治疗无效的躁狂发作妊娠患者，建议采用锂盐治疗，尽管锂盐因增加心脏缺陷（如埃布斯坦畸形）风险而常被认为有致畸性，但许多专家认为绝对危险度很小。

如果患者单用锂盐无效且不愿或没有条件接受电休克治疗，建议在锂盐的基础上加用第一代或第二代抗精神病药，这是基于未纳入妊娠患者的随机试验。

（4）严重焦虑或失眠　如果躁狂发作、轻躁狂发作或混合发作的妊娠患者持续接受药物治疗却仍有重度焦虑或失眠，建议根据需要辅以小剂量苯二氮䓬类药物，用药时间尽可能短。可优先选用高效价化合物劳拉西泮或氯硝西泮。

3. 注意事项

对于所有双相障碍的育龄女性，无论其妊娠相关计划如何，孕前咨询都很重要。一般人群中常见意外妊娠，双相障碍女性中的意外妊娠风险似乎高于健康对照者。对于希望避免妊娠的患者，应鼓励其避孕；考虑妊娠的患者，应接受对其自身及其胎儿风险的相关孕前咨询。

一般病史采集应关注代谢综合征和糖尿病，这两种疾病在双相障碍患者中常见，应该先稳定病情、再尝试受孕。

4. 产后处理

与妊娠期间相比，产后出现双相心境发作的风险似乎更高。停药妊娠患者应在产后尽快恢复治疗。因几乎所有的躁狂症治疗药物都可能在乳汁中分泌，并且会不同程度地对婴儿产生影响，哺乳期不推荐母乳喂养。如确实需要母乳喂养，建议选择哺乳期分级较为安全的喹硫平（L2）、奥氮平（L2）、利培酮（L2），并做好对婴儿的监护，如有异常及时停止哺乳。

参考文献

［1］　美国精神医学学会. 精神障碍诊断与统计手册案头参考书［M］. 张道龙，译. 五版. 北京：北京大学出版社，2014.7.

［2］　赵靖平，施慎逊. 中国精神分裂症防治指南［M］. 2版. 北京：中华医学电子音像出版社，2015.

［3］　赵倩倩，周燕莉，肖超群，等. 产妇轻躁狂症状筛查及其与产后抑郁和双相情感障碍的关系研究进展［J］. 中国全科医学，2022，25（20）：2547-2550.

［4］　陈美英，张斌. 《精神障碍诊断与统计手册第五版》双相障碍分类和诊断标准的循证依据［J］. 中华脑科疾病与康复杂志（电子版），2014（4）：207-211.

编写人员

张玄羿　自贡市第一人民医院

曹录秀　自贡市大安区妇幼保健院

张婷婷　资阳市人民医院

妊娠合并焦虑障碍

一、概述

焦虑障碍（Anxiety Disorder，AD）是一组以焦虑症状群为主要临床相的精神障碍的总称。焦虑障碍是我国最常见的精神疾病，女性患病率是男性的 2 倍。焦虑障碍包括精神症状和躯体症状。精神症状表现为焦虑、担忧、害怕、恐惧以及紧张不安；躯体症状表现为心慌、胸闷、气短、口干、出汗、肌紧张性震颤、颜面潮红和苍白等自主神经功能紊乱症状。妊娠合并焦虑障碍是指由于妊娠而产生的各种具体担忧，是指孕妇对胎儿健康、自身健康与外表，以及对妊娠、分娩、子女养育相关的医疗、经济和社会支持等问题而产生的特殊心理压力和躯体症状。

未经治疗的妊娠合并焦虑可能会增加妊娠期间异常出血、流产、早产、胎儿死亡、先兆子痫、新生儿低体重和后代精神障碍的风险，以及婴儿出生后发育不良、儿童期行为异常和母亲哺乳时间减少及照顾孩子能力降低等风险。同时，疾病本身可能导致妇女营养不良、酗酒和吸烟及其他不健康的生活习惯增加，这些因素都会对其未出生的孩子造成伤害。目前，将妊娠合并焦虑障碍的不利影响概括为 4 类，包括对分娩的影响，对孕妇血糖的影响，对新生儿的影响，对儿童的影响，定义分别如下。

1. 妊娠合并焦虑障碍对分娩的影响

不良情绪致使孕妇疼痛阈值相对下降，在分娩过程中对子宫收缩疼痛异常敏感，继而引发哭闹，体力严重消耗，影响子宫收缩；同时引起交感 - 肾上腺系统兴奋，导致外周动脉收缩血流阻力增大，胎儿缺血缺氧出现胎儿宫内窘迫；还会引起不协调宫缩，产程进展异常，从而导致剖宫产及产后出血概率明显升高。

2.妊娠合并焦虑障碍对孕妇血糖的影响

妊娠期糖尿病的发生率与孕妇焦虑情绪的发生率成正比。其原因为机体受到应激原刺激时交感－肾上腺系统兴奋，导致儿茶酚胺、高血糖素以及糖皮质激素等分泌增多，促进糖异生和糖原分解，同时胰岛素分泌受抑制，机体降糖能力下降，血糖浓度升高。

3.妊娠合并焦虑障碍对新生儿的影响

相关研究显示母亲孕早期的妊娠特有焦虑对儿童神经发育影响最大。可能是由于孕早期是胎儿神经发育的关键和敏感期，此时孕妇暴露于妊娠特有焦虑将改变胎盘生理及胎儿发育的表观遗传信息编程。同时，孕早期的母体对外界环境的应激可使胎儿海马区神经受损脑神经发育异常，从而导致新生儿行为迟缓、认知情感障碍等。

4.妊娠合并焦虑障碍对儿童的影响

健康与疾病的发育起源理论（Development Origins of Health and Disease，DOHaD）提出，胎儿期是胎儿迅速生长发育的关键时期，发育中的器官对环境非常敏感，早期的环境因素可对个人健康和疾病易感性产生长期、深远的影响，母亲孕期心理健康可能通过与胎儿生长相关的生物学途径来编程子代的神经发育，孕期焦虑会改变胎儿和儿童的生长发育，增加后期患精神疾病的风险。多项研究表明，妊娠相关焦虑在儿童的不良生长发育中发挥着重要作用，特别是在情感和行为发育方面。

二、主观性资料

对妊娠合并焦虑障碍的评估目前主要依靠详细的病史采集、精神检查和量表评估，同时辅以影像学检查、生化检查等手段排除器质性疾病。对于重点人群，建议在孕早期和孕晚期各筛查一次。筛查时间点目前尚无统一标准，建议在有经验的精神科医生和产科医生的协作下对存在高危因素孕妇进行多次筛查。早期有效的精神障碍筛查有助于降低妊娠期不良事件的发生率（如产妇自杀、伤害幼儿等），提高孕产妇的生活质量。

1. 一般情况

包括年龄、体重、妊娠情况（妊娠次数、妊娠间隔时间、是否多胎妊娠等）和饮食生活环境（对于情绪异常者加以重视）。

在问诊中澄清患者的体验。最好由患者提供的症状开始澄清，如"你刚才说容易紧张，可以具体说说吗"。直接询问时首先选择开放性的问题，如"你这段时间情绪如何""这些情绪有多严重"，尽量避免在开始问诊时即使用过于封闭和诱导的问题，不利于准确收集信息。

总体评估患者情绪体验后，再逐一澄清焦虑障碍诊断相关的症状体验。

（1）担心过度且内容泛化　患者在日常生活中常感惴惴不安，过分担心各种不同的事情，如家人出门未归就担心是不是出了意外。就医过程中可能会表现为不敢做检查、怕知道检查结果等。

（2）不安　患者常表达"心里不踏实""好像要出事"。

（3）着急、容易心烦　患者对于生活的琐事，如等车，过去可以很平静，现在则无法承受等待；找不到东西就不肯罢休（即使并不急用）。这类症状使患者在医疗过程中难以忍受检查常有的排队等待或需要克服的躯体不适感。

（4）紧张　患者不能放松。

（5）犹豫不决　即使是不重要的小事也难以做出决定或选择。就医过程中涉及检查、治疗选择时就更为明显，甚至决定后还要改来改去。

（6）动作多　患者小动作多，难以安静落座，经常变换姿势，或来回走。有时可以观察到患者四肢震颤、发抖或抽搐。患者可能捶胸顿足，感觉头、颈、身体发紧僵硬、无法放松等。

（7）自主神经症状　如呼吸变化，患者可能出现深长呼吸、过度呼吸或经常叹气；也易出现胸闷气短、头晕头痛、恶心等自主神经症状。

2. 现病史

详细询问此次妊娠孕妇出现焦虑障碍症状的时间和严重程度，初次发现或诊断焦虑障碍的时间、场合，现有治疗方案。

接诊过程中，除评估躯体症状外，还应关注孕妇的情绪和行为，就诊过程中的表情、动作，叙述病史时的语气、用词等。针对表现出失眠、慢性胃肠道症状及其他疼痛症状、抑郁情绪，或其他原因不明的复发性健康问题的患者，可以询问"你常因小事过度担心/紧张吗"这一问题，焦虑障碍的患者通常会给出肯定的回答。

3. 既往病史

详细询问孕妇既往基础疾病，包括既往焦虑障碍家族史、童年期焦虑障碍病史、童年期不良的养育方式，应激性或创伤性生活事件，离异，丧偶，失业，经济困难，共病精神障碍（尤其抑郁障碍）等病史，前次怀孕是否存在胎儿生长受限、早产或胎儿死亡等情况，或高危表现如阻塞性睡眠呼吸暂停及治疗情况。

4. 用药史

询问患者完整的用药史，包括用药情况（尤其是已接受抗焦虑药物治疗的妊娠患者，需询问既往及目前使用的抗焦虑药物种类、剂量、疗效及有无不良反应）、保健品使用情况、疫苗接种状况等。

5. 个人史

询问患者既往月经婚育史，心理社会因素包括家庭情况、工作环境、文化程度和有无精神创伤史，以及生活方式包括盐、糖、酒、咖啡及脂肪的摄入量、吸烟状况、体力活动量、体重变化、睡眠习惯等情况。

6. 家族史

询问患者精神障碍家族史，包括一级亲属发生精神障碍事件时的年龄。

7. 过敏史

既往有无药物、食物或其他过敏史。

8. 产科检查状况

产前检查是否规律或恰当（包括产前检查质量问题），本次妊娠经过有无异常。

三、客观性资料

1. 体征

进行全面的体格检查，包括神经系统检查，以排除躯体疾病的可能，同时也有助于发现一些作为患病诱因的躯体疾病。焦虑障碍患者体格检查一般正常，部分患者可出现焦虑面容、血压升高、心率增快、肢端震颤、腱反射活跃及瞳孔扩大等变化。

2. 实验室检查

为排除由躯体疾病或物质依赖所致的焦虑，评估药物治疗的禁忌证及不良反应，可根据需要对患者进行以下相关的实验室检查：①血常规、尿常规；②电解质；③肝肾功能；④甲状腺功能；⑤性激素；⑥血液药物检测；⑦尿液毒物检测；⑧心电图、超声心动图、脑电图；⑨头颅 CT、MRI 检查等。

四、临床诊断以及疾病分析与评价

（一）临床诊断

各类临床诊断见"一、概述"中定义。

（二）妊娠期合并焦虑障碍的治疗管理

1. 孕前咨询

国内流行病学研究结果显示：围产期焦虑障碍的发生率为6.1%~7.7%。焦虑障碍患者的孕前咨询应包括：

（1）了解焦虑障碍控制情况、躯体疾病史、个人史、社会心理因素、精神障碍家族史、精神活性物质使用史、是否合并其他精神疾病或基础疾病、与分娩有关的事件，如死胎、与婴儿性别有关的心理困扰、因婚姻不和谐、家庭暴力或配偶吸毒等社会因素引起心理困扰、烟酒嗜好等。疾病诊断的准确性，疾病的病程、严重程度、负担和不适时的风险，在精神和身体方面的存在并存病，复发的频率和诱因。妇女既往围产期疾病发作和严重围产期发作的家族史。妇女的治疗史包括她对药物、谈话治疗和其他干预的反应和耐受性，焦虑持续时间，用药前后的缓解情况，既往停药后复发的时间，重新引入药物后的恢复时间。过去发生自残、自杀企图和对他人的风险。

（2）处理整个围产期的任何可调整的危险因素（吸烟饮酒、肥胖、叶酸补充、和家庭暴力等），关注身心健康，以期达到优化的备孕条件。

（3）对于既往或近期未接受药物治疗或轻度及中度发作的患者，原则是仅需通过非药物手段进行治疗，如果焦虑或抑郁症状持续存在、反复发作或严重程度加剧，或对单独的心理治疗反应不佳，可以使用药物来治疗疾病。对于日前正在接受药物治疗或重度焦虑的患者，在发现怀孕后，应避免突然停药；也应尽量避免更换药物，除非该药的疗效可能胜过风险。建议以"综合、全程、分级、多学科协作诊疗，保障孕产妇安全及胎儿安全"为治疗原则。

2. 妊娠期初次评估

（1）评估时间　在孕早期进行一次筛查，筛查时间点目前尚无统一标准，对围产期精神障碍的评估目前主要依靠详细的病史采集、精神检查和量表评估，同时辅以影像学检查、生化检查等手段排除器质性疾病。对于重点人群，建议在孕早期和孕晚期各筛查一次，建议在有经验的精神科医生和产科医生的协作下对存在高危因素孕妇进行多次筛查。

（2）评估要点　此类患者常存在自伤及伤人等风险，故而要对其进行风险评估，包括自杀风险、杀婴风险和伤害他人风险。对具有自杀想法、计划或任何有自杀意向的孕产妇都要进行详细的病史询问，可以使用自杀风险评估量表（NGASR）评估其自杀风险。

（3）重点评估人群　包括既往有精神疾病病史或患有新发精神疾病的患者，在妊娠期间因婚姻不和谐、家庭暴力或配偶吸毒等社会因素引起心理困扰的患者，在妊娠期间或既往分娩期间曾有过创伤经历的患者。

3. 孕期监测检查

（1）基本检测　注意孕妇的症状，包括：①坐立不安、精神紧张；②头晕、步态不稳，害怕失控、"发疯"、将死；③心慌、出汗、手抖、口干、恶心、腹部不适感；④对很小的意外反应增强，易激惹等。

（2）孕妇的特殊检查　心电图，催乳素测定，心肌酶，肝肾功能，代谢指标如血糖、血脂，必要时监测血药浓度。评估焦虑障碍程度，及时做出方案调整。

（3）胎儿的特殊检查　包括胎儿电子监护、超声监测胎儿生长发育、羊水量，如可疑胎儿生长受限或存在胎儿生长受限趋势，严密动态监测。

（4）个性化的心理健康保健计划，持续心理干预或（和）药物治疗预防复发：监测相关的问题，包括药物剂量调整、妊娠期间可能使用的其他药物的相互作用。监测与分娩相关的任何问题和新生儿可能存在的风险。

4. 治疗目标

焦虑障碍为慢性迁延性病程，复发率高，患者社会功能受损明显，严重影响生活质量。提高临床治愈率、完全缓解临床症状和恢复患者社会功能是主要治疗目标。需对患者进行长期随访及健康管理以减少焦虑障碍复发。

5. 分娩时机和方式

分娩前不推荐降低剂量或停用抗焦虑药来降低新生儿适应不良的风险，妊娠最后一个月暴露于选择性 5- 色胺再摄取抑制剂（SSRIs）与妊娠最后一个月之前曾宫内暴露于 SSRIs 的婴儿相比没有明显神经行为变量差异。此外，焦虑障碍复发的最高风险期是在产后 2~3 周。

（1）终止妊娠时机　除了评估母亲和胎儿的风险获益，提前终止妊娠时还要与孕妇充分沟通，个体化决定终止妊娠时机。妊娠合并焦虑障碍是妊娠期特有的疾病，如果患者在妊娠期间病情较轻或病情控制效果好，可以使妊娠维持到足月。

（2）终止妊娠方式

①需结合孕妇病情及依从性作出及时评估。若患者焦虑症状轻，依从性良好，产科条件允许，可在密切监护下经阴道试产，同时在产程中给予心理辅导；如果产程进展欠佳，或患者在试产过程中精神症状加重明显，则需果断行手术终止妊娠。

②在麻醉方式的选择上，只要患者产科条件允许，则可以在心理辅导以及束缚带等协助下行硬膜外麻醉，尽量避免急诊行全身麻醉，减少新生儿窒息的发生率。

③相关研究表明此类患者使用产钳助产以及急诊全麻下行子宫下段剖宫产的比例均较高，其原因可能是在自然分娩或行硬

膜外麻醉过程中患者的依从性差，无法配合助产士或麻醉师的操作，导致较高的产钳助产及全麻下剖宫产率。

（3）分娩期间注意事项

①密切观察自身症状；②评估焦虑症状严重程度并继续使用药物治疗；③监测胎心率变化、注意新生儿肺动脉高压；④积极预防产后出血及产褥感染。

五、治疗方案及用药指导相关建议

（一）一般治疗

妊娠合并焦虑障碍属于慢性迁延性病程，复发率高，患者社会功能受损明显，严重影响生活质量。尽可能早诊断、早治疗，控制症状，尽量彻底消除，提高临床治愈率；最大限度减少病残率和自杀率，防止复发，恢复社会功能，提高生活质量。尽可能减少治疗药物对代谢及妊娠的影响。

（二）非药物治疗

所有焦虑障碍患者都需要支持性访谈和对情绪状态的关注，与药物治疗相比，心理治疗干预的患者接受度更高，对妊娠期焦虑障碍的治疗应首选对胎儿、婴儿没有损害的心理治疗。

1.心理治疗

心理治疗的目标应注重当前问题，以消除当前症状为主。心理治疗应限制疗程时长，通常每周提供一次心理治疗干预，最佳持续时间在4~24个疗程之间；如治疗6周焦虑症状无改善或治疗12周症状缓解不彻底，需重新评价和换用/联用药物治疗。心理治疗包括以下方法：

一般心理支持治疗：是心理治疗的基本和常用方法，具体技巧包括赋予适当患病角色，耐心听取患者主诉，与患者共情，根据患者的实际情况给予清晰的解释信息，重视患者担心问题等。

认知行为治疗（CBT）：是应用最多的一线治疗方法，可显著改善焦虑症状。CBT通过改变个人非适应性的思维和行为模式来改善心理问题，包括认知重构、暴露疗法。

家庭治疗：是一种邀请家庭成员参与治疗过程的心理治疗方法。相较于单独对患者进行认知行为治疗，通过对整个家庭工作进行系统的焦虑管理计划会更好。

其他疗法：根据不同患者需要，心理动力学（精神分析）治疗、放松疗法、正念疗法等也是有效的心理治疗形式。

2. 辅助治疗

（1）运动疗法　对于轻症患者，通过冥想等自我放松技术、有氧运动等体育锻炼可以减轻焦虑。

（2）生活方式管理　改善生活方式包括减轻精神压力，减少酒咖啡因的摄入，戒除滥用镇静催眠药等；保持乐观心态和幻想憧憬未来都能缓解焦虑情绪。

（三）药物治疗

如果患者的临床症状亟须处理，或者心理治疗没有达到理想效果，也可以考虑短期药物治疗。妊娠期间药物治疗的风险必须同时与焦虑症的停药风险进行评估，药物选择方面尽可能遵循"单一用药、足量、足疗程治疗"原则，间歇给予最低有效剂量、尽量避免亚治疗剂量的药物治疗，选择循证研究证实对母婴风险最小和有效性更高、蛋白质结合力更高效的药物。巩固期治疗2~6个月，维持期治疗至少12个月。抗焦虑的治疗药物大部分属于抗抑郁药物，在妊娠期药物分级中C类风险居多，评估用药的收益与风险后可选择相对较安全的药物。如舍曲林、西酞普兰等常见的抗抑郁药物。治疗上一般不推荐将苯二氮䓬类药物作为单一或辅助治疗，妊娠期苯二氮䓬类药物的使用与新生儿重症监护室入住率较高、新生儿头围较小、胎儿精神运动发育延迟可能存在关联。目前缺乏在妊娠期间使用丁螺环酮有效性和风险的相关数据，因此应避免使用。妊娠合并焦虑障碍可选择的治疗药物及其妊娠期/哺乳期使用证据见表6-2。

1. 选择性5-色胺再摄取抑制剂

SSRIs为焦虑障碍一线治疗药物，如西酞普兰、艾司西酞普兰、氟伏沙明、氟西汀、帕罗西汀、舍曲林等。妊娠晚期暴露于SSRIs与新生儿持续性肺动脉高压、新生儿呼吸窘迫综合征和新生儿行为综合征相关，也与产后出血相关。舍曲林、帕罗西汀与其他SSRIs相比，妊娠期暴露水平与不良影响相关性最低，但帕罗西汀的副作用和停药问题风险更大。为避免新生儿并发症，建议在出生前两周不要常规停用SSRIs。

尽量避免在妊娠前3个月启动药物初始治疗，对于妊娠期间需要启动的药物治疗，舍曲林和西酞普兰是一线治疗方法，不推荐帕罗西汀、氟伏沙明、氟西汀。对于已经启动药物治疗的妊娠期焦虑障碍患者，艾司西酞普兰在妊娠期间可以继续使用，帕罗西汀只能在非常严格的适应证下才能继续使用；如果患者妊娠期治疗药物是氟伏沙明，则建议改用其他药物。

2. 5-羟色胺-去甲肾上腺素再摄取抑制剂

SNRIs为焦虑障碍一、二线治疗药物，仅作为妊娠期焦虑障碍可选择药物，如度洛西汀、文拉法辛。SNRIs不增加先天畸形的风险，但可能增加发生妊娠期高血压的风险，同时也与产后出血相关。

3. 其他类药物

由于缺乏妊娠期使用的相关数据，或与新生儿疾病存在相关，因此不建议妊娠期使用。包括非选择性5-HT受体拮抗剂/去甲肾上腺素 α_2 受体拮抗剂（米氮平等）、5-羟色胺部分激动剂（丁螺环酮、坦度螺酮）、苯二氮䓬类（阿普唑仑、地西泮、劳拉西泮等）。

表6-2 妊娠合并焦虑障碍的治疗药物

药物类别	药物	用量	妊娠期/哺乳期使用证据
SSRIs	舍曲林	50~200mg/d	①C类风险（部分动物研究认为有不良反应，而人类尚无对照研究） ②妊娠前3个月内谨慎使用 ③妊娠后期使用可能增加新生儿早产、低体重、肺性高血压、住院时间延长、需呼吸支持概率 ④部分从母乳排泌 ⑤部分患者在妊娠期及哺乳期持续使用，尚未见严重损害证据
	艾司西酞普兰	10~20mg/d	
	氟西汀	20~80mg/d	
	氟伏沙明	100~200mg/d	
	帕罗西汀	20~50mg/d	①D类危险（对人类胎儿的风险有阳性证据，妊娠期用药的潜在优势仍有待证明） ②妊娠期前3个月使用可能增加新生儿心血管畸形概率 ③妊娠晚期使用可能与新生儿并发症有关，包括呼吸性窘迫 ④部分从母乳排泌
SNRIs	文拉法辛	75~225mg/d	①C类风险（部分动物研究认为有不良反应，而人类尚无对照研究） ②妊娠时通常不建议使用，尤其妊娠前3个月内 ③妊娠后期使用可能增加新生儿早产、低体重、肺性高血压、住院时间延长、需呼吸支持概率 ④部分从母乳排泌 ⑤部分患者在妊娠期及哺乳期持续使用，尚未见严重损害证据
	度洛西汀	40~60mg/d	

（四）产后处理

（1）对于这一特殊人群，考虑在产后早期进行额外随访以评估心境及适应情况。另外，产后出现切口感染、产后出血以及其他产褥感染的比例较高，注意预防感染，做好护理清洁措施。

（2）对于急性和重度焦虑障碍患者不应与婴儿独处，特别是有精神病性症状者。但若有护理人员在旁提供支持并确保安全，患者可母乳喂养。此外，如果孩子不在身边，母亲也可挤出乳汁。重病患者应转至精神科治疗，通常需要住院。

（3）评估婴儿的行为、喂养、警觉和睡眠，并给婴儿查体以确定基线水平。应定期（如每月）监测婴儿因母乳喂养暴露于药物后相关毒性的迹象，例如，过度镇静、软弱无力、呼吸抑制、发绀（使用镇静剂）或易激惹、激越、过度哭闹、腹泻、神经过敏、癫痫发作（使用抗抑郁药）、新生儿持续性肺动脉高压（孕20周左右使用 SSRIs 治疗）、体重增长不足或睡眠紊乱，以及是否有僵硬、吸吮力差、喂养不良。如果出现任何毒性迹象，应复查药物，并立即停止母乳喂养。

（4）哺乳期首选最小剂量有效的药物，最好是单一疗法。相对婴儿剂量（RID）较低（最好 < 10%）的药物与母乳喂养相容。因为药物在治疗几天后达到稳态水平，所以不用在每次服药后停止母乳喂养数小时，建议按需哺乳。使用精神类药物的担忧之一是婴儿可能存在发育延迟，但发育延迟通常是轻微可逆的，且断奶停止接触精神类药物后，婴儿发育能赶上同龄人，注意监测婴儿发育情况即可。

（五）预测和预防

1. 认真学习促进孕产妇心理健康的宣教活动

包括孕产妇的心理特点、常见心理问题及影响因素、抑郁焦虑等症状识别、常用心理保健方法等。关注孕产妇的自杀和自伤问题，留意孕产妇的情绪变化，并警惕自杀风险。

2. 饮食营养和生活方式

良好的生活方式有助于促进情绪健康，包括均衡的营养、适度的体育锻炼、充足的睡眠等。正确对待工作、生活的压力也是至关重要的。构化的心理保健技术，如简版认知行为治疗，基于正念/静观的孕产妇分娩教育课程等，可以缓解孕产妇的压力，对孕产妇抑郁、焦虑、分娩恐惧等心理问题有预防效果。

3. 高危人群

在每次产前或产后检查中，应询问孕产妇的情绪状况，并了解其心理社会风险因素；产后访视应同时关注母亲心理状况及母婴互动情况。

参考文献

［1］　McAllister-Williams RH, Baldwin DS, Cantwell R, et al. British Association for Psychopharmacology consensus guidance on the use of psychotropic medication preconception, in pregnancy and postpartum 2017 ［J］. Journal of Psychopharmacology, 2017, 31（5）: 519-552.

［2］　中国药理学会治疗药物监测研究专业委员会，中国医师协会精神科医师分会，中国药理学会药源性疾病学委员会，等. 中国精神科治疗药物监测临床应用专家共识（2022年版）［J］. 神经疾病与精神卫生，2022, 22（8）: 8.

［3］　陈静，邹涛，赵丹青，等. 围产期精神障碍筛查与诊治专家共识［J］. 中国全科医学，2023, 26（28）: 3463-3470.

［4］　中华医学会，中华医学会杂志社，中华医学会全科医学分会，等. 广泛性焦虑障碍基层诊疗指南（2021年）［J］. 中华全科医师杂志，2021, 20（12）: 1232-1241.

［5］　Bharadwaj B, Endumathi R, Parial S, et al. Management of psychiatric disorders during the perinatal period ［J］. Indian Journal of Psychiatry, 2022, 64（s2）: 414-428.

［6］　陈静，邹涛，赵丹青，等. 围产期精神障碍筛查与诊治专家共识［J］. 中国全科医学，2023, 26（28）: 3463-3470.

［7］　Hyer S, Hu W, Hu M, et al. Relationship with the father of the baby and pregnancy-related anxiety among pregnant black women ［J］.

The American journal of maternal child nursing, 2022, 47（4）: 213-219.

［8］ Hoyer J, Wieder G, Hfler M, et al. Do lifetime anxiety disorders （anxiety liability）and pregnancy-related anxiety predict complications during pregnancy and delivery?［J］. Early Human Development, 2020, 144: 105022.

编写人员

何元媛　电子科技大学附属医院·四川省人民医院
路文柯　电子科技大学附属医院·四川省人民医院
卢　波　山东省蒙阴县人民医院

妊娠合并失眠症

一、概述

妊娠睡眠障碍指在妊娠期发生的睡眠形态和行为的紊乱，主要包括失眠、不宁腿综合征、呼吸睡眠障碍和嗜睡。本章主要讨论妊娠合并失眠症的治疗。

失眠症是以频繁而持续的入睡困难和（或）睡眠维持困难并导致睡眠感不满意为特征的睡眠障碍。

妊娠期失眠发生率为 52%~62%，引起失眠的相关因素有夜尿、夜间胃食管反流、焦虑、腰痛、睡姿不舒适，适应困难、呕吐、焦虑等。

失眠症包括慢性失眠症和短期失眠症。诊断慢性失眠症需满足睡眠异常（如入睡困难、睡眠维持困难、早醒、在适当的时候不肯上床睡觉），存在 ≥ 1 种睡眠相关的日间功能损害，睡眠 / 觉醒的主诉不能单纯由不合适的睡眠机会（如充足的睡眠时间）或环境（如黑暗、安静、安全或舒适的环境）解释，睡眠困难和相关的日间症状持续每周出现 ≥ 3 次、持续 ≥ 3 个月，症状不能被其他睡眠障碍更好解释。短期失眠症的诊断标准与慢性失眠症类似，但病程少于 3 个月，且没有频率要求。

（1）睡眠困难 大多数睡眠良好的成人在 10~20min 内即可入睡，夜间清醒时间 < 30min。相比之下，成年失眠患者通常报告需要 ≥ 30min 才能入睡（入睡困难者），或夜间清醒时间 ≥ 30min（睡眠维持困难者）。晨间早醒定义为睡眠终止时间比期望醒来时间提前 ≥ 30min。

（2）日间功能受损 诊断失眠障碍必须存在睡眠困难，并且

465

伴有下列一项或多项日间功能受损：疲劳或萎靡不振；注意力、专注力或记忆力下降；社交、家庭、职业或学业等功能损害；情绪不稳或易激惹；日间瞌睡；行为问题（如活动过度、冲动或攻击性）；动力、精力或工作主动性下降；易犯错或易出事故；对自己的睡眠质量非常关切或不满意。

二、主观性资料

1. 一般情况

包括年龄、体重、妊娠情况（孕周、妊娠次数、妊娠间隔时间、是否多胎妊娠等）和饮食、生活环境。

2. 现病史

详细询问此次妊娠失眠症状出现的时间和严重程度，初次发现或诊断失眠症的时间、具体病情、现有治疗方案。

（1）主诉　就诊希望解决的睡眠问题。核心信息包括失眠的具体特点、日间症状及其基本表现和持续时间。重点评估失眠第一次发生时的背景、表现和演变过程，并对失眠的具体特点做出判断，即是以入睡困难为主，还是以睡眠维持困难为主？这些表现随着时间如何演变？

（2）睡前状况　从傍晚到卧床入睡前的行为和心理活动。要评估患者的行为模式、心理活动、情绪状态，也要了解睡眠环境，包括卧室的温度、湿度、光照条件、寝具等。这是了解患者关于失眠的认知、行为特点的主要途径，也是制订心理治疗方案的基础。

（3）睡眠－觉醒节律　了解患者日常作息习惯，初步评估睡眠－觉醒规律，排除各种昼夜节律失调性睡眠觉醒障碍。

（4）夜间症状　从入睡到清晨醒来的过程中，可能出现与睡眠相关的且可能影响睡眠质和量的某种睡眠、神经或精神疾病，需要明确病因。

（5）日间活动和功能　包括觉醒和（或）警觉状态、情绪状态、精神痛苦程度、注意力和（或）记忆力等认知功能、日常生活和工作状态的变化，以及对躯体指标（如血压、血糖、血脂等）的影响。

（6）其他病史　评估躯体疾病、精神障碍疾患及治疗情况，应激事件以及生活和工作情况。

3. 既往病史

详细询问孕妇既往基础疾病，包括既往子痫前期病史、高血压、高血糖、心血管疾病、血脂异常、肾脏疾病及自身免疫性疾病等病史，前次怀孕是否存在胎儿生长受限、早产、胎儿死亡等情况，或高危表现如阻塞性睡眠呼吸暂停及治疗情况。

4. 用药史

询问患者完整的用药史，包括用药情况、保健品使用情况、疫苗接种状况等，尤其是既往有过失眠的妊娠患者，需询问既往及目前使用的药物种类、剂量、疗效及有无不良反应。

5. 个人史

询问患者既往月经婚育史，心理社会因素包括家庭情况、工作环境、文化程度和有无精神创伤史，以及生活方式包括盐、糖、酒、咖啡及脂肪的摄入量、吸烟状况、体力活动量、体重变化、睡眠习惯等情况。

6. 家族史

询问患者家族史，重点是一级亲属中睡眠紊乱、精神障碍、严重或慢性躯体疾病史。

7. 过敏史

既往有无药物、食物或其他过敏史。

8. 产科检查状况

产前检查是否规律或恰当（包括产前检查质量问题）、本次妊娠经过有无异常。

三、客观性资料

1. 体征

进行体格检查，分析是否为神经系统疾病、内分泌疾病、心血管疾病、呼吸系统疾病、消化系统疾病、泌尿生殖系统疾病、肌肉骨骼系统疾病等所致的失眠症状。分析是否有共病性失眠症或失眠症状，如抑郁症、焦虑症、双相情感障碍及其他的精神障碍所致失眠。

2. 实验室检查

合并其他睡眠疾病、诊断不明、顽固而难治性的失眠、有暴力行为时应考虑多导睡眠图（PSG）、多次睡眠潜伏期试验（MSLT）。

3. 量表评估

睡眠日记：以每天 24h 为单元，记录每小时的活动和睡眠情况，连续记录时间是 2 周（至少 1 周）。

匹兹堡睡眠质量指数量表（PSQI）、睡眠障碍评定（SDRS）、Epworth 嗜睡量表（ESS）、失眠严重指数量表（ISI）、清晨型 – 夜晚型量表（MEQ）、睡眠不良信念与态度量表（DBAS）和 FIRST 等。

四、临床诊断以及疾病分析与评价

（一）临床诊断

各类临床诊断见"一、概述"中定义

（二）妊娠合并失眠的评估

1. 孕前咨询

研究表明，成人失眠持续率为 30%~60%，提示失眠病程具有持续性特征，而中年女性高达 42.7%。有睡眠问题患者的孕前咨询应包括：了解失眠控制情况、家族史、是否合并其他基础疾病及精神疾病、生活方式如运动情况、烟酒嗜好等。嘱应养成良好的睡眠卫生习惯，行认知行为治疗，症状轻者，可不给予药物治疗。如仍需接受药物治疗，应与专科医生共同评估风险及获益，调整治疗方案，选择在备孕期相对安全的药物维持治疗，并告知患者未经治疗的疾病风险高于药物风险。

2. 妊娠合并失眠的初次评估

（1）运用匹兹堡睡眠质量指数量表（PSQI）进行评定，累积计算各维度的总分，总分 > 5 分认为睡眠质量差。

（2）怀疑合并其他睡眠疾病的失眠应建议患者进行多导睡眠图（PSG）以确定诊断，并专科就诊，协同制定治疗方案。

3. 妊娠合并失眠的持续性评估

（1）失眠症治疗过程中，一般需要每个月进行一次临床症状评估。

（2）在治疗过程中，每 6 个月或旧病复发时，需对患者睡眠情况进行全面评估，分析治疗效果及指导制度下一步治疗方案。

4. 孕期监测检查

基本检测：注意孕妇头痛、头晕、嗜睡、共济失调、异常睡眠等神经系统症状及味觉异常、视力异常、周围性水肿等症状，检查血、尿常规，注意胎动、胎心和胎儿生长趋势等。

5. 治疗目标

（1）主要目标　改善睡眠质量和（或）时间；为妊娠期母亲和胎儿带来益处；改善失眠相关的日间损害，如改善精力、注意力或记忆力、学习困难、疲劳或躯体症状。

（2）次要目标　改善睡眠后达到：总睡眠时间＞6h、睡眠效率 80%~85%、睡眠潜伏期＜30min，入睡后觉醒时间＜30min，降低觉醒次数或减轻其他失眠症状、在床和睡眠之间形成积极和明确的联系；改善睡眠相关的心理困扰。

五、治疗方案及用药指导相关建议

1. 心理和行为治疗

（1）养成良好的睡眠卫生习惯

①睡前 4~6h 内避免接触咖啡、浓茶或烟草等兴奋性物质；②睡前不要饮酒，特别是不能饮酒帮助入睡；③每日规律安排适度的体育锻炼，睡前 3~4h 内应避免剧烈运动；④睡前不宜暴饮暴食或进食不易消化的食物；⑤睡前 1h 内不做容易引起兴奋的脑力劳动或观看容易引起兴奋的书刊和影视节目；⑥卧室环境应安静、舒适，保持适宜的光线及温度；⑦保持规律的作息时间。

（2）认知行为治疗（CBT）是首选治疗方法，帮助患者认识到自己对于睡眠的错误认知，使患者重新树立起关于睡眠的积极、合理的观念。

（3）睡眠限制，禁止日间小睡，增加夜晚的睡眠驱动力。

（4）刺激控制，让患者在床和睡眠之间形成积极且明确的关系，仅在困倦时才上床睡觉，如果无法入睡在 20min 内从床上离开，进行放松活动直至昏昏欲睡再返回床上。

（5）松弛疗法、音乐疗法。

2. 药物治疗

妊娠合并失眠患者使用催眠药物治疗过程中，应尽量缩短治疗疗程，以控制症状为主；尽量采用单药治疗，避免联合用药；尽量采用小剂量给药；尽量采用更安全的药物，非苯二氮䓬类比苯二氮䓬类安全；如果患者对初始药物反应不佳，可换用同一类中的其他药物；合并抑郁、焦虑等患者的失眠以原发疾病治疗为主。

（1）非苯二氮䓬类

①佐匹克隆：一次 3.75~7.5mg，睡前服用。

②右佐匹克隆：一次 1~3mg，睡前服用。

③唑吡坦：一次 5~10mg（半片 ~1 片），睡前服用或上床后服药。

④扎来普隆：一次 5~10mg（1~2 片），睡前服用或入睡困难时服用。

（2）苯二氮䓬类　苯二氮䓬类药物容易透过胎盘，孕早期长疗程使用可能导致胎儿唇裂、腭裂，另外有研究表明该类药物可能导致早产、低出生体重。孕晚期服用苯二氮䓬类药物的母亲所生的婴儿会产生依赖，出现戒断症状。鉴于上述风险，建议孕期失眠首选非苯二氮䓬类药物，苯二氮䓬类劳拉西泮可用于焦虑或抑郁所致失眠的辅助治疗，因其半衰期短，安全性相对较好。

劳拉西泮：一次 2~4mg，睡前服用。

（3）抗组胺药

①苯海拉明：一次 25~50mg，睡前服用。

②多西拉敏　一次 7.5~15mg，睡前 15min 服用。

（4）外源性褪黑素补充剂　人类孕期用药安全性数据不足，研究结果相互矛盾。一些显示出神经保护作用，另一些研究显示孕期暴露可能干扰婴儿出生后的昼夜节律。

参考文献

［1］　中国睡眠研究会. 中国失眠症诊断和治疗指南［J］. 中华医学杂志, 2017, 97（24）: 1844–1856.

[2] Miller MA, Mehta N, Clark-Bilodeau C, et al. Sleep Pharmacotherapy for Common Sleep Disorders in Pregnancy and Lactation [J]. The Journal of Circulation, Respiration and Related Systems, 2020, 157 (1): 184-197.

[3] Mclafferty L P, Spada M, Gopalan P. Pharmacologic Treatment of Sleep Disorders in Pregnancy [J]. Sleep Medicine Clinics, 2018, 13 (2): 243-250.

[4] David M T, Thomas R E B, Auan H Y. The Maudsley Prescribing Guidelines in Psychiatry [M]. 13 ed. Wiley Blackwel, 2018: 611-612.

编写人员

郭　珩　武汉市第一医院

蒋　澜　深圳大学总医院

魁学梅　深圳市福田区慢性病防治院

妊娠合并不宁腿综合征

一、概述

不宁腿综合征（Restless Legs Syndrome，RLS），又称为不安腿综合征，Willis–Ekbom 病（Willis–Ekbom Disease，WED），是临床常见的神经系统感觉运动障碍性疾病。主要表现为强烈的、几乎不可抗拒的活动腿的欲望，大多发生在傍晚或夜间，安静或休息时加重，活动后好转。RLS 严重影响患者的生活质量，尤其可导致失眠、焦虑、抑郁。流行病学研究表明 RLS 与神经 – 精神疾病、心脑血管疾病、肾脏疾病、营养代谢性疾病及妊娠等存在明显的相关性。RLS 分为原发性和继发性两种类型。原发性 RLS 通常有家族史，继发性 RLS 患者多数在 40 岁以后发病，与多种神经系统疾病（如帕金森病、脑卒中、多发性硬化、脊髓病变等）、铁缺乏、妊娠或慢性肾脏疾病有关。此外，部分药物或物质可能诱发或加重 RLS 症状，如尼古丁、酒精、咖啡、抗抑郁药、抗精神病药、抗组胺药等。由于 RLS 的诊断主要依靠相对缺乏特异性的临床症状，无明确的基因、生物学标志物及多导睡眠监测诊断金标准，因此目前对该病的诊断率较低，治疗方法尚不规范。

RLS 通常会影响妊娠期睡眠，越来越多的数据表明，RLS 症状与不良妊娠结局风险增加有关。各国报道妊娠期 RLS 的患病率差异较大，亚洲为 2.9%，欧美国家高达 34%，妊娠期 RLS 的流行率为一般人群的 2~10 倍，尤以妊娠晚期更高，若以国际 RLS 研究组评估量表（IRLS）分级，其中 45%~54% 人群为重度。妊娠期 RLS 的症状与一般人群相同，但呈现特有的病程，妊娠期

RLS 的发生率及严重程度随妊娠进程增高，在妊娠第 7~8 个月达高峰，分娩后其患病率及严重程度会显著下降。尽管妊娠期起病的 RLS 患者短期缓解率超过 90%，但妊娠期有过短暂 RLS 的患者以后出现非妊娠期 RLS 的风险增至 4 倍。妊娠期 RLS 可能与铁缺乏、激素水平变化、种族有关。

妊娠期 RLS 的危险因素包括：孕前已患有 RLS、家族史、既往妊娠时患有 RLS、年龄 ≥ 35 岁、吸烟、血清铁水平降低及缺铁性贫血。妊娠期 RLS 会降低睡眠质量和身体健康相关生存质量，较常见的孕产妇并发症包括妊娠相关高血压、子痫前期、妊娠糖尿病和围产期抑郁。成人 RLS 患者常伴发焦虑、抑郁，研究显示，一般人群中，RLS 与重性抑郁障碍和惊恐障碍的风险显著增加有关，少量的数据支持妊娠人群中也存在这些关联。在诊断妊娠期 RLS 时，需特别注意排除腿部痉挛、位置性不适、下肢静脉回流受阻、腿部浮肿、遗传性压迫易感性周围神经病、韧带扭伤 / 肌腱拉伤、位置性缺血（麻木）、皮炎等。

二、主观性资料

1. 一般情况

包括年龄、体重、妊娠情况（孕周、妊娠次数、妊娠间隔时间、是否多胎妊娠等）和饮食（是否是素食者）、生活环境、精神状态。

2. 现病史

因该病临床认识不足，存在漏诊、误诊，故应详细询问患者症状出现的频率、时间、临床表现和严重程度，初次发现和诊断睡眠障碍的时间、地点、具体病情及现有治疗方案。

3. 既往病史

详细询问孕妇既往基础疾病，包括既往神经 - 精神疾病、贫血、甲亢、子痫前期病史、高血压、高血糖、心血管疾病、肾脏疾病及类风湿性关节炎等自身免疫性疾病等病史，既往妊娠是否存在胎儿生长受限、早产、胎儿死亡等情况或高危表现如阻塞性睡眠呼吸暂停及治疗情况。

4. 用药史

详细询问患者完整的用药史，包括用药情况、保健品使用情况、疫苗接种状况等，尤其是既往有过神经 – 精神疾病的妊娠患者，需询问既往及目前使用的药物种类、剂量、疗效及有无不良反应。

5. 个人史

询问患者既往月经婚育史，心理社会因素包括家庭情况、工作环境、文化程度和有无精神创伤史，以及生活方式包括盐、糖、酒、咖啡及脂肪的摄入量、吸烟状况、体力活动量、体重变化、睡眠习惯等情况。

6. 家族史

询问患者家族史，重点包括一级亲属 RLS 阳性家族史，一级亲属中睡眠紊乱、精神障碍、严重或慢性躯体疾病史。

7. 过敏史

既往有无药物、食物或其他过敏史。

8. 产科检查状况

产前检查是否规律或恰当（包括产前检查质量问题），本次妊娠经过有无异常。

三、客观性资料

1. 体征

应对患者进行全面体格检查，需特别注意是否有活动腿的强烈愿望、活动后症状改善、傍晚/夜间症状加重。全身体格检查，

分析是否神经 – 精神疾病、内分泌疾病、心血管疾病、呼吸系统疾病、消化系统疾病、泌尿生殖系统疾病、肌肉骨骼系统疾病等所致的不适症状及睡眠障碍。

2. 实验室检查

RLS 患者围产期除了常规的孕前实验室检查项目外，还应定期进行以下常规检查和必要时复查，主要用于排除继发性因素。

（1）血常规、血清铁蛋白、总铁结合度、转铁蛋白饱和度等贫血相关检查，有助于了解铁利用情况、排除缺铁性贫血继发的 RLS。血尿素氮、肌酐等肾功能检测排除慢性肾衰竭或尿毒症继发的 RLS。血糖、糖化血红蛋白检查，排除糖尿病继发的 RLS；对于阳性家族史患者可以进行相关基因学筛查。

（2）多导睡眠图（PSG）监测能客观显示患者的睡眠紊乱，如睡眠潜伏期延长、觉醒指数升高等睡眠结构改变和辨别是否伴有睡眠中周期性肢体运动。

（3）制动试验（SIT）可用于评估清醒期周期性肢体运动和相关感觉症状。

（4）下肢神经电生理及血管超声检查有助于排除脊髓、周围神经病变、下肢血管病变继发的 RLS。

3. 量表评估

国际 RLS 研究组评估量表（IRLS）、RLS 生活质量问卷（QoL-RLS）、症状恶化严重程度评定量表（ASRS）等，见表 6–3。

表 6–3　不宁腿综合征（RLS）评估量表的分类和评分方法

分类	量表	描述
RLS 的严重程度	国际 RLS 研究组评估量表（IRLS）	P/I：10 项评估 RLS 症状的严重程度和频率、睡眠障碍、日间思睡、症状对日常活动和情绪的影响 总分和两个子量表：症状严重程度和症状的影响

分类	量表	描述
RLS 相关生活质量	RLS 生活质量评估工具（RLS-QLI）	P：17项，分4个子量表评估：日常功能、社交功能、睡眠质量、情绪健康
症状恶化	症状恶化严重程度评定量表（ASRS）	P/I：3项用于评估症状恶化的严重程度：症状的早期发作、休息时症状发生的潜伏期较短以及扩散到其他身体部位。症状恶化严重程度以总分表示

注：P 为由患者评估；I 为由研究者评估

四、临床诊断以及疾病分析与评价

（一）临床诊断

1. 诊断标准

根据 2014 年美国睡眠医学会（American Academy of Sleep Medicine，AASM）出版的睡眠障碍国际分类第 3 版（ICSD-3）和国际不宁腿综合征研究小组（International Restless Legs Syndrome Study Group，IRLSSG）2012 年制订的诊断标准，诊断需同时满足（1）~（3）：

（1）有想活动腿的强烈欲望，常伴腿部不适感或腿部不适感所致，同时满足：①症状在休息或不活动时出现或加重，如卧位或坐位；②活动后症状部分或完全缓解，如行走或伸展腿部；③症状仅出现在傍晚或夜间，或者即使出现在白天，症状较夜间轻微。

（2）上述症状排除药物或行为习惯所致，如腿部痉挛、姿势不恰当、肌肉疼痛、静脉曲张、腿部水肿、关节炎或习惯性腿部抖动等。

（3）上述症状导致忧虑、抑郁、睡眠障碍，以及生理、心理、社会交往、职业、受教育、行为及其他重要领域功能障碍。

补充说明：①有时没有腿部不适感也存在活动腿的冲动，除腿部有时也会累及手臂及身体其他部位；②对于儿童，问诊时需要考虑到儿童的特殊表达用语，以及询问是否存在需要家人按摩肢体方可入睡的现象；③对于存在认知障碍的老年患者，需要考虑可能存在摩擦肢体的行为征象（Behavior Cues），如摩擦、按摩、揉捏腿部，过度的活动如踱步、坐立不安、抖动腿部、踢腿、在床上辗转反侧等，则有助于 RLS 的诊断；④当症状较严重时，活动可能不能明显缓解 RLS 症状，但问诊提示既往出现过通过活动可缓解的情况；⑤由于 RLS 症状严重、治疗干预引起症状恶化，此时在傍晚/夜间恶化可能并不明显，但问诊提示既往出现过傍晚/夜间加重的现象；⑥对于在某些遗传学或流行病学研究中，应用本诊断标准时去除（3）标准更为合适，但需作出明确说明。

2. 支持诊断的证据

多导睡眠监测（Polysomnography，PSG）发现睡眠中周期性肢体运动（PLMS）指数增高，多巴胺制剂有效 RLS 阳性家族史，缺少显著日间思睡。

（二）妊娠合并 RLS 的评估及管理

在进行 RLS 的治疗前需首先评估可能加重 RLS 症状的潜在因素，尽可能消除或减少这些继发性因素的影响。

1. 孕前咨询

（1）了解患者临床症状控制情况、家族史、是否合并其他基础疾病、体重变化、生活方式如运动情况、烟酒嗜好等，评估可能导致及加重 RLS 症状的潜在因素，包括尽可能避免睡眠剥夺，避免或减少咖啡因、茶、能量饮料、尼古丁、酒精等摄入；避免使用可能诱发 RLS 的药物：①多巴胺受体拮抗剂，如酚妥拉明、硝酸甘油、硝普钠、甲氧氯普胺及抗精神病药物；②抗抑郁药：

三环类抗抑郁药、5-羟色胺再摄取抑制剂、去甲肾上腺素及5-羟色胺再摄取抑制剂等；③抗组胺药：苯海拉明等；④钙通道阻滞剂：硝苯地平、氨氯地平等。

（2）如合并其他基础疾病，应评估治疗药物引起的RLS，包括抗抑郁药、抗精神病药、抗组胺药、止吐药等。如RLS仍需接受药物治疗，应与专科医生共同评估风险及获益，调整治疗方案，选择对孕妇相对安全的药物维持治疗。

（3）与患者及其家属充分沟通，告知该病的典型病程，包括在妊娠晚期达到高峰的典型症状，并在分娩后回落，未经治疗的疾病风险高于药物风险。

（4）嘱患者主动改变不良生活方式（应戒烟戒酒、低盐饮食、减少咖啡因摄入等），以期达到优化的备孕条件。

2. 妊娠合并RLS的初次评估及铁补充后的再评估

（1）评估可能加重RLS症状的潜在因素、评估铁储备，当患者血清铁蛋白水平 $< 75\mu g/L$ 和（或）转铁蛋白饱和度 $< 45\%$ 时，建议补充铁剂。

（2）小剂量短期应用药物治疗后应进行临床症状评估，并进行血清铁蛋白水平评估，决定是否继续进行药物治疗。对于妊娠期难治性RLS患者，建议评估难治性因素。

（3）口服铁剂治疗一般需6~8周进行临床症状评估，并复查血清铁蛋白水平。

（4）RLS的妊娠率和严重程度均随妊娠进程增高，在妊娠第7~8个月达到高峰，故需要重点关注妊娠晚期评估。未接受药物治疗的妊娠合并RLS患者，孕早、中、晚期也应进行临床症状评估，必要时行血清铁蛋白水平及其他相关实验室检查。

（5）应告知患者补铁后可能出现的不良反应，包括恶心、便秘、食欲不振等，可将铁剂饭后服用或与食物同服，多饮水，预防及降低便秘风险。

3. 共精神疾病的评估及管理

成人 RLS 常伴发焦虑、抑郁，妊娠期抑郁及在产后女性中的发生率为 7%~10%，合并 RLS 者的实际风险可能更高，RLS 的治疗可能有助于减轻抑郁和焦虑症状，然而如果心境症状非常明显，通常需要抗抑郁治疗，应与精神心理科医生共同协商制定治疗方案，选择药物时通常首选不会导致 RLS 症状的非 5- 羟色胺再摄取抑制剂，如安非他酮，但须注意使用最低有效剂量，并尽量避免在妊娠早期使用。

4. 分娩后的再评估

分娩后其患病率及严重程度会显著下降，产后无论是否母乳喂养，均应在产后进行临床症状评估，必要时进行血清铁蛋白水平评估及其他必要检查，决定是否继续进行药物治疗。

5. 孕期监测检查

（1）基本检测　体重、检查血、尿常规，注意胎动、胎心和胎儿生长趋势等。注意孕妇头痛、头晕、嗜睡、共济失调、异常睡眠等神经系统症状及等症状。

（2）特殊检查　血清铁蛋白、总铁结合度、转铁蛋白饱和度等贫血相关检查；血尿素氮、肌酐等肾功能检测、血压、血糖、糖化血红蛋白等检查。

6. 药物治疗的启动时机和治疗目标

（1）启动时机　综合症状严重程度、风险获益和患者个人主观意愿等因素，考虑是否启动药物治疗。

（2）治疗目标　RLS 患者社会功能受损明显，严重影响生活质量，对于有明确病因的继发性 RLS 患者应尽可能消除病因。治疗目标应以减轻或消除 RLS 症状，包括减少夜间腿动次数、减轻腿动幅度、缩短夜间清醒时间、改善日间功能、提高睡眠质量和生活质量，为妊娠期母亲和胎儿带来益处。

7. 分娩时机和方式

由于孕晚期 RLS 的发生率更高，分娩前不推荐降低剂量或停用治疗药物来降低新生儿适应不良的风险，妊娠期 RLS 会降低睡眠质量和身体健康相关生存质量，较常见的孕产妇并发症包括妊娠期相关高血压、子痫前期、妊娠糖尿病期和围产期抑郁。

（1）终止妊娠时机　除了评估母亲和胎儿的风险获益，提前终止妊娠时还要与孕妇充分沟通，个体化决定终止妊娠时机。妊娠 RLS 常共病抑郁，如果患者在妊娠期间病情较轻或病情控制效果好，可以维持到足月。

（2）终止妊娠方式

①需结合孕妇病情及依从性作出及时评估。若患者症状轻，依从性良好，产科条件允许，可在密切监护下经阴道试产，同时在产程中给予心理辅导；如果产程进展欠佳，或患者在试产过程中精神症状加重明显，则需果断行手术终止妊娠。

②在麻醉方式的选择上，只要患者产科条件允许，则可以在心理辅导以及束缚带等协助下行硬膜外麻醉，尽量避免急诊行全身麻醉，减少新生儿窒息的发生率。

（3）分娩期间注意事项

①密切观察自身症状；②评估临床症状严重程度并继续使用药物治疗；③监测胎心率变化、注意新生儿肺动脉高压；④积极预防产后出血及产褥感染；⑤积极监测患者产后临床症状加重及抑郁发生风险。

五、治疗方案及用药指导相关建议

（一）一般治疗

1. 避免恶化因素

如铁缺乏、长时间制动、5- 羟色胺抗抑郁药、具有镇静作用的抗组胺药物、多巴胺受体拮抗剂、睡眠剥夺、睡眠呼吸暂停、酒精及烟草等。

2. 培养健康睡眠习惯

如腿部不适减轻一段时间后尝试每天在同一时间入睡，睡前洗澡或进行简单的活动可能有效，尽可能避免睡眠剥夺，避免或减少咖啡因、茶、能量饮料、尼古丁、酒精等摄入。

（二）非药物治疗

妊娠期及哺乳期 RLS 均建议首选非药物治疗，包括健康教育、中等强度体育锻炼、按摩、瑜伽、气动加压装置。

（三）药物治疗

1. 治疗地点

注意结合医疗水平和医疗情况行个体化处理：当妊娠期或哺乳期的血清铁蛋白 < 30μg/L，且同时口服补铁失败时可给予静脉补铁，但应该避免在孕早期使用。静脉注射铁剂的选择主要基于医师的临床验和静脉注射铁剂在当地医院的可行性；由于静脉补铁存在过敏性休克的风险，建议在院内进行。

2. 铁剂

相比其他治疗 RLS 的药物，铁剂更可能改善 RLS 脑内缺铁的病理生理状态。推荐首选口服铁剂治疗，若口服铁剂无效，可考虑将静脉注射铁剂作为替代治疗方案。常用的口服补铁剂有琥珀酸亚铁、硫酸亚铁、富马酸亚铁和多糖铁复合物等。静脉铁剂包括蔗糖铁、羧基麦芽糖铁等。最常见的不良反应是恶心和便秘。

（1）琥珀酸亚铁

① 口服：预防，一日 0.2g；治疗，一日 0.2~0.4g，分次口

服，饭时或饭后口服，不与浓茶同服。

②缓释片：预防，一次 0.2g 隔日服一次；治疗，一日 1 次，0.2~0.4g，饭后口服。

（2）硫酸亚铁　预防，一日 1 次，一次 0.3g，饭后服；治疗，一日 3 次，一次 0.3g，饭后服。

（3）复方硫酸亚铁叶酸片（硫酸亚铁 50mg，叶酸 1mg）　成人一日 3 次，一次 4 片，饭后服用。

（4）富马酸亚铁　一日 3~4 次，一次 0.2g，饭后服用。

（5）多糖铁复合物　一日 1 次，每次 0.15~0.3g。

（6）蔗糖铁注射液

遵循以下给药步骤：①确定个体铁需求；②计算最大单次剂量；③补铁后评估。

每次本品给药期间及给药后，必须对患者的超敏反应体征或症状进行仔细监测。

配制方法及用法参考药品说明书。

（7）羧基麦芽糖铁　用法及注意事项同"蔗糖铁注射液"。

3. 其他治疗药物

（1）氯硝西泮　0.25~1mg，傍晚、夜间或预计症状出现前 1~2h 服用。

（2）卡左双多巴缓释片（卡比多巴－左旋多巴）　妊娠期难治性 RLS，症状非常严重时可考虑低剂量给予，起始剂量通常为 25mg/100mg，避免剂量大于 50mg/200mg，避免孕早期使用。傍晚、夜间或预计症状出现前 1~2h 服用。

（3）盐酸羟考酮缓释片　妊娠期难治性 RLS，症状非常严重时可考虑低剂量给予，起始剂量通常为 5mg，避免孕早期使用。傍晚、夜间或预计症状出现前 1~2h 服用。

参考文献

［1］ 中国医师协会神经内科医师分会睡眠学组，中华医学会神经病学
分会睡眠障碍学组，中国睡眠研究会睡眠障碍专业委员会. 中国
不宁腿综合征的诊断与治疗指南（2021版）［J］. 中华医学杂志，
2021，13：908-925.

［2］ 王玉平. 提高对不宁腿综合征规范诊断与治疗的认识［J］. 中国
现代神经疾病杂志，2017，17（9）：629-632.

［3］ Medicine American Academy of Sleep. ICSD3：international
classification of sleep disorders-third edition（ICSD-3）［M］. Darien
IL：American Academy of Sleep Medicine，2014.

［4］ Allen RP, Picchietti DL, Garcia-Borreguero D, et al. Restless legs
syndrome/Willis-Ekbom disease diagnostic criteria: updated International
Restless Legs Syndrome Study Group（IRLSSG）consensus criteria-
history, rationale, description, and significance［J］. Sleep
Medicine, 2014, 15（8）: 860-873.

［5］ Allen R P, Picchietti D L, Auerbach M, et al. Evidence-based and
consensus clinical practice guidelines for the iron treatment of restless
legs syndrome/Willis-Ekbom disease in adults and children: an
IRLSSG task force report［J］. Sleep Medicine, 2018, 41: 27-44.

编写人员

魁学梅　深圳市福田区慢性病防治院

郭　珩　武汉市第一医院

蒋　澜　深圳大学总医院

第七章

妊娠合并自身免疫性疾病

妊娠合并系统性红斑狼疮

一、概述

系统性红斑狼疮（Systemic Lupus Erythematosus，SLE）是一种系统性自身免疫病，以全身多系统多脏器受累、复发与缓解、体内存在大量自身抗体为主要临床特点，如不及时治疗，会造成受累脏器的不可逆损害，最终导致患者死亡。主要好发患者群体是处于生育年龄阶段的女性。随着年轻女性生存期延长和生活质量提高，婚嫁和生育已成为广大 SLE 患者的强烈需求，亦是临床医生无法回避的重大临床问题之一。根据《中国系统性红斑狼疮发展报告 2020》数据显示，我国 SLE 患者不良妊娠结局的总发生率为 10.89%，远高于北京地区普通人群的 6.6%；有 22.32% 的 SLE 患者发生早产；有 5.56% 的 SLE 患者由于疾病和产科异常进行引产。此外，有 34.85% 的 SLE 孕妇以非自然分娩的方式终止妊娠。因此，虽然 SLE 患者生育能力与非 SLE 同龄女性相比无显著差异，但由于 SLE 患者的妊娠本身属于一种高危妊娠，妊娠期性激素水平改变对 SLE 病情产生不利影响，导致 SLE 患者妊娠期出现病情复发或加重，同时，SLE 患者合并的重要脏器损害、自身抗体、药物等多种因素可能导致妊娠失败与胎儿丢失，危及孕妇生命；因此，加强 SLE 患者生殖与妊娠管理，规范 SLE 患者围妊娠期监测与治疗，提高妊娠成功率、降低母婴病死率已迫在眉睫。妊娠期间常见的系统性红斑狼疮产科并发症如下。

1. 狼疮肾炎

肾脏损伤发生的原因是与免疫复合物沉积和补体激活相关的

炎症。狼疮肾炎的实验室特征包括抗 dsDNA 抗体水平升高，补体水平降低，血清肌酐升高，尿中存在红细胞等。但因在正常妊娠期间补体水平升高，所以 SLE 患者妊娠期间补体水平下降可能难以确诊狼疮肾炎，应结合其他实验室指标综合评估。既往患有肾脏疾病的患者在妊娠期间约有 16% 的机会发生活动性肾炎，且与大多数肾脏疾病一样，GFR ＜为 40ml/（min·1.73m²）和（或）血清肌酐水平约为 1.5mg/dl 会增加永久性肾损害的风险。狼疮肾炎和子痫前期均以高血压和蛋白尿为特征，但这两者的治疗方案大不相同，特别是发生在 SLE 患者妊娠中晚期或妊娠晚期时，前者可通过药物治疗，后者则需根据胎龄进行分娩或密切的住院监测。

2. 血液并发症

SLE 患者因血液系统损害会诱发贫血、血小板减少症和白细胞减少症。约 25% 的 SLE 患者妊娠期因免疫介导的血小板破坏而伴有血小板减少症，SLE 患者妊娠期发生血小板减少的常见病因包括 SLE 病情活动、血栓性微血管病、妊娠期高血压（子痫前期 / 子痫、HELLP 综合征）、感染及药物因素等。

3. 抗磷脂综合征（APS）

APS 是一种以反复血管性血栓事件、复发性自然流产、血小板减少等为主要临床表现，伴有抗磷脂抗体谱（ALPs）持续中高滴度阳性的自身免疫病。其可以是原发性疾病，也可发生于 SLE 或其他自身免疫性疾病中。根据 2006 年国际血栓止血学会提出的 APS 悉尼修订分类标准，确定与 APLs 相关的病理妊娠主要包括 3 种：①1 次或多次无法解释的形态正常的胎龄≥10 周胎儿死亡，必须经超声检查或对胎儿直接体检表明胎儿形态学正常；②在妊娠 34 周前，因重度子痫、子痫前期或严重胎盘功能不全所致 1 次或多次形态正常的早产；③连续 3 次或 3 次以上无法解释的胎龄＜10 周的自然流产，但需除母亲生殖系统解剖异常、激素水平异常，因胎儿、母亲或父亲染色体异常等因素所致。

4. 中枢神经系统和神经系统并发症

中枢神经系统并发症是罕见但严重的 SLE 并发症，主要表现为头痛、癫痫、神经病变、舞蹈病、脑炎和情绪障碍等。

5. 皮肤红斑狼疮

皮肤红斑狼疮包括许多皮肤病，通常分为 3 个亚群：急性、亚急性和慢性。皮肤红斑狼疮可以独立发生，也可以作为 SLE 的一种表现发生。在没有 SLE 的情况下，大多数孤立性皮肤狼疮患者的妊娠结局正常，除了检测抗 Ro/SSA 和抗 La/SSB 抗体外，不需要进一步的监测。

6. 其他器官系统受累

SLE 可以影响许多其他器官系统，包括骨骼和关节、肺和心脏。69%~95% 的 SLE 患者会经历关节痛或关节炎，是 SLE 最常见的表现之一。另外，部分 SLE 患者妊娠期间出现新发肺动脉高压（PAH）或原有 PAH 加重，具体发病机制尚未明确，可能与妊娠期间孕酮和雌激素水平升高，导致肺血流显著增加，使得右心负荷明显增加有关。

二、主观性资料

1. 一般情况

包括年龄、体重指数、妊娠情况（妊娠次数、妊娠间隔时间、是否多胎妊娠等）。若出现系统性红斑狼疮的特定症状，还应询问患者是否存在任何潜在的诱发因素（包括日晒、感染或停药等）。

2. 现病史

详细询问此次妊娠孕妇的 SLE 疾病活动度，包括既往及目前疾病活动度，以及近期有无复发及频率，目前器官损害情况，特别是肾、心、肺及神经系统等，现有的治疗方案。

3.既往病史

详细询问孕妇既往基础疾病，包括高血压、糖尿病、高脂血症、甲状腺疾病等病史；还应询问既往血栓事件（包括动静脉血栓史、心脏瓣膜病变、神经系统病变等）；既往妊娠是否存在胎儿并发症（包括胚胎停育、早期流产、胎死宫内、早产、胎儿宫内生长受限、先天性心脏传导阻滞、新生儿狼疮病史）及孕妇并发症（妊娠期高血压、子痫或子痫前期、HELLP综合征、SLE复发）。

4.用药史

询问患者完整的用药史，包括用药情况（需询问既往及目前使用的药物种类、剂量、疗效及有无不良反应）、保健品使用情况、疫苗接种状况等。

5.个人史

询问患者既往月经婚育史，心理社会因素包括家庭情况、工作环境、文化程度和有无精神创伤史，以及生活方式包括盐、糖、酒、咖啡及脂肪的摄入量、吸烟状况、体力活动量、体重变化、睡眠习惯等情况。

6.家族史

询问患者系统性红斑狼疮的家族史，高血压、脑卒中、糖尿病、血脂异常、冠心病或肾脏病的家族史。

7.过敏史

既往有无药物、食物或其他过敏史。

8.产科检查状况

产前检查是否规律或恰当（包括产前检查质量问题）、本次妊娠经过有无异常。

三、客观性资料

1. 体征

大多数 SLE 患者都会在病程期间出现全身症状，如乏力、发热和体重减轻。但由于 SLE 几乎可累及任何器官系统，必须对所有器官系统进行检查。体格检查应包括评估皮肤（包括头皮和黏膜）和淋巴结，以及呼吸系统、心血管系统、腹部、肌肉骨骼和神经系统。

2. 实验室检查

SLE 患者围产期除了常规的孕前实验室检查项目外，还应定期进行以下常规检查和必要时复查。

（1）全血细胞计数和分类计数 SLE 活动期患者可能显示白细胞减少、轻度贫血和（或）血小板减少。

（2）抗 dsDNA 抗体 通常随疾病活动度而波动，特别是合并活动性肾小球肾炎的患者。

（3）补体水平（C3 和 C4） 低 C3 和 C4 和（或）C3 和 C4 活化产物水平升高通常提示活动性疾病，尤其是狼疮肾炎。

（4）肾功能 尿常规，尿沉渣，24h 尿蛋白总量，蛋白尿、细胞管型尿和血尿可能由 SLE 累及肾脏所致。

（5）抗 Ro/SSA 和抗 La/SSB 抗体 该类抗体可能增加发生新生儿狼疮的风险。

（6）抗心磷脂抗体和抗 β_2 糖蛋白 I 抗体。

四、临床诊断以及疾病分析与评价

（一）临床诊断

SLE 是以自身免疫性炎症为突出表现的典型的弥漫性结缔

组织病，发病机制复杂，目前尚未完全阐明。SLE 是一种多系统受累、高度异质性的自身免疫病，故应对患者进行全面的病史采集、体检和实验室检查的评估，诊断要素包括：多系统受累的临床表现和免疫学异常（特别是 ANA 阳性）。有两个以上系统受累合并自身免疫证据（如自身抗体阳性、补体降低等）的年轻女性，需高度警惕 SLE。目前普遍采用的诊断标准包括：1997 年美国风湿病学会（ACR）修订的 SLE 分类标准，2012 年系统性红斑狼疮国际协作组（SLICC）发布的 SLE 分类标准（表 7-1），2019 年欧洲抗风湿病联盟（EULAR）与 ACR 联合发布的 SLE 分类标准（表 7-2）。

表 7-1　2012 年 SLICC 制定的 SLE 分类标准和
1997 年 ACR 修订的 SLE 分类标准

SLICC 制定的 SLE 分类标准	ACR 修订的 SLE 分类标准
临床标准： （1）急性或亚急性皮肤型狼疮 （2）慢性皮肤型狼疮 （3）口、鼻部溃疡 （4）非疤痕性脱发 （5）≥ 2 个关节滑膜炎 （6）浆膜炎：胸膜炎和心包炎 （7）肾脏病变：24h 尿蛋白 > 0.5g，或有红细胞管型 （8）神经病变：癫痫、精神病、多发性单神经炎、脊髓炎、外周或颅神经病变、急性精神混乱状态 （9）溶血性贫血 （10）白细胞 / 淋巴细胞减少 （11）血小板减少 免疫学标准： （1）抗核抗体异常 （2）抗双链 DNA 抗体阳性 （3）抗 Sm 抗体阳性 （4）抗磷脂抗体阳性 （5）低补体血症 （6）Coombs 试验阳性	（1）颧部皮疹 （2）盘状红斑 （3）光过敏 （4）口、鼻部溃疡 （5）累及两个或两个以上关节的非侵蚀性关节炎 （6）胸膜炎或心包炎 （7）肾脏病变：24h 尿蛋白 > 0.5g；或细胞管型 （8）神经病变：癫痫、精神病 （9）血液系统异常：溶血性贫血，白细胞减少，淋巴细胞减少，血小板减少 （10）抗核抗体异常 （11）免疫学异常：①抗双链 DNA 抗体阳性；②抗 Sm 抗体阳性；③抗磷脂抗体阳性（以下三者之一）：a. 抗心磷脂抗体 IgG 型 /IgM 型阳性；b. 狼疮抗凝物阳性；c. 梅毒假阳性至少持续 6 个月

妊娠期合并慢性疾病用药评估和指导

续表

SLICC 制定的 SLE 分类标准	ACR 修订的 SLE 分类标准
符合 4 项诊断标准（至少 1 项临床标准 +1 项免疫学标准）或患者经肾组织穿刺活检证实为狼疮性肾炎伴抗核抗体或抗双链 DNA 抗体阳性	同时或相继符合 11 项诊断标准中的 4 项及 4 项以上者

注：SLICC 为系统性红斑狼疮国际协作组；SLE 为系统性红斑狼疮；ACR 为美国风湿病学会

表 7-2　2019 年欧洲抗风湿病联盟（EULAR）/ 美国风湿病学会（ACR）制定的 SLE 分类标准

项目	评分（分）
临床标准：	
（1）全身系统：	
发热 ≥ 38.3℃	2
（2）皮肤黏膜：	
非瘢痕性脱发	2
口腔溃疡	2
亚急性皮肤型狼疮或盘状狼疮	4
急性皮肤型狼疮	6
（3）关节炎：	
≥ 2 个关节滑膜炎 / ≥ 2 个压痛关节 + ≥ 30min 晨僵	6
（4）神经系统：	
瞻望	2
精神症状	3
癫痫	5
（5）浆膜炎：	
胸腔积液或心包积液	5
急性心包炎	6
（6）血液系统：	
白细胞计数减少（$< 4 \times 10^9$/L）	3
血小板计数减少（$< 100 \times 10^9$/L）	4
免疫性溶血	4
（7）肾脏：	
尿蛋白 > 0.5g/24h	4
肾组织穿刺活检病理示 Ⅱ 型或 Ⅴ 型狼疮肾炎	8
肾组织穿刺活检病理示 Ⅲ 型或 Ⅳ 型狼疮肾炎	10

续表

项目	评分（分）
免疫学指标： （1）抗磷脂抗体： 　　抗心磷脂抗体 IgG 型＞ 40 GPL 单位或抗 β₂ 糖蛋白抗体 　　IgG 型＞ 40 单位或狼疮抗凝物阳性	2
（2）补体： 　　低补体 C3/ 低补体 C4 　　低补体 C3+ 低补体 C4	3 4
（3）高度特异性抗体： 　　抗双链 DNA 抗体阳性 　　抗 Sm 抗体阳性	6 6

（二）妊娠期系统性红斑狼疮的管理

1. 孕前咨询

每位有生育需求的 SLE 患者均应常规接受孕前咨询及妊娠风险评估（表 7-3），以降低不良妊娠结局的发生风险。SLE 患者的妊娠风险评估内容除了对所有孕妇均常规需要了解的内容外，亦应包括如下内容。

（1）SLE 疾病活动性和严重程度评估　针对 SLE 不同疾病严重程度制定治疗方案。评估 SLE 疾病活动性最常用的是 SLE 疾病活动指数（SLE Disease Activity Index，SLEDAI），其中较为常用的是 SLEDAI-2000（表 7-4）。根据 SLE 整体活动性，可将 SLE 疾病严重程度分为轻度、中度和重度。轻度 SLE 指具有轻度临床表现、无重要脏器累及的患者，可表现为轻度关节炎、皮疹（范围＜ 9% 体表面积）、无危及生命的血液系统受累，SLEDAI ≤ 6；中度 SLE 具有更多、更严重的临床表现，可有脏器受累，但尚无威胁器官功能或生命的表现，可表现为中重度关节炎、范围较大的皮疹、皮肤血管炎、浆膜腔积液等，SLEDAI 为 7~12；重度 SLE 常危及器官功能或生命，表现为急进性肾小球肾炎、神经精神狼疮、狼疮性肺炎、肠系膜血管炎、血小板减少（$< 20 \times 10^9/L$）、血栓性血小板减少性紫癜（TTP）或急性溶血，SLEDAI > 12。

（2）脏器损害　主要包括狼疮肾炎、血液系统、心脏损害、肺动脉高压、肺间质病变、神经精神性狼疮等重要脏器损害。狼疮肾炎是导致 SLE 妊娠期并发症显著增加的重要危险因素，孕前应行全面评估，包括尿常规、尿沉渣、24h 尿蛋白定量、血清肌酐水平及肾小球滤过率等。

（3）既往妊娠史及血栓事件史。

（4）自身抗体　SLE 患者孕前检查应包括抗心磷脂抗体（ACL）、抗 β_2 糖蛋白 I（β_2GP I）抗体、狼疮抗凝物（LAC）、抗 SSA 抗体和抗 SSB 抗体等；抗磷脂抗体显著增加 SLE 患者早期反复流产、中晚期胎死宫内、子痫前期及子痫、HELLP 综合征等各种病理妊娠风险；抗 SSA 抗体和抗 SSB 抗体用于评估妊娠期胎儿发生心脏结构异常与传导阻滞的风险。

（5）当前用药　参考多个风湿免疫患者妊娠期安全用药指南建议，备孕期间可用的药物包括小剂量糖皮质激素、羟氯喹、硫唑嘌呤、钙调磷酸酶抑制剂（环孢素 A、他克莫司），建议糖皮质激素用量小于醋酸泼尼松 15mg/d 或等效剂量的非含氟类糖皮质激素；备孕期间需停用的药物包括甲氨蝶呤、来氟米特、吗替麦考酚酯、环磷酰胺、沙利度胺。

SLE 患者孕前咨询的另一项重要内容为向 SLE 患者及其家属充分告知妊娠的风险及潜在的妊娠相关并发症，根据个体化风险评估结果充分告知可能发生的不良事件，并了解患者及其家属的需求与期望。

表 7-3　SLE 患者孕前咨询及妊娠风险评估内容

项目	内容
一般状况	年龄、体重指数、吸烟与饮酒史

续表

项目	内容
合并症	高血压、糖尿病、高脂血症、甲状腺疾病
既往妊娠史	需关注胎儿并发症（包括胚胎停育、早期流产、胎死宫内、早产、胎儿宫内生长受限、先天性心脏传导阻滞、新生儿狼疮病史）及孕妇并发症（妊娠期高血压、子痫或子痫前期、HELLP 综合征、SLE 复发）
既往血栓事件	包括动静脉血栓史、心脏瓣膜病变、神经系统病变等
SLE 疾病活动度	包括既往及目前疾病活动度，以及近期有无复发及频率，目前器官损害情况，特别是肾、心、肺及神经系统等
常规检查	血常规、肝肾功能、尿常规、尿沉渣、24h 尿蛋白总量、心电图、超声心动图
血清学指标	抗双链 DNA 抗体滴度、补体 C3、补体 C4 水平
自身抗体	狼疮抗凝物、抗心磷脂抗体、抗 β_2 糖蛋白 I 抗体、抗 SSA 抗体、抗 SSB 抗体等
目前用药	糖皮质激素推荐用量为醋酸泼尼松 ≤ 15mg 或等效剂量的非含氟类糖皮质激素，可服用免疫抑制剂包括羟氯喹、硫唑嘌呤、环孢素 A、他克莫司，备孕期间禁用药物包括环磷酰胺、甲氨蝶呤、吗替麦考酚酯、来氟米特、沙利度胺

表 7-4 系统性红斑狼疮疾病活动指数（SLEDAI—2000）

描述	定义	评分
癫痫发作	最近开始发作的，除外代谢、感染、药物所致	8
精神症状	由于对现实感知的严重障碍所导致正常功能的改变，包括幻觉，思维不连贯，思维松弛，思维内容贫乏，思维逻辑性显著下降，行为奇异、无条理性、呆板。除外尿毒症、药物的影响	8
器质性脑病	智力改变伴定向力、记忆力或其他智力功能损害，发病迅速且临床症状反复不定，并至少同时伴有以下两种情况：感觉紊乱、松散不连贯的语言、失眠或白天瞌睡、精神活动增多或减少。除外代谢、感染、药物的影响	8

续表

描述	定义	评分
视觉障碍	系统性红斑狼疮视网膜病变，包括细胞样体，视网膜出血，脉络膜严重渗出或出血，或视神经炎。除外高血压、感染、药物的影响	8
颅神经异常	新出现的累及颅神经的感觉、运动神经病变	8
狼疮性头痛	严重的持续性头痛，麻醉性止痛药治疗无效	8
脑血管意外	新出现的脑血管意外，应除外动脉粥样硬化	8
脉管炎	溃疡、坏疽、痛性结节、甲周碎片状梗死、出血，或经组织活检病理、血管造影证实	8
关节痛	≥2个关节痛和炎性体征（压痛、肿胀、渗出）	4
肌炎	近端肌痛或无力，伴肌酸激酶升高，或经肌电图或肌肉组织活检证实	4
管型尿	颗粒管型或红细胞管型	4
血尿	尿红细胞>5个/高倍视野，除外结石、感染和其他原因所致	4
尿蛋白	>0.5g/24h	4
脓尿	尿白细胞>5个/高倍视野，除外感染	4
皮疹	炎症性皮疹	2
脱发	异常、斑片状或弥散性脱发	2
黏膜溃疡	口腔或鼻黏膜溃疡	2
胸膜炎	胸膜炎性胸痛伴胸膜摩擦音、渗出或胸膜肥厚	2
心包炎	心包炎性疼痛伴下述至少一项：心包摩擦音、渗出或经心电图/超声心动图检查证实	2
低补体血症	总补体活性、补体C3或补体C4低于正常参考值下限	2
抗双链DNA抗体升高	采用放射免疫分析法检测，高于正常参考值	2

描述	定义	评分
发热	> 38℃，除外感染所致	1
血小板计数减少	< 100×10^9/L，除外药物影响	1
白细胞计数减少	< 3×10^9/L，除外药物影响	1

2. SLE 患者妊娠时机

SLE 患者妊娠的最佳时机选择和禁忌证是避免妊娠期 SLE 疾病活动、实现成功妊娠的重要因素。临床研究证据显示，相较于妊娠前 6 个月疾病活动的患者，妊娠前 SLE 缓解至少 6 个月者其足月分娩率和婴儿活产率均明显升高，发生妊娠期高血压和子痫前期/子痫风险显著降低。因此，根据被广泛认可的临床专家共识，指南推荐 SLE 患者在同时满足下述条件时方可考虑妊娠：

（1）SLE 病情稳定 ≥ 6 个月；

（2）口服泼尼松 ≤ 15mg/d（或等效剂量的非含氟类糖皮质激素）；

（3）停用可能致畸的药物（如环磷酰胺、甲氨蝶呤、吗替麦考酚酯、来氟米特、雷公藤等）至所需时间；

（4）24h 尿蛋白定量 ≤ 0.5g 且无重要脏器损害。

SLE 患者妊娠前合并晚期肾病（慢性肾脏病Ⅳ～Ⅴ期），妊娠后将增加肾功能进一步恶化的风险，有可能导致患者在妊娠期或产后接受肾脏替代治疗。SLE 患者合并严重肺间质病变将导致肺活量显著降低，当用力肺活量 < 1L 时发生妊娠期不良事件显著增加。基于临床共识建议，当用力肺活量 < 1L 时，建议患者避免妊娠或考虑终止妊娠。心力衰竭失代偿期显著增加孕妇死亡风险，因此，存在下述任意情况之一者则不推荐妊娠：

（1）肺动脉高压；

（2）重度限制性肺疾病［如用力肺活量（FVC）< 1L］；

（3）严重心力衰竭、慢性肾衰竭（血肌酐 ≥ 247μmol/L）；

（4）既往严重子痫或子痫前期以及难以控制的 HELLP 综合征导致胎儿丢失；

（5）既往 6 个月曾出现 SLE 疾病活动、卒中等。

3. 妊娠期 SLE 的初步评估和管理

（1）收集有关 SLE 病程和狼疮肾炎、血栓形成或中枢神经系统并发症病史。

（2）收集产科病史，包括子痫前期、胎儿生长受限（FGR）、死产或先天性心脏传导阻滞的病史。

（3）评估潜在的妊娠并发症，包括子痫前期、早产、妊娠丢失、胎儿死亡、FGR 和新生儿狼疮。

（4）如果发生活动性疾病、活动性肾炎、肺动脉高压、其他严重的终末器官损伤或近期血栓形成，建议其有显著的母体和胎儿风险。

（5）使用标准化的、经过验证的工具（如 SLEDAI）评估 SLE 疾病状态。

（6）高血压筛查。

（7）重新评估以前或现有的实验室检查

①肾功能检查如尿检，尿蛋白尿酐比值，血清肌酐；②全血计数；③抗磷脂抗体综合征（狼疮抗凝血剂、IgG 和 IgM 抗心磷脂抗体、IgG 和 IgM 抗 β_2 糖蛋白抗体）；④抗 dsDNA 和补体水平；⑤抗 Ro/SSA 和抗 La/SSB。

（8）调整药物

①停用非甾体抗炎药和细胞毒性药物；②继续使用羟氯喹；③尽量减少激素的剂量；④建议补充叶酸；⑤推荐低剂量阿司匹林。

（9）与患者的风湿病专家建立沟通。

4. 妊娠期随访计划

SLE 患者一旦确定妊娠后，由风湿免疫科、产科等相关科室医师共同根据患者的个体情况制定妊娠期随诊计划，密切监测患者病情变化及胎儿生长、发育情况。产科随访内容包括常规产科检查、血压监测、胎心监测，在妊娠 16 周后定期行胎儿彩色多普勒超声检查，以监测胎儿的生长情况及是否发生畸形。如出现 FGR 或子痫前期表现，则应缩短随诊间隔；在妊娠 28 周后，每 2 周行 1 次脐带动脉血流多普勒超声检查，监测胎儿血供情况；自妊娠 28 周始，原则上应每 2 周进行 1 次胎儿监测。如有异常，可每周行脐带动脉血流多普勒超声检查和胎儿监测。如抗 SSA 抗体和（或）抗 SSB 抗体阳性，在条件允许情况下，从妊娠 16 周始定期行胎儿超声心动图检查，监测胎儿心脏结构及传导情况。

表 7–5　SLE 患者妊娠期随访计划表

孕周	访视频次	风湿免疫科	产科
孕 4~10 周		查血常规、肝肾功能、凝血、补体、甲状腺功能、抗核抗体、抗双链 DNA 抗体、抗 SSA 抗体、抗 SSB 抗体、抗磷脂抗体谱、尿常规＋沉渣、24h 尿蛋白定量、心电图、超声心动图	查艾滋病毒、乙型肝炎病毒、丙型肝炎病毒、刚地弓形虫、风疹病毒、巨细胞病毒、单纯疱疹病毒。行早孕超声检查确认妊娠，建立产科档案，确认预产期，测量基线血压、体重
孕 10~16 周		SLE 妊娠病情评估量表	孕 11~14 周行妊娠期母体血清学筛查或无创胎儿游离 DNA 检测及超声颈后透明带扫描检测
孕 16~28 周	每 4 周 1 次	SLE 妊娠病情评估量表，抗 SSA 抗体和（或）抗 SSB 抗体阳性者，条件允许情况下，建议孕 16 周始每 1~2 周超声监测胎儿心脏，评估其有无异常	孕 24~28 周筛查妊娠期糖尿病，记录胎心率，孕 18~24 周行彩色多普勒超声筛查胎儿畸形

孕周	访视频次	风湿免疫科	产科
孕 28~34 周	每 2 周 1 次	SLE 妊娠病情评估量表	每 2 周行彩色多普勒超声检查，评估胎儿脐动脉、子宫动脉、胎儿静脉导管、胎儿大脑中动脉，筛查胎儿宫内生长受限，根据母亲（高血压、抗凝治疗情况）和胎儿情况决定分娩方式，进行临产和分娩准备相关教育
孕 34 周至分娩	每周 1 次	SLE 妊娠病情评估量表	
分娩后至产后 6 个月	每 1~3 个月 1 次	SLE 病情活动评估量表，静脉血栓预防	哺乳宣传教育，产后康复锻炼

5. SLE 恶化的管理

（1）轻至中度加重

①如果患者正在服用糖皮质激素，则将剂量增加到 20~30mg/d。②如果患者没有服用糖皮质激素，则开始每天服用 15~20mg 的泼尼松。另外，静脉注射甲泼尼松（每日 1000mg），连续 3 天，可以避免需要每日维持剂量的激素。③如果患者没有服用羟氯喹，则开始服用 200mg，每日 2 次。

（2）无肾脏或中枢神经系统表现的严重病情加重

①风湿病学咨询并考虑住院治疗。②糖皮质激素治疗 1.0~1.5mg/kg，预计在 5~10 天就会有临床改善。③一旦患者出现临床改善，逐渐减少糖皮质激素剂量。④如果患者不能逐渐减少高剂量的糖皮质激素，可以考虑开始使用环孢素或硫唑嘌呤。

（3）累及肾脏或中枢神经系统的严重加重

①住院治疗和风湿病学会诊；②维持患者口服 1.0~1.5mg/kg 的泼尼松；③当患者有临床改善时，逐渐减少糖皮质激素剂量；④对于使用激素无临床改善的患者，请考虑使用免疫抑制剂和（或）血浆置换术。

6.分娩方式选择

SLE 疾病本身并非剖宫产指证，分娩方式的选择应根据患者的个体情况由产科医生决定。对于病情稳定的患者，如果胎儿已发育成熟，指南建议孕 39 周即应终止妊娠，如无剖宫产指证，建议采取阴道试产；接受阿司匹林治疗的患者在孕 36 周后考虑停药，以降低阿司匹林相关围术期出血风险；接受低分子肝素治疗的患者建议在分娩前 12~24h 停药，分娩后如无明显出血，应尽早恢复原剂量低分子肝素治疗。

SLE 疾病活动可诱发妊娠期高血压，尤其是合并狼疮肾炎者。当高血压控制欠佳，进展为重度妊娠期高血压、子痫前期/子痫或 HELLP 综合征时，及时终止妊娠可挽救母胎生命。当出现母体弥漫性肺部受累以致呼吸衰竭或出现神经精神异常、脑血管意外事件时，母亲病死率显著升高。SLE 合并肺动脉高压（PAH）者在妊娠期病情可进一步恶化，尤其在妊娠中晚期。同时，SLE 患者可在妊娠期新发 PAH，当病情进展至中重度时，母亲病死率则显著升高。当尿蛋白进行性升高或 24h 尿蛋白定量 ≥ 3g 时，均提示 SLE 病情难以控制，可能导致不良母胎结局。

因此，指南建议出现下述任一情况时，应尽早终止妊娠：妊娠前 3 个月即出现明显的 SLE 疾病活动、SLE 病情严重危及母体安全、妊娠期监测发现胎盘功能低下危及胎儿健康、重度妊娠期高血压、精神和（或）神经异常、脑血管意外事件、弥漫性肺部疾病伴呼吸衰竭、重度 PAH、24h 尿蛋白定量 ≥ 3g。

五、治疗方案及用药指导相关建议

1.一般治疗

因 SLE 患者妊娠具有更高的母胎风险，计划内妊娠、孕前全面细致的风险评估及危险分层是成功妊娠的关键。无怀孕计划的患者应采取严格的避孕措施，包括宫内节育器（IUD）、工具避孕、口服避孕药及皮下埋植避孕药等。需向 SLE 患者及家属充分告知妊娠的风险及相关并发症。

怀孕期间应定期做好产检，监测红斑狼疮活动指标。对于合并抗磷脂综合征（APS）的 SLE 患者可接受低分子肝素抗凝和（或）小剂量阿司匹林治疗。

2. 药物治疗

SLE 的治疗药物包括激素、抗疟药、免疫抑制剂和生物制剂。

（1）醋酸泼尼松 《2022 中国系统性红斑狼疮患者生殖与妊娠管理指南》《2022 SMFM 咨询系列 #64：妊娠期系统性红斑狼疮》《中国系统性红斑狼疮患者围产期管理建议》和《2020 中国系统性红斑狼疮诊疗指南》建议妊娠期可用。

糖皮质激素是控制 SLE 病情的基础药物，胎盘中 11β-羟类固醇脱氢酶可降解不含氟的糖皮质激素，醋酸泼尼松剂量 < 20mg/d 时基本不进入胎儿循环，现有证据未提示有致畸风险。

维持剂量：醋酸泼尼松 ≤ 15mg/d（或等效的其他不含氟的糖皮质激素，如氢化可的松等）。

使用糖皮质激素会增加妊娠期糖尿病、子痫前期、胎儿生长受限、胎膜早破、缺血性坏死和早产的风险。一旦疾病稳定，糖皮质激素的剂量应逐渐减少至最低有效剂量。

（2）羟氯喹 《2022 中国系统性红斑狼疮患者生殖与妊娠管理指南》《2022 SMFM 咨询系列 #64：妊娠期系统性红斑狼疮》《中国系统性红斑狼疮患者围产期管理建议》和《2020 中国系统性红斑狼疮诊疗指南》建议妊娠期可用。

羟氯喹可降低 SLE 妊娠患者的疾病活动度及复发风险，改善妊娠结局，并在预防子痫前期及新生儿心脏传导阻滞方面发挥作用，且对新生儿无明确不良影响。

用法用量：0.2~0.4g/d［剂量＜400mg/d 或者 5mg/（kg·d）］，分次口服，后可根据羟氯喹血药浓度调整剂量。除静止期疾病外，SLE 患者在计划妊娠开始服用。

羟氯喹易引起眼部并发症，服用该药的高风险患者应每年进行 1 次眼底检查，低风险的患者建议服药第 5 年起每年进行 1 次眼底检查，监测药物带来的眼部不良反应。

（3）硫唑嘌呤　《2022 中国系统性红斑狼疮患者生殖与妊娠管理指南》《2022 SMFM 咨询系列 #64：妊娠期系统性红斑狼疮》《中国系统性红斑狼疮患者围产期管理建议》和《2020 中国系统性红斑狼疮诊疗指南》建议妊娠期可用。

用法用量：≤ 2mg/（kg·d），如果羟氯喹和糖皮质激素对 SLE 控制疗效不佳，则考虑加用。

骨髓抑制和肝脏损害是硫唑嘌呤常见的不良反应，服药期间应定期进行全血细胞计数和肝功能检查。

（4）环孢素 A　《2022 中国系统性红斑狼疮患者生殖与妊娠管理指南》《2022 SMFM 咨询系列 #64：妊娠期系统性红斑狼疮》《中国系统性红斑狼疮患者围产期管理建议》和《2020 中国系统性红斑狼疮诊疗指南》建议妊娠期可用。

用法用量：3~3.5mg/（kg·d），每日 1 次（也可分为 2 次）。4~8 周后疗效不佳者，可增量至 5mg/（kg·d），病情稳定后减量。

肾功能损害、血压升高和感染是环孢素 A 常见的不良反应。由于环孢素能损害肾功能，在治疗的前 3 个月应每周监测血清肌酐水平，如果血清肌酐水平保持稳定，此后应每隔 1 个月进行测定。用药期间应定期监测血压情况，如果在用药期间出现高血压不能通过适当的降压治疗控制，建议终止环孢素 A 治疗。

（5）他克莫司　《2022 中国系统性红斑狼疮患者生殖与妊娠管理指南》《2022 SMFM 咨询系列 #64：妊娠期系统性红斑狼疮》

《中国系统性红斑狼疮患者围产期管理建议》和《2020 中国系统性红斑狼疮诊疗指南》建议妊娠期可用。

用法用量：起始剂量为 2~3mg/d［体重 ≥ 60kg，3mg/d；体重 < 60kg，2mg/d 或 0.05mg/（kg·d）］，可顿服或分 2 次服用，2个月后临床症状无好转，可逐渐增加剂量至 0.1mg/（kg·d），维持药物谷浓度为 6~10ng/ml，一般 3 个月即可出现缓解。若持续 6~9 个月仍未缓解，则考虑治疗无效。

他克莫司常见不良反应为胃肠道不适、感染，一些患者会出现肾脏、肝脏损害；肝功能受损者需减少他克莫司用量，用药期间应监测肾毒性、血糖和血压。他克莫司主要代谢酶为 P450 3A4，凡是影响肝脏 P450 3A 酶系统的药物均可能影响他克莫司的药物浓度。抑制 P450 3A 酶而升高他克莫司血药浓度的药物有红霉素、阿奇霉素、咪唑类抗真菌药、伊曲康唑、甲硝唑和钙通道阻滞剂等，与这些药物合用时应适当减少他克莫司用量并监测血药浓度，警惕他克莫司的肾毒性；诱导 P450 3A 酶系而降低他克莫司血药浓度的药物有利福平和卡泊芬净等，使用这些药物时应适当增加他克莫司的用量并监测血药浓度，以防血药浓度太低而影响疗效。

（6）甲氨蝶呤 《2022 中国系统性红斑狼疮患者生殖与妊娠管理指南》《2022 SMFM 咨询系列 #64：妊娠期系统性红斑狼疮》《中国系统性红斑狼疮患者围产期管理建议》和《2020 中国系统性红斑狼疮诊疗指南》指出甲氨蝶呤有致畸作用，建议妊娠期禁用。已经在服用甲氨蝶呤的患者，建议在停药半年后再考虑妊娠。

（7）环磷酰胺 《2022 中国系统性红斑狼疮患者生殖与妊娠管理指南》指出环磷酰胺存在明确的致畸风险，建议孕前需停用 3 个月，妊娠期禁止使用，哺乳期避免使用。

（8）吗替麦考酚酯 《2022 中国系统性红斑狼疮患者生殖与

妊娠管理指南》指出吗替麦考酚酯存在明确的致畸风险，建议孕前需停用 3 个月，妊娠期禁止使用，哺乳期避免使用。

（9）来氟米特 《2022 中国系统性红斑狼疮患者生殖与妊娠管理指南》指出来氟米特存在明确的致畸风险，由于可经肝肠循环被再吸收入血，建议应用考来烯胺清除（8g，每日 3 次，连续 11 天）后，停用 6 个月，妊娠期禁止使用，哺乳期避免使用。

（10）柳氮磺吡啶 柳氮磺吡啶孕前可用。对于妊娠期，现有证据未提示增加致畸风险，每日最大剂量 2g，需补充叶酸每日 5mg。对于哺乳期，每日最大剂量 2g，需补充叶酸每日 5mg，避免婴儿叶酸缺乏；由于早产儿可能存在葡萄糖 –6– 磷酸脱氢酶缺乏症，或有明确葡萄糖 –6– 磷酸脱氢酶缺乏症的新生儿，建议避免使用。

（11）静脉注射人免疫球蛋白 静脉注射人免疫球蛋白在孕前、妊娠期、哺乳期均可用。

（12）利妥昔单抗 利妥昔单抗孕前可用。对于妊娠期，现有证据未提示增加致畸风险，特殊情况下孕早期可使用；孕中晚期避免使用，以防导致胎儿 B 细胞缺乏等风险。哺乳期避免应用。

（13）贝利尤单抗 贝利尤单抗孕前可用。对于妊娠期，现有证据未提示增加致畸风险，但由于证据有限，建议妊娠期停用。哺乳期避免应用。

3. 非药物治疗

（1）加强对患者的知识宣传，增强其治疗信心并保持积极乐观的情绪，根据患者的具体情况制定整个妊娠期间的随诊频率。心理干预可降低患者焦虑、精神压力和抑郁的发生，有助于控制疾病活动。

（2）紫外线可诱发 SLE，因此避免阳光暴晒和紫外线照射。

（3）避免过度疲劳、保持充足睡眠，但在病情缓解期间可适当进行轻体力活动。

（4）注意营养均衡，保证充足的蛋白质摄入，尤其应注意钙和维生素 D 的摄入，以预防疾病和药物可能导致的骨质疏松症和新生儿先天性佝偻病。

（5）避免接触常见的危险物质，某些化妆品中含有可能诱发红斑狼疮、加重病情的物质，同时应避免接触染发剂和纹眉剂等。

参考文献

［1］ 国家皮肤与免疫疾病临床医学研究中心，国家妇产疾病临床医学研究中心，中国风湿免疫相关生殖及妊娠研究委员会，等. 2022 中国系统性红斑狼疮患者生殖与妊娠管理指南［J］. 中华内科杂志，2022，61（11）：1184-1205.

［2］ 中国系统性红斑狼疮研究协作组专家组，国家风湿病数据中心. 中国系统性红斑狼疮患者围产期管理建议［J］. 中华医学杂志，2015，95（14）：1056-1060.

［3］ 田新平，李梦涛，曾小峰. 从我国系统性红斑狼疮的诊治现状寻找可能的解决方案——来自《中国系统性红斑狼疮发展报告 2020》的启示［J］. 协和医学杂志，2022，13（2）：169-173.

［4］ Buyon JP，Kim MY，Guerra MM，et al. Kidney outcomes and risk factors for nephritis（flare/de novo）in a multiethnic cohort of pregnant patients with lupus［J］. Clinical Journal of the American Society of Nephrology Cjasn，2017，12：940-946.

［5］ Imbasciati E，Gregorini G，Cabiddu G，et al. Pregnancy in CKD stages 3 to 5：fetal and maternal outcomes［J］. American Journal of Kidney Diseases，2007，49：753-762.

［6］ Okon LG，Werth VP. Cutaneous lupus erythematosus：diagnosis and treatment［J］. American Journal of Clinical Dermatology，2013，27：391-404.

［7］ Hamed HO，Ahmed SR，Alzolibani A，et al. Does cutaneous lupus erythematosus have more favorable pregnancy outcomes than systemic disease? A two-center study［J］. Acta Obstet Gynecol Scand，2013，92：934-942.

［8］ Afify H，Kong A，Bernal J，et al. Pulmonary hypertension in pregnancy：challenges and solutions［J］. Integr Blood Press Control，2022，15：33-41.

［9］ 中华医学会风湿病学分会，国家皮肤与免疫疾病临床医学研究中心，中国系统性红斑狼疮研究协作组. 2020中国系统性红斑狼疮诊疗指南［J］. 中华内科杂志，2020，59（3）：172-185.

［10］ Silver R，Craigo S，Porter F，et al. Society for Maternal-Fetal Medicine Consult Series #64：Systemic lupus erythematosus in pregnancy［J］. American journal of obstetrics and gynecology，2023，228（3）：B41-B60.

［11］ Djekidel K，Silver B. Autoimmune disease in pregnancy. In：Van de Velde M，Scholefield H，Plante LA，eds. Maternal critical care：a multidisciplinary approach［J］. NY：Cambridge University Press，2013：391-402.

［12］ Østensen M，Khamashta M，Lockshin M，et al. Anti-inflammatory and immunosuppressive drugs and reproduction［J］. Arthritis research & therapy，2006，8：209.

［13］ 他克莫司在狼疮肾炎中应用的中国专家共识讨论组. 他克莫司在狼疮肾炎中应用的中国专家共识（2017）［J］. 中华风湿病学杂志，2017，21（7）：483-485.

［14］ 张辉，杨念生，鲁静，等. 狼疮肾炎诊疗规范［J］. 中华内科杂志，2021，60（9）：784-790.

［15］ 中华医学会风湿病学会. 2010中国系统性红斑狼疮诊疗指南［J］. 中华内科杂志，2010（5）：342-346.

编写人员

刘春霞　中山大学孙逸仙纪念医院深汕中心医院
王浩滨　中山大学孙逸仙纪念医院深汕中心医院
邱妤涵　曲靖市第一人民医院

妊娠合并类风湿关节炎

一、概述

1. 类风湿关节炎

类风湿关节炎（Rheumatoid Arthritis，RA）是一种以侵蚀性关节炎为主要表现的全身性、慢性自身免疫性疾病。RA的发病机制目前尚不明确，基本病理表现为滑膜炎、血管翳形成，并逐渐出现关节软骨和骨破坏，最终导致关节畸形和功能丧失，可并发肺部疾病、心血管疾病、恶性肿瘤及抑郁症等。

流行病学调查显示，中国大陆地区发病率为0.42%，总患者群约500万，男女患病比率约为1:4，尤其以育龄期女性（Women of Child Bearing Age，WoCBA）居多。随着病程的延长，残疾及功能受限发生率升高。长期居住在潮湿房屋或长期在潮湿环境中作业者，RA的发病率明显升高；高寒地区该病的发病率明显高于平原温暖地区，均说明该病的发生与潮湿寒冷环境有关。也有资料显示，精神刺激或长期心理受压抑者，RA发病率高于正常人，而已患病者受精神刺激后容易发作，说明该病发生与心理因素也有一定关联。此外，研究认为吸烟可诱发RA。

2. 妊娠对RA的影响

妊娠改变母体的免疫状态，或许导致了RA病程的改变。约50%的RA孕妇为低疾病活动度，20%~40%的RA孕妇在孕晚期达到缓解；然而，近20%的RA孕妇在妊娠期间会达到中重度疾病活动度，可能需要进一步的治疗干预。70%的RA妇女在妊娠期间病情可以改善，大部分在妊娠3个月时病情即缓解，但妊娠期间病情仍会出现波动，而且大部分妊娠期间病情稳定的患者，多在分娩 8 周后复发。

确切的原因不明，尽管提出了一些可能的理论，但没有哪一种可以满意地解释这一现象，或许是多种因素共同作用的结果。可能的理论如下：①妊娠影响细胞介导的免疫应答，如妊娠期间细胞介导的免疫应答下调、Th2 细胞因子占优；②妊娠期抗炎症细胞因子水平升高，如白介素 –1 受体拮抗剂（IL–1 Ra）和可溶性肿瘤坏死因子 –α 受体（sTNFRs）水平升高，Th1 细胞因子水平下调；③妊娠期间激素水平变化的影响（如皮质醇、雌激素和孕激素水平增加）；④妊娠影响体液免疫应答（如缺乏末端半乳糖单位的 IgG 的比例下降，血清 α–2 妊娠相关球蛋白水平升高）；⑤妊娠期间中性粒细胞功能改变（如中性粒细胞呼吸爆发减少）；⑥母亲和胎儿 HLA 的差异程度（母亲和胎儿的基因相似性越小，RA 就越有可能缓解）。

3. RA 对妊娠的影响

研究表明，RA 女性的受孕时间长于健康女性。荷兰一项前瞻性队列研究发现，245 例尝试怀孕或处于妊娠早期的 RA 女性中，42% 的女性的受孕时间超过 12 个月，与受孕时间延长相关的因素包括高龄（随着年龄增加而延长）、无生育经历、疾病活动度（随着病情加重而延长），以及孕前使用非甾体抗炎药和较高剂量的泼尼松（> 7.5mg/d）。

此外，丹麦的一项全国研究显示，与非 RA 妊娠女性相比，孕前确诊 RA 的母亲，早产风险明显升高，而分娩后确诊 RA 的母亲也得出了相同的结果。疾病活动度得到充分控制的 RA 女性的妊娠结局与一般人群相当。而妊娠晚期疾病活动度较高的 RA 女性，其分娩小于胎龄儿和早产儿的风险升高。

目前资料表明，RA 本身不会对胎儿造成影响，不会增加自然流产、胚胎停止发育等风险，但母亲患有继发性干燥综合征者常有抗 SSA 阳性，可导致新生儿狼疮。

对妊娠合并类风湿关节炎的家族及孪生罹患同一种疾病的共患率的研究发现，单卵双生子同患妊娠合并类风湿关节炎的几率为27%，而双卵双生子同患类风湿性关节炎的几率为13%。这二组数据均远高于一般人群的妊娠合并类风湿关节炎的患病率，提示遗传因素与妊娠合并类风湿关节炎的密切关系。

4. RA 分类标准

欧洲抗风湿性病联盟（EULAR）工作组将 RA 风险人群分为无症状有风险人群、有肌肉骨骼症状无关节炎人群、早期临床关节炎人群3大类。

（1）无症状有风险人群　指在筛查发现 RA 患者的亲属中存在抗环瓜氨酸蛋白抗体阳性和（或）类风湿性因子阳性的高危人群。

（2）有肌肉骨骼症状无关节炎人群

①抗环瓜氨酸蛋白抗体阳性合并有肌肉骨骼症状：此人群存在肌肉骨骼相关症状，其超声显示亚临床关节炎或磁共振成像示临床关节和肌腱炎以及血清抗环瓜氨酸蛋白抗体水平和（或）类风湿性因子显示阳性者。

②抗环瓜氨酸蛋白抗体/类风湿性因子阳性合并有关节痛：此人群亦存在骨骼肌肉相关症状，其超声提示亚临床关节炎以及血清抗环瓜氨酸蛋白抗体水平和（或）类风湿性因子显示阳性者。

③临床疑似关节痛（CSA）者：这指的是一组症状和体征，不是一种疾病，概括了 RA 前期的特征性症状以及体征，包括7个指标：近期出现的关节症状（持续时间 < 1年）；存在掌指关节症状；掌指关节压痛；握拳困难；晨僵持续时间 ≥ 60min；晨起症状较重；直系亲属患有 RA。出现以上 ≥ 3个指标提示具有发生 RA 风险的关节痛，出现以上 ≥ 4个指标则提示具有高特异性的关节痛。

（3）早期临床关节炎人群　包括复发性风湿症和未分化型关节炎，此人群若血清抗环瓜氨酸蛋白抗体水平和（或）类风湿性因子显示阳性且存在肌肉骨骼相关症状，其超声显示亚临床关节炎或磁共振成像示临床关节和肌腱炎者可提示为 RA 的早期临床关节炎患者。

二、主观性资料

1. 一般情况

包括年龄、身高、体重、教育水平、妊娠前体重、妊娠情况（妊娠次数、妊娠间隔时间、是否多胎妊娠等）和饮食、生活环境等。

2. 现病史

详细询问此次妊娠孕妇关于关节疼痛、肿胀甚至畸形等症状出现的时间和严重程度，初次发现或诊断 RA 的时间，关节受累数目、血清学、滑膜炎的病程和急性象反应几项所得分值的最高水平，现有治疗方案等。

3. 既往病史

详细询问孕妇既往基础疾病，包括既往骨关节炎病史、系统性红斑狼疮疾病、强直性脊柱炎、干燥综合征、心血管疾病（如高血压、血脂异常等）以及内分泌疾病（如妊娠糖尿病、痛风病史等），前次怀孕是否存在胎儿生长受限、早产、胎儿死亡等情况，或高危表现如阻塞性睡眠呼吸暂停及治疗情况。

4. 用药史

询问患者完整的用药史，包括用药情况、保健品使用情况、疫苗接种状况等，尤其是已接受 DMARDs 药物的妊娠患者，需询问既往及目前使用的抗风湿药物的种类、剂量、疗效及有无不良反应。

5. 个人史

询问患者既往月经婚育史，心理社会因素包括家庭情况、工作环境、文化程度和有无精神创伤史，以及生活方式包括盐、糖、酒、咖啡及脂肪的摄入量、吸烟状况、体力活动量、体重变化、睡眠习惯等情况。

6. 家族史

询问患者 RA 家族史，其他风湿性疾病家族史，如干燥综合征、系统性红斑狼疮、脊柱关节病、系统性硬化症等，包括一级亲属发生风湿免疫疾病事件时的年龄。

7. 过敏史

既往有无药物、食物或其他过敏史。

8. 产科检查状况

产前检查是否规律或恰当（包括产前检查质量问题）、本次妊娠经过有无异常。

三、客观性资料

1. 体征

RA 的临床表现个体差异大、多为慢性起病，以对称性双手、腕、足等多关节肿痛为首发表现，常伴有晨僵，可伴有乏力、低热、肌肉酸痛、体重下降等全身症状。少数则急性起病，在数天内出现典型的关节症状。

（1）关节表现

①晨僵：晨起明显，活动后减轻。持续时间超过 1h 者意义较大。

②关节痛与压痛：多呈对称性、持续性，但时轻时重，疼痛的关节往往伴有压痛，受累关节的皮肤可出现褐色色素沉着。

③关节肿胀：凡受累的关节均可肿胀，常见的部位与关节痛

部位相同，亦多呈对侧性。

④关节畸形：常见为掌指关节的半脱位、手指向尺侧偏斜和呈"天鹅颈（Swan Neck）"样及"纽扣花样（Boutonniere）"表现及腕和肘关节强直。

⑤特殊关节：a.颈椎关节：表现为颈痛、活动受限，最严重的表现为寰枢椎关节（C1~C2）半脱位，可导致脊髓受压。b.肩、髋关节：最常见的症状是局部疼痛和活动受限，髋关节往往表现为臀部及下腰部疼痛。c.颞颌关节：表现为讲话或咀嚼时疼痛加重，严重者有张口受限。

⑥关节功能障碍：关节肿痛和结构破坏都会引起关节活动障碍。美国风湿病学会将因本病影响生活的程度分为4级：a.Ⅰ级：能照常进行日常生活和各项工作。b.Ⅱ级：可进行一般的日常生活个某种职业工作，但参与其他项目活动受限。c.Ⅲ级：可进行一般的日常生活，但参与某种职业工作或其他项目活动受限。d.Ⅳ级：日常生活的自理和参与工作的能力均受限。

（2）关节外表现

①皮肤类风湿结节：较常见的关节外表现，可发生在任何部位，其存在提示RA病情活动。

②类风湿血管炎：整体发病率不足1%，其皮肤表现各异，包括瘀点、紫癜、梗死、指（趾）坏疽、网状青斑，病情严重者可出现下肢深大溃疡。

③心脏受累：多见于RF阳性、有类风湿结节的患者，心包炎最为常见。

④呼吸系统症状：a.肺间质病变：主要表现为活动后气短，肺纤维化。b.胸膜炎：常为单侧或双侧少量胸腔积液，偶为大量胸腔积液。c.结节样改变：肺内出现单个或多个结节为肺内类风湿结节的表现。

⑤眼部表现：15%~20%的RA患者可出现浅表性巩膜炎。

少数无痛性结节病变破溃后可引起眼球穿孔。也有合并虹膜炎、脉络膜炎、干性角膜结膜炎等。

⑥神经系统：RA末梢神经损害在指（趾）远端较重，通常呈手套、袜套样分布，有时为手指（趾）麻木感，感觉减退，振动觉消失，常见于RF阳性伴有皮下结节且病程较长的老年患者。

⑦血液系统：正细胞正色素性贫血是最常见的血液系统表现，贫血程度与病情的活动度有关，在患者的炎症得以控制后，贫血也可以得以改善。

⑧泌尿系统症状：部分RA患者可合并肾功能损害，主要表现为蛋白尿。

2. 实验室检查

（1）血液学改变　轻至中度贫血，常见为正细胞正色素性贫血，多与病情活动程度有关。活动期患者血小板计数可升高。白细胞及分类多为正常，免疫球蛋白升高，血清补体大多正常或者轻度升高，少数伴有血管炎患者可出现补体降低。

（2）炎症标志物　C-反应蛋白和红细胞沉降率常升高，是反映病情活动度的主要指标，病情缓解时刻降至正常。

（3）自身抗体

①类风湿因子（RF）：可分为IgM、IgA和IgG，这三者均能升高，早期IgM升高显著，后期IgG升高显著。

②抗瓜氨酸化蛋白抗体（ACPA）：包括抗核周因子（APF）抗体、抗环状瓜氨酸（CCP）抗体、抗角蛋白抗体（AKA）、抗突变型瓜氨酸化波形蛋白（MCV）抗体和抗聚丝蛋白抗体（AFA），是一类针对含有瓜氨酸化表位自身抗原的抗体总称。其中抗CCP抗体敏感性和特异性均很高。

（4）关节滑液　关节滑液检查可用于证实关节炎症，同时鉴别感染和晶体性关节炎。关节有炎症时的滑液增多，呈淡黄色透明、黏稠状，滑液中的白细胞明显增多，达5000~50000/μl，约

2/3 为多核白细胞。

（5）关节影像学检查

①X线检查：早期可见关节周围软组织肿胀影、关节附近骨质疏松（Ⅰ期），进而关节间隙变窄（Ⅱ期），关节面出现虫蚀样改变（Ⅲ期），晚期可见关节半脱位和关节破坏后的纤维性和骨性强直（Ⅳ期）。

②关节MRI：可显示关节软组织病变、滑膜水肿和增生、血管翳形成以及骨髓水肿等，较X线更敏感。

③关节超声：高频超声能够清晰显示关节腔、滑囊、关节滑膜、关节腔积液、关节软骨厚度以及形态等。

（6）其他检查　因为抗风湿药物或多或少有一定的副作用，在用药之前还需要视药物选择情况完善肝肾功能以及是否有潜在感染（如结核、乙丙艾梅等）等。

四、临床诊断以及疾病分析与评价

（一）临床诊断

类风湿性关节炎是一种临床诊断，主要基于慢性关节炎的症状和体征、实验室检查及影像学检查。临床诊断标准建议采用美国风湿病学会（ACR）1987年修订的分类标准、2010年ACR和欧洲抗风湿病联盟（EULAR）联合发布的分类标准，见表7-6，临床医生可同时参考，并结合患者具体情况对RA作出准确诊断。

表7-6　RA的不同分类诊断标准

	1987年ACR发布	2010年ACR和RULAR联合发布	2012年早期RA诊断标准
诊断标准	存在下述4项或以上可诊断RA，且（1）～（4）项的持续时间≥6周	下述A~D项评分综合≥6分诊断RA	具有下述（1）～（5）项标准中的3项以上可诊断早期RA

续表

	1987 年 ACR 发布	2010 年 ACR 和 RULAR 联合发布	2012 年早期 RA 诊断标准
症状（关节受累）	（1）晨僵 ≥ 60min （2）多关节炎（≥3个） （3）手关节炎 （4）对称性关节炎 （5）皮下结节	A. 关节受累： 1 个大关节（0 分） 2~10 个大关节（1 分） 1~3 个小关节（伴或不伴大关节受累）（2 分） 4~10 个小关节（伴或不伴大关节受累）（3 分） ＞10 个关节（至少 1 个小关节）（5 分）	（1）晨僵 ≥ 30min （2）多发性关节炎 （3）手关节炎
实验室检查	（6）类风湿因子阳性	B. 血清学（至少 1 个检查结果阳性）： RF 和抗 CCP 抗体均阴性（0 分） RF 或抗 CCP 抗体弱阳性（2 分） RF 或抗 CCP 抗体强阳性（3 分） C. 急性期炎症指标（至少 1 个检查结果）： CRP 和 ESR 正常（0 分） CRP 和 ESR 升高（1 分）	（4）RF 阴性 （5）抗 CCP 抗体阳性
影像学检查	（7）影像学改变		
持续时间	≥ 6 周	＜ 6 周（0 分） ≥ 6 周（1 分）	
诊断敏感度与特异度	特异度为 92.4% 敏感度为 39.1%	特异度为 83.2% 敏感度为 72.3%	特异度为 87.8% 敏感度为 72.3%

注：ACR 为美国风湿病学会；EULAR 为欧洲抗风湿病联盟；强阳性表示＞正常参考值上限 3 倍；RF：类风湿因子；抗 CCP 抗体：抗环瓜氨酸蛋白抗体；CRP：C– 反应蛋白；ESR：红细胞沉降率

（二）妊娠合并 RA 评价与管理

1. 孕前咨询

备孕时机的选择很重要，首先需在怀孕前进行相关检查，与医生沟通换用更安全的治疗方案后（表7-7），当体征和实验室检查都稳定在正常范围内，才能考虑备孕。RA活动期怀孕多有贫血现象，会对胎儿发育不利；产道也有可能因病情加重出现狭窄等现象，需采取剖腹产方式。另外，活动性RA患者的血小板也较高，有可能存在高凝状态，对胎儿、胎盘的供血会有影响，可造成胎儿发育迟缓甚至流产。与此同时，受孕前良好的疾病控制可最大限度地降低妊娠期疾病活动度，并降低产后复发的风险。

2. 妊娠期初次评估

详细了解孕妇个人史和家族史，RA病史和病程演变过程，目前关节疼痛和肿胀数量、关节外受累情况，有无合并症，睡眠、日常生活和情绪受影响的情况等，评估RA活动度、流产风险和妊娠用药安全性，指导患者复查周期，进行初次心理疏导，制定孕期用药随访和日常保健计划。

3. 孕期监测检查

（1）基本检测　询问孕妇关节疼痛、肿胀数量、关节外受累情况，记录体重、尿量、睡眠、生活质量等情况，检查血常规、尿常规、ESR、CRP、RF及抗CCP抗体等。

（2）孕妇的特殊检查　RA会增加母体子痫前期或妊娠期高血压疾病等的发生风险，使早产、剖宫产率增加，需注意监测血压、血糖和有无发生RA的常见合并症，如心血管疾病、骨质疏松、恶性肿瘤等。

（3）胎儿的特殊检查　注意胎动、胎心和胎儿生长趋势等，检查有无胎儿窘迫、胎儿生长受限等情况。

（4）检查项目和频度　鉴于RA患者的妊娠结局受疾病活动影响，应尽量维持较低的疾病活动度。需注意的是：①频度由疾病活动/临床表现和产科并发症决定。对RA治疗未达标者，建议每1~3个月对其疾病活动度监测1次；对初始治疗和中高疾病活动者，监测频率为每月1次；对治疗已达标者，建议其监测频率为每 3~6 个月 1 次。②每次随访检查血压，尿蛋白，全血计数，肾脏和肝脏功能和疾病的生物标志物。③如果 SSA/RO、SSB/La 阳性，在 16~20 周进行胎儿心超检查，并监测心率，如果出现 AVB，需要重复检查。

4. 分娩时机和方式

RA 患者的流产率和普通人群相似。一项研究显示，流产后 1 年内，继续尝试怀孕的多数患者成功妊娠并产下活婴。并无迹象显示 RA 患者的剖腹产率高于普通妇女。因此，RA 可以进行常规分娩管理。

由于 RA 患者常伴有髋关节、膝关节活动异常或这些关节置换后活动能力丧失，导致经阴道分娩体位固定困难，因此对于其分娩方式的选择应慎重，可适当放宽剖宫产指征。RA 病情较轻时，其阴道分娩的处理与非合并类风湿性关节炎者并无显著差别。

需注意的是，顺产时不推荐额外给予补充剂量的糖皮质激素，剖宫产时推荐额外给予补充剂量的糖皮质激素。

五、治疗方案及用药指导相关建议

（一）一般治疗

1. 心理社会干预

妊娠合并 RA 患者伴有不同程度的焦虑、抑郁情绪，应及时进行心理评估及干预，必要时行精神心理药物治疗。可通过健康宣传教育，引导患者对疾病的正确认识，规律随诊，对诊治方案的主动配合，学会监测病情和药物的副作用，利于实现达标治疗。

2. 运动与休息

急性期应卧床休息。已过急性期但关节仍疼痛的患者，则不必终日卧床，只要可耐受治疗，就应早期有规律地进行主动或被动的关节锻炼活动。推荐轻中度锻炼方式，如散步、游泳，尽量避免高强度负重运动及反复高冲击活动，如跑步和打球，并且以运动后不增加疼痛等疾病症状为原则。须嘱患者避免过度疲劳，充分防寒及保持居所干燥等。

3. 饮食管理

戒烟限酒，避免高糖、含有反式脂肪及油炸食品。推荐患有 RA 的妊娠女性选择低脂、高碳水化合物、高纤维饮食，孕期可摄入适量鱼油。可能不宜服用 OTC 植物性药物。推荐常规补充钙和维生素 D。

4. 其他治疗

多种理疗方法（如蜡疗、减少活动、夹板固定、使用冰袋等）及中国传统医学（耳穴压豆、穴位贴敷、电针、芒针、灸法、中药熏洗、中医定向透药治疗等）等可辅助 RA 患者改善关节疼痛的症状。还可采用外科手术矫正功能受限的关节，提高生活质量。需注意的是手术并不能根治 RA，术后仍需进行药物治疗。

（二）药物治疗

对于育龄期的女性患者，在选择药物时，一定要注意尽量避免使用对生育及胎儿有较大影响的药物，应与医生充分沟通，仔细评估药物的风险和获益。对于妊娠合并 RA 的孕妇进行治疗需要同时考虑疾病的活动性和避免对母胎的毒副反应，根据妊娠不同阶段、母亲病情、药物安全性及药物是否通过胎盘屏障等多方面因素，及时调整治疗方案。通常妊娠合并 RA 症状有所减轻，孕期用药时可酌情减量。

部分药物围妊娠期用药特点，见表 7-7。

表 7-7　特殊人群用药特点

药物	妊娠前计划停药时间	哺乳期
沙利度胺	4~12 周	禁用
甲氨蝶呤	4~12 周	禁用
阿巴西普	14 周	慎用
吗替麦考酚酯	6~12 周	禁用
环磷酰胺	3~6 个月	禁用
雷公藤	6 个月	禁用
来氟米特	2 年以上，或者使用螯合剂（如考来烯胺）将血药浓度降至 < 0.02mg/L	禁用

　　临床上治疗 RA 的药物有多种，主要包括改善病情抗风湿药、糖皮质激素、非甾体抗炎药和植物药等。妊娠期可全程使用改善病情抗风湿药。妊娠中期可使用非甾体抗炎药，但是在孕早期和晚期则不建议使用。如果妊娠期病情波动较大，则可考虑选择使用糖皮质激素。

1. 改善病情抗风湿药

　　2016 年欧洲抗风湿病联盟（EULAR）指南将改善病情抗风湿药（Disease-Modifying Anti-Rheumatic Drugs，DMARDs）分为三类，分别为传统合成 DMARDs（csDMARDs）、靶向合成 DMARDs（tsDMARDs）和生物制剂 DMARDs（bDMARDs），其中生物制剂又分为生物原研药（boDMARDs）和生物仿制药（bsDMARDs）。

　　RA 治疗首选 csDMARDs。若 csDMARDs 治疗未能达标，且无预后不良因素时，可考虑使用其他 csDMARDs；若 csDMARDs 治疗未能达标，且存在预后不良因素时，应加用一种 bDMARDs 或 tsDMARDs 治疗。bDMARDs 和 tsDMARDs 应和一种 csDMARDs

联用；对无法联用 csDMARDs 者，IL-6 抑制剂和 tsDMARDs 较 bDMARDs 可能更有优势。

（1）csDMARDs　RA 治疗的一线用药。该类药物不具备明显的止痛消肿作用，但具有持久的消炎作用，能从源头上阻止炎症对关节的破坏。多数患者服用 3~4 周才起效，有些患者则要数月或者半年以上才起效。代表药物有甲氨蝶呤、柳氮磺吡啶、来氟米特以及新型合成药物艾拉莫德等。其中甲氨蝶呤、来氟米特可导致胚胎毒性、流产、死胎、先天畸形等，故妊娠哺乳期妇女禁用。艾拉莫德因致畸性和可导致胎儿死亡率升高及胎儿动脉血管收缩而禁用。

①柳氮磺吡啶：具有抗炎和抗菌的双重作用，是不能使用甲氨蝶呤的早期 RA 患者的替代药物之一。临床常见不良反应包括恶心、消化不良、皮疹、头痛、腹痛等。偶尔会出现肝脏损害、肾脏损害、血小板减少症等。对磺胺过敏者亦不宜服用。

本药及其代谢产物磺胺吡啶均可通过胎盘屏障，说明书建议妊娠期妇女禁用本药。但有证据表明，使用剂量不超过 2g/d 并同时在整个孕期补充叶酸，不会增加先天性畸形的发生率。EULAR 和 ACR 指南均强烈推荐备孕期和妊娠期使用。英国风湿病学会建议孕期使用该药时叶酸的补充剂量为 5mg/d。资料显示，计划妊娠的 RA 患者可继续使用本药。

用法用量：口服，每日 2 次，每次 0.5~1g。

②羟氯喹：计划妊娠的 RA 患者，建议妊娠期持续用药。抗 Ro/SSA 抗体和（或）抗 La/SSB 抗体阳性的患者在妊娠期间使用羟氯喹，可能降低胎儿先天性心脏传导阻滞的风险。羟氯喹随乳汁分泌量少，因此哺乳期可以使用羟氯喹。眼科并发症是羟氯喹的主要不良反应，如患者在用药期间诉有视力、视野、色觉等变化，应及时进行眼科评估。

用法用量：口服，0.2~0.4g/d，分 2 次服用。

（2）tsDMARDs　近年来，靶向小分子药物的研究及应用已成为当前一类新的 RA 治疗策略，目前该类药物中的 Janus 激酶（JAK）抑制剂已成功应用于临床。该药通过靶向性选择抑制 JAK 激酶，在源头上阻断炎症的进展。对于 RA 患者来讲，JAK 抑制剂具备改善病情、服用方便等优势，在有效性和安全性上与生物制剂相似。常见的不良反应包括腹泻、血清总胆固醇及脂蛋白升高等。有文献报道显示此类药物有一定促血栓形成，导致肺栓塞等严重不良反应的风险。

①托法替布：尚不明确本药是否可通过胎盘，但其分子量小（约 312）、血浆蛋白结合率中等（约 40%）、消除半衰期长（约 3h），提示本药可能通过人类胎盘。尚不明确本药是否导致重大出生缺陷、流产或对母体和胎儿有其他不良影响。动物研究表明，育龄期女性使用本药可能导致生育力降低，尚不明确该影响是否可逆。指南共识不建议在妊娠期与哺乳期使用，用药期间建议避孕，计划妊娠前 1 周停药以限制妊娠早期胎儿暴露。

②巴瑞替尼：动物实验提示本药具有生殖毒性，妊娠期妇女禁用。本药可随大鼠乳汁排泄，乳汁暴露量约为血浆的 45 倍，建议哺乳期妇女暂停哺乳。

（3）bDMARDs　bDMARDs 又分为生物原研药（boDMARDs）和生物仿制药（bsDMARDs）。前者包括 TNF-α 拮抗剂、IL-6 拮抗剂等。后者也称为生物类似药，在安全性和有效性上和原研药没有显著的差异。如重组人 II 型肿瘤坏死因子受体 - 抗体融合蛋白，是 TNF-α 拮抗剂的仿制药。

①肿瘤坏死因子 -α（TNF-α）抑制剂：作为治疗 RA 应用最早、最多的 bDMARDs，TNF-α 具有快速抗炎和控制疾病活动度、阻止骨质破坏，缓解病情的作用。与传统 DMARDs 相比，TNF-α 抑制剂起效更快、作用更强。但对已经损伤的关节没有显著的修复作用，少部分患者使用 TNF-α 抑制剂会产生耐药性。

常见的药物副作用包括从胃肠到行为障碍及疲劳、肌痛、恶心和厌食等症状，这些症状在停止治疗后通常会消失。但也有严重副作用的相关报道，包括重症感染、恶性肿瘤、药物继发免疫性疾病（药物性狼疮、格林－巴雷综合征和多发性硬化症）等，因此定期监测仍然十分必要。

妊娠期使用 TNF-α 抑制剂不增加不良妊娠事件和新生儿发生严重感染的风险，因此相对安全。另外，妊娠期停用可能增加围产期或产后疾病复发加重的风险，在备孕期或妊娠期可根据病情继续使用。妊娠期首选 TNF-α 抑制剂为培塞利珠单抗，用药期间无需调整剂量，可全程用药。含 IgG1Fc 段的 TNF 抑制剂，胎盘转运率较高（特别是在妊娠晚期），妊娠晚期建议停药。常用 TNF-α 抑制剂的用药特点见表 7-8。

表 7-8　常用 TNF-α 抑制剂的用药特点

药物	妊娠期	哺乳期	围手术期
培塞利珠单抗（赛妥珠单抗）	全程	可用	术前停用 3~5 个半衰期，术后伤口愈合后再考虑继续使用
依那西普	早中期	可用	
阿达木单抗	早中期	可用	
英夫利昔单抗	16~20 周前	可用	
戈利木单抗	早期（尽量不用）	可用	

a. 培塞利珠单抗（赛妥珠单抗）：本药的胎盘穿透率低。妊娠期妇女用药可能影响婴儿的免疫应答，建议母亲妊娠期间末次给药至少 5 个月后婴儿方可接种活疫苗或减毒疫苗。

用法用量：皮下注射，注射于大腿或腹部（如剂量为 400mg，应于大腿或腹部分两个位点注射，每个位点注射 200mg）。负荷剂量为第 0、2、4 周给予 400mg（均分为 2 次注射）。

维持剂量为一次 200mg，每 2 周 1 次；若有临床缓解，可考虑给予维持剂量一次 400mg，每 4 周 1 次。

b. 依那西普：本药可少量通过胎盘屏障。指南认为妊娠期停用 TNF-α 抑制剂后疾病复发风险较低的患者可在 32 周停用本药，如为了控制活动性疾病持续用药至妊娠晚期，则在母亲接受最后一剂后的 16 周内，不推荐对婴儿注射活疫苗。

用法用量：皮下注射，注射部位为大腿、腹部和上臂，每次在不同的部位注射，相邻两次注射部位至少间隔 3cm。推荐剂量为 25mg 每周 2 次（间隔 72~96h）或 50mg 每周 1 次。

c. 英夫利西单抗：妊娠期妇女用药的临床经验有限，说明书不推荐妊娠期妇女使用本药。指南共识认为，妊娠 16~20 周前可用。

用法用量：静脉滴注，将每瓶药品用 10ml 无菌注射用水溶解，再用 0.9% 氯化钠注射液将本品的无菌注射用水溶液稀释至 250ml，最终获得的输注溶液浓度范围应在 0.4~4mg/ml。本药静脉滴注时间不得少于 2h。本药每次 3mg/kg，于第 0、2、6 周分别给药 1 次，随后每 8 周给药 1 次。疗效欠佳者，可考虑将每次剂量调整至 10mg/kg，或将给药间隔调整为 4 周。

d. 阿达木单抗：本药可通过胎盘，孕晚期通过量最大。指南共识认为，妊娠早中期可用，2016 EULAR 指南推荐可用至 20 周。妊娠中晚期停药者，婴儿推迟接种活疫苗至出生后至少 6 个月；孕晚期持续用药者，婴儿推迟接种活疫苗酌情延长至出生后 12 个月。

用法用量：本药注射部位为大腿前部或下腹部，每次注射时轮换注射位点，不得在疼痛、瘀斑、发红、硬结、有瘢痕或妊娠纹的皮肤区域注射。每 2 周 1 次，每次 40mg。单药治疗时，若疗效下降，可增至每周 1 次。

e. 戈利木单抗：本药可通过胎盘，增加胎儿发生感染的风险，影响新生儿正常的免疫应答，不建议孕妇使用本品，只有在确实需要时方可给予本品。

用法用量：皮下注射，每月1次，每次50mg。通常治疗12~14周内获得临床应答，若在该时间段内未出现治疗获益证据应重新考虑是否继续治疗。

②IL-6受体拮抗剂：可迅速有效抗炎，阻止骨质破坏，且对TNF-α拮抗剂反应欠佳的患者可能有效，治疗活动性RA患者也能取得较好的疗效。常见的不良反应包括：感染（上呼吸道感染等）、输液反应（头痛、皮疹、荨麻疹）、肝酶升高、血脂异常及白细胞计数下降等，大多可耐受。

托珠单抗：目前在妊娠患者中应用的安全性数据尚不充分，除非有明确的医学需要，不建议妊娠患者使用。对备孕期患者建议停用3个月后再妊娠。

用法用量：a. 静脉滴注，用0.9%的无菌氯化钠注射液稀释至100ml，静脉滴注时间在1h以上。每次8mg/kg，每4周1次。体重＞100kg者，单次剂量不得超过800mg。b. 皮下注射，每次162mg，每2周1次。如应答不足，可调整至每周1次。

③T细胞共刺激信号调节剂：共刺激信号调节剂可以调控抗原特异性T淋巴细胞的功能，有效地改善RA患者症状和体征。最常见的不良反应是头痛、上呼吸道感染、鼻咽炎和恶心，不良反应大多轻微，感染住院风险小于其他生物制剂。

阿巴西普：用于中重度活动性RA，可延缓疾病带来的结构性损伤进程，改善患者躯体功能，减轻患者体征和症状。可通过胎盘屏障，可随乳汁排泄，除非有明确的医学需要，不建议妊娠哺乳期使用。

用法用量：皮下注射，每周125mg。

④重组人Ⅱ型肿瘤坏死因子受体-抗体融合蛋白：尚未建立妊娠妇女使用本品的安全性，不推荐妊娠妇女使用本品。

用法用量：皮下注射，于大腿、腹部或上臂注射。推荐剂量为每次 25mg，每周 2 次，每两次间隔 72~96h。注射前用 1ml 注射用水溶解，溶解后密闭环境可于 2~8℃冷藏 72h。

2. 糖皮质激素

糖皮质激素有高效抗炎和免疫抑制作用，能迅速减轻关节肿胀、疼痛，当 RA 患者出现关节外受累（如肺、眼、神经系统等）或重叠其他结缔组织病时，在 DMARDs 治疗方案基础上，可根据受累部位、严重程度予以糖皮质激素治疗。起始剂量、给药途径可视患者具体情况而定，但不建议长期大剂量使用，可能导致胎儿唇腭裂，应在 3 个月内逐渐减停。

《类风湿关节炎超药品说明书用药中国专家共识》（2022 版）建议妊娠期 RA 患者可使用泼尼松、泼尼松龙、甲泼尼龙等中效非氟化 GC，并且应在泼尼松等效剂量 20mg/d 以下，可使用醋酸泼尼龙进行关节腔注射。关节腔注射有利于减轻关节炎症状，改善关节功能，但 1 年内注射次数不宜过多，3 个月内同一关节注射不应超过 1 次。

糖皮质激素与妊娠不良事件的相关性报道不一。建议在疾病稳定、无重要脏器累及的前提下，泼尼松 ≤ 10mg/d（或等效的其他不含氟的激素）时考虑妊娠。如果在妊娠期出现疾病活动，经风湿免疫科专科医生评估，与患者及家属共同决定继续妊娠时，可增加激素剂量，并适当加用妊娠期相对安全的免疫抑制剂。当胎儿因母体存在抗 Ro/SSA 抗体和（或）抗 La/SSB 抗体而出现Ⅰ度或Ⅱ度心脏传导阻滞时，可考虑使用地塞米松 4mg/d，根据疗效在数周内短期使用。在妊娠晚期，为促进胎儿肺成熟，亦可选用地塞米松。在终止妊娠时，酌情调整激素剂量。对自然分娩的患者，在原使用激素的基础上，于产程启动时静脉滴注氢化可的松 25mg，次日恢复原激素口服剂量。对剖宫产手术者，在原使用激素的基础上，于术中静脉滴注氢化可的松 50~75mg，术后第 1 天使用氢化可的松 20mg，每 8h 1 次，术后第 2 天恢复原激素口服剂量。医生可根据具体情况在围手术期选择其他激素调整方案。为控制疾病活动，部分风湿病患者需在分娩后继续使用激素。在使用激素时，可以进行哺乳，但如果泼尼松 ≥ 20mg/d，应丢弃服药后 4h 内所产的乳汁。此外，使用激素治疗的过程中，建议补充钙和维生素 D。

3. 非甾体抗炎药

非甾体抗炎药通过抑制环氧化酶活性，减少炎性介质前列腺素合成，减轻关节肿痛，但不能真正改变 RA 的疾病进程，因此临床上只用于缓解症状，且必须与 DMARDs 联合使用。

备孕期：NSAIDs 与不良妊娠的关系尚无定论。有研究表明，育龄期女性使用 NSAIDs 可能出现短暂性不孕，因而对受孕困难的女性，备孕期间尽量避免使用。

妊娠期：在孕早期，使用 NSAIDs 可能造成羊水过少及自然流产的风险增加，此阶段应尽量避免使用 NSAIDs。在孕中期，使用 NSAIDs 相对安全，首选非选择性 COX 抑制剂。在此阶段使用 NSAIDs 仍存在胎儿肾功能损害、羊水过少的风险，通常在用药数日至数周后出现，大部分情况下停用 NSAIDs 可恢复。因此，如孕中期必须使用 NSAIDs，应尽可能使用最小有效剂量和最短使用时间。进入孕晚期后，使用 NSAIDs 可显著升高胎儿动脉导管早闭的风险，应避免使用。需要注意的是，美国 FDA 在 2020 年发布的药物安全通讯中发出警告：妊娠 20 周以上的孕妇避免服用非甾体抗炎药，因为服用此类药物可导致羊水减少，并可能诱发其他并发症，导致胎儿出现严重的肾脏问题，羊水过少通常是可逆的。长时间羊水过少的并发症可能包括肢体挛缩和肺成熟延迟。

哺乳期：应用 NSAIDs 的安全性数据相对有限，少量资料显示大部分 NSAIDs 很少通过乳汁分泌。

（1）非选择性 NSAIDs

①布洛芬：使用剂量不超过 1600mg/d 时其乳汁中的分泌量低，为哺乳期首选的 NSAIDs。

用法用量：a.混悬液，口服，每次 10ml，可间隔 4~6h 重复用药 1 次，每 24h 不超过 4 次。b.片剂、缓释胶囊，妊娠期禁用。c.注射液，尚无妊娠期安全性数据，不推荐使用。

②对乙酰氨基酚

用法用量：a.片剂，妊娠期慎用，口服，每次 0.5g，可间隔 4~6h 重复用药 1 次，每 24h 不超过 4 次。b.口服溶液，妊娠期慎用，口服，每次 15~25ml，可间隔 4~6h 重复用药 1 次，每日不超过 80ml。c.栓剂，妊娠期慎用，直肠给药，每次 1 粒，可间隔 4~6h 重复用药 1 次，每 24h 不超过 4 次。

③双氯芬酸钠

用法用量：a.缓释片，禁用于妊娠前 6 个月及末 3 个月，口服，每次 75mg，每日 1 次。b.栓剂，孕妇慎用，哺乳期禁用。直肠给药，每次 50mg，每日 50~100mg。

④氟比洛芬：妊娠期安全性尚不明确，仅在利大于弊时方可使用。

用法用量：口服，缓释片推荐剂量为每日 200mg，晚餐后服用。

（2）选择性 NSAIDs

①塞来昔布：妊娠期安全性尚不明确，不推荐妊娠早中期使用，妊娠晚期禁用。

用法用量：口服，每次 100~200mg，每日 2 次。

②帕瑞昔布：可用于手术后疼痛的短期治疗。本药可导致胎儿动脉导管提前闭合或妊娠期妇女子宫收缩无力。妊娠早期妇女使用可增加自然流产发生率。妊娠中晚期用药可引起胎儿肾功能不全，可导致羊水量减少，此影响通常可逆。妊娠期用药需权衡

利弊。

用法用量：推荐剂量为 40mg，静脉注射（IV）或肌内注射（IM）给药，随后视需要间隔 6~12h 给予 20mg 或 40mg，每天总剂量不超过 80mg。可直接进行快速静脉注射，或通过已有静脉通路给药。肌内注射应选择深部肌肉缓慢推注。

③依托考昔：妊娠早中期妇女仅在利大于弊时方可使用。妊娠晚期避免使用。

用法用量：口服，每次 100~200mg，每日 2 次。

④依托度酸：长期用于治疗慢性关节炎，短期用于治疗急性疼痛。妊娠早中期慎用，妊娠晚期避免使用。

用法用量：口服，推荐起使剂量为 400~1000mg（1~2.5 片），每日 1 次。应当根据每个患者的具体情况，寻找最小有效剂量。长期给药过程中，剂量可根据患者的反应调节，最高不超过每日 1200mg（3 片）。

4. 钙调磷酸酶抑制剂

可通过抑制细胞内钙调磷酸酶活性，减少白细胞介素（IL）-2 释放，从而选择性抑制 T 淋巴细胞活化增殖及肿瘤坏死因子 -α、IL-6、IL-17 等细胞因子转录。可用于治疗常规药物疗效不佳或不适合应用的 RA。包括环孢素 A 和他克莫司等。

主要不良反应包括胃肠道不良反应、电解质紊乱，肾毒性、感染、血栓性微血管病、神经系统并发症、血脂异常亦可发生。服用环孢素 A 后多毛、牙龈增生、高血压发生率较高。服用他克莫司后高血糖发生率升高。

①环孢素（CsA）：对 RA 的治疗有一定作用，但不作为首选。国内外说明书均有治疗 RA 的适应证。本药全身给药后可通过胎盘，妊娠期妇女使用本药应权衡利弊。妊娠期妇女用药时还需考虑本药软胶囊、口服溶液和注射液所含乙醇的影响。本药可随人类乳汁排泄，哺乳期妇女应停药或停止哺乳。计划妊娠的妇

女建议在疾病静止期和（或）低活动期再妊娠，用药期间应监测血压。英国风湿病学会认为妊娠期可使用最低有效剂量治疗风湿病，建议同时监测母体的血压、肾功能、血糖和血药浓度，以及密切监测胎儿的情况。

用法用量：口服，微乳化制剂 2~5mg/（kg·d），分 2 次服用，每次间隔 12h，使用 6 周。若疗效不佳，可逐渐增至最大日剂量 5mg/kg。调整剂量后 3 个月内疗效仍不佳者，应停药。血药谷浓度推荐 75~200ng/ml。

②他克莫司（FK506）：本药可通过胎盘屏障，可能会引起流产、早产、低出生体重、出生缺陷/先天畸形、胎儿窘迫、新生儿高钾血症（可自行恢复正常）和肾功能不全等，妊娠期妇女使用本药应权衡利弊。本药可随乳汁排泄，用药期间不应哺乳。

用法用量：口服，1.5~3mg/d，一般分两次，每次间隔 12h，空腹服用或至少在餐前 1h 或餐后 2~3h 服用。

《风湿性疾病患者围妊娠期药物使用规范》（2021）指出，妊娠期使用环孢素 3~5mg/（kg·d）可能不增加胎儿畸形的风险，但可能增加妊娠期高血压、子痫和妊娠期糖尿病的发生率。长期稳定服用环孢素或他克莫司的患者在围妊娠期不需要转换成其他药物，并酌情进行母乳喂养。

5. 其他治疗药物

①利妥昔单抗（RTX）：用于中重度活动性 RA。本药可通过胎盘屏障，宫内暴露于本药的新生儿体内可检测出本药。妊娠期使用可导致早产、新生儿血液学异常、感染等。指南共识建议在计划受孕前 6 个月停止利妥昔单抗治疗，仅当利大于弊时考虑使用，尤其在孕中晚期尽量避免使用。本药可随人类乳汁排泄，哺乳期妇女用药期间和停药后 6 个月内不应哺乳。

用法用量：静脉滴注。a. 美国 FDA、EMA 推荐剂量：首次 1000mg，2 周后再次给予 1000mg。每次静脉滴注前 30min 给予糖皮质激素（如静脉给予甲泼尼龙 100mg 或其等效药）。随后每 24 周或根据临床评估结果重复给予本药，间隔不应短于 16 周。

b. 临床指南推荐剂量：与甲氨蝶呤联用，每次 1000mg，第 1 日和第 15 日给药，可每 6 个月重复。或每次 500~1000mg，2 周后重复一次。根据病情可在 6~12 个月后接受第 2 个疗程。

②硫唑嘌呤（AZA）：本药可少量透过胎盘屏障，存在潜在致畸作用，一般不用于妊娠期妇女。病情较重的 RA 患者，权衡利弊后可在孕期使用，但妊娠期用量应 ≤ 2mg/(kg·d)。

用法用量：口服，1.5~2mg/(kg·d)，一日 1 次或分次服用。须在餐后用足量水吞服。

③环磷酰胺（CTX）：口服仅用于伴间质性肺炎、血管炎等严重关节外受累的 RA 患者。本药可通过胎盘屏障，可随乳汁分泌，可导致早产、流产、胎儿畸形和新生儿毒性，不可用于妊娠期、哺乳期。至少应停药满 3 个月才能开始备孕。

用法用量：口服，每日 2~4mg/kg，连用 10~14 天，休息 1~2 周重复。

④雷公藤多苷（TWP、GTW、TG）：具有生殖毒性，备孕期、妊娠期和哺乳期禁用。

⑤白芍总苷（TGP）：疗效温和，可作为 csDMARDs 治疗的联合用药。妊娠期安全性尚不明确。

用法用量：口服，一次 0.6g，每日 2~3 次。

⑥锝［^{99m}Tc］亚甲基二膦酸盐（99Tc-MDP）：为我国原研药物，在国内有治疗 RA 适应证，联合传统合成 DMARDs 治疗 RA 的疗效可能优于单用传统合成 DMARDs，但最佳剂量和疗程等需要更多循证医学证据确定。不良反应主要有局部皮疹和静脉炎。说明书指出，妊娠哺乳期禁用，如必须使用，建议终止妊娠或停止哺乳 24~48h。

用法用量：静脉注射，临用时，将 A 剂 5ml 注入 B 剂瓶中，使冻干粉溶解，室温静置 5min 后静脉注射，每日 1 次，20 日为一疗程。可根据病情需要，适当增加剂量和延长疗程。

（三）产后处理

RA 孕妇在产后也可能出现 RA 活动和发作。复发多发生在分娩后 6 周～6 个月，但这与哺乳期及月经恢复无关。可能的原因有：抗炎类固醇水平降低；催乳素（属于促炎激素）水平升高；神经内分泌轴变化；细胞因子谱从 Th2 型转变为 Th1 型等。

因此，产后病情控制至关重要，一般建议：①产后定期复查，监测疾病活动度；②避孕；③分娩后坚持用药，忌擅自加药或停药。

（四）预测和预防

1. 风险筛查

（1）疾病风险　与缓解或低疾病活动度相比，高疾病活动度 RA 女性患者发生多种不良分娩结局的风险显著增加，其中包括：早产、小于胎龄儿（SGA）、低出生体重、出生时体型较小、围产期死亡、剖腹产以及先兆子痫。因此，积极控制怀孕期间疾病活动度对确保母亲和胎儿达到最佳健康而言至关重要。建议：①应至少每 3 个月评估一次疾病活动，并尽量维持较低的疾病活动度；②过去的 6 个月内，如果有严重的肺动脉高压、肾功能衰竭、中风史，应避免怀孕；③确保对致畸药物有足够的冲洗期；④定期复查抗磷脂、抗 SSA/Ro、抗 SSB/La 抗体；⑤孕前咨询。

（2）药物风险　备孕期与医生药师沟通，必要时及时停药或换药。孕期服用糖皮质激素是患者分娩早产儿（PTB）的高危因素，建议增加孕期复查频度。

2. 注意预警信息和评估

（1）RA 的预警信息包括体征改变、实验室检查改变等。

（2）对于出现的各种预警信息，需要仔细排查各种原因并予以矫正。

（3）密切监测 RA 并发症和药物不良反应，及时处理。

3. 预防措施

（1）健康生活　日常起居健康规律，避免潮湿、寒冷、熬夜、压力过大等因素。保持积极乐观，正确对待疾病，积极治疗，维持病情稳定。

（2）适度运动　选择合适的锻炼项目有助于减轻关节炎的症状，宜选择可以帮助增强肌肉力量和改善心肺功能的项目（如散步、骑车、游泳等），不推荐对关节有高冲击性的活动，如跑步。有计划地进行规律锻炼，如每天运动时间 30min 左右，建议缓慢开始锻炼，逐渐增加运动量和强度，延缓关节畸形的进程。尽量不提重物。乘坐电梯或者用弹力袜保护膝关节。

（3）合理饮食　保证蛋白质、维生素和各种营养素的摄入。不健康的饮食起居可能会导致疾病进展，加重关节肿胀、疼痛。有证据表明，RA 患者可以选择"地中海饮食"，主要成分包括特级初榨橄榄油、全谷物、鱼、水果和蔬菜等，同时，需避免进食后感觉症状加重的食物。

（4）规律治疗，定期复查：疾病活动时每月复查一次，稳定后每 3 月复查一次。对于高危人群，还是应当做好妊娠前风险评估、严密监控、制定保健计划。

参考文献

［1］ 中华医学会风湿病学分会. 2018 中国类风湿关节炎诊疗指南［J］. 中华内科杂志，2018，57（4）：242.

［2］ 海峡两岸医药卫生交流协会风湿免疫病学专业委员会慢病管理学组. 类风湿关节炎慢病管理专家指导建议［J］. 中华内科杂志，

2023, 62（11）: 1256-1265.

［3］ 王颜君, 韩珊, 范红芬, 等. 类风湿关节炎患者饮食管理的证据总结［J］. 循证护理, 2023, 9（6）: 970-974.

［4］《Janus 激酶抑制剂治疗风湿免疫病超药品说明书用药中国专家共识》制定专家组. Janus 激酶抑制剂治疗风湿免疫病超药品说明书用药中国专家共识［J］. 中华风湿病学杂志, 2023, 27（1）: 1-9.

［5］《类风湿关节炎超药品说明书用药中国专家共识》制定专家组. 类风湿关节炎超药品说明书用药中国专家共识（2022 版）［J］. 中华医学杂志, 2022, 102（15）: 1076-1085.

［6］ 国家风湿病数据中心及 CSTAR 专家共识组. 羟氯喹治疗风湿性疾病专家共识［J］. 中华风湿病学杂志, 2014, 18（3）: 148-150.

［7］ Hellgren K, Secher AE, Glintborg B, et al. Pregnancy outcomes in relation to disease activity and anti-rheumatic treatment strategies in women with rheumatoid arthritis: a matched cohort study from Sweden and Denmark［J］. Rheumatology（Oxford）, 2022, 61（9）: 3711-3722.

［8］ Ghalandari N, Crijns I H, Wolbink G, et al. Analysing cord blood levels of TNF inhibitors to validate the EULAR points to consider for TNF inhibitor use during pregnancy［J］. Annals of the rheumatic diseases, 2022, 81（3）: 402-405.

［9］ 耿研, 谢希, 王昱, 等. 类风湿关节炎诊疗规范［J］. 中华内科杂志, 2022, 61（1）: 51-59.

［10］童荣生. 生物制剂治疗类风湿关节炎合理用药中国专家共识［J］. 中国新药杂志, 2022, 31（21）: 2174-2184.

［11］张文, 李懿莎, 刘冬舟, 等. 风湿性疾病患者围妊娠期药物使用规范［J］. 中华内科杂志, 2021, 60（11）: 946-953.

［12］李蓉, 马丹, 张莉芸. 类风湿关节炎女性患者妊娠的研究进展［J］. 中华风湿病学杂志, 2021, 25（3）: 202-206.

［13］高超, 吴雪, 徐安琪, 等. 类风湿关节炎患者运动干预的最佳证据总结［J］. 解放军护理杂志, 2020, 37（10）: 43-47.

［14］方霖楷, 黄彩鸿, 谢雅, 等. 类风湿关节炎患者实践指南［J］.

中华内科杂志, 2020, 59（10）: 772-780.

[15] Sammaritano LR, Bermas BL, Chakravarty EE, et al. 2020 American College of Rheumatology Guideline for the Management of Reproductive Health in Rheumatic and Musculoskeletal Diseases [J]. Arthritis Rheumatol, 2020, 72（4）: 529-556.

[16] 王晶, 东星, 尚丽新. 妊娠合并类风湿关节炎 [J]. 人民军医, 2019, 62（12）: 1217-1220, 1224.

[17] Balevic SJ, Green TP, Clowse MEB, et al. Pharmacokinetics of Hydroxychloroquine in Pregnancies with Rheumatic Diseases [J]. Clinical pharmacokinetics, 2019, 58（4）: 525-533.

[18] Brouwer J, Hazes JM, Laven JS, et al. Fertility in women with rheumatoid arthritis: influence of disease activity and medication [J]. Annals of the rheumatic diseases, 2015, 74（10）: 1836-1841.

[19] Jawaheer D, Zhu JL, Nohr EA, et al. Time to pregnancy among women with rheumatoid arthritis [J]. Arthritis & rheumatology, 2014, 63（6）: 1517-1521.

[20] Rom AL, Wu CS, Olsen J, et al. Fetal growth and preterm birth in children exposed to maternal or paternal rheumatoid arthritis: a nationwide cohort study [J]. Arthritis & rheumatology, 2014, 66（12）: 3265-3273.

编写人员

杨　玉　华中科技大学同济医学院附属协和医院

刘春霞　中山大学孙逸仙纪念医院深汕中心医院

郭　维　华中科技大学同济医学院附属协和医院

妊娠合并抗磷脂综合征

一、概述

抗磷脂综合征（Antiphospholipid Syndrome，APS）是一种以反复血管性血栓事件、复发性自然流产、血小板减少等为主要临床表现，伴有抗磷脂抗体谱（Antiphospholipid Antibodies，aPLs）持续中高滴度阳性的非炎症性自身免疫病。以血栓形成为主要临床表现时称为血栓性 APS（Thrombotic APS，TAPS），以病理妊娠为主要临床特征时称为产科 APS（Obstetric APS，OAPS）。APS可以单独发生，称为原发性 APS，也可以与其他自身免疫疾病共同存在，称为继发性 APS。极少数情况下，短时间内发生多部位血栓形成，造成多脏器功能衰竭，称为灾难性 APS。灾难性 APS常病情严重，病死率高。OAPS 是导致病理妊娠的原因之一。妥善管理 OAPS，可以明显改善妊娠结局。

目前，将产科抗磷脂综合征分为 2 类，包括典型 OAPS 和非典型 OAPS，定义分别如下。

1. 典型 OAPS

至少具有 1 项病理妊娠的临床标准和 1 项实验室标准的 APS。

临床标准：

（1）血管性血栓　任何器官或组织发生 1 次及 1 次以上的动脉、静脉或小血管血栓事件，且血栓事件必须有影像学或组织学证实。组织病理学如有血栓形成，且血栓部位的血管壁无血管炎表现。

（2）病理妊娠

①在孕 10 周及以后发生 1 次及以上不能解释的胎死宫内，超声或外观检查未发现形态学结构异常；②在孕 34 周之前因子痫或重度子痫前期或严重的胎盘功能不全（包括胎心监护提示胎儿低氧血症、脐动脉多普勒检测发现舒张末期血流缺失、羊水过少、出生体重在同胎龄平均体重的第 10 百分位数以下）所致 1 次及以上的胎儿形态学结构未见异常的早产；③在孕 10 周以前发生连续 3 次及以上不能解释的自发性流产。必须排除遗传（无夫妻及胚胎染色体异常证据）、解剖结构和内分泌等因素异常。

实验室标准：

（1）血浆中狼疮抗凝物（Lupus Anticoagulant，LA）2 次检测均阳性，检测时间间隔至少 12 周。

（2）采用酶联免疫吸附法（Enzyme-Linked Immunosorbent Assay，ELISA）检测到血清中的中高滴度 IgG/IgM 型抗心磷脂抗体（Anticardiolipin Antibody，aCL）。IgG 型 aCL $>$ 40 GPL（1 GPL 即 1μg/ml 纯化的 IgG 型 aCL 结合抗原的活性），IgM 型 aCL $>$ 40 MPL（1 MPL 即 1μg/ml 纯化的 IgM 型 aCL 结合抗原的活性），或滴度 $>$ 第 99 百分位数；至少间隔 12 周发现 2 次。

（3）用 ELISA 法检测到血清中的中高滴度 IgG/IgM 型抗 β_2 糖蛋白 I 抗体（anti-β_2 glycoprotein I Antibody，anti-β_2 GP I Ab）。滴度 $>$ 第 99 百分位数至少间隔 12 周发现 2 次。

2. 非典型 OAPS

部分 OAPS 仅符合 APS 诊断标准中的临床标准或实验室标准，被称为非典型 OAPS（Non-Criteria OAPS，NOAPS）。NOAPS 不等于临床低风险，部分患者可有严重临床表现。

（1）具有 APS 中的临床表现与不典型的实验室检查

①2 次 aPLs 阳性，但检测时间间隔小于 12 周；②抗心磷脂抗体或抗 β2 糖蛋白 I 抗体低度阳性（第 95~99 百分位数）。

（2）不典型的临床表现与 APS 中的实验室标准

①2 次不明原因的自然流产；②3 次非连续的自然流产；③晚发型子痫前期；④胎盘早剥或晚期早产；⑤2 次辅助生殖治疗失败。

3. aPLs 的临床评估

持续中高滴度 aPLs，以及 LA、aCL、anti-β_2 GP I Ab 阳性是影响 APS 预后的主要因素；LA 阳性是影响 APS 预后的独立危险因素，可用于 APS 诊断和风险评估。aPLs 风险具体分类如下。

（1）高风险 LA 阳性，有或无中高滴度 aCL 或 anti-β_2 GP I Ab IgG 或 IgM 阳性。

（2）中风险 LA 阴性，中高滴度 aCL 或 anti-β_2 GP I Ab IgG 或 IgM 阳性。

（3）低风险 LA 阴性，低滴度 aCL 或 anti-β_2 GP I Ab IgG 或 IgM 阳性。〔低滴度 aCL 是指 IgG 和（或）IgM 型 aCL 为 20~39 GPL 或 MPL，或第 95~99 百分位数〕

二、主观性资料

1. 一般情况

包括年龄、体重、妊娠情况（孕周、妊娠次数、妊娠间隔时间、是否多胎妊娠等）和饮食、生活环境。

2. 现病史

详细询问此次妊娠孕妇是否发生动脉、静脉或小血管血栓事件（包括时间和严重程度），初次发现或诊断抗磷脂综合征的时间及现有治疗方案。

3. 既往病史

详细询问孕妇既往基础疾病，包括既往子痫前期病史、血栓病史、高血压、脑血管疾病、肾脏疾病及自身免疫性疾病（如系统性红斑狼疮等）病史，前次怀孕是否存在胎儿生长受限、早产、胎儿死亡、妊娠丢失频率等具体情况。

4. 用药史

询问患者完整的用药史，包括用药情况、保健品使用情况、疫苗接种状况等。尤其是已接受抗血栓/抗血小板治疗的妊娠患者，需询问既往及目前使用的抗血栓/抗血小板药物种类、剂量、疗效及有无不良反应。

5. 个人史

询问患者既往月经婚育史，心理社会因素包括家庭情况、工作环境、文化程度和有无精神创伤史，以及生活方式包括盐、糖、酒、咖啡及脂肪的摄入量、吸烟状况、体力活动量、体重变化等情况。

6. 家族史

询问患者子痫前期家族史，系统性红斑狼疮、血栓病史、复发性自然流产、高血压、脑卒中、冠心病或肾脏病的家族史，包括一级亲属发生心脑血管病事件时的年龄。

7. 过敏史

既往有无药物、食物或其他过敏史。

8. 产科检查状况

产前检查是否规律或恰当（包括产前检查质量问题）、本次妊娠经过有无异常。

三、客观性资料

1. 临床表现

OAPS 的临床表现为血管血栓形成和不良妊娠等。

（1）不良妊娠

①复发性流产：复发性流产是指孕 10 周以内发生连续 3 次

或 3 次以上不能解释的自然流产。②死胎：通常定义为孕 10 周及以后发生 1 次或 1 次以上不能解释的胎死宫内。③胎盘功能不全，胎心监护异常、胎儿脐血流异常、羊水过少、胎儿生长受限等。④子痫前期–子痫。⑤血栓形成，孕期静脉血栓比动脉血栓多见，静脉血栓以下肢深静脉血栓最常见。⑥血小板减少，其中 $50 \times 10^9/L \sim 150 \times 10^9/L$ 为轻度减少，$< 50 \times 10^9/L$ 为重度减少。

（2）其他临床表现　灾难性 APS 患者可伴随系统性红斑狼疮发生。可出现小血管血栓形成、多器官功能障碍以及全身炎症反应。其他相关临床特征包括免疫性血小板减少症、溶血性贫血、心脏瓣膜病、慢性皮肤溃疡、脊髓病、舞蹈病、偏头痛、癫痫和认知障碍等。

2. 实验室检查

（1）血浆中狼疮抗凝物　在标准 aPLs 检测中，血浆中 LA 是最敏感的指标，是血栓形成和病理妊娠的最佳预测因素。目前常用 LA 标准化比值来检测。该比值 > 1.2 为 LA 阳性，在 1.2~1.5 之间说明病情较轻，在 1.5~2.0 之间说明病情较重，比值 > 2.0 说明病情严重。

（2）aCL　aCL 抗体检测的靶抗原包括心磷脂和 β_2 GP I。建议检测 aCL–IgG 和 IgM 抗体。aCL 是 APS 最特异性的指标，aCL 对 APS 的特异度随着滴度的增加而增加。高滴度 aCL–IgG 与胎儿死亡风险密切相关。因此，aCL–IgG 可作为 OAPS 患者不良妊娠结局的预测指标定期监测。

（3）anti–β_2 GP I Ab　建议检测 β_2 GP I –IgG 和 IgM 抗体。主要临床用途是与 LA 和 aCL 联合出现阳性时，三阳性患者的血栓形成和病理妊娠的风险最高。

（4）aPLs 的标准外血清学检测　NOAPS 患者临床研究发现，存在抗磷脂酰丝氨酸 / 凝血酶原抗体（Anti–Phosphatidylserine/ Prothrombin, aPS/PT）、抗磷脂酰乙醇胺抗体（Anti–Phosphatidyle–

thanolamine Antibodies，aPE）等其他 aPL。临床高度疑诊 OAPS，但标准抗体检测均阴性时可考虑检测。

（5）其他自身免疫性疾病的筛查 OAPS 患者建议筛查抗核抗体谱、抗双链 DNA 抗体等，以排除合并系统性红斑狼疮、干燥综合征、类风湿关节病等自身免疫性疾病，尽早诊断、治疗和评估。

3.超声多普勒检查

血管加压超声多普勒有助于外周动、静脉血栓，尤其是双下肢深静脉血栓的筛查和诊断。孕妇心脏超声有助于筛查肺动脉高压、心瓣膜结构异常和赘生物。对于抗 SSA 抗体和（或）抗 SSB 抗体阳性的孕妇，建议孕 16~24 周定期行胎儿超声心动图监测 PR 间期，可及时发现胎儿先天性心脏传导阻滞（Congenital Heart Block，CHB），超过 150ms 可开始早期治疗。

四、临床诊断以及疾病分析与评价

（一）临床诊断

各类临床诊断见"一、概述"中定义。

（二）产科抗磷脂综合征的管理

1.孕前咨询

若患者诊断为 OAPS，尽可能在孕前应用低剂量阿司匹林（Low Dose Aspirin，LDA）50~100mg 治疗。如果已有宫内妊娠，则即刻开始 LDA 治疗。对于常规治疗失败的 OAPS、合并 SLE 或其他全身性自身免疫性疾病的 APS、高风险 aPLs 谱和有血栓形成史的 OAPS 患者，建议妊娠前根据抗体滴度等情况，应用羟氯喹 200~400mg/d。

2. 妊娠期初次评估

（1）评估基线 aPL 水平［LA、aCL（IgG 和 IgM）、anti-β₂
GPⅠ］、血小板计数、血清肌酐浓度、尿蛋白 / 肌酐比值、血清
ALT 和 AST，以及补体（C3 和 C4）水平，以便在妊娠后期新发
或持续存在血栓形成性或产科 APS 临床表现时或出现其他并发症
时进行前后比较。

（2）筛查抗 Ro/SSA 抗体和抗 La/SSB 抗体。

3. 孕期监测检查

（1）20 周前（最好是在早期妊娠）进行超声检查，以确定预
产期。

（2）从中期妊娠末或晚期妊娠初开始，每 4 周左右进行 1 次
超声检查，评估胎儿生长发育情况和羊水量。密切注意患者血压
等变化。

（3）由于产前胎儿死亡风险增加，从 32 周开始，每周进行 1
次或 2 次胎儿总体健康状况检查［无应激试验和（或）生物物理
评分］。

4. 抗凝药物停药时机

（1）低分子量肝素（Low Molecular Weight Heparin，LMWH）
预防剂量至少停药 12h、中等或治疗剂量停药 24h 即可保障分娩
及麻醉安全。

（2）对于无血栓病史的女性，孕 36 周后可停用 LDA。
LMWH 分娩前 24h 停药，产后 24h 预防产后 VTE 共 6 周。

（3）既往有严重动脉血栓并发症（如脑卒中或心肌梗死）病
史的女性，不建议在分娩期停药，因为与手术切口出血的风险相
比，降低严重血栓并发症发生风险的获益更大。

（4）关于介入性产前诊断操作期间的抗凝治疗，手术前至
少 12h 停用 LMWH，穿刺后 6~12h 后再使用 LMWH，减少出血
风险。

5. 分娩时机和方式

OAPS 并非剖宫产指征，如果没有其他产科并发症，推荐孕38~39 周计划分娩。如果合并子痫前期和胎盘功能不良的临床表现，可根据产科指征处理。

五、治疗方案及用药指导相关建议

OAPS 的治疗目的主要包括预防血栓和避免妊娠失败。治疗应个体化，根据不同患者的临床表现、病情严重程度及对治疗药物的反应等制定恰当的治疗方案。除了药物治疗外，亦应包括加强患者教育改善依从性及生活方式调整。

药物治疗：

（1）阿司匹林

妊娠期 / 哺乳期使用证据：①C 类风险（部分动物研究认为有不良反应，而人类尚无对照研究）；②妊娠早期使用可能会导致流产、心脏畸形和腹裂的风险增加；③在妊娠晚期（7~9 个月时）禁用 100mg/d 或更高剂量；④妊娠末期使用可能会导致出血时间延长、抑制子宫收缩，导致分娩延迟或延长；⑤哺乳 L2 级（较安全），但应尽量避免服用阿司匹林，可能存在瑞氏综合征的风险。

（2）依诺肝素

妊娠期 / 哺乳期使用证据：①B 类风险（较安全）；②哺乳 L2 级（较安全），尚不清依诺肝素钠注射剂是否会从母乳排除。

（3）达肝素

妊娠期 / 哺乳期使用证据：①B 类风险（较安全）；②哺乳 L2 级（较安全），少量达肝素钠会渗入母乳中。

（4）那屈肝素

妊娠期 / 哺乳期使用证据：①动物研究没有显示任何致畸变

或胎儿毒性作用，但可以透过胎盘屏障；②那屈肝素乳液中分泌信息有限，不建议母乳喂养时使用。

（5）羟氯喹

妊娠期 / 哺乳期使用证据：① C 类风险（部分动物研究认为有不良反应，而人类尚无对照研究）；②哺乳 L2 级（较安全），少量羟氯喹会渗入母乳中，暂未发现对胎儿有不良影响。

（6）泼尼松

妊娠期 / 哺乳期使用证据：① C/D 类风险（可能对胎儿有害）；②皮质类固醇已被证明在许多物种中具有致畸性，腭裂的发生率增加；③接受大剂量皮质类固醇的母亲所生的婴儿应仔细观察是否有肾上腺功能减退的迹象。

（7）免疫球蛋白

妊娠期 / 哺乳期使用证据：① C 类风险（部分动物研究认为有不良反应，而人类尚无对照研究）；②妊娠期 30 周后，免疫球蛋白从母体中穿过胎盘屏障的数量增多；③哺乳 L2 级（较安全）。

（8）CD20 单抗（利妥昔单抗）

妊娠期 / 哺乳期使用证据：① C 类风险（部分动物研究认为有不良反应，而人类尚无对照研究）；②妊娠期使用利妥昔单抗可导致 B 淋巴细胞减少的不良发育结果；③L4 级（可能危险），建议服药期间和最后给药后 6 个月内避免哺乳。

1. 妊娠前

（1）计划妊娠的 OAPS 患者，建议每天应用 50~100mg LDA 并维持整个妊娠期。

（2）对于常规治疗失败的 OAPS、合并 SLE 或其他全身性自身免疫性疾病、高风险 aPLs 谱的 OAPS，建议在妊娠前根据抗体滴度开始应用 200~400mg 羟氯喹。

（3）对于仅有 OAPS 病史的非孕妇，建议在进行充分的风险 / 效益评估后，使用 LDA 进行预防性治疗。

2. 妊娠期

（1）OAPS 患者　整个妊娠期全程使用 LDA 加用 LMWH。

（2）aPL 高危但无血栓形成或妊娠并发症史（有或无系统性红斑狼疮）的患者　应考虑在妊娠期间使用 LDA（每日 75~100mg）进行治疗。

（3）常规治疗失败的 OAPS 患者：在妊娠前使用 50~100mg LDA 加 200~400mg 羟氯喹，并在妊娠期间加用小剂量泼尼松（孕早期 ≤ 10mg/d）或同等剂量的糖皮质激素。

（4）NOAPS 患者：建议根据个体化风险（如 aPLs 谱、伴有 SLE、既往活产、妊娠丢失或血栓形成等），单独使用 LDA 或联合使用 LWMH。

（5）没有血栓事件 / 有或没有系统性红斑狼疮的患者：有 3~10 周复发性自然流产或有胎儿损失的历史（≥妊娠第 10 周），应联合治疗 LDA 和肝素预防妊娠剂量（详见表 7-7）。

（6）若有子痫或严重子痫前期或公认的胎盘功能不全的特征，分娩＜妊娠 34 周，考虑到患者的风险概况，建议使用 LDA 或 LDA 和肝素治疗。

（7）对于有"标准"的产科 APS 妇女，复发性妊娠并发症推荐联合治疗，推荐治疗剂量肝素或在妊娠早期添加 HCQ 或低剂量泼尼松龙。在高度选择的病例中，可以考虑使用静脉注射免疫球蛋白。

（8）难治型患者可应用静脉滴注免疫球蛋白、血浆置换和抗 CD20 单抗等。

表 7-7　低分子肝素剂量和使用时间

预防剂量	中等剂量	治疗剂量
低风险 aPLs 谱，在整个妊娠期维持应用	中高风险的 aPLs 谱，在整个妊娠期维持应用	既往血栓形成史和妊娠合并血栓栓塞性疾病者，治疗剂量 LMWH，在整个妊娠期维持应用

续表

预防剂量	中等剂量	治疗剂量
依诺肝素，4000U，每日1次，皮下注射	依诺肝素，4000U，每12h 1次，皮下注射	依诺肝素，100U/kg，每12h 1次，皮下注射
达肝素，5000U，每日1次，皮下注射	达肝素，5000U，每12h 1次，皮下注射	达肝素，200U/kg，每日1次，皮下注射，或100U/kg，每12h 1次，皮下注射
那屈肝素，2850U，每日1次，皮下注射		

3. 产褥期

（1）既往有血栓形成史和妊娠期血栓者，分娩后使用中等剂量或治疗剂量 LMWH 至少 6~12 周。妊娠前抗凝者，应当恢复原长期抗凝方案。

（2）对于单纯 aPLs 阳性和 NOAPS，根据其他血栓高风险因素，采用个体化预防剂量 LMWH 或其他预防血栓措施。

参考文献

［1］Miya kis S, Lockshin MD, Atsumi T, et al. International consensus statement on an update of the classification criteria for definite antiphospholipid syndrome（APS）［J］. J Thromb Haemost, 2006, 4（2）: 295-306.

［2］中华医学会围产医学分会. 产科抗磷脂综合征诊断与处理专家共识［J］. 中华围产医学杂志, 2020, 23（8）: 517-522.

［3］张雪，李荣，漆洪波. 产科抗磷脂综合征［J］. 实用妇产科杂志, 2021, 3（8）: 581-583.

［4］赵久良，沈海丽，柴克霞，等. 抗磷脂综合征诊疗规范［J］. 中华内科杂志, 2022, 61（9）: 1000-1007.

［5］宋甜蜜，谢瑶，漆洪波，等. 产科抗磷脂综合征诊治现状与研究进展［J］. 重庆医科大学学报, 2022, 47（12）: 1381-1384.

［6］ Tektonidou MG，Andreoli L，Limper M，et al. EULAR recommendations for the management of antiphospholipid syndrome in adults［J］. Ann Rheum Dis，2019，78（10）：1296-1304.

［7］ 代莉，周容. 产科抗磷脂综合征的流行病学特点及高危因素［J］. 实用妇产科杂志，2023，39（12）：881-884.

［8］ 汪川，张羽. 产科抗磷脂综合征对母胎的影响及孕期监测［J］. 实用妇产科杂志，2023，39（12）：890-893.

［9］ 晁冰迪，谢禄美，漆洪波，等. 从不同指南解析妊娠期高血压疾病的诊治筛防［J］. 实用妇产科杂志，2022，38（12）：906-908.

编写人员

赵　华　广州市花都区人民医院

周晓玲　电子科技大学医学院附属妇女儿童医院·成都市妇女儿童中心医院

张轶惟　青海省人民医院

妊娠合并干燥综合征

一、概述

干燥综合征（Sjögren's Syndrome，SS）是一种以淋巴细胞增殖及进行性外分泌腺体损伤为特征的慢性炎症性自身免疫病。临床除有涎腺、泪腺功能受损外，亦可累及多系统多脏器，以肺、肾脏及肝脏受累最为多见。

干燥综合征根据是否伴发其他结缔组织病，分为原发性 SS（Primary SS，pSS）和继发性 SS（Secondary SS，sSS），继发性多合并其他自身免疫性疾病，如约 30% 合并类风湿性关节炎、10% 合并系统性红斑狼疮、1% 合并硬皮病，以及其他如自身免疫性甲状腺疾病、慢性肝病或淋巴系统疾病等。pSS 属于全球性疾病，我国患病率为 0.3%~0.7%，女性多见，男女比例为 1:9~1:20，发病年龄多在 40~50 岁，亦可见于儿童。该疾病总体预后良好，但在妊娠期间可能影响并导致流产、早产、小于胎龄儿和剖宫产率增加，以及胎儿先天性房室传导阻滞、新生儿狼疮、新生儿血色病等先天异常发生。

1. SS 对妊娠的影响

目前认为，SS 本身一般不影响女性患者的生育能力。SS 患者在病理生理发展过程中可致多种外分泌腺及腺体外系统和组织受累，妊娠合并 SS 患者的胎盘可作为靶器官受到免疫损害，造成胎盘功能障碍。母体的 ANA、抗 SSA、抗 SSB 等 IgG 能够通过胎盘进入胎儿体内，对胎儿的生长产生影响。但其影响程度受 SS 的类型不同而有差异。

pSS 患者合并抗磷脂综合征是发生不育、早产、溶血、肝酶升高、血小板低、子痫和胎盘血肿的高危因素。

pSS 患者妊娠期，存在抗 SSA 和（或）抗 SSB 抗体是发生胎儿先天性心脏传导阻滞、新生儿狼疮综合征及新生儿血色病的致病风险因素，可能导致胎儿和新生儿出现先天性心脏传导阻滞，发病率约 2%，发生过胎儿先天性心脏传导阻滞孕史的母亲，再次妊娠胎儿的患病率增至 12%~20%。

有多系统表现的 SS 患者中有 70%~80% 存在 SSA/Ro 抗体和（或）SSB/La 抗体，这些抗体蛋白可从妊娠 16 周开始即通过胎盘并以炎症性破坏方式影响胎儿心脏传导系统及心肌发育，因而此类患者更易发生胎儿先天性房室传导阻滞、特发性心肌病和新生儿狼疮，并继而导致死胎等不良结局发生。

存在以下情况的 SS 患者在妊娠时更易受到 SS 病情的不良影响，出现自然流产、早产、出生小于胎龄儿等风险增加的后果：①血清学检查异常（抗磷脂抗体、抗红细胞抗体、狼疮抗凝物等阳性）；②血液学检查异常（血小板减少、红细胞减少）；③继发性 SS 合并系统性红斑狼疮。

2. 妊娠对 SS 的影响

妊娠及分娩期间由于胎儿这一"外源性物质"的存在，机体免疫系统改变非常大，从而导致一系列免疫抗体水平改变，进而影响自身免疫性疾病的发生发展，约 30% 的 SS 患者症状和体征会因妊娠而加重。

部分 SS 患者在分娩后还易出现轻度的疾病复发，其机制尚不完全明确，可能由于妊娠期间胎儿干细胞可通过胎盘，持续存在于母体循环中达数十年，这些微嵌合状态的细胞在靶组织中可转变为分化的细胞，而成为自身免疫病的攻击靶或激发自身免疫病的致病因素。此外，有研究发现约有 0.1% 的 SS 妊娠中还会产生抗 RBC 抗体及 IL-4 等多种细胞因子的集聚，而导致溶血性贫血淋巴组织细胞增生症等较非妊娠期更高发。

二、主观性资料

1. 一般情况

包括年龄、体重、妊娠情况（妊娠次数、妊娠间隔时间、是否多胎妊娠等）和饮食、生活习惯（口腔清洁情况）。

2. 现病史

详细询问此次妊娠孕妇的口干、眼干、口腔异常、皮肤干燥、肌肉关节疼痛、气道干燥、胃食管反流等症状出现的时间和严重程度，初次发现或诊断干燥综合征的时间、场合、病情控制情况，现有治疗方案。

3. 既往病史

详细询问孕妇既往基础疾病，包括既往自身免疫性疾病（类风湿性关节炎、系统性红斑狼疮、硬皮病，以及其他如自身免疫性甲状腺疾病、慢性肝病或淋巴系统疾病）、肾脏疾病（小管间质性肾炎、肾小球肾炎、间质性膀胱炎）、口腔疾病、眼科疾病、有无病毒感染（EB 病毒、人类免疫缺陷病毒和疱疹病毒等）糖尿病、高血压、血栓形成等病史，前次怀孕是否存在流产、早产、小于胎龄儿、生产方式是否是剖宫产，以及胎儿是否有先天性房室传导阻滞、新生儿狼疮、新生儿血色病等先天异常情况。

4. 用药史

询问患者完整的用药史，包括用药情况（尤其是已接受干燥综合征治疗的妊娠患者，需询问既往及目前使用的治疗局部症状、系统症状的药物、种类、剂量、疗效及有无不良反应）、保健品使用情况、疫苗接种状况等。

5. 个人史

询问患者既往月经婚育史，心理社会因素包括家庭情况、工作环境、文化程度和有无精神创伤史，以及生活方式包括饮酒状况、吸烟状况、口腔清洁状况、睡眠习惯等情况。

6. 家族史

询问患者有无自身免疫相关性疾病的家族史，包括一级亲属发生相应疾病的年龄、疾病程度以及目前状态。

7. 过敏史

既往有无药物、食物或其他过敏史。

8. 产科检查状况

产前检查是否规律或恰当（包括产前检查质量问题）、本次妊娠经过有无异常。

三、客观性资料

1. 体征

（1）生命体征　呼吸、脉搏、体温、血压。

（2）口腔检查　口腔黏膜干燥、片状牙齿脱落、龋齿、唾液腺肿大、口腔感染（念珠菌感染、牙龈炎、牙周炎等）。

（3）眼睛检查　眼部干涩、眼部充血症状、干燥性角结膜炎、角膜上皮糜烂、角膜新生血管化和溃疡形成。

（4）皮肤检查　皮肤干燥、雷诺现象、血管炎表现（如紫癜、皮肤溃疡等）。

（5）肌肉关节检查　有无关节症状、肌无力症状。

（6）呼吸系统　气道干燥（表现为刺激性干咳）。

2. 实验室检查

（1）定期常规检查　血、尿、粪常规；肝肾功能、血糖、电解质、红细胞沉降率、C- 反应蛋白、补体、免疫球蛋白等。

（2）定期监测自身抗体　抗核抗体（ANA）≥ 1∶320、抗SSA 抗体、抗 SSB 抗体，抗着丝点抗体、抗胞衬蛋白抗体、类风湿因子等，若是阳性，则需要监测胎儿心脏功能，如加强超声监测胎儿在宫内情况的频次，16 周开始，密切监测胎儿心率变化；18 周行胎儿心磁图（Fetal Magnetocardiography，fMCG）检测心脏电生理活动；16~26 周行胎儿超声心动图检查，检查胎儿心脏结构及功能状况，又可协助判断胎儿性质，提示预后和指导治疗。

四、临床诊断以及疾病分析与评价

（一）临床诊断

2016 年 ACR 和 EULAR 联合制订的 pSS 分类标准：妊娠前有过疾病史，或者妊娠后出现以下症状和体征：至少有眼干或口干症状之一的患者，即下列至少一项为阳性：①每日感到不能忍受的眼干，持续 3 个月以上；②眼中反复沙砾感；③每日需用人工泪液 3 次或 3 次以上；④每日感到口干，持续 3 个月以上；⑤吞咽干性食物需要频繁饮水帮助。

排除标准：可能有重叠的临床表现或干扰诊断的试验结果，出现下述疾病，应予排除：①头颈部放疗史；②活动性丙型肝炎病毒感染；③获得性免疫缺陷综合征（AIDS）；④结节病；⑤淀粉样变性；⑥移植物抗宿主病；⑦IgG4 相关疾病。

满足上述入选标准和排除标准者，且下述五项评分总和 ≥ 4 分者诊断为 pSS：①唇腺灶性淋巴细胞浸润，且灶性指数 ≥ 1 个灶 /4mm^2，计 3 分；②血清抗 SSA 抗体阳性，计 1 分；③至少单眼 OSS ≥ 5 分或 Van Bijsterveld 评分 ≥ 4 分，计 1 分；④至少单眼 Schirmer 试验 ≤ 5mm/5min，计 1 分；⑤未刺激的全唾液流率 ≤ 0.1ml/min（Navazesh 和 Kumar 测定方法），计 1 分。常规使用胆碱能药物的患者应充分停药后再进行③④⑤项评估口眼干燥的检查。该标准敏感度为 96%，特异度为 95%。

（二）妊娠期干燥综合征的干预

1. 孕前咨询

SS 目前尚无根治方法，以对症治疗为主；SS 患者提倡计划妊娠，降低母婴风险，提高妊娠成功率。对该类患者的孕前咨询应包括：

（1）妊娠前需要充分了解患者妊娠史，伴随的基础疾病、疾病活动度、相关脏器累积程度、药物使用及相关自身抗体情况，是否适宜妊娠，告知其妊娠风险。

（2）嘱患者主动改变不良生活方式（应戒烟戒酒、保持口腔清洁、勤漱口、减少龋齿和口腔继发感染的可能），以期达到优化的备孕条件。

（3）避免妊娠　疾病处于活动期，多器官或系统受累，免疫学指标显著异常。

（4）妊娠时机　①病情处于稳定状态至少 6 个月，最好 1 年以上，无重要器官损害；②未服药或服用药物剂量最小，如糖皮质激素的使用剂量为泼尼松 15mg/d 相当剂量以下；③停用免疫抑制剂药物环磷酰胺等细胞毒药物（羟氯喹除外）至少 6 个月；④对于服用来氟米特的患者，建议先进行药物（如考来烯胺）清除治疗后，再停药至少 6 个月；⑤无重要脏器或系统病变并能做到孕期严密随诊时。

（5）正处于药物治疗计划内的妊娠女性，接受不适合孕期的药物，应先转为适合妊娠使用的药物，并观察足够的时间来评估新药物的疗效和耐受性；正处于药物治疗的计划外的妊娠女性，应尽早进行产前咨询，了解治疗药物对胎儿的毒副作用后，决定是否需调整药物及是否可以继续妊娠。

（6）需考虑药物的影响　①使用可能影响性腺功能的药物治疗前，要考虑到怀孕计划；②妊娠前要充分考虑适当的药物治疗变化以及耐受性和疾病稳定性；③怀孕前至少6个月停用环磷酰胺、甲氨蝶呤、雷公藤、霉酚酸酯，怀孕前至少3个月停用吗替麦考酚酯、沙利度胺，对于服用来氟米特的患者，建议先进行药物清除治疗后，再停药至少6个月后才可以考虑妊娠；④由于NSAIDs有诱发未破裂卵泡综合征（一种导致低生育能力的原因）的可能性，怀孕前停止NSAIDs的治疗。

（7）对于计划妊娠的妇女进行健康咨询，与妇产科，母胎医学、新生儿学等专家保持沟通，以改善孕妇和胎儿的结局。

2. 妊娠期初次评估

（1）临床表现　包括皮肤、眼睛、口腔黏膜等是否干燥，唾液分泌是否减少，口腔有无异常等。

（2）实验室检查结果　如血、尿、粪常规；肝肾功能、血糖、电解质、红细胞沉降率、C-反应蛋白、免疫球蛋白、补体、抗核抗体（ANA）、抗SSA抗体、抗SSB抗体，抗着丝点抗体、抗胞衬蛋白抗体、类风湿因子等；其中初次评估的抗体水平、血液学异常情况，均提示需要更加注意监测胎儿生长情况、胎儿心率变化，以及胎儿先天性房室传导阻滞的排查。

（3）正在使用药物　包括SS的治疗药物，或其他药物如阿托品、利尿剂、抗高血压药、雷公藤等。

3. 孕期监测检查

（1）妊娠期应行必要的随访和监测，且确保出现并发症时可对新生儿进行支持治疗。

（2）需与产科、新生儿科等相关科室积极配合，由于疾病活动度影响孕产妇和妊娠结局，至少每3个月监测一次疾病活动，包括临床病史和实验室检查。

（3）动态评估胎儿宫内生长情况，定期完善多普勒超声心动图检查，积极控制妊娠期高血压和糖尿病。

（4）监测内容

①临床表现：注意孕妇症状，有无眼干、口干、鼻衄、腮腺肿大、皮肤瘀点、血栓等。

②基本检测：检查血糖、血压、血常规和尿常规，注意胎动、胎心和胎儿生长趋势等。

③孕妇的特殊检查：抗核抗体（ANA）、抗 SSA 抗体、抗 SSB 抗体。

④胎儿的特殊检查：包括胎儿电子监护、超声监测胎儿生长发育、羊水量，胎儿心脏功能。若血常规检查异常（如血小板减少）应加强孕期随诊，避免胎儿生长受限的发生。

⑤检查项目和频度：根据病情决定，注意个体化，以便于掌握病情变化。从妊娠 18~20 周起，每 4 周行 1 次胎儿超声检查，评估胎儿心脏节律、心血管结构及心脏功能；妊娠晚期加强超声监测，及时发现胎儿生长受限（FGR）和房室传导阻滞。

⑥当怀疑胎儿心律失常或心肌炎时，建议进行胎儿心脏超声的检查，尤其当母亲抗 Ro/SSA 和（或）抗 La/SSB 阳性：对于抗 Ro/SSA 和（或）抗 La/SSB 阳性的患者，如果既往无先天性心脏传导阻滞（CHB）胎儿的妊娠史，胎儿出现 CHB 的发生率较低（0.7%~2.0%）。而一旦既往有胎儿患有 CHB，再发风险即增加至 16%，应在孕 16 周后密切监测胎儿心脏超声（有文献推荐频率为 16~26 周内每周 1 次或每周 2 次，26 周后适当延长间隔）。但遗憾的是，目前为止尚无有效的治疗方案预防或治疗完全性CHB。

⑦胎儿超声心动图检查征象：心房壁为主的广泛性增厚、回声增强，与母亲抗 SSA 抗体和抗 SSB 抗体阳性有关。

⑧心内膜弹力纤维增生症（EFE）的产前超声征象为心内膜增厚、回声增强，病变累及心室内膜或心房壁和瓣环等处，可分为轻度、中度或重度 EFE，严重的 EFE 因累积心室，导致心功能

衰竭或迟发型扩张型心肌病。

（5）妊娠期病情活动需要治疗者，开始或继续使用妊娠期适合的激素替代药物，因为病情活动和持续高剂量糖皮质激素都可能对孕妇和胎儿造成伤害。

（6）产后动态评估新生儿先天性房室传导阻滞或自身免疫病的风险。

4. 妊娠期治疗的启动时机和治疗目标

（1）启动时机　妊娠期出现症状、自身免疫抗体监测阳性时，如抗 SSA 或抗 SSB 抗体阳性，或者出现脏器损害时。

（2）治疗目标　SS 合并妊娠治疗主要是控制体内的异常免疫反应，保证胎儿宫内正常生长发育，预防妊娠期及新生儿并发症。

（3）治疗注意事项

①缓解孕妇临床症状，保持其心情愉悦。

②孕期治疗主要包括对症治疗和系统治疗，同时强调产前和产后对母婴的严密监测。

5. 分娩时机和方式

（1）终止妊娠时机　应根据孕期病情变化、孕周、胎儿宫内生长情况等个体化选择终止妊娠时间。

①孕妇病情因素：SS 患者妊娠期间病情持续加重，出现药物治疗无效、神经系统损害、肺间质性病变、血管炎、肝脏损害、肾脏损害、重度高血压、重度感染、血细胞减少尤其是血小板减低、其他结缔组织病及多脏器功能衰竭。

②胎儿因素：胎盘功能下降、严重 FGR、胎儿窘迫等征象。

③分娩时机：根据患者病情严重程度和产科指征共同决定。

（2）终止妊娠方式

①注意个体化处理。

②SS 孕妇，如无产科剖宫产术指征，原则上考虑阴道分娩。

③若不能短时间内阴道分娩，病情可能加重，可考虑放宽剖宫产术的指征。

④对于已存在如前述的各类孕妇严重并发症，剖宫产术可作为迅速终止妊娠的手段

（3）分娩期间的注意事项

①密切观察自身症状。

②注意防治子痫的硫酸镁的使用和启用。

③监测胎心率的变化。

④积极预防产后出血。

五、治疗方案及用药指导相关建议

（一）一般治疗

1. 治疗地点

注意结合医疗水平和医疗情况行个体化处理：SS 孕妇无症状或轻微临床表现，可在门诊或住院监测与治疗；若症状严重合并有器官损害的患者应评估后决定是否住院治疗。

2. 休息和饮食

应注意休息，以侧卧位为宜，保证充足的睡眠；保证摄入充足的蛋白质和热量；适度限制食盐摄入。

（一）药物治疗

目前对于妊娠合并原发性干燥综合尚未有满意的治疗措施，如病情稳定，无须特殊药物治疗，疾病呈持续性进展需要药物治疗。理想的治疗主要是缓解患者症状，保护患者脏器功能，阻止疾病的发展。

1. 对症治疗

使用局部治疗来缓解症状是首选的治疗，使用涎液和泪液

的替代治疗，以及增强 SS 外分泌腺残余功能以改善症状，减轻疼痛，纠正肾小管酸中毒合并低钾血症。妊娠期间，可用人工泪液和涎液、外用眼膏保护角膜，保证口、眼卫生，保持环境的湿润，避免处于有中央冷暖空调及有风的环境，避免应用影响涎腺分泌的食物和药物，如阿托品、抗组胺药等。

（1）眼干燥症　眼干燥的评估通常依赖 3 个特征：泪液功能、泪液成分及眼表改变。干眼症的治疗随着病情的严重程度及对每种治疗的反应不同而变化。预防性措施：如避免减少泪液产生的全身性药物、保持良好的睑缘卫生可以缓解轻微的或间歇性症状，当症状仍不能控制时，每天至少使用两次人工泪液。一般建议使用含有透明质酸盐或羧甲基纤维素且不含防腐剂的人工泪液，润滑油膏通常只在睡前给药，以免长期使用损害视力。干燥性角结膜炎或难治性或严重眼干燥症，应在眼科专科医生评估指导下选择用药。

①玻璃酸钠：人体内的生理活性物质，保水作用，具有生理性的酸碱度和离子强度。

滴眼液用法：通常浓度为 0.1% 用于滴眼，滴入结膜囊内，一次 1 滴，每日 5~6 次，重症疾患以及效果不明显时可使用 0.3% 浓度，可根据症状适当增减。

注射液用法：前房内注射，一次 0.5~0.75ml，根据手术方式选择剂量。

②羧甲基纤维素钠：温和保护和润滑特性，含天然泪液所含的电解质。

滴眼液用法：滴入结膜囊内，一次 1~2 滴，按需滴 1 次。

③聚乙烯醇：高分子聚合物，成分中多包含甘油。

滴眼液用法：滴入结膜囊内，一次 1~2 滴，每日 3~4 次。

④羟丙甲纤维素：可作为透明质酸钠的代用品。

滴眼液用法：按需给，滴入结膜囊内，浓度为 0.3%~1%，一次 1 滴，每日 3~4 次。

注射液用法：注入前房，一次 0.5~0.75ml，根据手术方式选择剂量。

⑤氯化钠：冲洗清除部分附着于结膜、角膜表面的异物，缓解眼部干涉症状。

滴眼液用法：滴入结膜囊，一次 1~2 滴，每日 5~6 次。

⑥地夸磷索：二核苷酸衍生物。

滴眼液用法：滴入结膜囊，一次 1 滴，每日 6 次。

⑦环孢素 A 眼用制剂：难治性 / 严重眼干可使用局部含免疫抑制滴剂。

0.05% 环孢素 A 滴眼液用法：滴入结膜囊，一次 1~2 滴，每日 4~6 次。

⑧局部非甾体抗炎药、糖皮质激素：眼用非甾体类抗炎药（NSAIDs）或皮质类固醇须在医生指导下可作为短期治疗方法（最多 2~4 周），因为持续使用可能导致不良反应的发生。

双氯芬酸钠滴眼液：滴入结膜囊，一次 1 滴，每日 4~6 次。

⑨小牛血去蛋白提取物：促进眼部组织及细胞对葡萄糖和氧的摄取与利用，但该药需慎用。

滴眼液：外用，将滴眼液滴于眼部患处，一次 1 滴，每日 3~4 次，或遵医嘱。

眼药凝胶：外用，适量凝胶涂于眼部患处，每日 3~4 次，或遵医嘱。

⑩重组牛碱性成纤维细胞生长因子：眼用凝胶，外用，涂于眼部伤患处，每日早晚各 1 次，或遵医嘱，妊娠期用药风险尚不明确。

（2）口干燥症　由于唾液分泌减少、唾液粘蛋白缺少所致。根据唾液腺受损程度制定不同的治疗方案。

①对于轻度腺体功能受损的患者，即刺激唾液流率（SWSF）

＞ 0.7ml/min，使用非药物治疗（如味觉刺激剂），推荐首选使用非药物刺激唾液分泌，使用味觉刺激物（无糖酸性糖果、锭剂、木糖醇）和（或）机械刺激物（无糖口香糖）结合唾液替代品、润滑剂。

②对于中至中度腺体功能受损但具有残余唾液腺功能的患者，即刺激唾液流率（SWSF）0.1~0.7ml/min，可以考虑使用毒蕈碱激动剂进行药物刺激，毛果芸香碱和西维美林 2 种药物被批准用于治疗口腔干燥，但是不多常用，前者在人类妊娠期使用的安全性尚未确定，在大鼠中，低剂量的药物产生发育毒性，要慎用，后者国内未上市。另外，可选环戊硫酮片（茴三硫）溴己新、氨溴索、N- 乙酰半胱氨酸增加外分泌腺的分泌功能，但效果有限，其中环戊硫酮片在妊娠期禁用，溴己新、氨溴索在妊娠期使用的安全性尚不明确。

a. 毛果芸香碱（慎用）：片剂，每次 5mg，每日 3 次（每日剂量 15~20mg）。

b. 乙酰半胱氨酸：片剂，每次 0.6g，每日 1~2 次，或遵医嘱；颗粒剂，每次 0.2g，每日 3 次。

③对于重度腺体功能受损且无残留唾液腺分泌功能者，即刺激唾液流率（SWSF）＜ 0.1ml/min，建议使用人工涎液替代治疗。人工涎液有多种制剂，含羧甲基纤维素、黏液素、聚丙烯酸、黄胶原或亚麻仁聚多糖等成分。目前市售成品的人工唾液常见的有羧甲基纤维素钠型和黏蛋白型，以及亚麻子提取物。常见的剂型有啫喱膏、啫喱喷剂、牙膏、漱口水。

a. 啫喱膏：口干时涂于牙龈或舌头上，尤其在晚间，需要时可多次使用。

b. 牙膏：每次餐后使用。

c. 漱口水：洁齿后，用 10ml 漱口水漱口约 30s，无须再冲洗。

d. 啫喱喷剂：垂直瓶体，直接喷向齿龈、舌头和嘴唇上，需要时可多次使用。

（3）肌肉、关节痛：pSS 患者通常出现非炎症性关节、肌肉疼痛和疲劳或无力，可考虑使用镇痛药或其他缓解肌肉骨骼疼痛的药物。pSS 患者低活动性的肌痛，不伴肌无力和肌酸激酶升高时，可使用非甾体抗炎药，其中对乙酰氨基酚可作为治疗疼痛的一线药物，其他常用药物有：布洛芬和吲哚美辛，该类药物在妊娠晚期有胎儿动脉导管早闭及其他并发症风险，故避免在妊娠 30 周以后使用。若是中高活动度的患者，激素仍作为 pSS 相关性肌炎的一线疗法。

①对乙酰氨基酚：口服，每次 0.5g，可间隔 4~6 一次，24h 内不得超过 4 次。

②布洛芬：口服，普通片每次 0.2~0.6g，可间隔 4~6 一次，24h 内不得超过 4 次；缓释片 / 胶囊每次 0.3g，每日 2 次。

③吲哚美辛：口服，每次 25~50mg，每日 2~3 次，一日最大剂量不超过 150mg。

（4）肾小管酸中毒合并低钾血症 有低血钾性瘫痪者宜静脉补充氯化钾，缓解期可口服枸橼酸钾或缓释钾片。

①氯化钾

a. 口服：每次 1g，每日 2 次。

b. 静脉注射：用于严重低钾血症或不能口服者。一般用法将 10% 氯化钾注射液 10~15ml 加入 5% 葡萄糖注射液 500ml 中滴注。补钾剂量、浓度和速度根据临床病情和血钾浓度及心电图缺钾图形改善而定。钾浓度不超过 3.4g/L（45mmol/L），补钾速度不超过 0.75g/h（10mmol/h），每日补钾量为 3~4.5g（40~60mmol）。

②枸橼酸钾：口服，每次 1.46g，每日 3 次。

2. 系统治疗

妊娠合并干燥综合征的女性如果出现重要脏器损伤如血管

炎、间质性肺炎、非甾体抗炎药治疗无效的关节、肌肉疼痛、肾小管间质性肾炎、神经系统受累等表现使用糖皮质激素，对合并有系统受累者或高疾病活动度的患者可同时使用免疫抑制剂和（或）免疫调节剂治疗。对于病情稳定的妊娠期女性，可定期随访观察。

（1）糖皮质激素　对于妊娠合并干燥综合征病情稳定的女性不推荐常规使用糖皮质激素。对腺外症状，合并系统受累者，建议在控制全身性活动性疾病所需的剂量和疗程下使用糖皮质激素，妊娠期若出现明显脏器受累及血管炎，可考虑静脉使用糖皮质激素。尽可能短疗程、给予小剂量糖皮质激素，如泼尼松 ≤15mg/d 或等效的其他不含氟的糖皮质激素，并逐渐减少到控制孕产妇疾病的最小有效剂量。妊娠期常用的糖皮质激素为泼尼松、甲基泼尼松龙，地塞米松不作为常规用药，仅在特殊情况下使用。

①泼尼松：口服，≤15mg/d，每日 1 次。

②甲基泼尼松龙：静脉滴注，0.5~1.0mg/（kg·d）。

③地塞米松：已明确诊断的胎儿先天性心脏传导阻滞者，妊娠期女性出现一度和二度心脏传导阻滞者有适应证。口服，4mg/d。

（2）免疫抑制剂和免疫调节剂　对于妊娠合并干燥综合征病情稳定的女性不推荐常规使用免疫抑制剂和免疫调节剂。对腺外症状，对合并有系统受累者或疾病活动度高的患者，可在使用激素治疗的基础上同时使用免疫抑制剂和（或）免疫调节剂，有助于激素减量并减少激素的不良反应。目前免疫抑制剂治疗 pSS 的疗效尚缺乏高水平循证医学证据，且一些免疫抑制剂在妊娠期禁用，如环磷酰胺、甲氨蝶呤、吗替麦考酚酯等。妊娠期可使用的免疫调节剂为羟氯喹、硫唑嘌呤、环孢素、他克莫司、免疫球蛋白。

①羟氯喹：抗 SSA /Ro 抗体阳性的孕妇建议使用羟氯喹，并且有胎儿心脏传导阻滞或其他形式的新生儿狼疮病史的孕妇必须使用羟氯喹。口服，200~400mg/d，分 2 次给药。

②硫唑嘌呤：口服，1~2mg/（kg·d），分 2 次给药。

③环孢素：口服，2.5~5mg/（kg·d），分 2 次给药。

④他克莫司：口服，2~3mg/d，分 2 次给药。

⑤免疫球蛋白：血小板严重减低、溶血性贫血时首先予糖皮质激素治疗，可联合免疫抑制剂，两者反复治疗效果不佳可用大剂量免疫球蛋白（IVIG）0.4g/（kg·d），连用 3~5d。

（3）生物抑制剂　生物制剂利妥昔单抗、贝利尤单抗疗效尚不清楚，许多临床医生将其用于治疗难治性血小板减少症、狼疮性肾炎或间质性肺疾病，但在妊娠期的安全性仍未明确，目前不推荐用于妊娠期。

（4）阿司匹林　我国指南推荐使用剂量为 50~100mg/d，单用或与低分子肝素联用，具体剂量个体化调整，并于孕 36 周或计划分娩前 1 周停用该药。美国妇产科医师学会（ACOG）建议，所有患有自身免疫性疾病的孕妇在怀孕期间应使用低剂量阿司匹林，剂量为每日 81mg，从妊娠早期（约妊娠 12 周）开始预防先兆子痫，妊娠 36 周时停用阿司匹林。

2020 年 ACR 指南建议 SLE、APS 患者在妊娠期使用 LDA 预防妊娠期高血压疾病；其他类型风湿免疫性疾病，根据其临床风险可考虑使用 LDA。在妊娠前 4 周开始使用 LDA，妊娠 35~36 周停用。

（一）产后处理

（1）产后仍需要产科、风湿免疫科、儿科定期随访。由于 SS 患者妊娠期的风险主要是胎儿心脏发育问题，因此产后需联合小儿心脏外科和风湿免疫科随访新生儿是否出现度心脏传导阻滞（CHB），或结缔组织病的临床表现。

（2）鼓励母乳喂养。应用口服泼尼松、甲泼尼龙、羟氯喹可母乳喂养，但产后恢复期开始应用环磷酰胺、霉酚酸酯、甲氨蝶呤、来氟米特、硫唑嘌呤、环孢素 A 及他克莫司的禁止母乳喂养。

（二）预测和预防

1. 风险筛查

注意妊娠前和妊娠各期产科检查首诊时临床风险因素的筛查。

2. 注意预警信息和评估

（1）预警信息包括重要脏器损伤，如肝功能损害、肾损害、神经系统损害，血细胞减少等，以及胎儿生长受限趋势，早产的风险。

（2）妊娠期间需进行抗体谱、疾病活动度、胎儿超声心电图、胎儿心电图监测，评估是否有病情加重的症状。抗 SSA/Ro 抗体阳性的孕妇，妊娠期加强对先天性心脏传导阻滞的监测。

（3）妊娠期使用糖皮质激素维持治疗的女性，易出现妊娠期高血压和妊娠期糖尿病，应注意监测血压和血糖。长期服用糖皮质激素，应同时补充钙剂和维生素 D、钙剂。

（4）长期服用羟氯喹者，应注意检测视力、视野变化，排除眼底病变，同时注意监测肝、肾功能等指标。

（5）长期服用环孢素、他克莫司者，需注意监测血压、血糖、体质量变化，定期监测肝、肾功能、电解质、钙磷镁代谢等指标。必要时检测血药浓度。

3. 预防措施

（1）建议妊娠前 6 个月控制好病情，在病情得到稳定控制，各项免疫指标正常或抗体滴度最低，未服用药物或服用药物对妊娠的影响最小时怀孕。对于一些需要洗脱期的药物如来氟米特，应进行减量和停药调整。

（2）对 SS 患者抗 SSA/Ro 抗体阳性、既往有胎儿心脏传导阻滞或其他形式的新生儿狼疮的孕史、既往复发性流产史均推荐使用羟氯喹。使用时间为妊娠前 3~6 个月、妊娠期、产后至少 3 个月。

（3）制定生育计划，咨询风湿免疫疾病和产科医生确定以生育能力、妊娠史、最佳妊娠时间、意外妊娠的风险、潜在致畸药物的暴露、避孕需求，怀孕前进行个体化健康检查，以获得最佳生殖健康结局。

参考文献

［1］ 中华医学会风湿病学分会. 干燥综合征诊断及治疗指南［J］. 中华风湿病学杂志, 2010, 14（11）: 766-768.

［2］ 张文, 陈竹, 厉小梅, 等. 原发性干燥综合征诊疗规范［J］. 中华内科杂志, 2023, 62（9）: 1059-1067.

［3］ 赵福涛, 周曾同, 沈雪敏, 等. 原发性干燥综合征多学科诊治建议［J］. 老年医学与保健, 2019, 25（1）: 7-10, 20.

［4］ Russell MD, Dey M, Flint J, et al. British Society for Rheumatology guideline on prescribing drugs in pregnancy and breastfeeding: immunomodulatory anti-rheumatic drugs and corticosteroids［J］. Rheumatology（Oxford）, 2023, 62（4）: e48-e88.

［5］ Schreiber K, Frishman M, Russell MD, et al. British Society for Rheumatology guideline on prescribing drugs in pregnancy and breastfeeding: comorbidity medications used in rheumatology practice［J］. Rheumatology（Oxford）, 2023, 62（4）: e89-e104.

［6］ Oliveira FR, Valim V, Pasoto SG, et al. 2021 recommendations of the Brazilian Society of Rheumatology for the gynecological and obstetric care of patients with Sjogren's syndrome［J］. Adv Rheumatol, 2021,

61（1）：54.

［7］ Ramos-Casals M，Brito-Zerón P，Bombardieri S，et al. EULAR recommendations for the management of Sjögren's syndrome with topical and systemic therapies［J］. Ann Rheum Dis, 2020, 79（1）：3-18.

［8］ Hagen A，Albig M，Schmitz L，et al. Intrauterine Therapie eines inkomplettes AV-Blocks bei einer Mutter mit Sjögren-Syndrom［J］. Ultraschall Med, 2008, 29（5）：268-270.

［9］ Hoxha A，Merz E. Maternal Sjögren syndrome and isolated complete fetal av block：prenatal diagnosis and therapy［J］. Ultraschall Med, 2012, 33（7）：E369-E371.

［10］复发性流产合并风湿免疫病免疫抑制剂应用中国专家共识编写组. 复发性流产合并风湿免疫病免疫抑制剂应用中国专家共识［J］. 中华生殖与避孕杂志, 2020, 40（7）：527-534.

［11］吴炜，樊庆泊，盖铭英. 妊娠合并干燥综合征［J］. 中华妇产科杂志, 2002, 37（7）：413-414.

［12］邵美琳，马艳，厉小梅. 干燥综合征合并妊娠的管理［J］. 中华风湿病学杂志, 2021, 25（7）：485-490.

［13］杨媛媛，朱莉娜，等. 妊娠合并免疫相关性疾病的孕期监护和治疗［J］. 临床内科杂志, 2018, 35（10）：653-655.

［14］ Elliott B，Spence AR，Czuzoj-Shulman N，et al. Effect of Sjögren's syndrome on maternal and neonatal outcomes of pregnancy［J］. J Perinat Med, 2019; 47（6）：637-642.

［15］ Martínez-Sánchez N，Pérez-Pinto S，Robles-Marhuenda Á，et al. Obstetric and perinatal outcome in anti-Ro/SSA-positive pregnant women：a prospective cohort study［J］. Immunol Res, 2017, 65（2）：487-494.

［16］ Birru Talabi M，Himes KP，Clowse MEB. Optimizing reproductive health management in lupus and Sjogren's syndrome［J］. Curr Opin Rheumatol, 2021, 33（6）：570-578.

［17］徐金凤，陈代娟，田园，等. 风湿免疫性疾病的妊娠管理进展

[J]. 实用妇产科杂志，2021，37（2）：97-100.

[18] 贺晶，蔡淑萍. 妊娠合并干燥综合征对母胎的影响及妊娠期管理[J]. 中国实用妇科与产科杂志，2016，32（10）：942-945.

[19] 张舸，闫冰，刘湘源. 妊娠期干燥综合征管理[J]. 中国实用内科杂志，2017，37（6）：506-508.

[20] 易国祥，吴斌. 干燥综合征影响妊娠及其结局的研究进展[J]. 现代妇产科进展，2020，29（11）：872-873，877.

[21] 中国初级卫生保健基金会风湿免疫学专业委员会. 干燥综合征超药品说明书用药中国临床实践指南（2023版）[J]. 中华医学杂志，2023，103（43）：3445-3461.

[22] 国家皮肤与免疫疾病临床医学研究中心，国家妇产疾病临床医学研究中心，中国风湿免疫病相关生殖及妊娠研究委员会，等. 2022中国系统性红斑狼疮患者生殖与妊娠管理指南[J]. 中华内科杂志，2022，61（11）：1184-1205.

[23] 中国系统性红斑狼疮研究协作组专家组，国家风湿病数据中心. 中国系统性红斑狼疮患者围产期管理建议[J]. 中华医学杂志，2015，95（14）：1056-1060.

[24] 吴海庭，朱国威. 人工唾液在口腔医学研究中的应用[J]. 遵义医学院学报，2007，（1）：91-93.

[25] 李华荣. 口干症的药物治疗进展[J]. 中国药业，2005，（4）：77.

[26] 刘天爽，程祥荣. 人工唾液治疗口干症[J]. 国外医学口腔医学分册，2001，（6）：356-358.

编写人员

傅大莉　西部战区总医院
刘国萍　广西医科大学第一附属医院

第八章

妊娠合并血液系统疾病

妊娠合并贫血

一、概述

贫血是妊娠期较常见的合并症。由于妊娠期血容量增加，且血浆增加多于红细胞增加，血液呈稀释状态，同时伴随胎儿生长发育对营养需求的增加，使得妊娠合并贫血有着较高的发病率，又称"生理性贫血"。

贫血孕妇对分娩、手术和麻醉的耐受能力差，即使是轻度或中度贫血。重度贫血孕妇可因心肌缺氧导致贫血性心脏病；贫血孕妇对失血耐受性降低，易发生失血性休克；贫血降低产妇抵抗力，容易并发产褥感染。世界卫生组织资料表明，贫血使全世界每年数十万孕产妇死亡。孕妇中重度贫血时，经胎盘供氧和营养物质不足以满足胎儿生长所需，容易造成胎儿生长受限、胎儿窘迫、早产或死胎，同时对胎儿远期也构成一定影响。贫血在妊娠各期对母婴均可造成一定危害，在资源匮乏地区，严重贫血也是孕产妇死亡的重要原因之一。

由于妊娠期血液系统的生理变化，妊娠期贫血的诊断标准不同于非妊娠妇女。世界卫生组织的推荐的诊断标准为：妊娠妇女外周血血红蛋白 < 110g/L 及红细胞压积 < 0.33 为妊娠期贫血。根据血红蛋白水平分为轻度贫血（100~109g/L）、中度贫血（70~99g/L）、重度贫血（40~69g/L）和极重度贫血（< 40g/L）。

目前，常见妊娠期贫血类型有缺铁性贫血（Iron Deficiency Anemia，IDA）、巨幼细胞贫血（Megaloblastic Anemia）、再生障碍性贫血（Aplastic Anemia，AA）、妊娠合并再生障碍性贫血（Pregnancy Complicated with Aplastic Anemia，PCAA）、地中海贫

血（Thalassaemia），定义如下。

1. 缺铁性贫血

缺铁性贫血（IDA）是妊娠期最常见的贫血，约占妊娠期贫血95%。由于胎儿生长发育及妊娠期血容量增加，对铁的需要量增加，尤其在妊娠中晚期，孕妇对铁摄取不足或吸收不良，均可引起贫血。

IDA诊断主要依赖于外周血血红蛋白的浓度、血清铁蛋白、转铁蛋白饱和度以及总铁结合力等指标的检测。

2. 巨幼细胞贫血

巨幼细胞贫血（MA）是由叶酸或维生素B12缺乏引起DNA合成障碍所致的贫血。外周血象呈大细胞正色素性贫血。

3. 再生障碍性贫血

再生障碍性贫血（AA）因骨髓造血干细胞数量减少和质的缺陷导致造血障碍，引起外周全血细胞（红细胞、白细胞、血小板）减少为主要表现的一组疾病。

4. 地中海贫血

地中海贫血（Thalassaemia）指由珠蛋白基因缺陷（突变、缺失）导致的一种或多种珠蛋白肽链合成障碍引起的遗传性慢性溶血性贫血，是临床上最常见的单基因遗传病之一。

二、主观性资料

1. 一般情况

包括年龄、体重、妊娠情况（妊娠次数、妊娠间隔时间、是否多胎妊娠等）和饮食、生活环境。

2. 现病史

详细询问此次妊娠妇女的贫血症状出现的时间和严重程度，

初次发现或诊断贫血的时间和地点、全血细胞计数等相关实验室结果及目前治疗方案。

3. 既往病史

详细询问孕妇既往基础疾病，包括既往是否患有血液系统疾病，妇科失血性疾病病史（如月经过多），消化系统病史（如妊娠剧吐、胃肠功能紊乱等），泌尿系统失血病史，呼吸系统失血病史等，既往妊娠是否存在胎儿生长受限、胎儿窘迫、早产或死胎、新生儿窒息及新生儿缺氧性脑病等情况。

4. 用药史

详细询问患者完整的用药史，包括用药情况（尤其是已接受贫血治疗的妊娠患者，需询问既往及目前使用的贫血药物种类、剂量、疗效及有无不良反应）、保健品使用情况、疫苗接种状况等。

5. 个人史、婚育史、月经史

详细询问患者出生地及长期居住地，生活习惯及有无烟、酒、药物等嗜好，职业与工作条件及有无工业毒物、粉尘、放射性物质接触史，有无冶游史。需记录患者初潮年龄、行经期天数、间隔天数、末次月经时间，月经量、痛经等情况。记录患者婚姻情况、结婚年龄、配偶健康情况、有无子女等情况。

6. 家族史

详细询问患者家族史，是否存在血液系统疾病的家族史，包括与患者类似疾病史。

7. 过敏史

既往有无药物、食物或其他过敏史。

8. 产科检查状况

产前检查是否规律或恰当（包括产前检查质量问题）、本次妊娠经过有无异常。

三、客观性资料

（一）缺铁性贫血

1. 临床表现

IDA 的临床表现与贫血的严重程度密切相关，轻者无明显症状，或只有皮肤、口唇黏膜和睑结膜稍苍白；重者可有乏力、头晕、心悸、气短、食欲缺乏、腹胀、皮肤黏膜苍白、皮肤毛发干燥、指甲脆薄以及口腔炎、舌炎等。

2. 实验室检查

（1）血常规　红细胞呈小细胞低色素性贫血，平均红细胞体积（Mean Cell Volume，MCV）及红细胞平均血红蛋白量（Mean Corpuscular Hemoglobin，MCH）降低；红细胞分布宽度（Red Cell Distribution Width，RDW）升高；白细胞正常；部分患者血小板增高。骨髓铁染色：是评估铁含量的金标准。

（2）血清铁蛋白（Serum Ferritin，SF）　确诊缺铁性贫血的标准，妊娠期为血清铁蛋白 $< 15\mu g/L$。它是肝脏产生的急性期蛋白，反映人体内储存铁含量的重要指标，其水平受炎症状态、慢性疾病等影响。根据血清铁蛋白，缺铁性贫血可分为 3 期。

①铁减少期：体内储存铁下降，血清铁蛋白 $< 20\mu g/L$，转铁蛋白饱和度及血红蛋白正常。

②缺铁性红细胞生成期：红细胞摄入铁降低，血清铁蛋白 $< 20\mu g/L$，转铁蛋白饱和度 $< 15\%$，血红蛋白正常。

③IDA 期：红细胞内血红蛋白明显减少，血清铁蛋白 $< 20\mu g/L$，转铁蛋白饱和度 $< 15\%$，血红蛋白 $< 110g/L$。

（3）血清铁浓度　单独血清铁浓度不能评价机体内铁的水平，必须结合其他指标进行分析，如结合 TRF 计算 TRF 饱和度（Transferrin Saturation，TSAT）。

（4）TSAT　血清铁与TRF结合能力的比值，即血清铁除以TIBC，IDA时降低。

（5）网织红细胞血红蛋白含量（Reticuloyte Hemoglobin Content，Chr）　Chr < 29pg提示存在铁缺乏，尤其伴有炎症的个体。

（6）其他　包括红细胞游离原卟啉、锌原卟啉、铁调素浓度等，都因缺乏敏感性或特异性或实验室缺乏标准化，一般不作为参考指标。

（二）巨幼细胞贫血

1. 临床表现

表现为乏力、头晕、心悸、气短、皮肤黏膜苍白等贫血症状，严重者有消化道症状和周围神经炎症状如手足麻木、针刺、冰冷等感觉异常以及行走困难。

2. 实验室检查

巨幼红细胞性贫血筛查方法包括血常规及外周血涂片、血清叶酸及维生素B_{12}水平检测。

（1）外周血象　为大细胞性贫血，血细胞比容降低，红细胞压积 < 0.33，平均红细胞体积（MCV） > 80fl，红细胞平均血红蛋白量（MCH） > 32pg。外周血涂片为巨幼细胞性贫血，大卵圆形红细胞增多、中性粒细胞分叶过多，粒细胞体积增大，核肿胀，网织红细胞减少，血小板通常减少。

（2）骨髓象　红细胞系统呈巨幼细胞增生，不同成熟期的巨幼细胞系列占骨髓细胞总数的30%~50%，染色质疏松，可见核分裂。

（3）叶酸及维生素B_{12}值　血清叶酸 < 6.8nmol/L、红细胞叶酸 < 227nmol/L：提示叶酸缺乏。血清维生素B_{12} < 74pmol/L，提示维生素B_{12}缺乏。

（三）再生障碍性贫血

1. 临床表现

表现为进行性贫血、皮肤及内脏出血及反复感染。可分为急性型和慢性型，孕妇以慢性型居多。贫血呈正细胞型、全血细胞减少。骨髓象见多部位增生减低或严重减低，有核细胞甚少，幼粒细胞、幼红细胞、巨核细胞均减少，淋巴细胞相对增高。

2. 实验室检查

（1）血常规，应定期复查。

（2）不同平面多部位骨髓穿刺　至少包括髂骨和胸骨，进行骨髓涂片分析。

（3）骨髓活检。

（4）流式细胞术检测骨髓 CD34+ 细胞数量、阵发性睡眠性血红蛋白尿症（PNH）克隆（CD55、CD59、Flaer）。

（5）肝、肾、甲状腺功能，病毒学（包括肝炎病毒、EB 病毒、巨细胞病毒、细小病毒 B19 等）及免疫球蛋白、补体、免疫固定电泳检查。

（6）血清铁蛋白、叶酸和维生素 B_{12} 水平。

（7）免疫相关指标检测。

（8）细胞遗传学。

（9）其他　心电图、腹部超声、超声心动图及其他影像学检查（如胸部 X 线或 CT 等）等。

（四）地中海贫血

1. 临床表现

（1）α- 地中海贫血

①静止型：胎儿期无临床表现，生后多无贫血表现。

②轻型：胎儿期无临床表现；生后多无症状，少数有轻微贫

血症状。

③HbH 病（中间型）：胎儿期多无临床表现。生后渐出现以下临床表现：平均发病年龄 4~14 岁；贫血严重程度差异很大，发病时间越早，病情越严重；除少数严重病例外，一般不依赖输血治疗可维持生长发育需要的基础 Hb 水平，常有脾大，生长发育基本正常。

④Hb Bart's（重型）：胎儿期即可出现重度贫血、严重水肿、肝脾肿大、发育迟缓、胎盘水肿增厚，基本不能存活至出生；母亲并发镜像综合征、妊娠期高血压疾病等。

（2）β- 地中海贫血

①轻型：胎儿期无临床表现，生后无贫血症状或轻度贫血。

②中间型：胎儿期无临床表现；生后多在儿童期始出现不同程度贫血，部分患儿靠定期输血来维持生命，可存活至成年。

③重型：胎儿期无临床表现；出生 6 个月后贫血进行性加重，每月需要输血和祛铁治疗，若不积极治疗一般存活不到成年。

2. 实验室检查

（1）α- 地中海贫血

①静止型：Hb、MCV、MCH、HbA2 一般正常。

②轻型：Hb 轻度降低、MCV < 82fl、MCH < 27pg、HbA2 < 2.5%。

③HbH 病（中间型）：Hb 轻中度降低、MCV < 82fl、MCH < 27pg、HbA2 < 2.5%。

④Hb Bart's（重型）：胎儿 Hb 含量重度降低、MCV < 82fl、MCH < 27pg、Hb Bart's（γ4）为主、HbH（β4）、功能性 Hb Portland（ζ2γ2）。

（2）β- 地中海贫血

①轻型：MCV < 82fl 和（或）MCH < 27pg, HbA2 > 3.5%。

②中间型：MCV < 82fl 和（或）MCH < 27pg，HbA2 > 3.5%，HbF 升高（可达 40% 以上）。

③重型：MCV < 82fl 和（或）MCH < 27pg，HbA2 > 3.5%，HbF 升高（可达 40%）。

四、临床诊断以及疾病分析与评价

（一）临床诊断

各类临床诊断见"一、概述"中定义。

（二）疾病分析与评价

1. 缺铁性贫血

（1）孕前咨询　妊娠期铁缺乏是造成孕产妇贫血的常见原因，2004 年我国孕妇 IDA 患病率约为 19.1%，随着孕周的进展呈递增趋势，可对母体、胎儿和新生儿均造成不良影响。

IDA 患者的孕前咨询应包括：

①了解当前是否存在铁缺乏或缺铁性贫血的情况，积极寻找造成铁缺乏或缺铁性贫血的病因，并了解是否存在合并基础疾病，包括消化系统疾病、肾脏疾病、生殖道疾病、循环系统疾病等。

②嘱患者摄入合理均衡的营养降低铁缺乏或缺铁性贫血的发生率，包括增加富含铁食物的摄入，增加膳食中微量营养素的摄入，管理和控制食物中铁吸收的抑制因子和促进因子，必要时可选择铁强化食品或多种营养强化的食品。对于贫血率 ≥ 20% 的地区的育龄期女性应间断性补充铁和叶酸，优化的备孕条件。

③接受治疗者，应区分对症支持治疗或病因治疗，评估当前疾病严重程度，是否能够计划妊娠。

（2）妊娠期初次评估　《2021ACOG PRACTICE BULLETIN：

Anemia in Pregnancy》建议缺铁性贫血的妇女在妊娠的第一周要进行全血细胞计数筛查，还应包括病史、体格检查、红细胞指数、血清铁水平和铁蛋白水平的测量，评估确定原因，若排除缺铁，应调查其他病因。另外包括肝肾功能、血糖测定、艾滋梅毒乙肝等传染病检测、甲状腺功能、电解质水平、尿常规及部分检查项目（如心电图或超声心动图）等。

（3）孕期监测

①基本检测：完成孕期不同阶段常规产检项目，包括血常规、生化检查、尿常规，必要时凝血功能。

②孕妇的特殊检查：定期复查血红蛋白，每8~12周复查血常规和血清铁蛋白。

③胎儿的特殊检查：包括胎儿电子监护、唐氏筛查、超声监测胎儿生长发育、羊水量，如可疑胎儿生长受限或存在胎儿生长受限趋势，严密动态监测。

④检查项目和频度：应根据病情个体化决定。

（4）药物治疗启动时机和目标

①启动时机：孕期对于铁缺乏风险增加的非贫血孕妇，或血清铁蛋白＜30μg/L，或轻中度缺铁性贫血的孕妇，则需补充口服铁剂。重度的缺铁性贫血的孕妇在口服铁剂或静脉铁剂治疗时，可少量多次输注浓缩红细胞。极重度缺铁性贫血的孕妇首选输注浓缩红细胞。

②目标：血红蛋白恢复正常，症状消失。

（5）分娩时机和方式　IDA不影响分娩方式和时间，通过规范产前保健，避免贫血的发生，分娩时通过使用缩宫素最大限度减少失血量。贮存铁减少的孕妇分娩时，建议延迟60~120s钳夹脐带，可提高新生儿的贮存铁，有助于降低婴儿期和儿童期铁缺乏的风险。早产儿延迟30~120s钳夹脐带，可降低输血和颅内出血等风险。

2. 巨幼红细胞性贫血

（1）孕前咨询　叶酸和维生素 B_{12} 均为 DNA 合成过程中重要辅酶，缺乏时可导致 DNA 合成障碍，全身多种组织和细胞均可受累，以造血组织最明显，特别是红细胞系统。因红细胞核发育处于幼稚状态，形成巨幼细胞，巨幼细胞寿命短从而导致贫血，该病可对母体、胎儿和新生儿均造成不良影响。

①了解当前贫血的情况，积极寻找造成巨幼红细胞性贫血的病因，并了解是否存在合并基础疾病，评估是否能够计划妊娠。

②嘱患者改变不良饮食习惯，多食新鲜蔬菜、水果、瓜豆类、肉类、动物肝及肾等食物，优化的备孕条件。

③接受治疗者，应定期监测血象及调整药物治疗方案，以积极达到计划妊娠条件。

（2）妊娠期初次评估　同"缺铁性贫血"。

（3）孕期监测　同"缺铁性贫血"。

（4）药物治疗启动时机和目标

①启动时机：确诊巨幼红细胞性贫血孕妇，立即口服叶酸 15mg/d，或每日肌内注射叶酸 10~30mg。

②目标：贫血纠正，症状消失。

（5）分娩时机和方式　巨幼红细胞性贫血目前没有明确分娩方式和时间，通过规范产前保健，避免贫血的发生，分娩时避免产程延长即可。

3. 再生障碍性贫血

（1）孕前咨询　妊娠合并再障占分娩总数 0.3%~0.8%，再生障碍性贫血的病因较复杂，半数为原因不明的原发性再障，少数女性在妊娠期发病，分娩后缓解，再次妊娠时复发，妊娠可能使原有病情加重，孕前咨询应包括：

①妊娠前已确诊再障：为了降低孕期再障的复发率及母婴并发症的发生率，对于已确诊的再障患者，且孕前血常规应维持以下水

平：白细胞计数＞2×10^9/L，中性粒细胞绝对值＞0.5×10^9/L，血红蛋白＞80g/L，血小板计数＞20×10^9/L，且无明显出血情况持续半年以上才可考虑计划妊娠。孕前再生障碍性贫血缓解方式影响妊娠期复发概率，经免疫治疗（IST）缓解者妊娠后复发风险较高（40%），骨髓移植成功的患者妊娠时并不增加复发风险，以上情况均需充分告知患者及其家属继续妊娠可能存在母体和胎儿潜在的一系列风险，要权衡利弊后决定是否继续计划妊娠。

②了解血细胞计数、网织红细胞计数、血涂片检查情况，生育史、妊娠史、药物毒物接触史，病毒感染史，自身免疫系统情况、射线、细胞毒药物接触史，再生障碍性贫血家族史，是否合并其他基础疾病等。

③嘱避免接触生活及职业环境中的有毒有害物质（如放射线、高温、铅、汞、苯、砷、农药等），避免密切接触宠物。

④嘱改变不良的生活习惯（如吸烟、酗酒、吸毒等）及生活方式；避免高强度的工作、高噪音环境和家庭暴力。

⑤嘱合理营养，控制体质量增加；补充叶酸0.4~0.8mg/d，或含叶酸的复合维生素。既往生育过神经管缺陷（NTD）患儿的孕妇，则需每天补充叶酸4mg。

（2）妊娠期初次评估

①再障可于妊娠后首次发现，可能与妊娠激素水平和免疫功能紊乱有关。对于反复出现贫血、出血、感染等临床表现的妇女孕早期应重视血常规筛查，必要时加行血涂片及网织红细胞检测。

②若血常规提示三系减少，排除肝炎、维生素B_{12}和叶酸含量不足、系统性红斑狼疮等情况引起的全血细胞减少，需行骨髓穿刺活检，判断是否存在骨髓增生功能低下。

（3）孕期监测

①再障病情的监测：PCAA患者应由产科与血液科医生共同

监测和管理，监测内容包括贫血、出血、感染等临床表现及血常规、尿常规、凝血功能及肝肾功能等相关实验室检查，并根据病情严重程度每 1~4 周复查。

②母婴并发症的监测：对于宫内胎儿的监测，应在超声常规筛查胎儿畸形的基础上，增加对胎儿生长发育、脐动脉血流、羊水量等指标监测的频次，并警惕胎盘功能不良、FGR 等的发生，特别是应在妊娠 28 周监测胎儿生长发育情况。对母体的监测可在常规产前监测基础上，加强对母体血压、体重、凝血功能、炎症指标、心脏彩超、腹部彩超及下肢彩超等监测。

（4）药物治疗启动时机和目标

①启动时机：当确诊为 PCAA 时开启积极的支持治疗，使病情稳定。支持治疗包括：成分血输注、预防和治疗感染、保护性隔离等。

②维持目标：《2016 年英国再生障碍性贫血诊治指南》明确了孕期维持标准：血红蛋白 > 80g/L；血小板计数 > 20×10^9/L；白细胞计数 > 2×10^9/L，中性粒细胞计数 > 0.5×10^9/L。孕期治疗包括采用支持或药物治疗纠正严重贫血，维持母婴氧合和血氧饱和度；提升血小板计数以防止重要器官自发出血；预防感染，从而达到减少母婴并发症、维持继续妊娠的目的，同时保守的输血策略是必要的，以避免同种异体免疫反应相关并发症的发生及影响患者日后骨髓移植的成功率。

（5）分娩时机和方式

①终止妊娠时机：目前关于再生障碍性贫血的孕妇终止妊娠的时机尚缺乏统一观点，主要根据再障病情、治疗后血常规三系水平、孕周、母婴并发症情况、医疗机构诊治能力、血源配备等多方面因素综合决定孕周及病情因素终止妊娠。妊娠早期，对于无法解除引起骨髓抑制的触发因素、妊娠期首次检查诊断即为重型再障、妊娠期再障病情进展加重、严重的全血细胞减少等情

况，不建议继续妊娠。可在输血准备情况下终止妊娠，术后加强抗感染，妊娠终止后于血液内科严格随诊。妊娠中期，应密切监测再障病情及母婴并发症情况，积极支持治疗。因终止妊娠有较高的感染、出血等风险，需慎重。若再障病情进展加重，应全面考虑就诊医疗机构的综合诊治实力及血源支撑能力，慎重考虑是否终止妊娠。妊娠晚期，对于孕期病情平稳、无母婴并发症风险、血红蛋白 > 80g/L、血小板计数 > 20×10^9/L、无自发出血倾向等孕妇，可等待自然临产或临近预产期计划分娩。若孕妇对于治疗无反应，血红蛋白或血小板进行性下降，存在出血倾向，孕周未足 34 周时可尽量通过支持治疗延长孕周；若孕周已达到 34 周及以上则可考虑终止妊娠。

②分娩方式：再生障碍性贫血的孕妇分娩方式的选择应慎重，阴道分娩是首选。但由于分娩过程中腹腔内压力升高可导致产妇颅内出血的风险增加，应尽量缩短第二产程，防止第二产程用力过度。会阴切口不宜过大，防止产伤，产后认真检查软产道，严密缝合切口以预防产道血肿。预防性应用缩宫素，尽量减少产后出血。严格掌握剖宫产指征，血小板计数 > 50×10^9/L 对于剖宫产是相对安全的，根据血小板计数选择适宜的麻醉方式，术前请麻醉科医师评估心血管的代偿反应、器官灌注等情况，有利于术中设计策略，优化耗氧量与需求比，维持液体复苏过程血流动力学稳定。产科医师应加强术中止血，促进子宫收缩，出血多时，更加积极地采取子宫缝合及子宫动脉上行支结扎等有效的止血措施，必要时可于腹壁下放置引流条，术中一旦出现不可控制的出血时可考虑行子宫切除术。术中适当的多模式管理可以减少全身耗氧量对于贫血严重者至关重要。

4. 地中海贫血

（1）孕前咨询　夫妻双方均为已知的同型地贫基因携带者，应在妊娠前或妊娠早期转诊至有产前诊断资质的医院进行遗传咨询。地贫患者遗传咨询的主要目的是评估子代患重型地贫的风险，避免重型地贫（Hb Bart's 水肿胎和重型 β- 地中海贫血）患儿的出生。遗传咨询的内容包括评估子代患地贫的概率，并给出相应建议。当夫妻双方为同型地贫基因携带者时，子代患重型地贫的风险增加。此部分人群建议在妊娠前行胚胎植入前遗传学诊断（Preimplantation Genetic Diagnosis，PGD）或在自然妊娠后尽早行产前诊断。中间型地贫可根据基因型和既往先证者病情推测子代的预后，如为临床表现较轻的中间型地贫，应做好充分知情告知；如临床表现为中、重度贫血的中间型地贫，在征求夫妻双方意愿的基础上可考虑行产前诊断。

（2）妊娠期初次评估

① 中间型或重型地贫患者在计划妊娠前应筛查有无终末器官损伤并处理并发症。建议筛查糖尿病、甲状腺疾病，完善超声心动图、心电图及肝胆胰脾超声检查。

② 中间型或重型地贫患者铁负荷情况可通过血清铁蛋白、MRI 肝脏铁浓度和心脏铁浓度测定进行评估。

（3）孕期监测

① 轻型地贫患者多无临床症状，妊娠后可按照孕期保健指南定期复查血常规，补充相关微量元素。

② 患有地贫合并糖尿病的孕妇有条件者可每月评估血清果糖胺浓度，所有重型地贫孕妇都应在妊娠 28 周行心脏功能的评估，并适时复查。甲状腺功能减退症患者妊娠期间应给予相应治疗并监测甲状腺功能。

（4）药物治疗启动时机和目标

① 重型地贫患者孕期 Hb 多低于 60g/L，需要少量多次输血治疗，以使 Hb > 80g/L。中间型地贫患者孕期 Hb 多在 60~80g/L，应结合贫血程度和患者症状综合考虑是否需输血治疗，治疗目标与重型地贫相同。

②脾切除术后的中间型或重型地贫患者因体内存在异常的红细胞碎片，血液处于高凝状态，当合并血小板计数升高时，静脉血栓发生风险增加，要加强健康宣教和鼓励采用物理预防措施。若血小板计数超过 $600 \times 10^9/L$ 可同时给予低分子量肝素或低剂量阿司匹林预防血栓形成。

（5）分娩时机和方式

①分娩时机：关于分娩时机，2014 年 RCOG 指南建议根据地贫患者的产科情况决定终止妊娠时机。没有产科合并症 / 并发症的轻型地贫孕妇可期待至自然临产，若孕周 ≥ 41 周可考虑催引产；有产科合并症 / 并发症的轻型地贫孕妇依据相应的高危因素来决定分娩时机。中间型和重型地贫孕妇因伴有中至重度的贫血，应根据贫血程度和有无其他产科高危因素综合判断终止妊娠的时机。

②分娩方式：地贫患者可阴道试产，单纯地贫不是剖宫产指征。

五、治疗方案及用药指导相关建议

（一）妊娠合并缺铁性贫血

1. 一般治疗

改善生活方式，调整饮食习惯，积极寻找病因。

2. 药物治疗

（1）输血治疗　极重度缺铁性贫血的妊娠妇女首选输注浓缩红细胞，待 Hb 达到 70g/L、症状改善后，可改为口服铁剂或静脉铁剂。重度缺铁性贫血的妊娠妇女在补铁治疗时，也可少量多次输注浓缩红细胞。

（2）补铁治疗　补铁药物治疗分为口服和静脉两种途径，铁缺乏和轻、中度 IDA 患者以口服铁剂为主，并改善饮食，进食富含铁的食物。重度 IDA 患者需进行口服铁剂或静脉铁剂治疗，还可以少量多次输注浓缩红细胞，但不推荐在孕早期补铁。极重度IDA患者首选输注浓缩红细胞，待 Hb 达到 70g/L、症状改善后，可改为口服铁剂或静脉铁剂治疗，治疗至 Hb 恢复正常后，应继续口服铁剂 3~6 个月或至产后 3 个月。

①硫酸亚铁：每次 60mg，每日 3 次。

②多糖铁复合物：每次 300mg，每日 1 次。

③蛋白琥珀酸铁口服溶液：每次 40mg，每日 2 次。

④富马酸亚铁：每次 60~120mg，每日 3 次。

⑤琥珀酸亚铁：每次 100~200mg，每日 2 次。

⑥葡萄糖酸亚铁：每次 300~600mg，每日 3 次。

⑦静脉铁剂：低分子右旋糖酐铁、葡萄糖酸亚铁、蔗糖铁、纳米氧化铁、羧基麦芽糖铁、异麦芽糖酐铁。静脉铁总需量（mg）＝［目标血红蛋白浓度 – 实际血红蛋白浓度（g/L）］× 体重（kg）+600（女性）。禁忌：败血症患者避免使用；低磷血症患者；妊娠早期孕妇；铁剂过敏者。

⑧健脾生血片：每次 1~3 片，每日 3 次。

3. 注意事项

无输血指征的患者常规进行补铁治疗，补铁治疗需要考虑妊娠期妇女的血红蛋白水平，口服铁剂的耐受性和影响铁吸收的合并症等。严重贫血时，可增加口服铁剂量，提高补铁效果，或者选择口服吸收率高的补铁药物；对于轻症患者，中等剂量的铁隔天服用对铁调素影响小、铁吸收率高；若无明显胃肠道反应，铁剂一般不与食物同服；持续治疗 4~6 周后，血红蛋白没有变化，或上升 < 10g/L，则要详细评估原因；另外接受铁剂治疗疗程要长，即使血红蛋白恢复正常，也要保证储存铁达标。

4. 产后处理

重度贫血者于临产后应配血备用。严密监护产程，积极预防产后出血，积极处理第三产程，出血多时应及时输血。诊断明确

IDA 孕妇在治疗至 Hb 恢复正常后，要继续口服铁剂至产后 3 个月，并且产后预防感染。

5. 预测和预防

（1）风险筛查　注意妊娠前和妊娠各期产科检查首诊时临床风险因素的筛查。

（2）注意预警信息和评估　孕妇应规范产前检查，孕期定期复查 Hb；产前诊断和治疗 IDA 可降低产时输血率。孕前积极针对病因纠正贫血，孕期对于 IDA 风险增加的非贫血孕妇，或血清铁蛋白＜ 30μg/L，则应补充口服铁剂，同时鼓励含铁丰富饮食。建议妊娠每 8~12 周复查血常规和血清铁蛋白。

（3）预防措施　认真做好妊娠期保健教育工作。妊娠期各阶段均定期做好产检，提高产检检查的质量，加强孕妇自身依从性的提高。加强生活方式的改善，保证铁元素和微量元素的摄入。加强对高危人群的评估和监护，对于已存在铁缺乏或合并基础疾病的妊娠期妇女应做好风险评估、密切监控、制定个体保健计划。

（二）巨幼细胞贫血

1. 一般治疗

包括加强营养指导，改变不良饮食习惯，充分休息，预防感染等。

2. 药物治疗

（1）叶酸　对于高危因素的孕妇，应从妊娠前 3 个月开始口服叶酸 0.5~1mg/d，连续服用 8~12 周，确诊为巨幼细胞性贫血孕妇，应口服叶酸 15mg/d，或每日肌内注射叶酸 10~30mg，直至症状消失、贫血纠正。

（2）维生素 B_{12}　100~200μg 肌内注射，每日 1 次，2 周后改为每周 2 次，直至血红蛋白值恢复正常。

3. 注意事项

静脉使用叶酸不宜与维生素 B_1、B_2、C 同管注射；大剂量叶酸会干扰锌的吸收；巨幼红细胞性贫血常伴随铁缺乏，密切监测；维生素 B_{12} 可致过敏反应，甚至过敏性休克，严格按照说明书及诊疗指南推荐剂量使用，避免滥用；在使用维生素 B_{12} 的起始 48h 内，应监测血钾，及时干预低血钾症。

4. 产后处理

预防产后出血和感染。

5. 预测和预防

（1）风险筛查　注意妊娠前和妊娠各期产科检查首诊时临床风险因素的筛查。

（2）注意预警信息和评估　巨幼细胞性贫血主要见于患有消化道疾病和素食主义者，改变饮食习惯是预防巨幼红细胞性贫血最有效的方法。

（3）预防措施　认真做好妊娠期保健教育工作。妊娠期各阶段均定期做好产检，提高产检检查的质量，加强孕妇自身依从性的提高。加强生活方式的改善，保证维生素 B 族的摄入。加强对高危人群的评估和监护，对于已存在消化系统疾病的妊娠期妇女应做好风险评估、密切监控、制定个体保健计划。

（三）妊娠合并再生障碍性贫血

1. 支持治疗

包括成分输血、保护性隔离、积极防治感染和祛铁治疗等。

2. 药物治疗

（1）妊娠期推荐药物治疗方案

①环孢素 A（CsA）：口服剂量为 3~5mg/（kg·d），该药血药浓度窗较大，成人目标需要浓度（C_0 谷浓度）为 150~250μg/L。可根据需要浓度及疗程调整 CsA 的应用剂量。CsA 足量应用 6 个月

或疗效达平台期后建议持续用药 12~24 个月后停药。

②促造血治疗：粒细胞巨噬细胞集落刺激因子：每周静脉注射 450mg。

（2）妊娠期不推荐药物治疗方案

①免疫抑制治疗（IST）：抗胸腺 / 淋巴细胞球蛋白（ATG/ALG）：兔源 ATG（法国）剂量为 2.5~3.5mg/（kg·d），猪源 ALG（中国）剂量为 20~30mg/（kg·d），连续使用 5d。输注之前均应按照相应药品制剂说明进行皮试和（或）静脉试验，试验阴性方可接受 ATG/ALG 治疗。有研究显示抗 CD52 单抗、他克莫司、雷帕霉素、环磷酰胺（Cy）等对于难治、复发重型再生障碍性贫血（SAA）有效。

②促造血治疗：促血小板生成素受体激动剂（TPO-RA）：TPO-RA 包括海曲泊帕、艾曲泊帕、阿伐曲泊帕、罗米司亭等，其中海曲泊帕在我国获批难治成人 SAA 适应证，艾曲泊帕在美国获批治疗初诊及难治 SAA，其他 TPO-RA 的临床研究均正在进行，目前多为探索性治疗。艾曲泊帕在 ATG 应用第 1 天同时给药可获得最佳疗效，起始剂量为 75mg/d，根据疗效情况可每两周增加 25mg/d 进行剂量爬坡，最大剂量为 150mg/d。血小板正常后缓慢减药，不要骤停。海曲泊帕治疗难治成人 SAA，推荐起始剂量 7.5mg/d，每 2 周加量 2.5mg/d，最大剂量 15mg/d。对艾曲泊帕或海曲泊帕联合 IST 治疗 SAA 无效患者，可尝试 TPO-RA 之间的转换，如罗米司亭用于治疗艾曲泊帕无效的 AA 患者，起始剂量每周 20μg/kg，70% 患者在 3 个出现不同程度血液学反应。雄激素可以刺激骨髓红系造血，减轻女性 AA 患者月经期出血过多，且具有端粒调节作用，常用的雄激素包括：司坦唑醇、十一酸睾酮、达那唑等。

③造血干细胞移植（HSCT）：MSD-HSCT（同胞全相合HSCT）目前仍被认为是 SAA 与 TD-NSAA（输血依赖非重型

再生障碍性贫血）适合移植患者的首选治疗方案。对 IST 无效、适合移植但无人类白细胞抗原（HLA）相合同胞供者的 SAA 与 TD-NSAA 患者，也可采用替代供者移植，包括：HLA 相合无关供者造血干细胞移植（MUD-HSCT）、单倍体造血干细胞移植（Haplo-HSCT）和脐血移植（CB-HSCT）。

3. 注意事项

（1）再生障碍性贫血可能发生于妊娠过程中，需要监测血常规，必要时行血涂片及网织红细胞检测，一旦确诊积极行支持治疗。

（2）妊娠期间应该严密监测患者孕情、血常规和重要脏器功能。

（3）患者服用环孢素 A 期间应定期检测血压、肝肾功能。

4. 产后处理

（1）产后继续支持治疗，密切监测血常规及炎症指标，使产后 1 周内血小板计数 $> 20 \times 10^9$/L，血红蛋白 > 70g/L。

（2）产后使用广谱抗生素预防感染。

（3）产后 24h 内持续给予强效的缩宫素促进子宫收缩以预防产后出血。

（4）产后加强血氧饱和度、心肌酶学、B 型钠尿肽等指标监测预防心力衰竭。

（5）产褥期继续于血液科就诊随访，接受个体化评估和管理选择确定的治疗方案。

（6）病情严重者可产后行 HSCT，因移植期间使用免疫抑制剂可在母乳中代谢，故 HSCT 情况下不建议母乳喂养。

（7）产后做好有效避孕。

5. 预测和预防

（1）妊娠前及妊娠中出现的各种不明原因的、进行性加重的、不易治愈的贫血，反复感染预示可能存在 AA。

（2）妊娠前确诊再生障碍性贫血的患者，应病情稳定半年以上才开始计划妊娠。

（四）妊娠期地中海贫血

1. 一般治疗

（1）轻型地中海贫血患者多无贫血症状或症状轻微，非孕期一般不需特殊处理。

（2）重型地中海贫血患者因胰岛素抵抗、遗传因素和自身免疫及铁诱导的胰岛细胞功能不全，可能会合并糖代谢异常。由于糖化血红蛋白可被输血稀释而降低，因此建议将血清果糖胺作为中间型或重型地中海贫血患者监测血糖的首选。合并糖尿病者孕前需将血糖控制在良好范围。

2. 药物治疗

（1）中间型或重型地中海贫血患者应在计划妊娠前 3 个月停用铁螯合剂地拉罗司和去铁酮。去铁胺可在妊娠 20 周后使用。

①地拉罗司：铁螯合剂。

用法用量：初期建议每日服用 20mg/kg，视乎血清蛋白指标的改善情况，一般会以 5mg/kg 或 10mg/kg 作为单位作剂量调升，但服用总剂量不应超过每日 30mg/kg。

②去铁酮：铁螯合剂。

用法用量：去铁酮治疗剂量为 25mg/kg 体重，口服，每日 3 次，每日剂量为 75mg/kg 体重。

③去铁胺：铁螯合剂。

用法用量：静脉输注。剂量根据个体情况而定，取决于适应证和病情严重程度。剂量范围：治疗慢性铁负荷过载每日 20~60mg/kg。急性铁中毒不超过每日 80mg/kg。慢性铝超负荷 5mg/kg 体重，每周 1 次。铁超负荷试验 500mg，铝超负荷静滴试验 5mg/kg 体重。

④叶酸：建议所有类型的地中海贫血患者在计划妊娠前 3 个月开始补充叶酸 5mg/d。

⑤铁剂：地中海贫血合并缺铁性贫血者，建议同时补充铁剂。

3. 注意事项

（1）静止型 α- 地中海贫血携带者（-α/αα、αα^T/αα 或 α^{T}α/αα）和 α- 地中海贫血特征（--/αα、-α/-α、-α/αα^T 或 α^{T}α/α^{T}α）为非患病个体，无临床症状且终生稳定，对发育无影响，无须任何针对性的治疗。对这类基因型的胎儿亦无须进行产前诊断。

（2）β- 地中海贫血携带者（β++/βN、β0/βN 或 β+/βN）：为非患病个体，无临床症状且终生稳定，对个体发育无影响，因此无需任何针对性治疗。此类基因型的胎儿亦无需进行产前诊断。

（3）重型地中海贫血患者如孕前已知甲状腺功能减退，应进行相应治疗。

（4）中间型、重型地中海贫血患者在计划妊娠前应进行超声心动图和心电图检查，了解心脏结构与功能及有无与铁相关的心肌病和心律失常。同时行超声检查评估肝脏、胆囊以及脾脏情况，排查有无肝硬化和胆石症。血清铁蛋白、MRI 肝脏铁浓度和心脏铁浓度测定可评估该类患者铁负荷情况，如果肝脏铁浓度超过目标范围，则孕前需要祛铁治疗减轻肝脏铁负荷，否则心脏铁负荷、妊娠期输血铁负荷和铁过载相关并发症的风险将会增加。

4. 产后处理

（1）临产后，除了常规产程管理外，还需尽早交叉配血，同时了解 Hb 水平，中、重度贫血者应考虑输血治疗；产时应予持续电子胎心监护。

（2）中间型和重型地中海贫血孕妇往往会伴有不同程度的

肝脾肿大，因此在胎儿娩出过程中严禁腹部加压，避免造成肝脾破裂。

（3）贫血孕妇对失血的耐受性降低，因此胎儿娩出后，应积极处理第三产程，以预防产后出血。处理措施包括控制性脐带牵拉、预防性使用宫缩剂等；阴道出血多时，如胎盘仍未剥离，应尽早手剥胎盘；尽快缝合软产道伤口；及时输血。

（4）新生儿出生时予常规护理，不须即刻监测血常规。

（5）中间型、重型地中海贫血患者发生深静脉血栓的风险增加，产后应进行血栓风险评估，必要时采取相应预防措施。产后常规复查 Hb 水平，加强贫血管理。

（6）鼓励母乳喂养，停止母乳喂养后可考虑恢复祛铁治疗。

5. 预测和预防

（1）Hb Bart's 水肿胎的预防

①Hb Bart's 水肿胎属于胎儿期致死性疾病，孕育这类胎儿的孕妇因巨大胎盘有发生大出血等严重并发症的风险，因此推荐对这类胎儿进行产前诊断，并在确诊后与其双亲沟通，在知情同意和符合伦理的前提下，选择性终止妊娠。

②在 α- 地中海贫血基因携带率较高的地区，应实施大规模的人群筛查。对于双方均携带 α- 地中海贫血突变的高风险夫妇（或拟婚青年），应为其提供遗传咨询和符合医学伦理原则的相关操作。

（2）重型 β- 地中海贫血的预防

①β- 地中海贫血属于常染色体隐性遗传病。若父母双方均为 β- 地中海贫血突变携带者，则该夫妇每胎均有 1/4 的几率生育中间型患儿。重型 β- 地中海贫血患儿需终生依赖输血维持生命。因此，建议为曾生育过这类患儿的孕妇（婚配型为 β + /βN × β0/βN 或 β0/βN × β0/βN）提供产前诊断，并在确诊后与夫妇双方沟通，在知情同意的前提下选择性终止妊娠。

②在 β- 地中海贫血突变携带率较高的地区，应在当地实施大规模的人群筛查。对双方均为 β- 地中海贫血突变携带者的高风险夫妇或拟婚青年，应为其提供遗传咨询和产前诊断。

参考文献

［1］ 谢辛. 妇产科学［M］. 9 版. 北京：人民卫生出版社，2018.

［2］ Anemia in Pregnancy：ACOG Practice Bulletin Summary，Number 233［J］. Obstet Gynecol，2021，138（2）：317-319.

［3］ Fischer T，Helmer H，Klaritsch P，et al. Diagnosis and Therapy of Iron Deficiency Anemia During Pregnancy：Recommendation of the Austrian Society for Gynecology and Obstetrics（OEGGG）［J］. Geburtshilfe Frauenheilkd，2022，82（4）：392-399.

［4］ 中华医学会血液学分会红细胞疾病（贫血）学组. 铁缺乏症和缺铁性贫血诊治和预防的多学科专家共识（2022 年版）［J］. 中华医学杂志，2022，102（41）：3246-3256.

［5］ 中华医学会围产医学分会. 妊娠期铁缺乏和缺铁性贫血诊治指南［J］. 中华围产医学杂志，2014，17（7）：451-454.

［6］ 中华医学会血液学分会红细胞疾病（贫血）学组. 再生障碍性贫血诊断与治疗中国指南（2022 年版）［J］. 中华血液学杂志，2022，43（11）：881-888.

［7］ Bo L，Mei- Ying L，Yang Z，et al. Aplastic anemia associated with pregnancy：maternal and fetal complications［J］. J Matern Fetal Neonatal Med，2016，29（7）：1120-1124.

［8］ Yang Z，Mei-Ying L，Shan-Mi W，et al.Pregnancy and myelodysplastic syndrome：an analysis of the clinical characteristics，maternal and fetal outcomes［J］. J Matern Fetal Neonatal Med，2015，28（18）：2155-2159.

［9］ 何丽丹，胡继芬. 妊娠合并再生障碍性贫血的围产期管理［J］. 中国实用妇科与产科杂志，2022，38（12）：1182-1184.

［10］中华医学会围产医学分会，中华医学会妇产科学分会产科学组．地中海贫血妊娠期管理专家共识［J］．中华围产医学杂志，2020，23（9）：577–584.

［11］中华医学会医学遗传学分会遗传病临床实践指南撰写组，商璇，张新华，等．α–地中海贫血的临床实践指南［J］．中华医学遗传学杂志，2020，37（3）：235–242.

［12］中华医学会医学遗传学分会遗传病临床实践指南撰写组，商璇，吴学东，等．β–地中海贫血的临床实践指南［J］．中华医学遗传学杂志，2020，37（3）：243–251.

［13］中华医学会血液学分会红细胞疾病（贫血）学组．中国输血依赖型β地中海贫血诊断与治疗指南（2022年版）［J］．中华血液学杂志，2022，43（11）：889–896.

［14］中华医学会妇产科学分会产科学组．孕前和孕期保健指南（2018）［J］．中华围产医学杂志，2018，21（3）：145–152.

［15］ACOG Committee Opinion No. 762：Prepregnancy Counseling［J］．Obstet Gynecol，2019，133（1）：e78–e89.

编写人员

王璐玮　厦门市妇幼保健院

张玄昇　自贡市第一人民医院

张婷婷　资阳市人民医院

第九章

妊娠合并
皮肤科疾病

妊娠合并荨麻疹

一、概述

荨麻疹是一种以风团和瘙痒为主要表现的免疫相关炎症性皮肤病，伴（或不伴）血管性水肿。部分患者可能仅有血管性水肿的症状。风团表现为皮肤局限性浅表性水肿，周围多有鲜红色红斑。伴有强烈的瘙痒或灼热感，可能干扰工作、学习或睡眠，症状在夜间最严重。荨麻疹可在包括妊娠期女性在内的任何人群中发作，妊娠期荨麻疹可能与机体内激素水平的变化等相关，具体机制尚不清楚。

荨麻疹根据其发病时间的长短可以分为急性荨麻疹（≤6周）和慢性荨麻疹（>6周）。荨麻疹的病因较为复杂，依据病因可分为自发性和诱导性。自发性病因多为持续性，如肥大细胞对IgE高敏感性、慢性隐匿性感染、劳累或精神紧张、针对IgE或高亲和力IgE受体的自身免疫及慢性疾病。诱导性病因多为暂时性，包括物理性因素（如日光性荨麻疹、胆碱能性荨麻疹等）和非物理性因素（如水源性荨麻疹、接触性荨麻疹等）。同一患者可以存在多种不同亚型的荨麻疹。

二、主观性资料

1. 一般情况

包括年龄、体重、妊娠情况。

2. 现病史

详细询问患者皮疹、瘙痒等症状出现的时间，发作频率和严重程度以及是否接触过可能的诱发因素。

3. 既往病史

详细询问孕妇既往基础疾病，是否发生过类似的症状。

4. 用药史

询问患者完整的用药史，包括用药情况、保健品使用情况、疫苗接种状况等。

5. 个人史

询问患者既往月经婚育史，心理社会因素包括工作情况、生活方式等情况。

6. 家族史

询问是否有荨麻疹的家族史。

7. 过敏史

详细询问既往有无药物、食物或其他过敏史。

8. 产科检查状况

产前检查是否规律、本次妊娠有无异常。

三、客观性资料

1. 体征

荨麻疹的皮损表现为局限性隆起的红色斑块，通常伴中央区苍白。皮损可能为圆形、椭圆形或匐行形，大小不一，直径为不到 1 厘米至数厘米不等。单个皮损为一过性，通常在数分钟至数小时内出现并扩大，然后在 24h 内消失。

身体任何部位都可能受累，但衣物压迫皮肤或皮肤摩擦处有时受累更显著。一旦去除紧身衣物，受压区域的皮损通常会更严重。

血管性水肿表现为疼痛或烧灼样、无痒感、边界较清楚的真皮深层和皮下或黏膜水肿，通常累及面部、唇部、四肢和（或）生殖器。与风团相比，血管性水肿发展缓慢，可能持续数天。

2. 实验室检查

（1）不考虑基础疾病或荨麻疹性血管炎的患者，通常不建议常规对其进行实验室检查，因为荨麻疹病程较短且具有自限性。

（2）对于怀疑存在特定病因的患者，实验室检查和进一步评估应旨在确定或排除该病因，根据患者病情可以选择以下检查项目。

①血常规、C-反应蛋白、降钙素原、尿常规、大便常规和隐血；

②血液学检查：肝肾功能、血离子、血糖、血脂、ANA、ENA、dsDNA、RF、免疫球蛋白、补体、血细胞沉降率、抗"O"、感染性疾病筛查（乙肝等）；

③过敏原筛查　如果临床病史显示患者在暴露于某种特定诱发因素后不久（常为 1~2h 内）出现了荨麻疹症状，则可能存在过敏性诱因，可以进行过敏原筛查。需要注意可能存在的假阳性或假阴性；

④根据伴发症状选择 X 线胸片、心电图、超声、内镜等检查。

四、临床诊断以及疾病分析与评价

（一）临床诊断

荨麻疹的诊断需了解病史，结合皮肤科专科检查，根据其典型症状进行鉴别，必要时可通过实验室检查确认。荨麻疹的临床表现特征如下：

（1）皮疹为大小、形态、数量不一的风团，发生突然，消退迅速；

（2）单个皮损存在时间不超过 24h，消退后不留痕迹；

（3）皮疹无固定的好发部位，常伴有不同程度瘙痒，少数伴有刺痛感；

（4）少数可伴胸闷或呼吸困难、恶心、呕吐、腹痛、腹泻、发热等全身症状。

（二）鉴别诊断

妊娠期荨麻疹需与妊娠期特应性皮炎、接触性皮炎、药疹、妊娠期胆汁淤积综合征等瘙痒性皮肤病鉴别；同时需要与病毒疹、耳颞综合征等非瘙痒性皮疹鉴别。

妊娠期荨麻疹的特征性在于皮疹在24h并且消退后不会留下痕迹。如果出现皮疹数天未消或留下皮损需考虑其他疾病。如果皮损存在时间较长、疼痛或遗留瘀斑，应考虑诊断为荨麻疹性血管炎。存在不伴荨麻疹的血管性水肿时，应考虑其他血管性水肿疾病，如药物诱发的血管性水肿（如ACEI）、特发性血管性水肿，以及遗传性和获得性C1抑制因子缺乏。

（三）妊娠期荨麻疹的管理

1.患者教育

对妊娠期荨麻疹患者加强教育，提高对该疾病的认识，有助于疾病的预防和治疗。应告知患者（尤其是慢性荨麻疹患者），本病病因不明，病情容易反复，部分患者迁延不愈，但是除极少数合并呼吸道或其他系统症状之外，绝大多数预后较好，对母体和胎儿健康无影响，以缓解患者焦虑情绪。

2.生活管理

保持室内空气新鲜，温湿度适宜，减少外界刺激。保持心情愉悦，使用润肤霜避免皮肤干燥，尽量避免接触花草、宠物等易致敏因素，适当进行体育锻炼，以提高机体对环境的适应力。

3.妊娠期荨麻疹的治疗

（1）治疗目标　治疗以完全控制或缓解症状为目标，并充分考虑妊娠期用药安全性及提高生活质量等因素，权衡利弊后选择治疗方案。

（2）治疗原则 妊娠期新发荨麻疹时，发现并避免诱发疾病的药物或其他原因可以很好预防荨麻疹或血管性水肿，从而避免用药。

①初始治疗的重点为短期缓解症状和血管性水肿（如果存在）。

②对于变应性病因导致的荨麻疹，应远离致敏环境。

③如果荨麻疹是过敏反应的一部分，则应遵循过敏反应的指南和共识进行治疗。

④如果存在感染时，需要得到适当的治疗。

五、治疗方案及用药指导相关建议

（一）一般治疗

积极去除诱因，避免辛辣、刺激的食物摄入，包括避免摄入可疑致敏食物、药物，避免接触或吸入过敏原，膳食清淡、适口，穿棉质宽松衣物、保持环境卫生及凉爽性适宜温度，注意调节情绪、睡眠节律。

（二）治疗方案及药物选择

1. 组胺 H_1 受体阻断剂

原则上，妊娠期尤其是妊娠早期，应尽量避免使用抗组胺药物。如果症状反复发作，影响患者工作和生活时，可采用抗组胺药治疗，在权衡利弊下可选择相对安全的第二代抗组胺药，如氯雷他定、西替利嗪和左西替利嗪。使用前需告知患者目前没有妊娠期绝对安全的药物，现有的有限的小样本研究和荟萃分析表明暂无妊娠期使用第二代抗组胺药物导致胎儿不良结局的报道。若单药治疗效果不佳，必要时在医师指导下增加剂量或考虑 2 种二代抗组胺药联合使用。对于妊娠顽固性的慢性荨麻疹，可联合应用第二代组胺 H_1 受体阻断剂和组胺 H_2 受体阻断剂，如雷尼替丁、西咪替丁等，需要注意的是组胺 H_2 受体阻断剂作为三线治疗方案选择药物，部分国内说明书为孕期禁用，两个替丁类药物的美国 FDA 分级为 B 级，动物实验未发现生殖毒性，但缺乏人类研究数据，因此只有明确获益大于风险时才在妊娠期使用。

2. 降低血管壁通透性的药物

常用药物为维生素 C 或葡萄糖酸钙等，常与抗组胺药合用。钙离子能改善细胞膜的通透性，增加毛细血管的致密性，使渗出减少，起抗过敏作用。维生素 C 且有抗组胺的作用，参与氨基酸代谢、神经递质的合成、胶原蛋白和组织细胞间质的合成，可降低毛细血管的通透性。因此使用维生素 C 注射液和葡萄糖酸钙注射液改善血管通透性，防治水肿，两者在妊娠期使用较安全。

3. 糖皮质激素及其辅助用药

患者皮疹广泛、发病急，或伴发胸闷、呼吸困难等明显的血管性水肿症状时，可在抗组胺药治疗中加用短疗程（通常≤1周）全身性糖皮质激素。妊娠期慢性荨麻疹同样不推荐长疗程使用糖皮质激素，仅作为病情严重时的短期使用。糖皮质激素不能抑制肥大细胞脱颗粒，但可能通过抑制多种致病的炎症机制而发挥作用，用于控制急性或慢性荨麻疹的重度发作。一般选择可以通过胎盘代谢为无活性代谢物的泼尼松。孕期使用小剂量泼尼松的风险较低。但是考虑到其潜在的风险，如唇腭裂、低出生体重等，不推荐妊娠早期患者使用。

4. 外用止痒药

炉甘石洗剂可以用于妊娠期荨麻疹患者，缓解瘙痒症状。

5. 白三烯受体阻断药

孟鲁司特可单用或与第二代抗组胺药物联合应用，作为慢性荨麻疹的二线治疗方案。

6. 生物制剂

奥马珠单抗作为抗 IgE 疗法可以用于妊娠期重度慢性荨麻疹

患者，可在抗组胺药物使用疗效欠佳时选用。目前动物研究和少量的人类妊娠期使用奥马珠单抗的数据未发现在妊娠期使用会增加胎儿/新生儿不良结局。

7. 免疫抑制剂

环孢素一般推荐用于治疗自身免疫性慢性荨麻疹，是治疗荨麻疹的三线用药。目前尚无环孢素治疗妊娠期荨麻疹的报道，该药物仍未推荐用于抗 H_1 组胺药物抵抗的妊娠期荨麻疹。但部分文献报道器官移植后的女性患者在妊娠期仍然使用环孢素、他克莫司或硫唑嘌呤。相反，环磷酰胺、甲氨蝶呤及霉酚酸酯是致畸药物，必须避免使用。

8. 静脉用免疫球蛋白

对于重症患者，必要时可考虑使用静脉用免疫球蛋白等，在妊娠期使用较安全。适用于严重的自身免疫性荨麻疹，用药时间视病情而定。

9. 拟交感神经药物

0.1% 的肾上腺素用于严重的急性荨麻疹，尤其是有过敏性休克或喉头水肿时，可皮下注射，用药剂量视病情而定。

10. 伴发症状的治疗

伴胸闷或胃肠道症状时，除使用糖皮质激素外，可行对症治疗。对于症状严重伴喉头水肿、呼吸困难者，除使用肾上腺素和糖皮质激素外，必要时可行气管切开。视情况可选择终止妊娠。

11. 中医治疗

妊娠期荨麻疹患者还可使用中医辨证施治。

（三）药学监护

1. 病情监护

注意患者皮疹、血管性水肿等症状改善情况，尽可能避免接触致病诱因。

2. 用药指导

（1）泼尼松应于早晨顿服，为避免泼尼松对胃肠道有刺激作用，请与食物或牛奶一起服用。用药期间不可随意停药或增减剂量。

（2）使用氯雷他定、西替利嗪等药物时，患者应避免从事需要保持警觉性的工作，如开车、操作精密仪器等。氯雷他定服药时进食或不进食都可以，但如果出现胃部不适，请与食物同服。早晨服药可控制白天过敏症状，但若是症状多在夜间出现，可在临睡前服药。

（3）炉甘石洗剂使用前需摇匀，局部外用，避免接触眼睛和其他黏膜（如口、鼻等）。皮肤有渗出液的部位，最好不要用药。

3. 用药安全性监护

（1）抗组胺药物用药后可能出现乏力、头痛、嗜睡、口干、皮疹、恶心、胃炎等副作用，用药过量还可能出现心律失常。

（2）糖皮质激素类药物可能引起胃肠道不适、内分泌异常、代谢异常、精神神经系统异常、眼部异常（如视网膜病变）、心血管系统异常、皮肤和皮下组织异常（如多毛、瘀斑、皮疹、多汗）、骨质疏松、感染、愈合不良、水肿等副作用，停药后多可自行缓解。

（3）炉甘石洗剂用药部位可能出现皮疹、瘙痒、红肿、烧灼感等副作用。如果用药部位出现烧灼感、红肿等情况，请停药并将局部药物洗净。

（4）葡萄糖酸钙注射液若静脉注射时药液外渗，可导致注射部位皮肤发红、皮疹、疼痛、脱皮、组织坏死、炎症、钙化。可能引起便秘、胃肠不适、血清淀粉酶升高等胃肠道反应。静脉注射过快可导致呕吐、恶心、血管舒张、血压降低、心律失常、晕厥、心脏停搏等。

（四）预防

目前尚没有荨麻疹的一级预防手段，对于过敏性荨麻疹，可以按照预防过敏性疾病的方式进行预防。二级预防包括避免接触相关性诱因，如迟发性压力性荨麻疹患者避免穿着紧身的衣物等。三级预防包括使用指南推荐的药物治疗荨麻疹相关症状，并且可以通过一些治疗手段诱导耐受达到长时间的缓解，如过敏性荨麻疹患者的过敏原特异性免疫治疗。

参考文献

［1］ 中华医学会皮肤性病学分会荨麻疹研究中心. 中国荨麻疹诊疗指南（2018版）［J］. 中华皮肤科杂志, 2019, 52（1）: 1-5.

［2］ 曾跃平. 荨麻疹临床路径释义［J］. 中国研究型医院, 2019, 6（4）: 47-50.

［3］ 袁李梅, 邓丹琪. 妊娠与荨麻疹［J］. 中国医学文摘（皮肤科学）, 2016, 33（5）: 614-616+5.

［4］ 中华医学会皮肤性病学分会荨麻疹研究中心. 抗IgE疗法——奥马珠单抗治疗慢性荨麻疹专家共识［J］. 中华皮肤科杂志, 2021, 54（12）: 1057-1062.

编写人员

李 根 四川省妇幼保健院

秦 博 四川省妇幼保健院

江永贤 四川省妇幼保健院

妊娠合并特应性皮炎

一、概述

特应性皮炎（Atopic Dermatitis，AD）是一种慢性、复发性、瘙痒性、炎症性皮肤病。由于患者常合并过敏性鼻炎、哮喘等其他特应性疾病，故被认为是一种系统性疾病。妊娠期妇女因内分泌和免疫系统改变而出现与妊娠相关皮肤病，其中 AD 是最常见的一种，占所有妊娠皮肤病的 50%。妊娠期 AD 可能新发，也可能是已知慢性 AD 的复发或加重。约 20% 患者表现为孕前存在的 AD 在妊娠期间恶化加重，而 80% 患者表现为妊娠期间首次发病。妊娠期间发生的所有 AD 临床表型都被统称为"妊娠特应性皮疹"（Atopic Eruption of Pregnancy，AEP）。

妊娠期 AD 常发生在妊娠早中期（前 6 个月），大约占比 75%。患者皮肤会有剧烈瘙痒症状，出现类似湿疹或丘疹样的皮疹，通常出现在四肢弯曲处、面部、胸部或颈部，手足和乳头处少见，这与其他妊娠皮肤病不同。部分患者生活质量受到影响，母亲和胎儿的安全无影响，再次妊娠 AD 可复发，产后可缓解。

妊娠期间，母体的免疫系统从 Th1 反应为主转变为 Th2 反应为主以保护胎儿。孕激素会促进 Th2 细胞活化，使患者免疫失调更加恶化，增加皮肤敏感性，从而促使 AEP 的发生、恶化或重新发展。作为一种 2 型炎症为主的皮肤疾病，AD 在妊娠的早中期复发和加重的几率会明显增加。

临床表现分为以下两种类型：

（1）E 型　约 2/3 的患者。即湿疹样改变，主要表现为红斑、丘疹、丘疱疹、鳞屑、抓痕和结痂等，常累及面颈肩部及四肢屈侧，腹部及背部也可累及。

（2）P型　约1/3的患者。即丘疹样皮损，主要表现为红色丘疹，累及躯干和四肢。

二、主观性资料

1. 一般情况

包括年龄、体重、妊娠情况（妊娠次数、妊娠间隔时间、是否多胎妊娠等）和饮食、生活环境等。

2. 现病史

详细询问此次妊娠孕妇的 AD 相关症状出现的时间和严重程度，初次发现或诊断 AD 的时间、场合，现有治疗方案及治疗效果。

3. 既往病史

详细询问孕妇既往疾病，包括既往基础疾病及 AD、过敏性鼻炎、过敏性紫癜、哮喘、过敏性结膜炎等过敏性疾病病史，前次怀孕是否存在胎儿生长受限、早产、胎儿死亡等情况，或高危表现如阻塞性睡眠呼吸暂停及治疗情况。

4. 用药史

询问患者完整的用药史，包括用药情况（尤其是已接受系统治疗的妊娠患者，需询问既往及目前使用的药物种类、剂量、疗效及有无不良反应）、保健品使用情况、疫苗接种状况等。

5. 个人史

询问患者既往月经婚育史，心理社会因素包括家庭情况、工作环境、文化程度和有无精神创伤史，以及生活方式包括盐、糖、酒、咖啡及脂肪的摄入量、吸烟状况、体力活动量、体重变化、睡眠习惯等情况。

6. 家族史

询问患者家族有无过敏性疾病史以及发病年龄。

7. 过敏史

既往有无药物、食物或其他过敏史。

8. 产科检查状况

产前检查是否规律或恰当（包括产前检查质量问题）、本次妊娠经过有无异常。

三、客观性资料

1. 体征

一些特征性的表现是诊断 AD 的重要线索，主要有：

（1）干皮症　具体可表现为皮肤干燥、鱼鳞病、毛周角化、掌纹症等。

（2）皱褶部位湿疹　表现为眼睑、乳头、鼻下和耳根皱褶处湿疹，唇炎，眶下褶痕。

（3）特殊部位皮肤色素性改变　眶周黑晕、白色糠疹。

（4）异常皮肤反应　出汗时瘙痒、对羊毛敏感、过度虫咬反应、白色划痕等。

（5）伴发疾病　患者可同时伴发其他过敏性疾病，如复发性结膜炎、过敏性哮喘、过敏性鼻结膜炎等。

2. 实验室检查

必要时可进行外周血嗜酸性粒细胞计数、血清总 IgE、过敏原特异性 IgE、嗜酸性粒细胞阳离子蛋白及斑贴试验等检测。

血清总 IgE 升高提示特应性敏感体质，特异性 IgE 辅助确定过敏原，两项指标推荐同时检测。特异性 IgE（sIgE）的数值超过 0.35kU/L 即定义为阳性，但并不是阳性即为过敏，需要结合病史和临床表现综合判断。一般来说，sIgE 的数值越高，过敏的可能性越大。

四、临床诊断以及疾病分析与评价

（一）临床诊断

妊娠期 AD 的诊断主要靠临床表现和病史，需符合以下条件：①妊娠早中期（＜6个月）发病；②个人或家族有特应性体质；③和（或）有血清总 IgE 升高；④排除其他妊娠相关皮肤病如妊娠多形疹和妊娠性类天疱疮等，以及与妊娠无关的皮肤病如疥疮、病毒疹和药疹等。

妊娠期 AD 的诊断主要依靠特征性的皮疹检查和仔细的病史问诊，有的需要长期随访观察才能判断。所以，部分患者临床表现不典型，亦不能轻易排除 AD 的诊断。

（二）妊娠期 AD 的皮肤管理

1. 孕前咨询

（1）了解特应性个人史和（或）家族史，是否有过敏性疾病家族史，包括湿疹、过敏性鼻炎、哮喘、过敏性结膜炎等。

（2）嘱患者主动改变不良生活方式（应避免接触感染原和变应原、避免熬夜、避免饮酒和吸烟包括避免二手烟的接触），以期达到优化的备孕条件。

（3）交代患者合理洗浴和润肤，饮食营养指导，疏导患者焦虑情绪，尽量保持心情舒畅。

（4）收集现用药情况，根据需要，与医生共同商定调整用药方案。

2. 妊娠期初次评估

详细了解皮损形态和分布，皮损面积，病史，病程演变过程，家族史，合并症，瘙痒发作时间及发作次数，对睡眠、日常生活和情绪的影响等。

3. 孕期监测检查

（1）基本检测　询问孕妇瘙痒、疼痛、睡眠、生活质量等情况，记录患者皮损情况，检查血压的动态变化、体重、尿量变化和血尿常规，注意胎动、胎心和胎儿生长趋势等。

（2）孕妇的特殊检查　可进行外周血嗜酸性粒细胞计数、血清总 IgE、过敏原特异性 IgE、嗜酸性粒细胞阳离子蛋白及斑贴试验等检测。

（3）胎儿的特殊检查　包括电子胎心监护、超声监测胎儿生长发育、羊水量，如可疑胎儿生长受限或存在胎儿生长受限趋势，严密动态监测；有条件的机构应注意检测脐动脉和胎儿大脑中动脉血流阻力等。

（4）检查项目和频度　建议急性期患者在治疗后 1 周、亚急性期患者在治疗后 1~2 周、慢性期患者在治疗后 2 周复诊 1 次。进入维持期治疗后可每 1~2 个月复诊 1 次。

4. 妊娠期皮肤治疗的启动时机和治疗目标

（1）启动时机　病情较轻的孕妇以外用药物治疗为主，病情较重的应尽早启动系统抗炎治疗，并联合局部外用药、光疗等，以达到快速控制瘙痒等症状的短期目标。

（2）治疗目标

①诊疗前：针对初治患者，提高患者对疾病的认知，建立及时主动寻诊的意识以及早期诊断和治疗的观念；针对复诊患者，要规范化评估和指导，开展全面和个性化的患者教育，建立长期管理的意识。

②诊疗中：患者的短期目标主要是有效缓解瘙痒，改善皮损，提高生活质量；长期目标侧重于获得疾病的长期控制。

③诊疗后：预防和减少疾病复发，减少或减轻合并症，达到疾病长期控制的目的。

5.分娩时机和方式

终止妊娠的时机，应综合考虑孕周、孕妇病情及胎儿情况等多方面因素。评估患者 AD 的严重程度及反复性复发的情况，如瘙痒难耐严重影响生活质量，结合孕周、胎儿发育情况等因素决定是否终止妊娠。

可以根据妊娠史、生育史及患者的个人条件选择自然分娩或者剖宫产。有研究表明分娩方式会影响后代患特应性疾病的风险。与顺产相比，剖宫产的宝宝被证明患特应性疾病的风险增高，建议尽量自然分娩。

五、治疗方案及用药指导相关建议

妊娠期 AD 治疗应强调避免诱发因素，一线治疗包括润肤剂、外用糖皮质激素（Topical Corticosteroids，TCS）、外用钙调磷酸酶抑制剂（Topical Calcineurin Inhibitors，TCI）及紫外线疗法，其他可选择的治疗方案包括短期的系统用糖皮质激素（Systemic Corticosteroids，SCS）、环孢素 A（CsA）及二代抗组胺药（Antihistamines，AH）。新型药物包括生物制剂及小分子药物的安全性数据不足，缺乏高质量的推荐证据。

（一）基础治疗

保湿润肤是妊娠期 AD 治疗的基础，是最安全和最常用的治疗手段。妊娠合并 AD 患者应作好皮肤的基础护理，每天至少使用一次润肤剂以保护皮肤屏障，建议使用脂质含量高且潜在有害物质尽可能少的润肤剂。常用的润肤剂有 10% 尿素乳膏、凡士林及维生素 E 乳膏等，建议温水浴后使用，避免使用肥皂以减少对皮脂膜的破坏。在保湿润肤的同时，应注意皮肤屏障的修复，可选用含透明质酸和神经酰胺的产品。

妊娠合并 AD 患者还应进行科学的疾病管理，在饮食、环境、生活作息、工作和心理方面进行合理的调适，如合理营养、均衡饮食，避免各种环境中的刺激因素（油漆、清洁剂和橡胶制品等），尽量保持心情舒畅，保证有效睡眠，避免饮酒吸烟等不良生活习惯等。

（二）药物治疗

1. 外用药物治疗

（1）外用糖皮质激素（TCS） 保湿润肤尚不能控制瘙痒的患者可局部加用 TCS。TCS 是妊娠期 AD 的一线治疗选择。每周两次使用 TCS 作为维持治疗被认为是安全的。通常弱效 TCS 治疗不够有效，中效 TCS 适用于大多数情况，皮损严重的情况下强效 TCS 可短期内小面积使用，超强效 TCS 需尽量避免使用。如果 TCS 使用量每月超过 200g，则应考虑升级治疗，如紫外线疗法和系统治疗。此外，丙酸氟替卡松是唯一不用于妊娠期 AD 的 TCS，因其可以透过胎盘在胎儿体内高浓度蓄积。

（2）外用钙调磷酸酶抑制剂（TCI） 临床上常用治疗 AD 的 TCI 有 0.03%、0.1% 他克莫司软膏和 1% 吡美莫司乳膏。虽然目前尚无关于妊娠期使用 TCI 的相关研究，但是局部外用 0.03%、0.1% 他克莫司软膏和 1% 吡美莫司乳膏后系统性吸收极低，口服钙调磷酸酶抑制剂已广泛用于实体器官移植后孕妇的系统性免疫抑制治疗经验以及 TCI 在临床上明显有利的获益 / 风险比，因此在妊娠合并 AD 患者薄嫩部位的皮损，比如面部、乳房、会阴，甚至腹部和大腿，仍然推荐使用 TCI 进行治疗。每日 2 次以快速控制皮肤炎症，直至皮损消退，然后采用每周两次主动维持治疗。

（3）外用磷酸二酯酶 4（PDE-4）抑制剂 2% 克立硼罗软膏是一种新型的小分子 PDE-4 抑制剂，用于 3 个月及以上轻中度

AD 患者的局部外用治疗。由于目前没有妊娠期使用克立硼罗的经验，不建议在妊娠期局部外用。

2. 系统药物治疗

针对一些病情严重的妊娠期 AD 患者，如果润肤剂、外用药物和紫外线疗法不足以控制瘙痒或皮损的，尤其当每月 TCS 超过 200g 时，更是强烈提示需升级为系统药物治疗。

（1）抗组胺药物（AH）　口服 AH 在 AD 治疗中疗效有限。外用药物控制瘙痒欠佳的妊娠合并 AD 患者可短期或间歇口服第二代 AH 以改善睡眠质量，首选氯雷他定或西替利嗪，按标准剂量使用，不建议增加剂量。

（2）系统用糖皮质激素（SCS）　SCS 建议仅在局部和紫外线治疗无法控制疾病的情况下，作为妊娠期 AD 患者急性发作的补救治疗措施。口服 SCS 需注意：①选择激素种类。应使用泼尼松或泼尼松龙，但不应使用地塞米松；②避免长期使用。SCS 仅作为短期补救治疗的手段，建议连续使用期限不超过 2~3 周；③控制药物用量。使用剂量不超过 0.5mg/（kg·d）（以甲泼尼松龙计）；④严格监测妊娠指标。SCS 可能会增加妊娠糖尿病、先兆子痫，甚至胎膜破裂和早产等风险，因此使用期间需要密切监测各项妊娠指标。

（3）免疫抑制剂　CsA 在中重度 AD 中应用广泛，但目前针对妊娠期 AD 的临床数据较少。CsA 可穿过胎盘，妊娠期使用的安全性数据主要来源于实体器官移植患者，未观察到致畸或致突变作用。在特殊情况下权衡利弊，如对母体的潜在益处高于胎儿的潜在风险时，局部治疗和紫外线照射治疗失败，并且明显需要更好的长期疾病控制，可以在妊娠期间选择最低有效剂量使用 CsA。肾功能受损或高血压是 CsA 常见的副作用，使用期间应密切监测孕妇的肾功能和血压。

此外，其他免疫抑制剂，如甲氨蝶呤（Methotrexate，

MTX）、硫唑嘌呤（Azathioprine，AZA）等，由于其明确的致畸作用，在妊娠期间应避免使用。

（4）生物制剂　度普利尤单抗为新型的生物制剂，在中重度AD中应用广泛。它作为IgG抗体，可以在妊娠期间通过胎盘主动运输。目前关于其妊娠期使用的临床数据较少，未观察到药物对胎儿的致畸作用。如果其他治疗失败，在与怀孕患者沟通并进行了仔细的风险获益评估后，度普利尤单抗治疗也可能作为妊娠期AD的一种治疗选择。

皮下注射，成人初始剂量为600mg，维持剂量300mg，每两周1次。

（5）Janus激酶（JAK）抑制剂　作为新型的JAK抑制剂，阿布昔替尼和乌帕替尼批准用于对其他系统治疗（如SCS或生物制剂等）应答不佳或不适宜上述治疗的难治性、中重度AD。虽然目前没有它们在妊娠期妇女中使用的安全性数据，但在动物胚胎-胎仔发育研究中观察到致畸作用。妊娠期间禁止使用阿布昔替尼和乌帕替尼。

总的来说妊娠期AD药物治疗时需考虑药物对孕妇、胎儿和新生儿的影响，处理原则建议：①孕早期尽可能避免用药；②能用外用药解决应避免系统用药；③新药与老药疗效相当时，应选用老药，尽量避免联合用药；④分娩前3周用药应考虑对新生儿的影响。

（三）紫外线疗法

如果局部治疗不足以控制疾病，紫外线治疗是中重度AD治疗的另一种选择。窄谱UVB（311nm）、广谱UVB和UVA1是自然光的一部分，治疗不会对胎儿产生风险，是妊娠期一种安全的治疗选择。由于潜在的诱变作用，不建议在妊娠期间使用补骨脂素。此外需注意UVB治疗会降低血清叶酸水平，妊娠期需每日补充 0.5~0.8mg 的叶酸。

（四）产后处理

哺乳期 AD 患者应在母乳喂养后立即使用 TCS 或者 TCI，哺乳前温和清洁乳头。

目前没有哺乳期使用 PDE-4 抑制剂克立硼罗的经验，不建议在哺乳期局部外用克立硼罗。

哺乳期 AD 患者应选择第二代 AH，可酌情口服氯雷他定或西替利嗪。

哺乳期短疗程使用 SCS 治疗是安全的，因为小于母亲摄入剂量 0.1% 会被分泌到母乳中。建议给药 4h 后哺乳。

免疫抑制剂 CsA、MTX 和 AZA 可通过母乳分泌，可能诱导新生儿的免疫抑制，通常不推荐用于哺乳期母亲。

尚不清楚度普利尤单抗能否在母乳中排泄或摄入后全身吸收，但已知母体 IgG 存在于母乳中。因此，哺乳期 AD 治疗使用度普利尤单抗需要医生评估风险获益并与患者沟通后决定。

JAK 抑制剂阿布昔替尼和乌帕替尼可通过母乳分泌，可能诱导新生儿的免疫抑制，通常不推荐用于哺乳期母亲。

（五）预测和预防

1. 风险筛查

注意妊娠前和妊娠各期产科检查首诊时临床风险因素的筛查。

2. 注意预警信息和评估

AD 治疗期间密切关注药物的潜在不良反应并监测相关指标，比如 SCS 可能会增加妊娠糖尿病、先兆子痫，甚至胎膜破裂和早产等风险，使用期间需要密切监测孕妇的各项妊娠指标；CsA 常见的副作用为肾功能受损、高血压等，使用期间应密切监测孕妇的肾功能和血压。如果出现不良反应，需及时停药并采取相应治疗措施。

3. 预防措施

由于未出生婴儿的健康是怀孕期间的主要考虑因素之一，因此妊娠期 AD 患者治疗期间需注意以下四个方面。

（1）饮食无需盲目忌口　为了胎儿的正常生长发育，孕妇通常会增加营养摄入，但同时也会担心接触致敏食物可能诱发后代 AD 而忌口。目前尚无证据显示孕妇的饮食调整或限制可以预防后代 AD，建议妊娠期 AD 患者不要盲目忌口。有研究显示妊娠期多摄入蔬菜水果、鱼类、维生素 D 以及补充益生菌有益于后代 AD 的预防，但仍需要进一步研究。

（2）避免不良生活习惯　有研究显示妊娠期间长期饮酒会增加儿童患 AD 的风险，妊娠期吸烟也与儿童特应性疾病有关，尤其是哮喘。因此妊娠期避免饮酒和吸烟包括避免二手烟的接触可以预防后代 AD 的发生。

（3）保持良好的情绪　孕产妇压力、焦虑和抑郁状态可能会影响宫内胎儿体液免疫系统的发育，也被证明会增加儿童患特应性疾病的风险。因此妊娠期间保持情绪稳定、心情愉悦有益于预防后代 AD 的发生。

（4）选择分娩方式　研究表明分娩方式会影响后代患特应性疾病的风险。与顺产相比，剖宫产的宝宝被证明患特应性疾病的风险增高。可能的原因是母体子宫是一个相对无菌的环境，顺产的新生儿经过产道其皮肤上定植的菌群发生改变，对后续的免疫系统发育发挥着重要作用。

总的来说，妊娠期避免饮酒和吸烟、避免严重压力以及选择顺产可以降低后代患有 AD 的风险。妊娠期饮食上不推荐盲目忌口，补充益生菌可能是一个预防方法，但仍需要进一步研究证据支持。

参考文献

［1］ Balakirski Galina, Novak Natalija. Atopic dermatitis and pregnancy［J］. J Allergy Clin Immunol, 2022, 149（4）: 1185-1194.

［2］ Vestergaard C, Wollenberg A, Barbarot S, et al. European task force on atopic dermatitis position paper: treatment of parental atopic dermatitis during preconception, pregnancy and lactation period［J］. J Eur Acad Dermatol Venereol, 2019, 33（9）: 1644-1659.

［3］ Wollenberg A, Kinberger M, Arents B, et al. European guideline（EuroGuiDerm）on atopic eczema – part II: non-systemic treatments and treatment recommendations for special AE patient populations［J］. J Eur Acad Dermatol Venereol, 2022, 36（11）: 1904-1926.

［4］ Vaughan Jones S, Ambros-Rudolph C, Nelson-Piercy C. Skin disease in pregnancy［J］. BMJ, 2014, 348: g3489.

［5］ Weatherhead S, Robson SC, Reynolds NJ. Eczema in pregnancy［J］. BMJ, 2007, 335（7611）: 152-154.

［6］ Kakurai M, Oya K. Atopic Eruption of Pregnancy［J］. N Engl J Med, 2023, 388（4）: 357.

［7］ 中华医学会皮肤性病学分会免疫学组特应性皮炎协作研究中心. 中国特应性皮炎诊疗指南（2020版）［J］. 中华皮肤科杂志, 2020, 53（2）: 81-88.

［8］ 广东省药学会. 特应性皮炎的合理用药指引［J］. 今日药学, 2022, 32（3）: 161-175.

［9］ 谈桂其, 翁智胜. 妊娠特应性皮疹诊疗进展［J］. 临床皮肤科杂志, 2020, 49（12）: 759-761.

［10］ 中华医学会皮肤性病学分会, 中华医学会皮肤性病学分会. 特应性皮炎基层诊疗指南（2022年）［J］. 中华全科医师杂志, 2022, 21（7）: 609-619.

［11］ 中华医学会皮肤性病学分会免疫学组. 特应性皮炎的全程管理共识［J］. 中华皮肤科杂志, 2023, 56（1）: 5-12.

编写人员

郭　维　华中科技大学同济医学院附属协和医院

杨　玉　华中科技大学同济医学院附属协和医院

廖清花　新余市妇幼保健院

妊娠合并银屑病

一、概述

银屑病是一种遗传与环境共同作用诱发的免疫介导的慢性、复发性、炎症性、系统性疾病。临床表现为鳞屑性红斑或斑块，局限或广泛分布。银屑病可合并系统疾病，严重影响患者的生活质量。银屑病可发生于任何年龄，约2/3的患者在40岁以前发病。超过一半的患者是女性，其中大约70%的患者在育龄期。

银屑病患者在妊娠期可能出现银屑病减轻、恶化或稳定。妊娠女性还可能出现妊娠期脓疱型银屑病，通常发生于妊娠晚期。银屑病女性孕前肥胖、吸烟、抑郁症、多囊卵巢综合征、代谢综合征的发生比例增加，可能对妊娠结局造成不良影响，包括早产、低出生体重儿、小于胎龄儿、新生儿系统性红斑狼疮等。

二、主观性资料

1. 一般情况

包括年龄、体重、妊娠情况（妊娠次数、妊娠间隔时间、是否多胎妊娠等）和饮食、生活环境。

2. 现病史

详细询问此次妊娠孕妇的银屑病的类型、受累部位及面积相关症状、出现的时间、严重程度，目前治疗方案及治疗效果。注意常见银屑病共病的识别（如心血管代谢疾病、精神心理疾病、慢性肾脏疾病、自身免疫性疾病等）。

3. 既往病史

详细询问孕妇既往基础疾病，包括既往银屑病病史、高血压、高血糖、心血管疾病、血脂异常、肾脏疾病及自身免疫性疾病等病史，了解孕妇既往精神心理情况。既往不良产科病史，如重度子痫前期、HELLP 综合征、既往复发性流产、胎儿生长受限、早产、低体重儿等情况。

4. 用药史

询问患者完整的用药史，包括用药情况（尤其是已接受局部或全身药物治疗的妊娠患者，需询问既往及目前使用的药物种类、剂量、疗效及有无不良反应，应尽量搜集妊娠前 36 个月内的银屑病药物治疗信息）、保健品使用情况、疫苗接种状况等。

5. 个人史

询问患者既往月经婚育史，心理社会因素包括家庭情况、工作环境、文化程度和有无精神创伤史，以及生活方式包括酒、咖啡及脂肪的摄入量、吸烟状况、体力活动量、体重变化、睡眠习惯等情况。

6. 家族史

询问患者银屑病家族史，高血压、糖尿病、血脂异常、心血管疾病或肾脏病等家族史。

7. 过敏史

既往有无药物、食物或其他过敏史。

8. 产科检查状况

产前检查是否规律或恰当（包括产前检查质量问题）、本次妊娠经过有无异常。

三、客观性资料

1. 体征

不同类型的银屑病临床特点有所不同（表9-1），应重点关注患者皮损特点、好发部位、是否合并全身反应等情况。

表 9-1　不同银屑病类型临床特点

银屑病类型	临床特点
寻常型银屑病	斑块状银屑病：暗红色斑块或浸润性红斑，上覆白色、银白色鳞屑，可有蜡滴现象、薄膜现象、点状出血现象
	点滴状银屑病：粟粒指甲盖大小丘疹，上覆少许鳞屑，呈点滴状分布
脓疱型银屑病	急性泛发全身或局部的无菌性脓疱，可伴有发热、关节肿胀疼痛。掌跖脓疱病根据好发于手足掌跖部位红斑基础上簇集性无菌性小脓疱诊断。连续性肢端皮炎根据好发于指、趾末端红斑基础上的无菌性脓疱伴甲改变特征进行诊断
红皮病型银屑病	全身弥漫性红斑、浸润肿胀并伴有大量糠状鳞屑，皮损面积大于90%体表面积，多数伴有全身反应。
关节病型银屑病	有银屑病皮损、典型的银屑病甲改变（常表现为点状凹陷、甲剥离、甲下角化过度等）、指（趾）炎、关节损害（注意手足小关节、四肢大关节、骶髂关节及脊柱等部位，受累关节可表现为肿胀、疼痛、晨僵及关节活动受限等，严重者可出现关节畸形，晚期可出现关节强直，导致残疾）

2. 辅助检查

实验室检查对各型银屑病的诊断缺乏特异性，但能帮助判断疾病活动性、合并症和药物不良反应的发生情况和用药前筛查适应证。活动期C-反应蛋白、红细胞沉降率均高于非活动期。对于系统应用免疫抑制剂患者，应定期监测血常规、肝肾功能，接受环孢素治疗者需要监测血药浓度。使用生物制剂治疗前，应严格检查血常规、肝功能、C-反应蛋白、抗核抗体以及妊娠、感染和肿瘤相关指标。另外，可根据患者情况完善皮肤镜、皮肤共聚焦显微镜、皮肤超声、数字 X 线摄影、计算机断层扫描（CT）、磁共振成像（MRI）、组织病理学等辅助检查。

四、临床诊断以及疾病分析与评价

（一）临床诊断

1. 分类

根据银屑病不同类型的皮疹特点、好发部位、是否合并全身症状、发病与季节的关系、组织病理检查等可以诊断。银屑病分型包括寻常型银屑病、脓疱型银屑病、红皮病型银屑病、关节病型银屑病以及其他特殊类型银屑病。根据皮损类型进行分类，详见表 9–1。

2. 关节病型银屑病

关节病型银屑病（PsA）根据是否存在关节病变，结合皮损进行诊断。目前 PsA 的分类标准（Classification Criteria Forpsoriatic Arthritis，CASPAR）较为通用，具有较高的敏感性和特异性。该标准对存在关节、脊柱或肌腱端炎症性关节病的患者进行评估，以下 5 项总分 ≥ 3 分者可诊断 PsA。

（1）有银屑病证据

①皮肤科、风湿科医师发现目前存在银屑病皮损（2 分）；②患者本人、皮肤科医师、风湿科医师或其他有资质的医护人员证实曾有银屑病史（目前无银屑病皮损，1 分）；③患者诉一级或二级亲属中有银屑病家族史（患者目前无银屑病皮损且无银屑病史，1 分）。

（2）体检发现典型的银屑病甲改变（1 分）。

（3）类风湿因子阴性（1 分） 可用凝胶法之外的其他任何方法检测，最好采用酶联免疫吸附试验或比浊法。

（4）指（趾）炎

①整个手指（足趾）肿胀的现病史（1分）；②风湿科、皮肤科医师记录的指（趾）炎既往史（1分）。

（5）近关节端新骨形成的放射学证据（1分）　手足X线片可见关节边缘边界不清的骨化（需排除骨赘）。

3.其他特殊类型银屑病

（1）甲银屑病　可以发生在所有银屑病亚型中，高达90%的PsA有甲改变，尤其是远端指（趾）关节受累者甲病变发生率高。甲银屑病损害形态取决于受累部位。甲母质顶端受累导致甲凹点，中部受累导致白甲，全部受累可致红色甲弧影或重度甲营养不良。甲床受累可致油滴征、甲下角化过度和裂片状出血。远端甲床和甲下皮受累导致甲剥离，近端甲皱襞受累可致甲沟炎。

（2）反向银屑病　又称间擦银屑病，是一种发生于特殊部位的银屑病，低龄儿童、掌跖银屑病患者多见。皮损累及腋窝、乳房下褶、腹股沟、臀间沟、生殖器、会阴部、肘窝、脐窝、腘窝等皮肤皱褶区域，可仅限于皱褶部，也可同时累及伸侧。

（二）辅助诊断

1.影像学

（1）皮肤镜、皮肤共聚焦显微镜有助于明确银屑病分型。

（2）皮肤超声　由于缺乏特异性，超声暂不作为银屑病皮损的诊断工具，但能直接测量表皮、真皮和皮下脂肪厚度和声密度，主要用于疗效评估；超声可协助评估滑膜炎、指趾炎、关节炎等；高频超声可协助诊断银屑病甲。

（3）数字X线摄影、计算机断层扫描（CT）、磁共振成像（MRI）主要用于关节病型银屑病相关关节损害等情况的辅助检查。

2. 组织病理

银屑病具有特征性的皮肤病理变化，组织病理学可协助确定或排除银屑病的诊断；但一般用于不典型病例的鉴别诊断。

3. 实验室检查

参考"三"中"2.辅助检查"中相关描述。

（三）银屑病共病

除皮肤症状外，银屑病患者常合并其他系统性疾病，如心血管疾病、代谢性疾病、肝肾疾病、自身免疫性疾病、心理疾病等（表 9-2）。备孕及妊娠女性需注意银屑病共病的预防、识别及干预，避免影响妊娠结局。

表 9-2　银屑病共病

心血管代谢疾病	心血管疾病、高血压、糖尿病、肥胖、血脂代谢异常、代谢综合征、非酒精性脂肪肝病等
精神心理疾病	焦虑症、抑郁症、精神分裂症、自杀意念等
慢性肾脏疾病	慢性肾病、肾小球肾炎等
自身免疫性疾病	类风湿关节炎、红斑狼疮、葡萄膜炎和克罗恩病、多发性硬化症等
其他	牙周炎、骨质疏松、睡眠呼吸障碍等

（四）银屑病围孕期管理

1. 孕前咨询

银屑病及其治疗可能是不良妊娠结局的危险因素，但银屑病并不是妊娠的禁忌证。应定期评估患者的妊娠意愿，并向所有育龄期银屑病患者（无论男女）提供孕前咨询，以便银屑病患者知晓疾病（及其治疗）与妊娠的相互关系，做好自身健康管理，尽可能避免不必要的延迟妊娠及不良妊娠结局的发生。

银屑病患者的孕前咨询应包括银屑病及其治疗对生育力和妊娠的影响、意外妊娠的管理和遗传咨询等各个方面（表9-3）；应根据患者具体情况提供个性化咨询，并尽量让配偶参与。

表9-3 孕前咨询内容

1	遗传咨询（银屑病遗传度）
2	银屑病及其治疗对生育力的影响
3	避孕药的使用（时间和类型）。银屑病可能使用致畸药物治疗，当患者无妊娠计划或需要推迟妊娠时，建议为其推荐高效避孕方法，并同时使用两种避孕方式
4	妊娠期和产后银屑病及其治疗（以及未治疗的风险）的影响
5	银屑病患者孕期和产后病情进展
6	制定妊娠计划（例如，理由、替代治疗和孕期和孕期治疗方案的调整、随访方案、检查、疫苗接种）
7	产褥期和哺乳期管理
8	意外妊娠的管理
9	日常生活健康管理：积极帮助患者建立自信，调整好心态，科学、理智地看待疾病，建立健康的生活方式（忌烟限酒、合理膳食、规律作息、低盐饮食、减少咖啡因摄入、防冻保暖、避免感染和外伤、保持舒适放松的心情等），以期达到优化的备孕条件
10	识别银屑病共病：对已出现共病的银屑病患者，提倡多学科协作诊疗模式，根据患者共病的种类，转诊至心血管、内分泌、精神心理科等相关科室进行评估和管理，为患者制定个体化综合治疗方案

2. 计划妊娠

（1）当银屑病患者有妊娠意愿并计划妊娠时，建议对患者进行综合全面的评估，如妇科和皮肤科病史、实验室检查、评估当前银屑病况及其治疗情况、评估合并症和可能的妊娠禁忌证、治疗药物对胎儿的影响（表9-4）。

表 9-4　计划妊娠需评估内容

评估内容	具体要点
完整的妇产科病史	既往妊娠（足月或非足月）次数、分娩方式、人工流产和自然流产次数 既往妊娠合并先兆子痫、HELLP 综合征、动脉高血压或血栓形成史 生长迟缓或低出生体重史 既往生育问题
合并症的识别和评价	代谢综合征（肥胖、动脉高血压、糖尿病、高胆固醇血症） 吸烟和饮酒 抑郁 其他，视患者具体情况而定
银屑病的性质和严重程度（现病史和既往史）	银屑病持续时间 类型 部位 严重程度
妊娠的绝对和相对禁忌证	是否正在使用他扎罗汀、甲氨蝶呤及阿维 A
妊娠期母胎并发症风险的评估	个体化 年龄、活动度及疾病本身和药物引起的损害 既往妊娠并发症
治疗药物	计划妊娠前 36 个月内使用的药物 距离最后一次服用妊娠期禁用药物的时间
补充检查	实验室检查：全血细胞计数、尿液分析、生化分析 其他，视患者具体情况而定
治疗方案的重新评估	临床缓解患者可维持非致畸药物治疗
其他	妊娠期、产褥期和哺乳期并发症 病程情况 基础疾病和（或）妊娠相关并发症的管理计划 检查计划

（2）应告知患者，孕前及孕期均应禁止大面积外用强效糖皮质激素，停用有潜在致畸性的全身药物（维 A 酸类、全身性 PUVA、阿普斯特、富马酸二甲酯、甲氨蝶呤），而考虑改用安全

性更好的局部药物和（或）全身药物和（或）光疗。

（3）应根据个体情况告知患者孕期的母胎危险因素（表9–5）以及孕期随访的所有内容，包括产后期。

表9–5　银屑病患者发生母体和胎儿并发症的危险因素

既往不良产科史	重度子痫前期、HELLP综合征、既往复发性流产
患者或银屑病相关因素	＞40岁、子痫前期家族史、子痫前期、多胎妊娠、初产妇或糖尿病个人史、早孕期肥胖或动脉高血压、中至重度银屑病、合并症
致畸药物暴露	孕前6~36个月

3. 妊娠时机

应综合评估疾病及药物因素后，个体化确认妊娠时机。

（1）疾病因素　建议患者最好是在病情缓解且停药时，或采用对胎儿最安全的最低有效剂量时，再计划妊娠。很多中至重度银屑病患者不能实现病情完全缓解，推迟妊娠至缓解期常不现实，也可以在病情相对稳定时妊娠，可选择对胎儿安全性良好的治疗。

（2）药物因素　计划妊娠时应评估目前治疗药物对胎儿的安全性，部分药物需在停用一段时间后方可妊娠。如甲氨蝶呤，要求女性患者停药后来3次月经方可妊娠，男性应至少停药3个月；阿维A至少停药2~3年。地蒽酚可引起致畸性和不良妊娠结局，因此孕前应暂停使用至少4周。

4. 妊娠和随访

（1）妊娠　孕期尽可能使用最有效和最安全的药物，需要对风险和效益进行个体化评估并获得患者的知情同意。妊娠期优选局部外用疗法和光照疗法。若使用局部外用疗法，应在确保局部外用药物安全性特征的同时，尽可能将用药剂量、范围和持续时间控制在最低水平。另外，须注意，部分局部外用药物〔如地蒽酚、他扎罗汀、水杨酸（9%~25%）、焦油制剂等］及光照疗法中补骨脂素可能致畸，一旦确认妊娠，应予以停用，考虑改用安全性更高的药物。

（2）随访　对于需要标准全身药物治疗和（或）生物治疗控制病情的银屑病患者，一旦确认妊娠，必须密切随访。

①随访频率取决于产科评估以及银屑病的类型和病情。一般而言，对于临床稳定、疾病低活动度或不活动的患者，孕早期和孕中期可每4~6周随访一次，从孕32周开始至足月需加强随访，具体频率取决于患者个体情况如果出现复发或产科并发症。

②建议进行系统评估，包括基本体格检查以及动脉血压和体重测量；实验室检查应包括血常规、生化检查及尿液分析（手工法和尿沉渣分析）等；具体评估方案应根据银屑病病情严重程度和其他合并症个性化制定。

③若病情复发，应结合发病类型和严重程度、孕周大小和可用的治疗方式进行多学科个体化治疗，并取得患者知情同意。

五、治疗方案及用药指导相关建议

皮肤屏障功能是影响银屑病发生发展的重要环节。妊娠期银屑病的治疗包括一般治疗、光照疗法及药物治疗。应首选保湿剂、心理及精神治疗。考虑到安全性，妊娠期优选外用疗法和光照疗法。银屑病皮损小于体表面积5%~10%通常可采用外用疗法。更大面积皮损可以选用光照疗法或系统性用药。

1. 一般治疗

（1）润肤剂或保湿剂　凡士林、硅油乳膏、尿素乳膏、维生素E乳膏，水浴或淋浴后立即涂用效果更佳。

（2）心理及精神治疗　利用专业量表评估身心障碍程度和表现类别及严重程度，根据评估结果采取不同类型的方法进行心理疏导和治疗，包括健康宣教及特定心理行为干预等。

2. 光照疗法

症状更严重的妊娠患者首选紫外线 B 段（Ultraviolet B，UVB）光照疗法，特别是窄谱紫外线 B 段（Narrowband Ultraviolet B，NBUVB）。接受 UVB 治疗的妊娠患者应补充叶酸（0.8mg，每日 1 次）。

3. 外用药物

轻中度患者大多数可单独外用药物治疗。中重度银屑病，外用药物难以控制，可联合系统药物和物理疗法。妊娠期用药经验较多的外用药物包括润肤剂和保湿剂、糖皮质激素、钙调磷酸酶抑制剂。润肤剂和保湿剂是妊娠期最安全的一线基础用药。

弱效 / 中效外用糖皮质激素并未显著增加不良妊娠结局，可优先使用。强 / 超强效外用糖皮质激素，有唇腭裂、胎儿生长受限的风险。

表 9-6　常用糖皮质激素效能分级

级数	效能	常用激素
I 级	超强效	0.05% 二丙酸倍他米松增强剂软膏 0.05% 氯倍他索软膏和乳膏
II 级	高强效	0.05% 二丙酸倍他米松乳膏 0.05% 卤米松乳膏 0.05% 氟轻松乳膏 0.1% 哈西奈德软膏
III 级	强效	0.05% 丙酸氟替卡松软膏 0.1% 戊酸倍他米松软膏
IV 级	中强效	0.1% 糠酸莫米松乳膏 0.025% 氟轻松软膏 0.1% 曲安奈德乳膏
V 级	弱强效	0.1% 丁酸氢化可的松软膏 0.025% 氟轻松乳膏

级数	效能	常用激素
VI级	弱效	0.05% 地奈德乳膏 0.03% 氟米松特戊酸酯乳膏
VII级	最弱效	1% 氢化可的松乳膏 0.1% 地塞米松乳膏

妊娠期全身使用糖皮质激素可能增加腭裂的风险、可能增加胎膜早破和宫内生长受限的风险。应在确保达到治疗目标情况下使用最小剂量和最短持续时间。在用药期间需要监测血压、血糖、感染的风险，并予以钙剂补充。

外用钙调磷酸酶抑制剂可以在面部、皮肤间擦区域使用。

妊娠期禁用外用他扎罗汀、甲氨蝶呤和阿维A。

外用药膏推荐用量按指间单位计算，食指第一指节用量为1FTU（指间单位），约0.5g药量。1FTU可以用于2个成人手掌大小的体表面积。妊娠期局部糖皮质激素的使用量应低于上述推荐剂量，并谨慎用于薄嫩易吸收的部位。

（1）低/中效价的外用糖皮质激素

① 0.05% 地奈德乳膏：均匀涂于患处，每日 2~4 次。

② 0.1% 丁酸氢化可的松乳膏：均匀涂于患处，每日 2 次。

③ 0.1% 糠酸莫米松乳膏（数据较少）：均匀涂于患处，每日 1 次。

（2）外用钙调磷酸酶抑制剂

① 0.1% 他克莫司软膏：均匀涂于患处，每日 2 次。

② 1% 吡美莫司乳膏：均匀涂于患处，每日 2 次。

4. 系统用药

（1）生物制剂　现阶段，大多数生物制剂在妊娠期使用的数据十分有限，有妊娠期应用 TNF-α 抑制剂包括培塞利珠单抗、阿达木单抗、依那西普、英夫利昔单抗的数据，目前没有证据表明增加畸形等不良发育结局的风险。培塞利珠单抗经胎盘转运最少，依那西普经胎盘转运少于英夫利昔单抗和阿达木单抗。

（2）环孢素　个体化用药，应使用最低剂量，并密切监测妊娠患者血压和肾功能。

（3）糖皮质激素　仅在妊娠期脓疱型银屑病使用，尽量避免在妊娠前 3 个月应用。最常用的短中效糖皮质激素是泼尼松、泼尼松龙和甲泼尼龙。

总之，根据目前的文献，在妊娠期银屑病的治疗选择中，外用疗法比全身疗法更适合于轻型疾病。润肤剂和润肤霜可以自由使用。轻度至中度病症，局部糖皮质激素是一线治疗药物。在中重度疾病患者中，NV-UVB 的光线治疗是妊娠期的一线治疗。尽管如此，对于无法通过外用疗法和光线疗法有效控制病情的患者，可能需要全身治疗来实现疾病控制。考虑到越来越多的证据表明这些药物不存在致畸、胚胎毒性或胎儿毒性，TNF-a 抑制剂似乎是最佳选择。与其他 TNF-α 抑制剂相比，由于没有胎盘转移或胎盘转移最小，培塞利珠单抗可能是最安全的选择。

参考文献

［1］ 中华医学会皮肤性病学分会银屑病专业委员会. 中国银屑病诊疗指南（2023 版）［J］. 中华皮肤科杂志，2023，56（7）：573-625.

［2］ Tollefson MM，Bruckner AL. Atopic dermatitis：skin-directed management［J］. Pediatrics，2014，134（6）：e1735-e1744.

［3］ 中华医学会内分泌学分会，中国内分泌代谢病专科联盟. 糖皮质激素类药物临床应用指导原则（2023 版）［J］. 中华内分泌代谢杂志，2023，39（4）：289-296.

［4］ Sánchez-García V，Hernández-Quiles R，de-Miguel-Balsa E，et al. Exposure to biologic therapy before and during pregnancy in patients with psoriasis：Systematic review and meta-analysis［J］. J Eur Acad

Dermatol Venereol，2023，37（10）：1971-1990.

［5］ Seishima M，Fujii K，Mizutani Y. Generalized Pustular Psoriasis in Pregnancy：Current and Future Treatments［J］. Am J Clin Dermatol，2022，23（5）：661-671.

［6］ Balakirski G，Gerdes S，Beissert S，et al. Therapy of psoriasis during pregnancy and breast-feeding［J］. J Dtsch Dermatol Ges，2022，20（5）：653-683.

编写人员

郭　珩　武汉市第一医院

陈　乾　宜宾市第一人民医院